Survival Skills

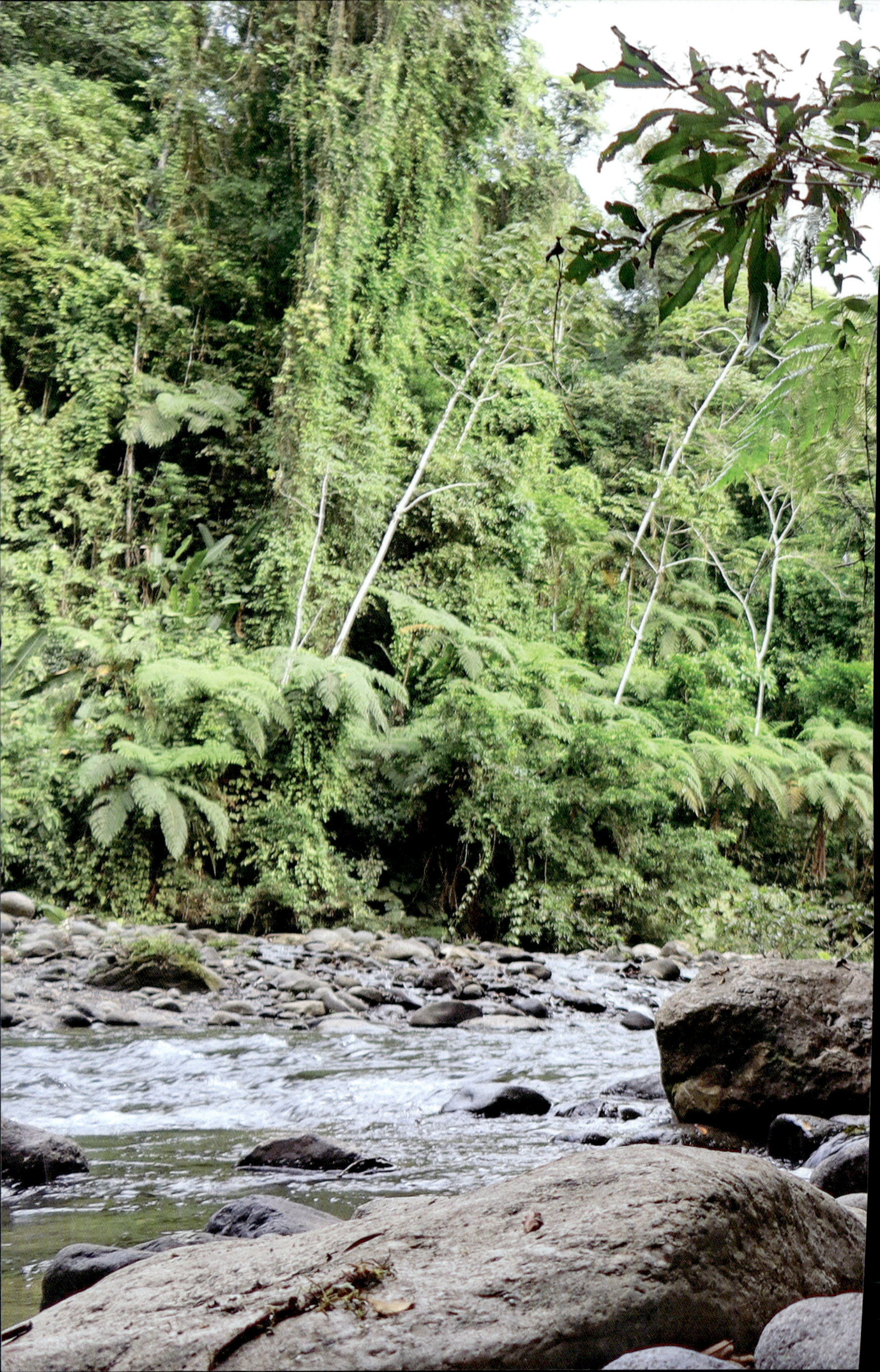

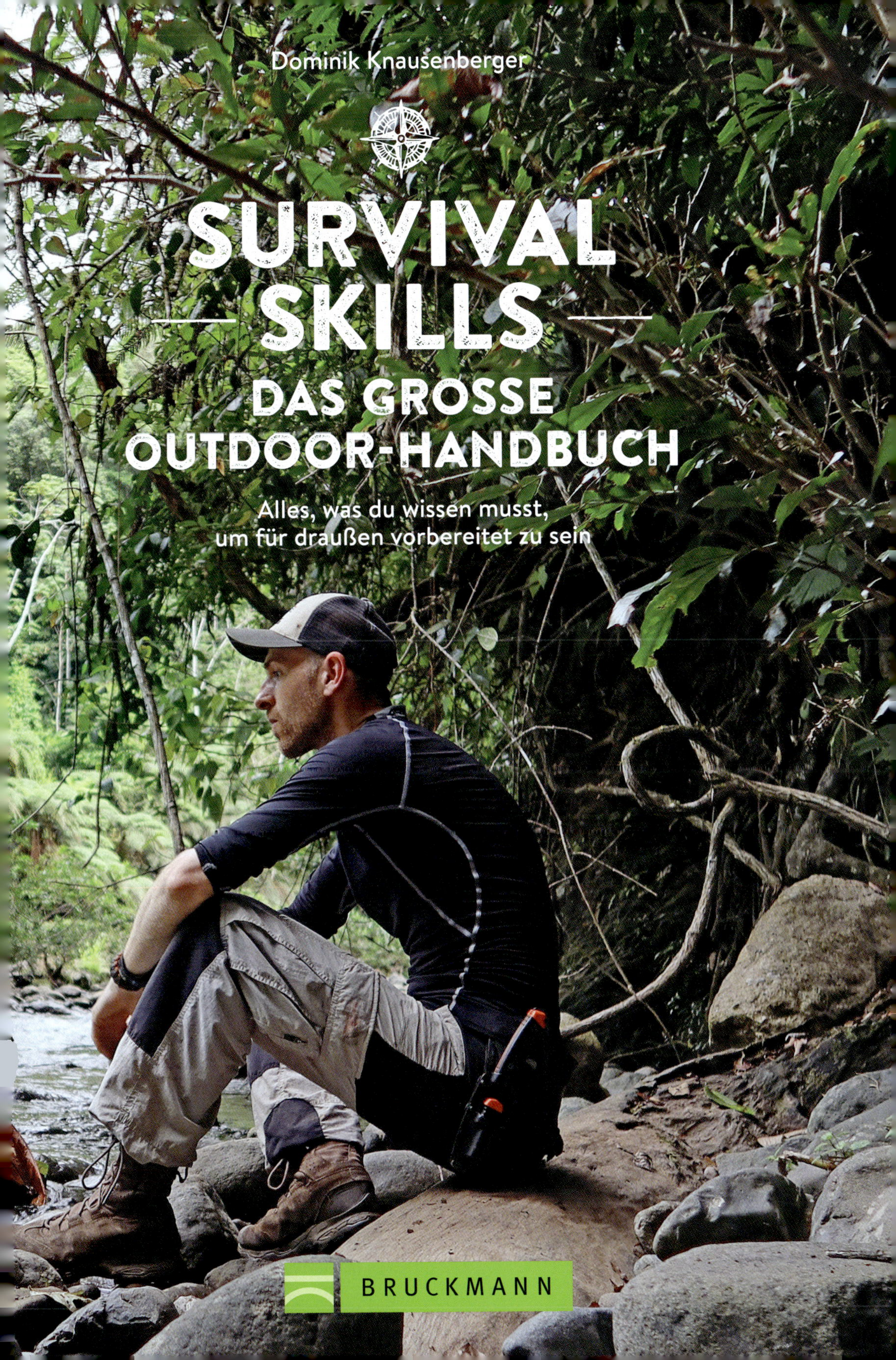

Dominik Knausenberger

SURVIVAL SKILLS

DAS GROSSE OUTDOOR-HANDBUCH

Alles, was du wissen musst,
um für draußen vorbereitet zu sein

BRUCKMANN

Inhalt

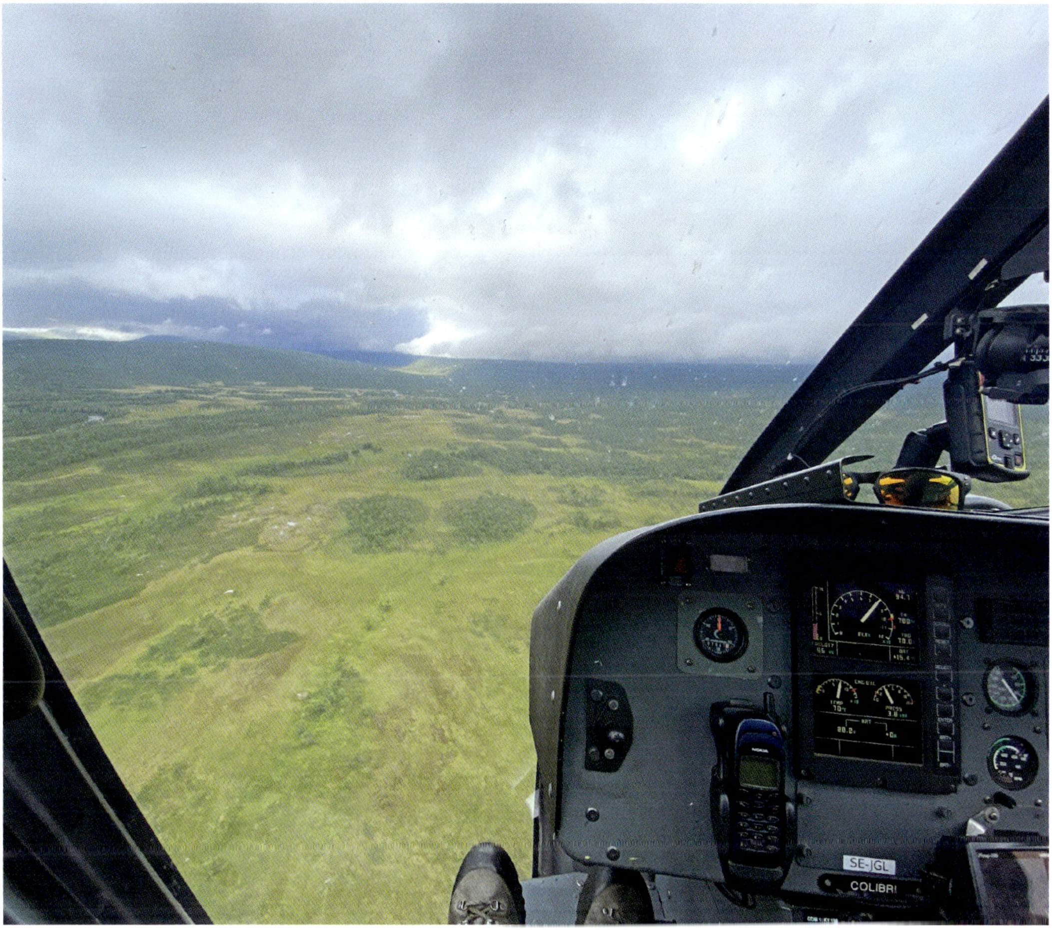
SE-JGL
COLIBRI

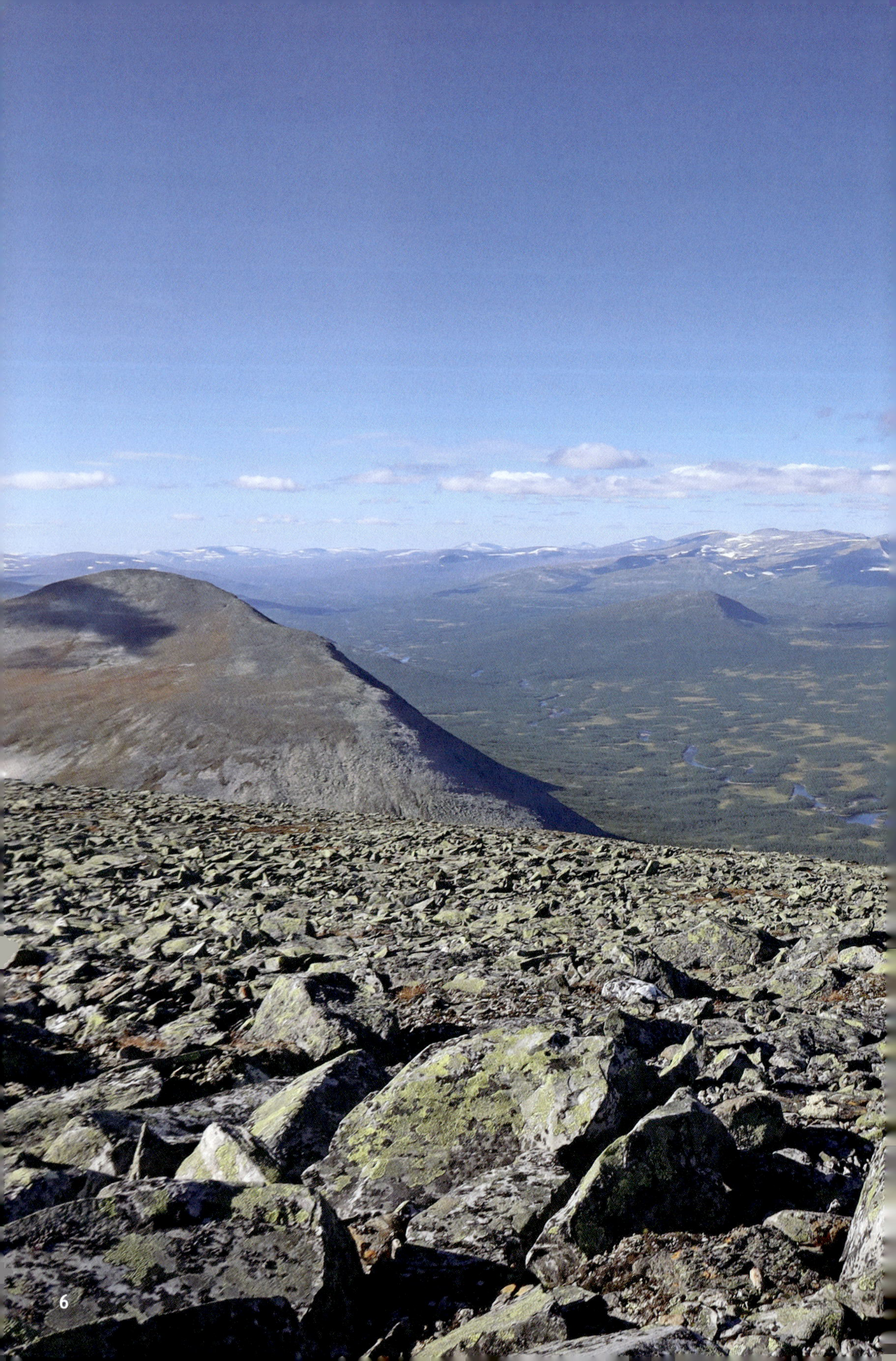

Einleitung

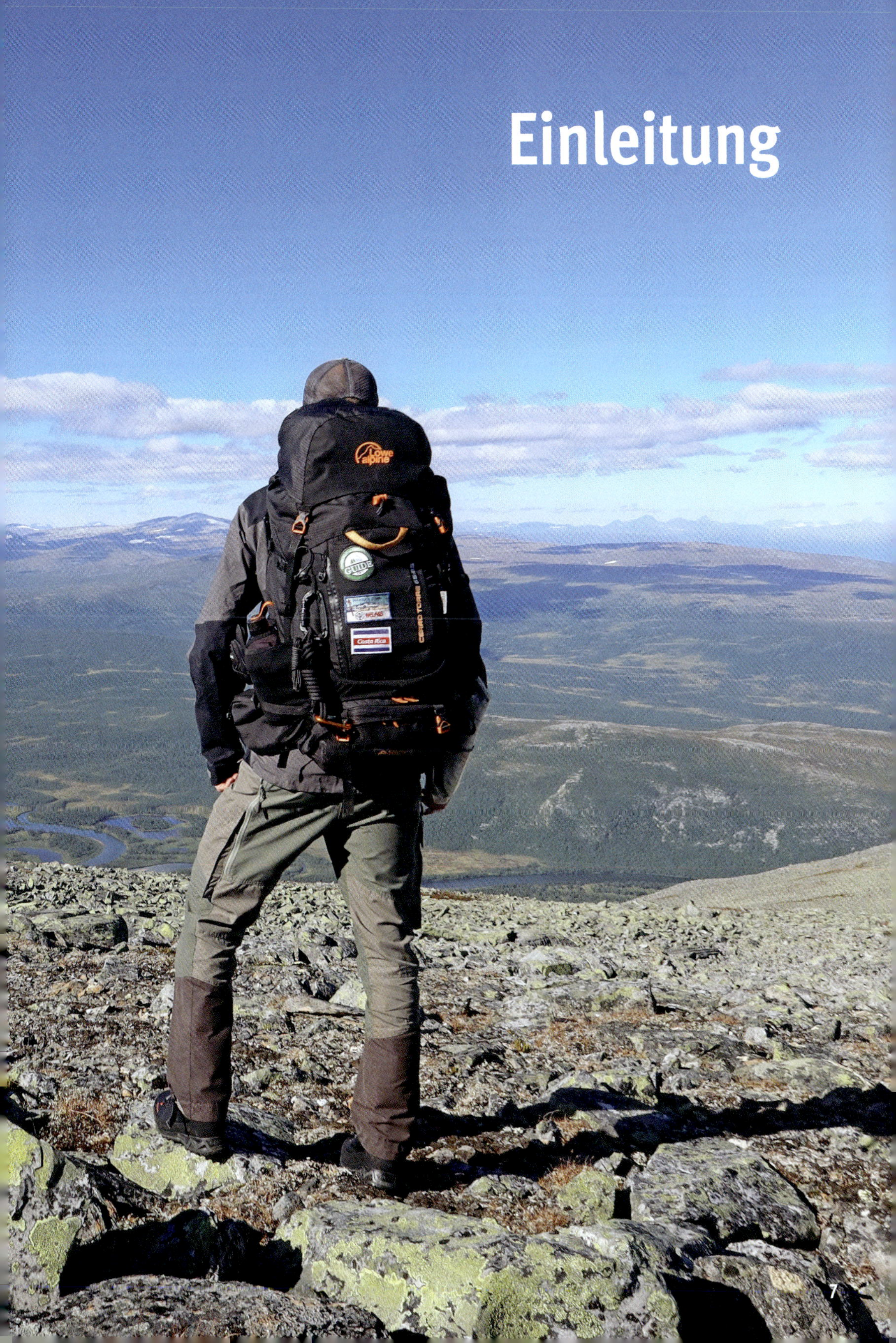

In unserer schnelllebigen Welt und in einem Leben mit vielen Verpflichtungen und einem ständigen Informationsüberfluss sehnen wir uns zunehmend nach der Einfachheit. Wenn auch nur für ein paar Tage, versuchen wir etwas Abstand von unserem Alltag und unserer täglichen Routine zu gewinnen, um abzuschalten und die »Akkus« wieder aufzuladen.

Meistens »flüchten« wir dazu in die freie Natur. Dorthin, wo unsere Wurzeln liegen und man vom Straßenverkehr, Lärm und Stress nichts mitbekommt. Das einfache Leben ist das, was uns dabei reizt. Nicht ständig alles zur Verfügung haben, mit wenig Material auskommen, sich mit dem behelfen, was man selbst herstellt, die Welt entdecken und seine eigenen Grenzen testen. Wieder das wahre Leben entdecken, das Leben, wie es früher einmal war, bevor wir uns an übervolle Regale in den Supermärkten, an Maschinen, die unser Essen kochen, oder an warmes Wasser, das mühelos und nahezu unendlich aus einem Rohr in unserer Wand läuft, gewöhnt haben. Das wahre Leben ohne Handys und TV, ohne Tweets, Posts und E-Mails und ohne ständigen Leistungsdruck. Wir sehnen uns, wenn auch nur für kurze Zeit, nach einem Leben fern von diesen Dingen, um absichtlich auf all den Luxus zu verzichten, um ihn am Ende wieder mehr wertzuschätzen. Gleichzeitig bekommen wir so die Möglichkeit, unsere Gedanken und Wege im Leben zu hinterfragen und eventuell neu auszurichten.

All dies finden wir in der Natur, weshalb immer mehr Menschen dem Ruf der Wildnis nachgehen. Da, wie bereits beschrieben, das Leben in der Wildnis sich von dem in der modernen Welt gänzlich unterscheidet, sollte man sich darauf vorbereiten. Dies funktioniert, indem man sich intensiv mit den Themen Trekking, Bushcraft oder Survival beschäftigt. Doch was steckt eigentlich hinter diesen Begriffen?

Als **Trekking** wird eine Wanderung über mehrere Tage oder Wochen ohne eine feste Unterkunft bezeichnet. Diese Wanderung führt meistens durch Gegenden, die abseits von Infrastruktur wie Ortschaften und Straßen liegen. Die nötige Behausung in Form eines Zeltes, Schlaf-Equipment und Verpflegung werden dabei in der Regel mitgetragen.

Bushcraft beschreibt die handwerklichen Fähigkeiten, die nötig sind, um sich mit primitiven Mitteln das Leben in und mit der Natur zu ermöglichen. Hierzu gehört das Optimieren von Gegenständen und Techniken, um möglichst lange und gut in der Wildnis zurechtzukommen. Der Name kommt aus dem Englischen und setzt sich zusammen aus *bush*, dt. Busch, und *craft*, dt. Handwerk, übersetzt also Buschhandwerk.

Beim **Survival** geht es um das Überleben, meist in der Wildnis. Mithilfe des mitgeführten Equipments, der Materialien, die vor Ort zur Verfügung stehen, und der *Bushcraft-Skills* muss die Lage unter Kontrolle gebracht werden, um das Überleben zu gewährleisten.

Seit über einem Jahrzehnt beschäftige ich mich nun mit dem Thema Survival – Überleben in der Wildnis – sowie Trekking und vielen anderen Outdoor-Sportarten. Ich konnte bereits viele Reisen unternehmen und Abenteuer erleben. Das Wissen dazu habe ich nicht nur durch professionelle Aus- und Weiterbildungen erlangt, sondern auch durch unzählige Selbstversuche sowie das Lesen von zahlreichen Büchern. Während meiner Reisen in Gebiete wie den Amazonas, Costa Rica oder Schwedisch Lappland konnte ich zudem sehr viel von Einheimischen lernen.

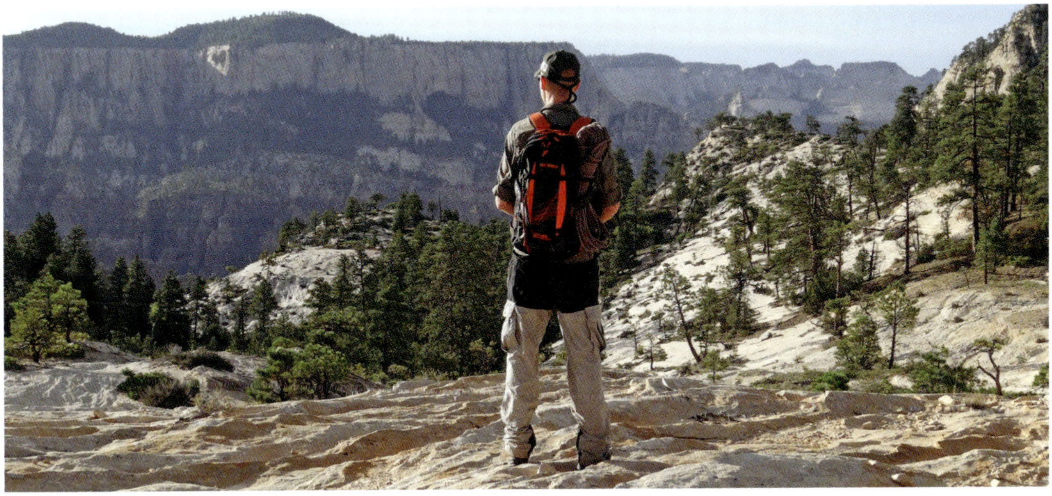

In der Wildnis Utahs, USA

Die Natur kann uns vor Herausforderungen stellen, wenn wir uns ihr aussetzen. Und das wird sie mit hoher Wahrscheinlichkeit auch. Daher ist Training und das Aneignen von Wissen und Techniken notwendig, um draußen klarzukommen, sicher zu sein und Unfälle vermeiden zu können. Und sollte man tatsächlich in eine Notsituation geraten, ist es wichtig, vorbereitet und fähig zu sein, die nötigen Survival Skills abzurufen.

Dazu habe ich einen Teil meiner meist angewendeten Techniken, meines Wissens und meiner Erfahrungen in diesem Buch zusammengefasst. Sie haben sich über die Zeit durch ihre Zuverlässigkeit und einfache Anwendbarkeit am meisten bewährt.

Dieses Buch soll dir das nötige Wissen vermitteln, um in der Wildnis klarzukommen. Egal ob du dich damit auf eine Trekkingtour in entlegene Länder vorbereitest oder Survival- und Wildnis-Training im benachbarten Waldgebiet betreibst, hier findest du die Techniken, die du draußen benötigst.

Es gibt bereits viele Survival-Bücher auf dem Markt. Als Survival-Trainer und Wildnisführer, der häufig mit Menschen in der Natur unterwegs ist, kenne ich die Probleme, die manche primitive Skills und Outdoor-Situationen mit sich bringen, und sehe sie, noch bevor sie entstehen. Um dem Anwender die Umsetzung zu erleichtern, gibt es in diesem Buch daher viele Tipps aus meinen Erfahrungen als Survival-Trainer und Wildnisreisender, die als »Praxis-Tipp» oder »Survival-Tipp» aufgeführt werden.

PRAXIS-TIPP

Bei manchen Techniken scheitern viele, weil sie nicht genügend Zeit und Mühe investieren. Es muss immer schnell gehen und das Ergebnis muss innerhalb kürzester Zeit zu sehen sein, ansonsten verliert man schnell die Geduld. Doch in einer ernsten Situation ist man auf das Ergebnis angewiesen. Deshalb ist es wichtig, alles, was du tust, mit voller Aufmerksamkeit und Hingabe zu tun. Frage dich bei allem: »Ist das alles, was ich geben kann?« Keine Lust zu haben, zählt nicht und kannst du die Frage nur mit »Nein« beantworten, dann mach weiter. **Gib niemals auf und gib immer alles, was du kannst!**

Die 4 Prioritäten

Unabhängig davon, ob man Survival, Bushcraft oder Trekking betreibt, muss immer und überall für die **vier Prioritäten** gesorgt werden. In einer Notsituation, bei der es ums Überleben geht, ist diesen vier Punkten natürlich **immer die Rettung übergeordnet.** Je nach Aktivität unterscheiden sich diese vier Punkte etwas voneinander. Beim *Trekking* baut man vermutlich sein Zelt auf, während beim *Survival* eine Notunterkunft im-

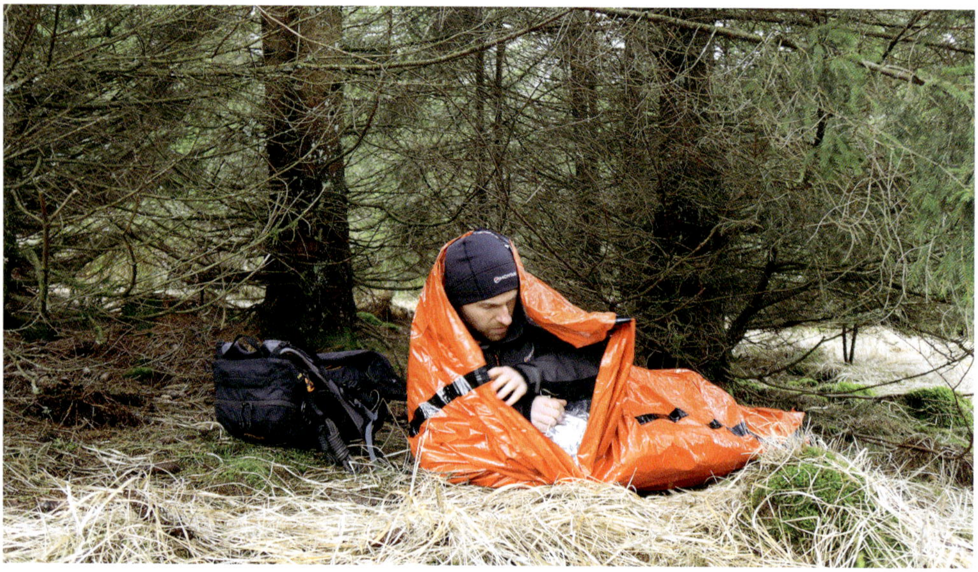

Schutz

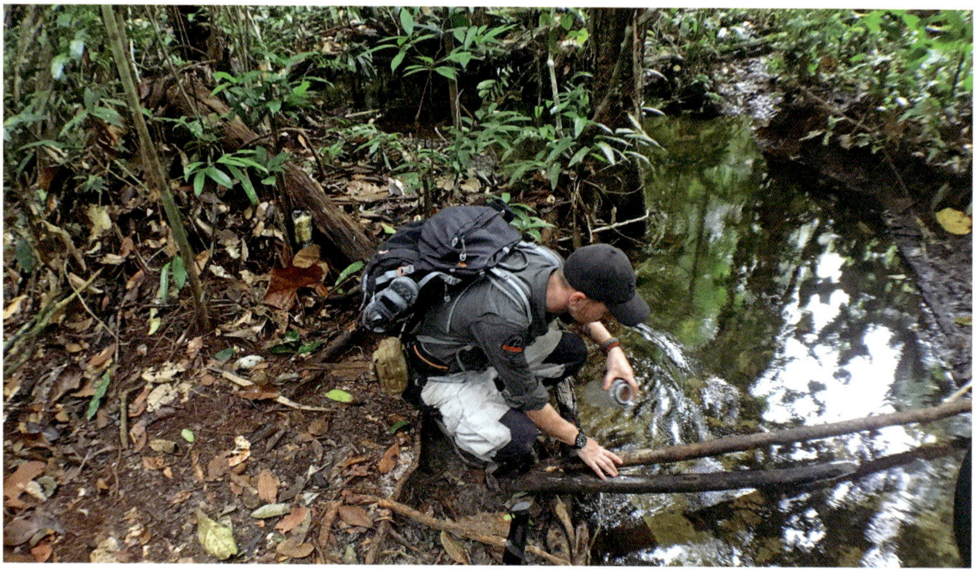

Wasser

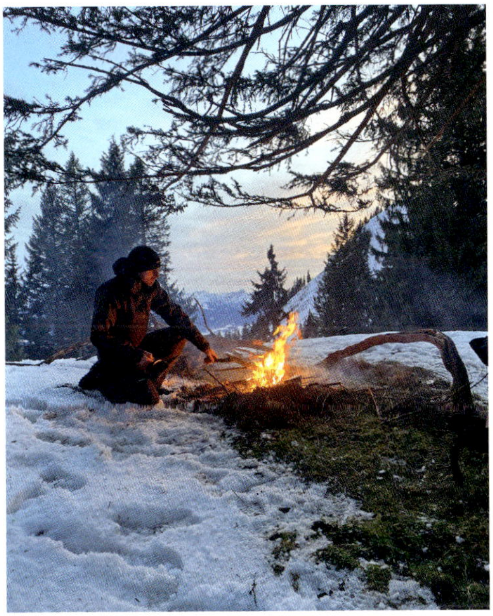

Feuer

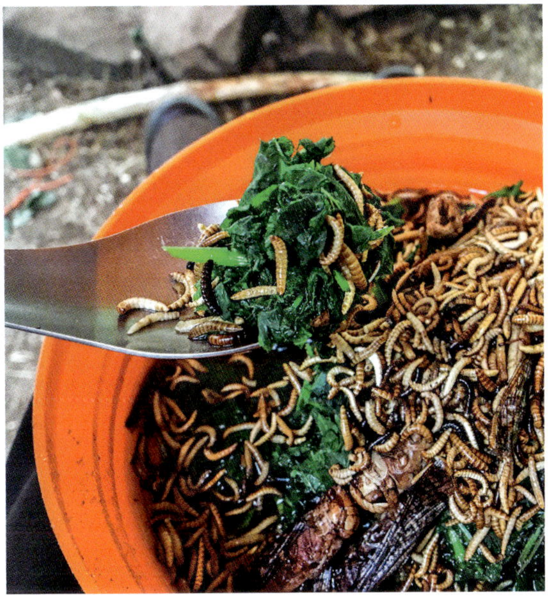

Nahrung

provisiert werden muss. Auch die Reihenfolge unterscheidet sich je nach Region, in der man sich befindet. In kalten Gegenden steht *Shelter*, also eine schützende Unterkunft, an erster Stelle, in heißen trockenen Umgebungen hat Wasser die höchste Priorität. Egal wo du dich befindest, du solltest immer rechtzeitig für diese Dinge sorgen, solange du bei Kräften bist und klar denken kannst. Denn in einer Survival-Situation baut die physische und psychische Leistungsfähigkeit Tag für Tag ab und man kann eventuell nicht mehr die nötige Energie aufbringen, die zum Vorankommen und Überleben nötig ist.

Bei Freizeittouren, also Trekking, *Bushcraft* und *Survival* zum Spaß oder zu Übungszwecken, solltest du die Natur, die Tierwelt und die geltenden Gesetze der Gegend kennen und respektieren! Wildcampen, also das Übernachten in einem geschlossenen Zelt im Wald, ist in Deutschland nicht erlaubt. Mittlerweile gibt es aber auch hier viele Wälder mit Trekking- und Zeltplätzen, wo es gestattet ist. Außerdem hast du die Möglichkeit, einen Grundstücksbesitzer oder Förster um Erlaubnis zu bitten bzw. dir eine Genehmigung einzuholen.

Generell gilt beim Aufenthalt im Wald und in der Natur, egal wann und wo du dich aufhältst:

»Verlasse einen Platz immer so, wie du ihn vorfinden möchtest!«

Du solltest also weder Pflanzen zerstören noch Essensreste oder Müll zurücklassen oder verbrennen. Verwische deine Spuren, wenn du einen Platz verlässt, so als wärst du nie dort gewesen. In einer realen Survival-Situation, bei der es um das eigene Überleben geht, macht es jedoch Sinn, möglichst viele Spuren und Hinweise auf seine Anwesenheit zu hinterlassen, um auf sich aufmerksam zu machen und eventuell gerettet werden zu können.

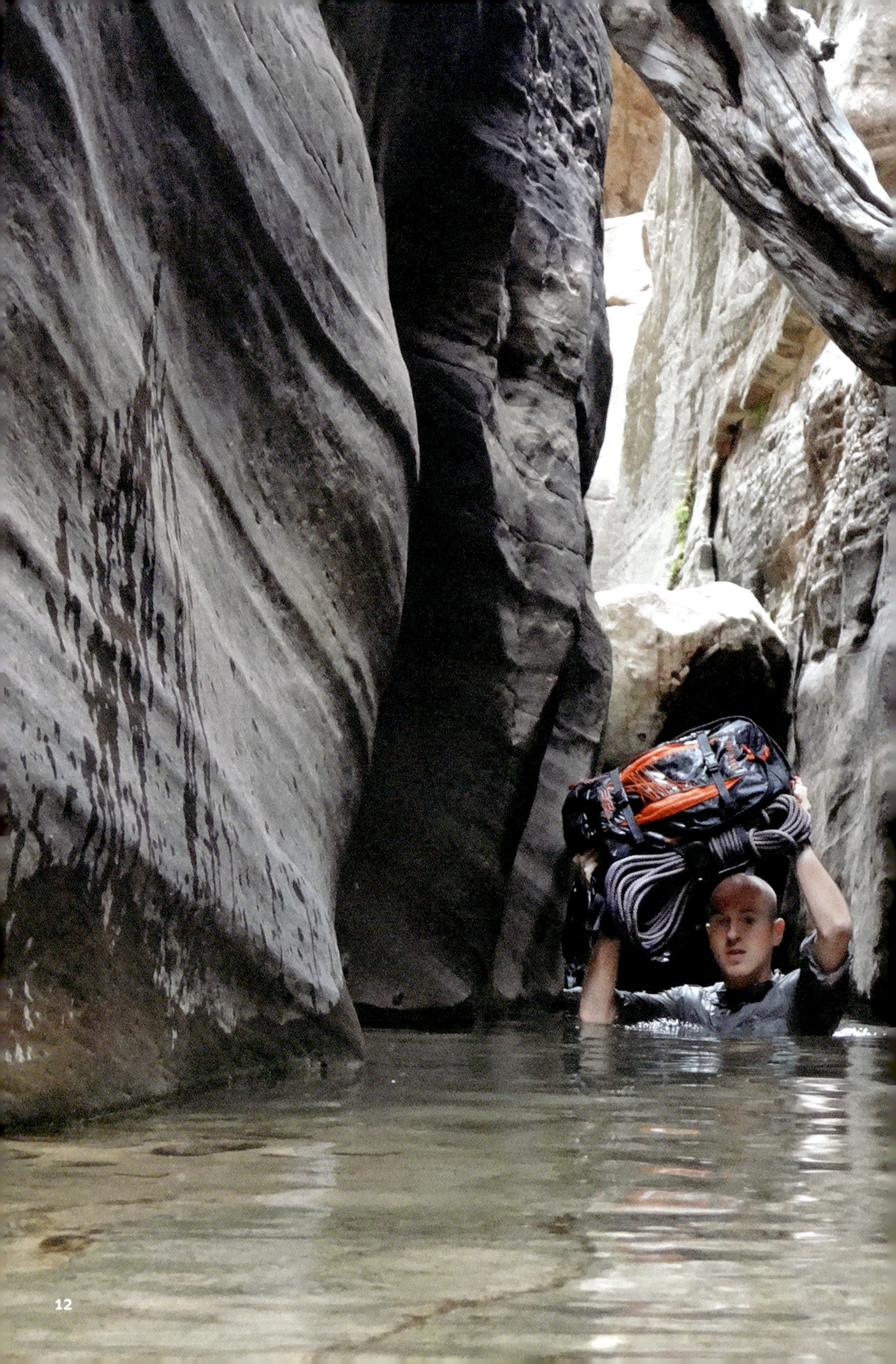

Survival-Verhalten

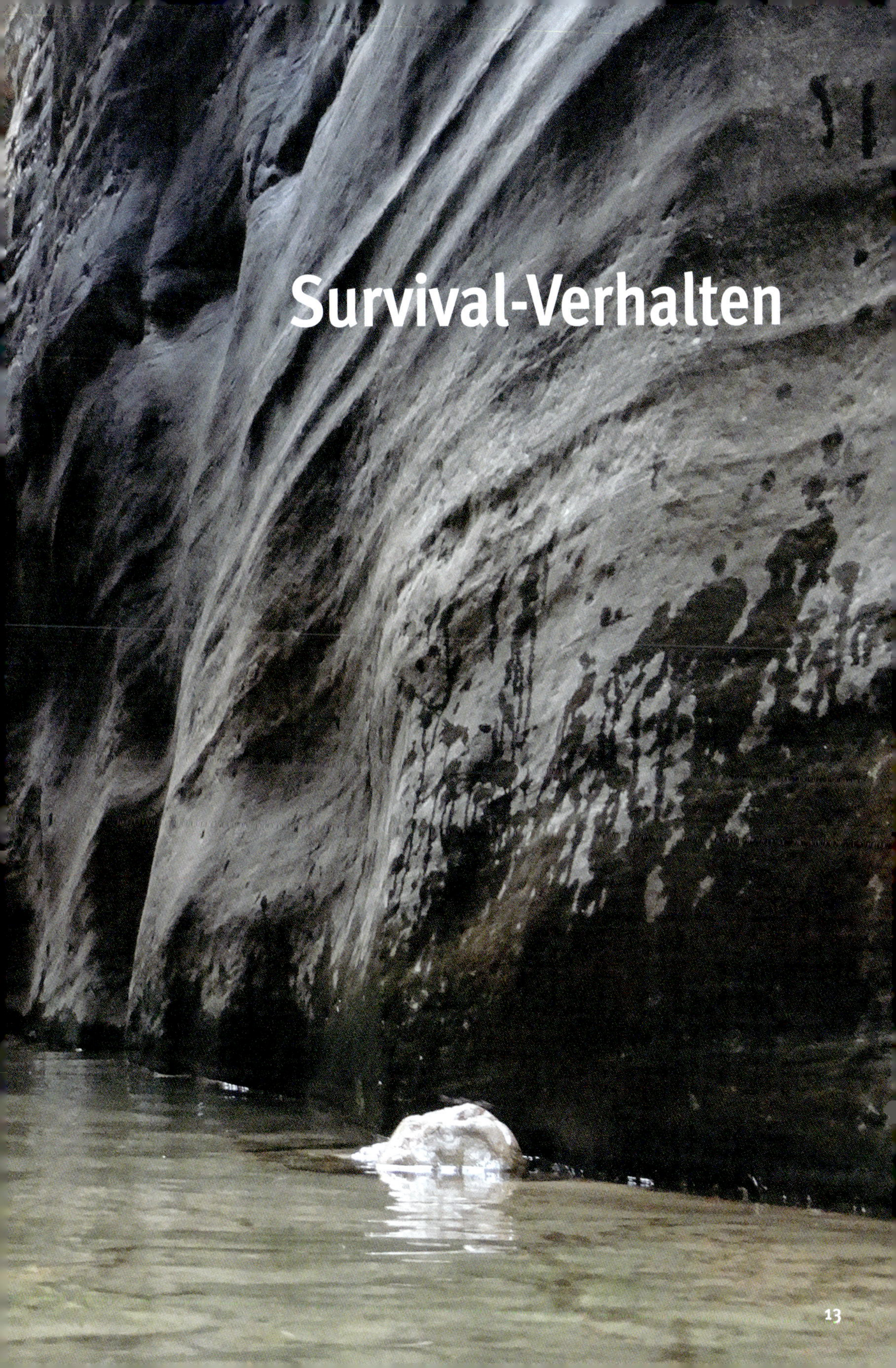

In der Natur lauern viele Gefahren. Die meisten denken dabei an wilde Tiere mit großen Krallen, viel Kraft oder giftigen Stacheln. Oder aber an große Gefahren, die in der Landschaft lauern, wie Lawinen und Sturzfluten. Diese Gefahren sind definitiv vorhanden und das Eintreten dieser hätte schwerwiegende Folgen; doch die Wahrscheinlichkeit, auf diese zu stoßen, ist oft nicht besonders hoch, vor allem weil wir uns dieser bewusst sind. Meistens sind es die kleinen Dinge, die eine gefährliche Situation herbeiführen können. Wir selbst spielen dabei eine sehr große Rolle. Durch Unwissenheit, Naivität, Ignoranz, eine schlechte Vorbereitung oder eine falsche Entscheidung können wir die Sicherheit auf Tour maßgeblich beeinflussen. So kann durch eine Aneinanderreihung diverser Fehlverhalten, die im Einzelnen nicht bedrohlich sind, eine potenziell lebensbedrohliche Situation entstehen – eine Notsituation.

Wodurch kann man in eine Notsituation kommen?

Wir teilen Gefahren, durch die eine Notsituation entstehen kann, in **zwei Bereiche** ein. In der freien Natur gibt es sehr viele **objektive Gefahren.** Dazu zählen beispielsweise Totholz, Steinschlag, reißende Flüsse und Stromschnellen, steile Abhänge und Felsklippen, Lawinen, Treibsand, Sturm, Gewitter, gefährliche und giftige Tiere und so weiter, wodurch die Ausrüstung oder sogar man selbst zu Schaden kommen kann. So kann man bei einer Flussdurchquerung beispielsweise seinen Rucksack inkl. Equipment und Verpflegung verlieren. Diese Gefahren sind objektiv und können vor dem Eintreten eventuell gesehen und eingeschätzt werden. Mit etwas Erfahrung und einer Risikobewertung können sie also richtig angegangen oder sogar vermieden werden.

Die wirklich schlimmen Gefahren sind die, die man nicht sieht oder derer man sich nicht bewusst ist, also **subjektive Gefahren.** Dazu gehören zum Beispiel eine schlechte oder keine Tourenplanung, mangelndes Gefahrenbewusstsein, wenig physische und psychische Reserven, mangelhafte Ausrüstung oder fehlendes Wissen über den Umgang mit der Ausrüstung und vieles mehr. Als Beispiel verirren sich jährlich auch in Deutschlands Wäldern immer wieder Menschen, weil sie sich eine Karte aus dem Internet ausdrucken, auf der außer der Wanderroute nicht viel dargestellt ist. Dies ist eine subjektive Gefahr, denn kommt man vom Weg ab und findet nicht wieder zurück, kann man in eine potenzielle Notsituation geraten.

Die genannten Situationen und Gefahren müssen nicht immer zwangsläufig lebensbedrohlich sein, doch in vielen Fällen können sie das Potenzial dazu entwickeln. Um

PRAXIS-TIPP

Schreibe bei deiner Tourenplanung alle Gefahrenquellen auf und analysiere das Risiko, indem du sie auf ihre Eintrittswahrscheinlichkeit und das Ausmaß des Schadens bewertest. Gefahren mit einer hohen Eintrittswahrscheinlichkeit und hohem Schaden sollten von Anfang an vermieden werden. Ist der Schaden hoch, aber die Eintrittswahrscheinlichkeit gering, kann oder muss das Risiko eventuell eingegangen werden. Bei einem geringen Schaden mit hoher Eintrittswahrscheinlichkeit kann man sich bereits im Vorfeld eine Lösung überlegen. So können Gefahren erkannt und gebannt werden, noch bevor sie entstehen.

das Risiko in der Natur so gering wie möglich zu halten, ist also eine für die Tour angemessene Vorbereitung und Erfahrung erforderlich. Zudem sollte natürlich in allen Situationen der gesunde Menschenverstand eingeschaltet werden.

Die Survival-Grundregeln

Wie man in eine Notsituation geraten kann und was im Vorfeld zu tun ist, um sie zu vermeiden, haben wir bereits besprochen. Interessant ist, was unser Verstand macht, sobald er registriert hat, dass etwas nicht stimmt. Dass die tatsächliche Situation nicht der entspricht, die eigentlich geplant war. Denn alles, was unter Panik entsteht, passiert meistens unkontrolliert, und das könnte die Lage mit hoher Wahrscheinlichkeit erheblich verschlimmern.

Doch wie geht man vor und wie bekommt man sein natürliches Fluchtverhalten in den Griff?

Um seinen Verstand und die Panikreaktionen des eigenen Körpers unter Kontrolle zu bekommen, gibt es viele Tipps und Akronyme, wonach man sich richten kann, um wieder heil nach Hause zu kommen. Die wichtigsten und hilfreichsten sind hier aufgeführt.

Die Box-Atmung

Eine Panikreaktion entsteht aus einer unbeherrschten, also einer unkontrollierten Angst. Diese kann durch eine real existierende oder auch eine vermeintliche Bedrohung des eigenen Daseins ausgelöst werden. Wir glauben dabei, dieser hilflos ausgeliefert zu sein, wodurch ein Zustand der Machtlosigkeit über die Situation entsteht. Das hat zur Folge, dass der Puls erheblich ansteigt, wir zu schwitzen beginnen und Atemnot bekommen. Weitere typische Symptome einer Panikattacke sind Zittern, Schwindel und ein Engegefühl in der Brust. Dieser Zustand ist kein guter Ausgangspunkt, um wichtige Entscheidungen treffen zu können. Daher müssen wir sie kontrollieren lernen.

Mit der Technik der Box-Atmung kannst du dich kurzzeitig aus der Situation zurückziehen. Schließe deine Augen und stelle dir ein Quadrat vor. Nun atmest du langsam tief ein, hältst den Atem an, atmest wieder aus und hältst den Atem erneut an. Bei jedem Atemzug und jedem Anhalten des Atems fährst du in Gedanken langsam jeweils eine Seite deiner imaginären Box nach. Konzentriere dich darauf sowie auf die Luft, die in deinen Körper fließt und wieder hinausströmt. Ist sie warm oder kalt? Fühle deine Lunge, wie sie sich mit Luft füllt. Wiederhole diesen Vorgang etwa fünf- bis zehnmal. Dein Körper beruhigt sich und die Anzeichen der Panikattacke verschwinden. Nun kannst du mit der Planung beginnen.

Das STOP-A-Prinzip

In einer Notsituation nimmt man irgendwann wahr, dass etwas nicht stimmt, doch will man es sich selbst zunächst nicht eingestehen. Panisch wird versucht, die Situation in den Griff zu bekommen und schnell einen Ausweg zu finden. Dies ist unser natürliches Fluchtverhalten, was uns, vollgepumpt mit Adrenalin, einen Extra-Energieschub verleiht, unter Umständen aber auch ein Kurzschlussverhalten verursacht, welches die Situation eventuell sogar noch verschlimmert. Bevor wir die Situation kontrollieren können, müssen wir also zunächst uns selbst kontrollieren. An dieser Stelle kommt das sogenannte STOP-A-Prinzip ins Spiel.

Stand (stehen)
Bleibe stehen und halte für einen Moment inne! Vermeide planloses Handeln und bekomme Atmung und Gedanken unter Kontrolle (Box-Atmung).

Think (denken)
Denke nach, was geschehen ist. Woran kannst du dich erinnern? Wo bist du?

Observe (beobachten)
Beobachte deine Umgebung und orientiere dich. Was geschieht gerade, wo kommst du her, wo kannst du hin und was kannst du tun?

Plan (planen)
Plane deine nächsten Schritte. Denke dabei an die vier Prioritäten, allem voran deine Rettung.

Act (handeln)
Nachdem du alle anderen Punkte durchlaufen hast, ist die Zeit des Handelns gekommen. Setze deinen Plan in die Tat um.

Von nun an sollte das *STOP-A-Prinzip* auf jede weitere Aktion angewendet werden. Natürlich nicht so intensiv und ausführlich, aber bewerte jede einzelne Handlung und Option und wäge immer genau ab.

Früh Entscheidungen treffen

Wichtige Entscheidungen sollten während der ersten drei Tage getroffen werden, wenn man noch bei klarem Verstand ist. Über die kommenden Tage kann Energie-, Wasser- und Schlafmangel zu Hunger, Durst und Erschöpfung führen, was das Wahrnehmungs- und Urteilsvermögen stark beeinträchtigt. Dies kann wiederum zur Folge haben, dass falsche Entscheidungen getroffen werden. Du solltest daher so früh wie möglich einen Plan ausarbeiten, wie du vorgehen kannst, um gerettet zu werden oder dich selbst zu retten. Notiere ihn wenn möglich, damit du nicht wieder davon abkommst, sobald dein körperliches und geistiges Leistungsvermögen nachlässt oder durch Rückschläge geschwächt wird. Wende für die Planung das STOP-A-Prinzip an und gehe die drei Fragen der Orientierung durch.

Woher komme ich?

Versuche deinen letzten Orientierungspunkt zu finden. Falls dies nicht gelingt, solltest du versuchen, deinen gegangenen Weg zum jetzigen Standort so gut wie möglich zu rekonstruieren. Notiere es dir, wenn möglich.

Wo bin ich?

Falls du deinen Standort nicht bestimmen kannst, halte Ausschau nach markanten und bekannten Landschaftspunkten. Diese können Berge, Hügel, Wasserfälle oder auch Bäume sein. Von einem erhöhten Punkt aus hast du eine bessere Sicht über die Umgebung und kannst dich so besser orientieren.

Wohin will ich?

Versuche, dich an mögliche Punkte auf deiner Route zu erinnern, wo du Hilfe bekommen könntest. Dies kann ein Dorf oder eine Hütte sein. Straßen sind länger und können sich durch große Gebiete ziehen. Sie zu tref-

SURVIVAL-TIPP

Solltest du keine Landkarte besitzen, ist es ratsam, eine möglichst detaillierte Karte der Gegend mit Stift und Papier anzufertigen. Von einem erhöhten Punkt aus hat man eine bessere Übersicht über die Landschaft. Die Karte hilft dir auch dabei, dein Ziel besser visualisieren zu können. Konzentriere dich bei der Orientierung und achte mit allen Sinnen auf deine Umgebung. Dabei ist es sehr wichtig, sich nicht unterkriegen zu lassen und seinen Plan zu verfolgen, sobald er steht!

fen ist einfacher als eine kleine Hütte. Stelle dir die Karte, die du für die Planung verwenden willst, bildlich vor. Finde heraus, in welcher Himmelsrichtung dein Ziel ungefähr liegt.

Folge dem Wasser

Ohne Ziel oder Kompass, der einem die Richtung weist, ist es sehr schwer, auf Kurs zu bleiben. Sollte dein Weg parallel zu einem Fluss verlaufen oder weißt du gar nicht, wohin du gehen sollst, folge am besten immer dem Wasser. Es fließt immer am tiefsten Punkt in der Landschaft und ist eventuell schon aus größerer Entfernung zu hören. Im dicht bewachsenen Wald können Bäche die Schnellstraße sein, auch wenn sie sich oft durch zahlreiche Kurven durch die wilde Natur schlängeln und der Weg dadurch etwas länger sein kann. Dennoch sind Fließgewässer eine zuverlässige Leitlinie, an die man sich halten sollte. Zudem findest du dort Wasser und Nahrung. Finde und folge einem Bach, dieser führt dich zu einem Fluss, der irgendwann ins Meer münden wird. Spätestens dann geht der Weg entweder nach links oder rechts. Doch da Menschen immer an Gewässern siedeln, ist die Chance sehr groß, schon lange vorher auf Zivilisation zu stoßen.

Achte dabei darauf, dass du dich selbst nicht in eine Lage manövrierst, aus der du aus eigener Kraft nicht wieder herauskommst. Halte das Fließgewässer stets unter Beobachtung. Steige auf keinen Fall in schmale Schluchten, um dem Wasser zu folgen, so langsam es anfangs noch fließen mag. Durch Regengüsse viele Kilometer flussaufwärts kann es zu Sturzfluten kommen, die dich in der Schlucht mitreißen. Zudem führen diese häufig Treibgut wie Äste und Baumstämme mit sich, die zu einer zusätzlichen Gefahr werden. Vermeide solche Engstellen und umgehe sie lieber.

Des Weiteren ist besondere Vorsicht bei Wasserfällen geboten. Zu schnell klettert oder springt man ein paar kleinere Felsstufen hinunter, um dem Wasser zu folgen, bis man an einem unüberwindbaren Abgrund steht. Kommt man dann nicht wieder zurück, sitzt man fest. Aus diesen Gründen darf die Umgebung nie ausgeblendet werden. Es ist wichtig, jede Veränderung der Landschaft und des Wassers wahrzunehmen und die Lage richtig einzuschätzen. Ist das Risiko zu hoch, um dem Fluss weiter direkt zu folgen, versuche, die Stelle zu umgehen, ehe deine Lage noch weiter verschlimmert wird und sich die Aussicht auf eine Rettung zusätzlich verschlechtert.

Die 3er-Regel

Diese Regel soll dabei helfen, dir merken zu können, wie lange es möglich ist, ohne Schutz, Feuer, Wasser und Nahrung zu überleben. Damit können die notwendigen Ziele klar gesetzt und nach ihrer Priorität geplant werden, um sie Schritt für Schritt in die Tat

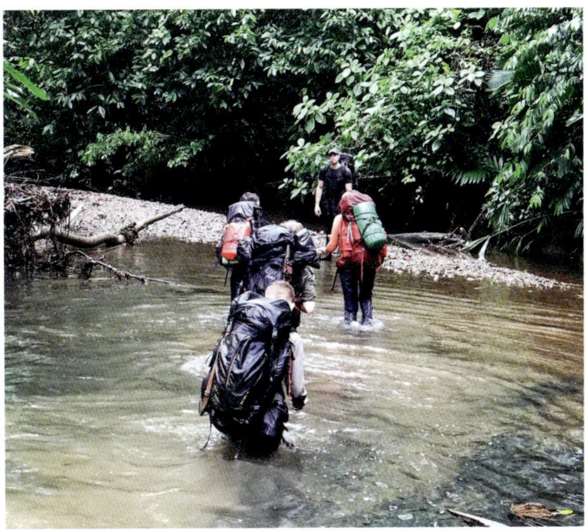

Flüsse führen zur Zivilisation.

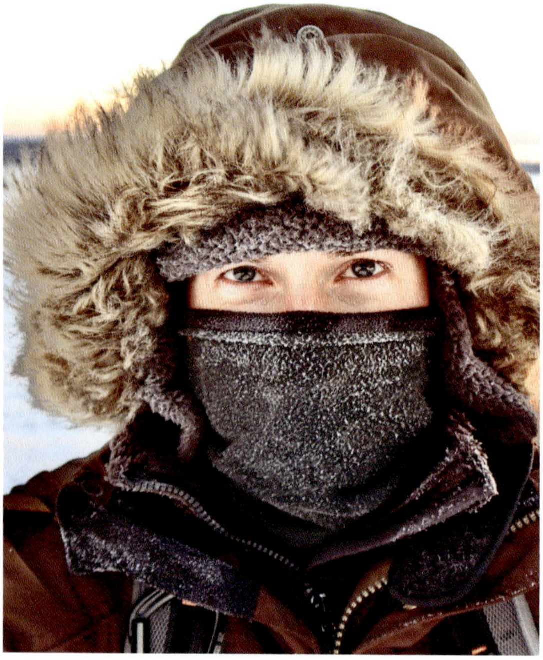

Extremes Wetter

umzusetzen und so die Kontrolle über die Situation zu erlangen. Verpflegung und andere Ressourcen müssen dabei gut rationiert werden. Halte dich bei deiner weiteren Planung an die 3er-Regel und präge sie dir gut ein.

- Man kann bis zu **drei Wochen ohne Nahrung** überleben.
- Man kann bis zu **drei Tage ohne Wasser** überleben.
- Man kann etwa **drei Stunden unter extremen Wetterbedingungen** ohne Schutz überleben.
- Man kann **drei Minuten ohne Sauerstoff** überleben.

Dies sind lediglich Richtwerte, die von vielen Faktoren abhängig sind. Weite Wegstrecken, körperliche Ertüchtigung, Kälte und Hitze spielen dabei eine große Rolle und wirken sich sehr stark darauf aus, wie lange man ohne Schutz, Feuer, Wasser und Nahrung überleben kann. Im nächsten Punkt gehe ich noch mal näher darauf ein, denn letztlich ist alles davon abhängig, wie viel Energie man zur Verfügung hat.

Energie und Wasser sparen

Solange die Vorräte begrenzt sind, muss Energie gespart werden. Vermeide unnötige Tätigkeiten und Arbeiten. Für seinen Wärmeerhalt verbraucht unser Körper viel Energie, und um ihn zu kühlen, wird Wasser benötigt. An heißen Tagen sollte man die Mittagshitze meiden und stattdessen im Schatten gehen oder sogar ruhen. In Wüstenregionen empfiehlt es sich sogar, Wanderungen in die Nacht zu verlegen, um der Hitze zu entgehen, und am Tag im Schatten zu schlafen. Den Körper warmzuhalten kostet ebenfalls viel Energie. Bleibe bei Kälte in Bewegung, aber verausgabe dich nicht. Passe deine Aktivität an, wenn du merkst, dass du bei -10 °C nur noch im T-Shirt dastehst. Halte dich wenn möglich an wärmeren Plätzen auf. Vermeide dazu tiefe Täler, in die kalte Luft absinkt, und suche stattdessen sonnige trockene Plätze auf. Doch auch auf Tour sollte darauf geachtet werden, Umwege und unnötiges Bergaufgehen zu vermeiden, da dies dem Körper besonders viel Leistung abverlangt. Ist der Nachschub von sauberem Trinkwasser unterbrochen, sollte auch nichts mehr gegessen werden, da die Verdauung sehr viel Wasser benötigt. Eine Ausnahme besteht bei sehr wasserhaltigen Pflanzen und Früchten. Durch sie kann dein Körper seinen Wasserspeicher wieder auffüllen. Bei der Atmung durch den offenen Mund trocknen die Schleimhäute aus, was wiederum Wasser kostet. Halte den Mund geschlossen und atme stattdessen durch die Nase und spare somit lebenswichtiges Wasser! Passe deine Aktivitäten gegebenenfalls an. Dies alles musst du bei deiner Planung berücksichtigen.

Nutze alle Möglichkeiten

Nutze auf dem Weg zu deinem Ziel jede Möglichkeit, die die Natur dir bietet. Egal ob es Trinkwasser in Form einer Quelle ist, etwas Essbares oder Zunder. Du weißt nie, ob es noch verfügbar ist, wenn du es brauchst, also greif zu! Von den wichtigen Dingen kann man nie genug haben und irgendwo hat man immer eine Tasche für noch mehr Zundermaterial. Dies gilt auch bei einer potenziellen Übernachtungsmöglichkeit. Findest du eine Höhle oder irgendwas, das dir Schutz bietet, nutze es, solange es in deine Weg- und Zeitplanung passt. Später muss vielleicht viel mehr Energie aufgebracht werden, um etwas Vergleichbares zu erhalten.

Gib immer alles, was du kannst

Egal was du tust, tue es mit viel Engagement und großer Sorgfalt, denn eventuell hängt dein Leben davon ab. Es ist sehr wichtig, immer alles zu geben, egal wobei! Dein müder Verstand wird dir oft sagen: »Ach, das muss reichen!« oder »Ich habe jetzt keine Lust mehr!«. Präge dir diese Sätze als ein Warnsignal ein! Sobald du dich bei diesen Gedanken ertappst, und das wirst du, müssen sofort alle Alarmglocken läuten und du musst wieder die Oberhand über deine Gefühle und Handlungen gewinnen und alles aus dir herausholen, um am Ende Erfolg zu haben.

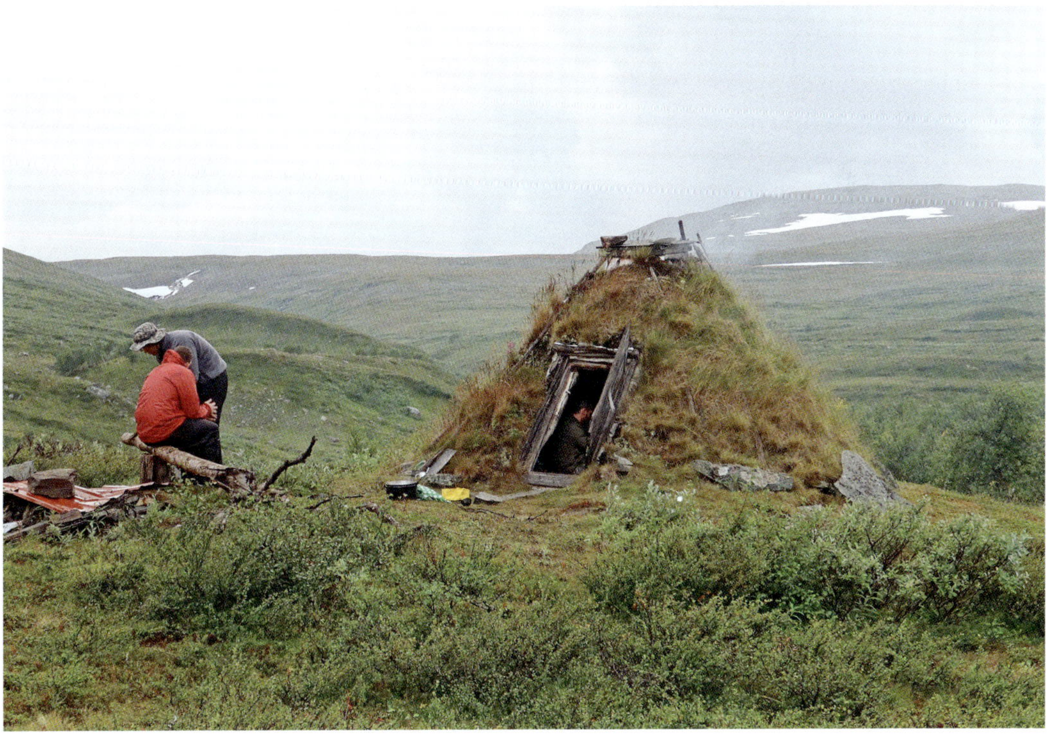

Schutz in Sami-Kote

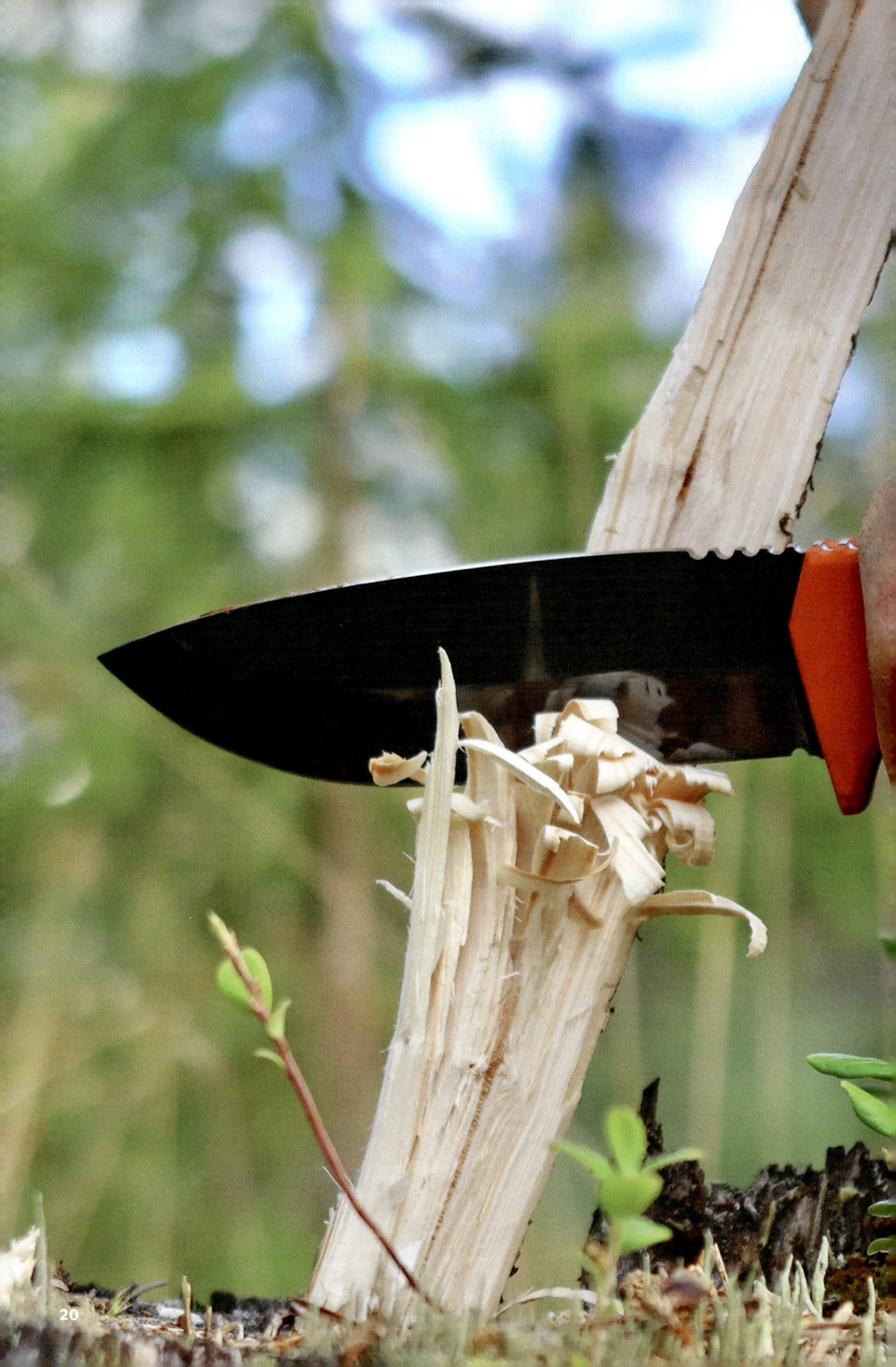

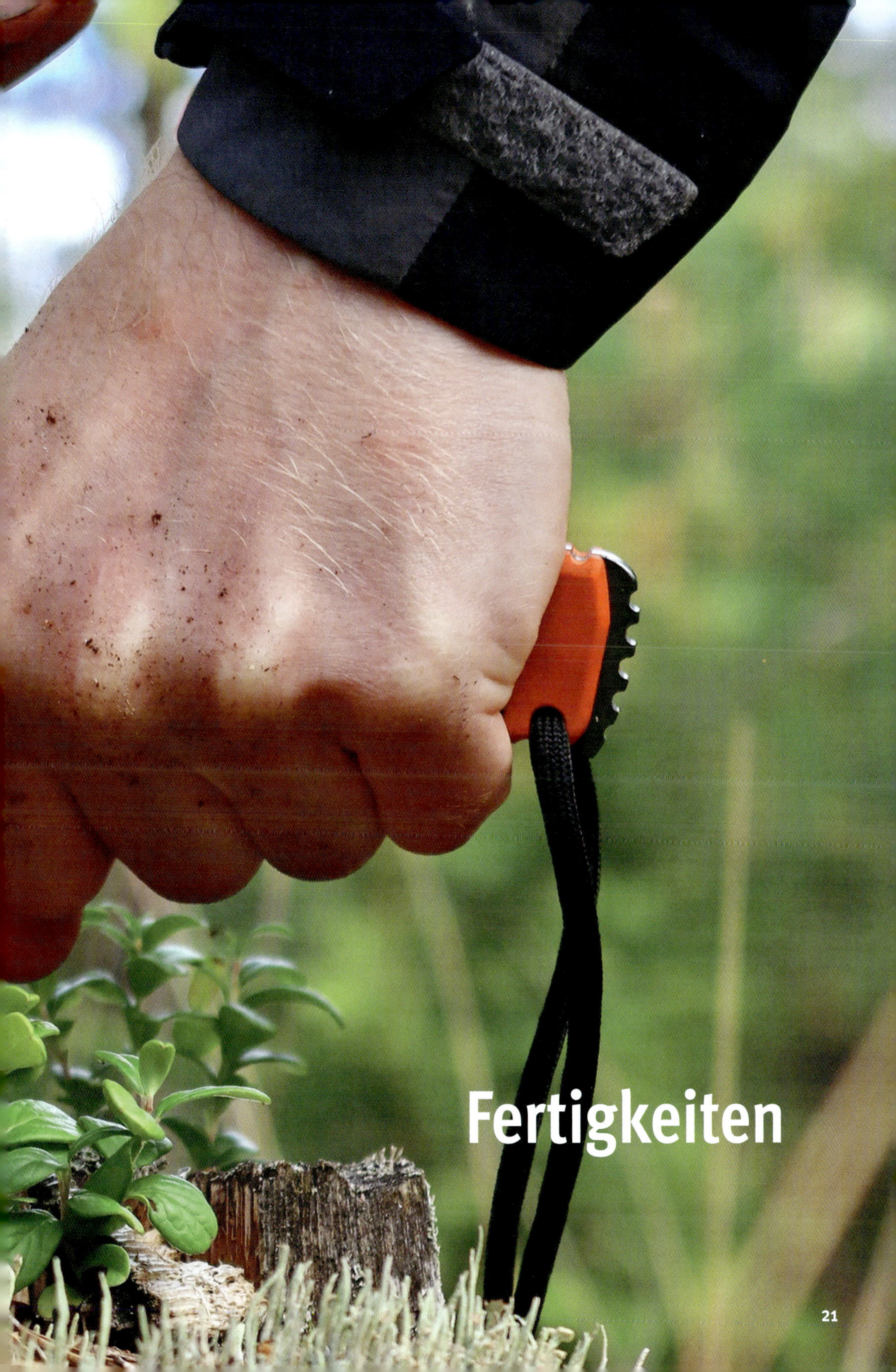

Fertigkeiten

Bei Abenteuerreisen durch die Wildnis und vor allem in einer Notsituation können gewisse Fertigkeiten lebenswichtig sein. Sollte es die Fähigkeit sein, mit einem Messer etwas herzustellen, oder das Fachwissen im Umgang mit Seilen und Höhensicherungsmaterial: Diese Skills sind essenziell und sollten vor Antritt einer Wildnistour geübt und beherrscht werden.

Umgang mit dem Messer

Das Messer ist das wohl wichtigste Werkzeug in einer Survival-Situation. Mit ihm kann man Wasserfilter für Trinkwasser und Fallen zur Nahrungsbeschaffung herstellen, einen schützenden Unterschlupf errichten und ein Feuerbohr-Set zum Feuermachen schnitzen. Ja, es lassen sich damit sogar auch andere Werkzeuge herstellen, wie später noch genauer erläutert wird. Aus diesem Grund sollte das Messer sehr pfleglich behandelt und nur dann eingesetzt werden, wenn es wirklich nötig ist. Viele Arbeiten kann man auch mit einem Behelfswerkzeug durchführen. Zudem ist das Gefahrenpotenzial eines Messers vielen leider nicht bewusst. So geht man schnell leichtfertig damit um, ohne sich Gedanken über mögliche Unfälle und Verletzungen zu machen.

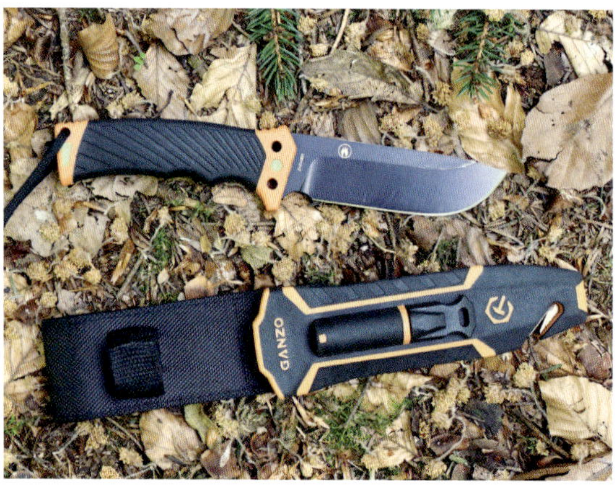

Survival-Messer mit Feuerstahl

Das beste Messer ist das, welches man dabeihat!

Wenn man sich ein Messer aussuchen kann, sollte es klein genug sein, um einen Fisch ausnehmen oder ein Feuerbohr-Set schnitzen zu können, gleichzeitig muss es groß und stabil genug für gröbere Arbeiten sein wie Holzspalten für Feuerholz oder das Aufbrechen von Totholz, um an nahrhafte Käferlarven heranzukommen. Meine Empfehlung für die Klingenlänge liegt zwischen zehn und zwölf Zentimetern, die Stärke bei maximal vier Millimetern. Damit es auch schweren Arbeiten standhält, sollte es eine durchgehende Klinge aus einem Stück Stahl besitzen. Sie muss sich also auch durch den kompletten Griff ziehen. Somit hält das Messer auch Querbelastungen und Schlägen auf den Klingenrücken stand, wie später noch genauer erläutert wird. Ein Wellenschliff an der Schneide sieht zwar cool aus, bringt aber nichts und hindert zudem erheblich beim Schnitzen. Auch von Sägezähnen oder einer zweiten Schneidfase auf dem Klingenrücken ist abzuraten. Sie stören beim Batoning, dem Holzspalten mit dem Messer. Stattdessen sollte der Klingenrücken scharfkantig sein, damit man mit ihm Holzwolle als Zunder herstellen kann, so wird die Schneide geschont. Mit einem Feuerstahl ausgestattet, hat man stets die wichtigsten Werkzeuge immer mit dabei.

Merke dir für den sicheren Umgang mit dem Outdoor-Messer Folgendes:

› Wenn das Messer nicht benutzt wird, steckt es in seiner Scheide.

- Die Schneid- und Schnitzbewegung geht immer weg vom Körper und weg von allen Gliedmaßen.
- Beim Schnitzen steht niemand in unmittelbarer Nähe.
- Grabe mit deinem Messer niemals im Boden.
- Gebe dein Messer nie mit der Klinge voran an eine Person weiter.
- Wische dein Messer immer ab, bevor du es in die Scheide steckst.

Nur ein scharfes Messer ist ein sicheres Messer!

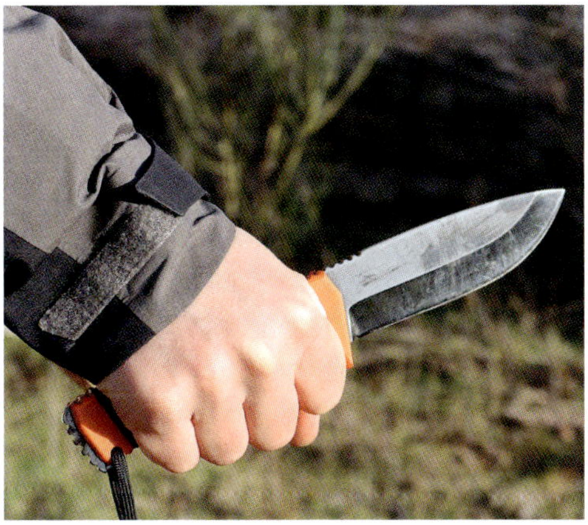

Faustgriff

Arbeitstechniken

Faustgriff

Dabei handelt es sich um den sogenannten Grundgriff. Mit deiner ganzen Hand umschließt du den Messergriff sicher und kraftvoll. So können feine und grobe Schnitzarbeiten verrichtet werden. Zusätzlich kannst du mit dem Daumen auf den Klingenrücken drücken, um die Schneidkraft zu erhöhen.

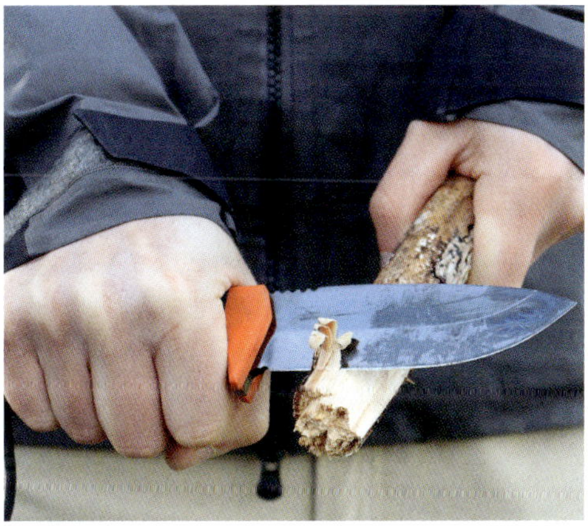

Grobschnitt frei

Grobschnitt frei

Halte das Messer mit dem Faustgriff und setze die Klinge auf das Holzstück auf, das du bearbeiten möchtest. Setze sie so auf, dass sie so nah wie möglich am Messergriff liegt. So kannst du mehr Kraft übertragen und kontrollierter schnitzen. Drücke das Messer von dir weg, durch das Holzstück hindurch, bis es am Ende wieder austritt. Durch Verändern des Winkels zwischen Messer und Holzstück kann die Schnitttiefe beeinflusst werden.

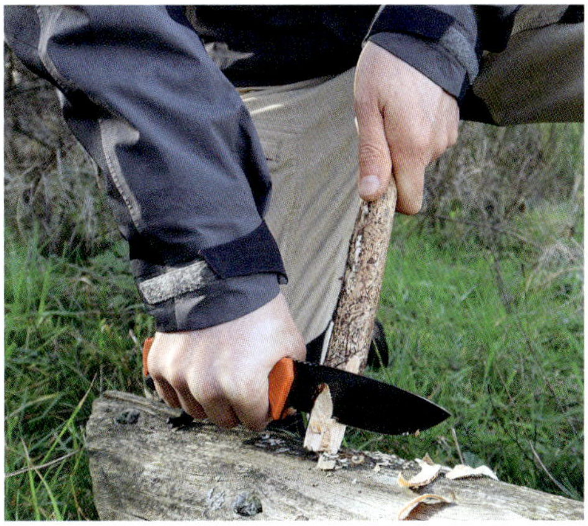

Grobschnitt mit Auflage

Grobschnitt mit Auflage

Der Vorgang ist identisch mit dem freien Grobschnitt. Beim Grobschnitt mit Auflage wird jedoch das Holzstück am Ende auf einer festen, stabilen Unterlage aufgelegt. Führe die Schnitzbewegung nun mit gestrecktem Arm aus dem Oberkörper durch. Verwende dabei eine Holzunterlage, damit das Messer keinen Schaden nimmt, wenn es unten wieder austritt.

Feinschnitt

Beim Feinschnitt wird das Messer mit der Klinge wieder so nah wie möglich am Griff angesetzt. Halte es dazu im Faustgriff. Die andere Hand hält mit vier Fingern das Holzstück, während der Daumen auf den Klingenrücken drückt und dabei die Schnitzbewegung des Messers durchführt.

Feinschnitt gegen die Hand

Halte das Messer im Faustgriff und setze es mit der Klinge wieder möglichst nah am Griff an das Holzstück an. Die Schneide ist bei dieser Technik zum Körper gerichtet. Der Daumen der Schnitzhand führt mit einem Druck auf das Holzstück die Schnittbewegung durch, während mit dem übrigen Teil der Hand das Messer gehalten wird. Die andere Hand dient lediglich dem Halten des Holzstückes. Diese Technik ist hauptsächlich zum Abschrägen von Kanten geeignet.

Spalten (Batoning)

Bei dieser Methode dient das Messer als Beilersatz, um dickere Äste und Stämme quer und längs spalten zu können. Dazu wird ein Schlagstock benötigt, der etwa unterarmlang und zweifingerdick ist. Damit er den Schlägen standhält, sollte er möglichst stabil sein. Zum Längsspalten muss das Messer auf der Stirnseite des Holzklotzes angesetzt werden. Mit der anderen Seite steht es auf einem festen Untergrund. Halte es mit dem Faustgriff und setze es mit der Klinge möglichst nah am Griff an. Mit festen Schlägen auf den Klingenrücken wird nun das Messer im Holz versenkt. Mit weiteren Schlägen auf die Messerspitze kann es durch das Holz getrieben werden.

Spalten quer zur Faser

Es können auch Holzstämme quer zur Faser gespalten werden. Dazu wird das Messer außen auf der Längsseite angesetzt und mit derselben Technik eine V-förmige Kerbe herausgeschlagen. Es reicht dabei, wenn man nur eine Sollbruchstelle in den Holzstamm schlägt und ihn danach mit einem kräftigen Fußtritt auseinanderschlägt oder ihn zwischen zwei Bäumen verkeilt und zerbricht.

Knoten und Bunde

Es gibt Unmengen an verschiedenen Knoten für verschiedene Anwendungsbereiche. Diese alle zu können, macht praktisch keinen Sinn. Zudem kommt man mit einem ganz normalen Knoten schon sehr weit. Das Problem ist jedoch, dass man diesen nach mehrfacher Anwendung oft nicht mehr lösen kann und so gezwungen ist, ihn durchzuschneiden. Diverse Konstruktionen können mit den richtigen Knoten und Knotentechniken einfacher, schneller und vor allem stabiler mit mehr Spannung errichtet werden. Dies spart Zeit und Material und ist zudem sicherer als eine mühelos zusammengebundene Konstruktion. Es reicht vollkommen aus, ein paar wenige Knoten auch blind zu beherrschen. Sie sollten regelmäßig geübt werden, bis man sie nicht nur kennt, sondern auch kann. Mit meinen Kursteilnehmern übe

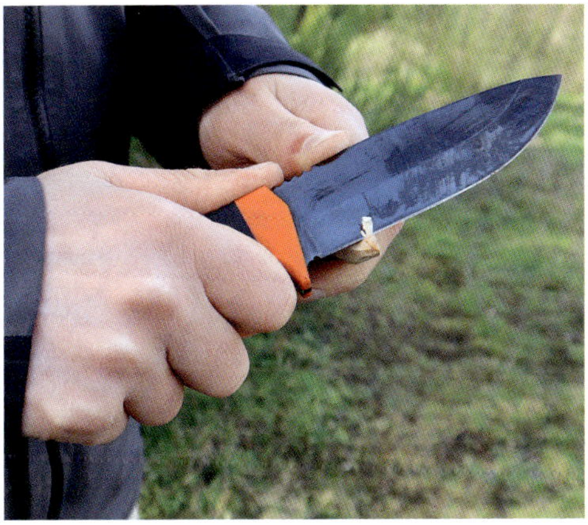

Feinschnitt

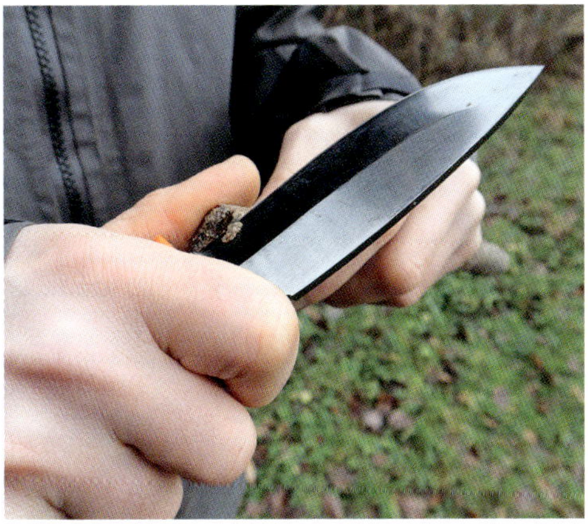

Feinschnitt gegen die Hand

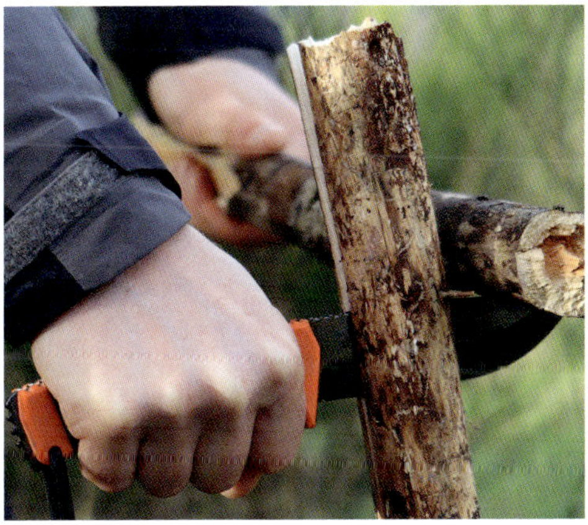

Spalten (Batoning) mit der Faser

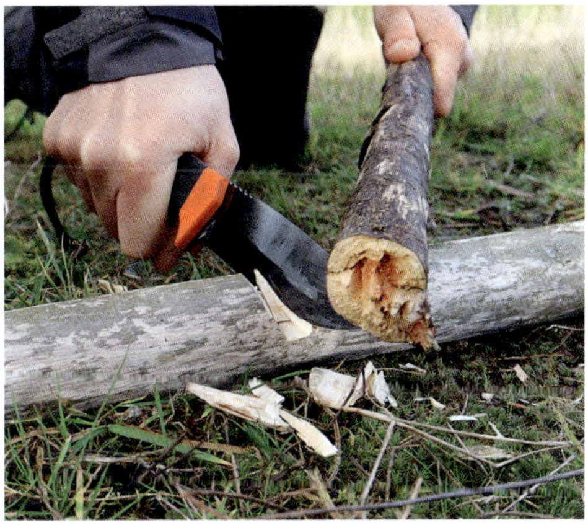

Spalten quer zur Faser

ich die Knoten immer regulär, dann mit verschlossenen Augen und zum Schluss hinter dem Rücken. Blind hinter dem Rücken ist dann für Profis!

Begriffsdefinitionen

Knoten STECKEN und LEGEN

Manche Knoten können auf zwei unterschiedliche Arten gemacht werden. Sie können gesteckt werden, wobei der jeweilige Knoten im Einzelstrang entsteht. Anschließend wird das Seil mit dem Ende wieder durch den Knoten zurückverfolgt, um ihn in der doppelten Ausführung zu haben. Diese Methode wird benötigt, um das Seil um einen Gegenstand wie etwa einen Fixpunkt zu binden. Zum Beispiel beim Klettern verwendet man den gesteckten Achterknoten, um das Seil am Klettergurt zu fixieren. Die schnellere Variante ist die, einen Knoten zu legen. Dabei entsteht er gleich im Doppelstrang, sodass man den Knoten sofort in der doppelten Ausführung erhält. Der Vorteil hierbei liegt in der Zeitersparnis. Der Nachteil ist, dass sich der Knoten auf diese

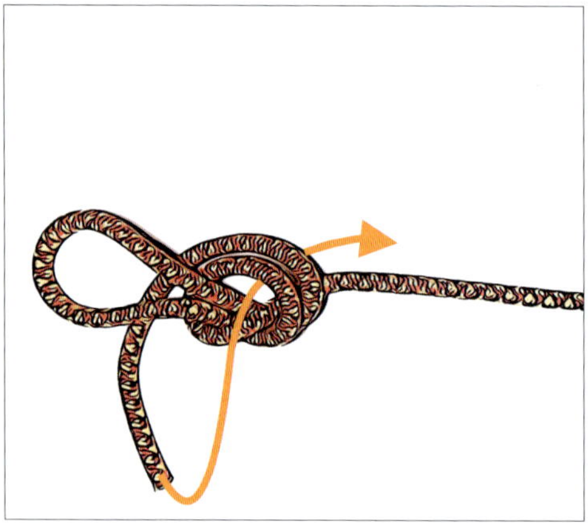

Knoten gesteckt

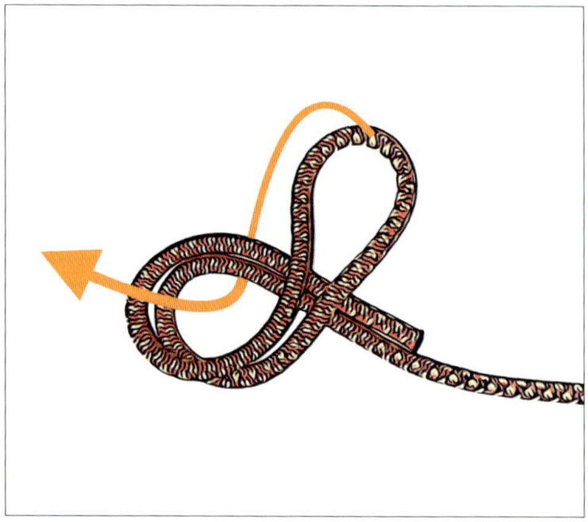

Knoten gelegt

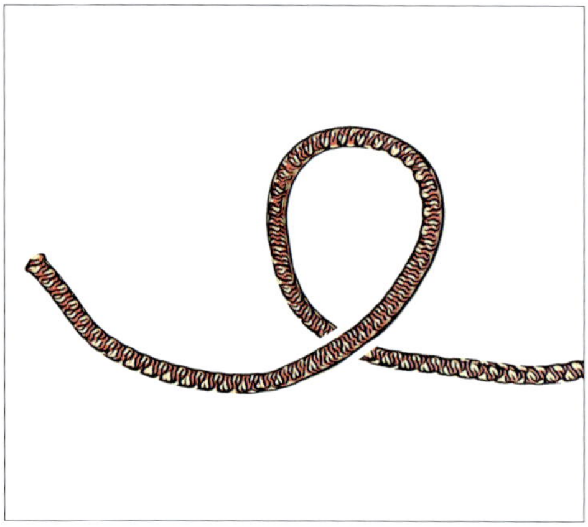

Auge

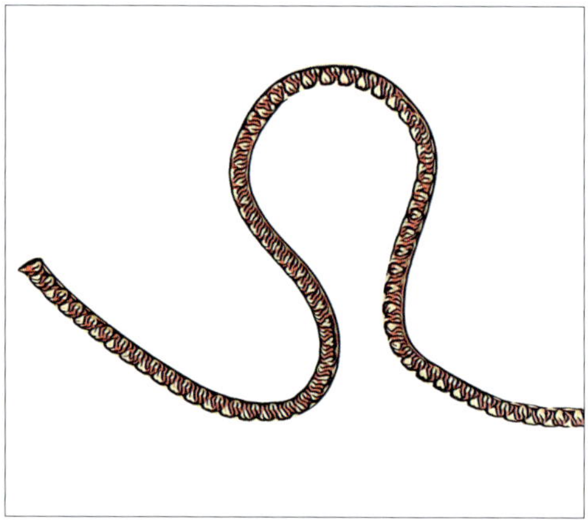

Bucht

Weise nicht in einen geschlossenen Fixpunkt einbinden lässt.

GESTECKT entsteht der Knoten im Einzelstrang.

GELEGT entsteht der Knoten im Doppelstrang.

AUGE und BUCHT

Für manche Knoten sind Schlaufen und Schleifen nötig, um sie richtig legen zu können. Damit man sie voneinander unterscheiden kann, sind sie klar definiert. Die Begriffe Schlaufe und Schleife stammen aus dem Klettersport. Da der Unterschied in den Begriffen selbst jedoch nicht besonders groß ist, verwenden wir die nautischen Begriffe Auge und Bucht. Diese haben sich auch im allgemeinen Sprachgebrauch etabliert.

AUGE, auch Schlaufe genannt

BUCHT, auch Schleife genannt

Die wichtigsten Knoten

Halber Schlag (Überhandknoten)

Der halbe Schlag ist der bekannteste Knoten. Jeder kennt ihn, ohne es zu wissen. Die Rede ist vom normalen »Haushaltsknoten«. Er wird für einfache Schnürungen verwendet und wenn es schnell gehen muss. Im Outdoor- und Kletterbereich benutzt man ihn häufig zum Sichern eines anderen Knotens.

1. Lege ein Auge, sodass das Seilende oben liegt. Stecke das Ende von **unten** in das Auge ...
2. ... und ziehe es hindurch.
3. Fertiger Halber Schlag

Variante: halber Schlag um ein Seil, auch Sicherungsschlag genannt

Doppelter Sackstich

Der Sackstich findet Anwendung in der Verbindung zweier Seile oder schneller Aufhängungen. Wenn man eine Schlaufe braucht, ist er der richtige Knoten. Er lässt sich allerdings nach starker Belastung nur schwer wieder lösen, besonders bei dünnen Schnüren und Leinen.

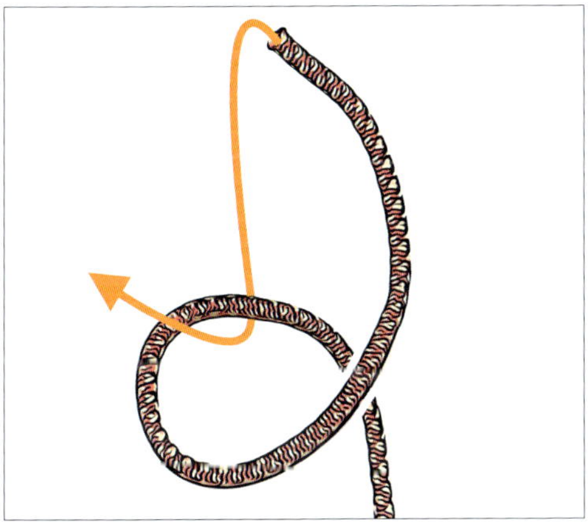

Halber Schlag 1

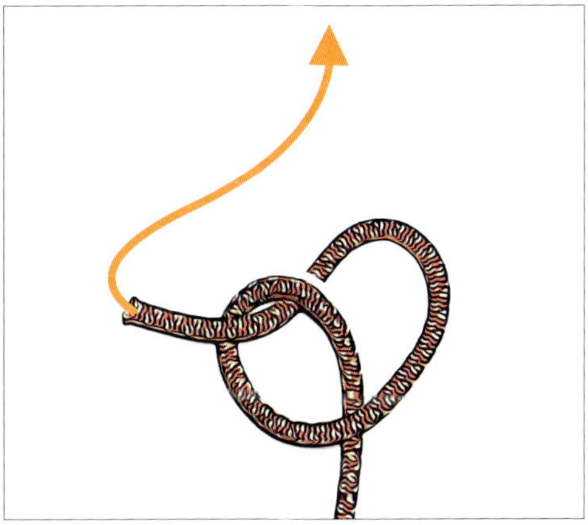

Halber Schlag 2

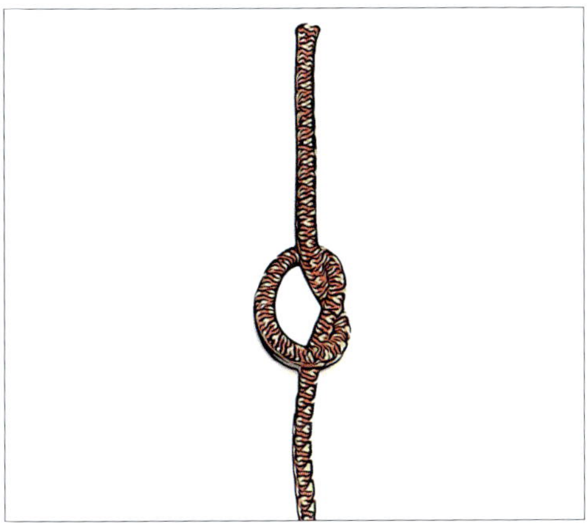

Halber Schlag 3

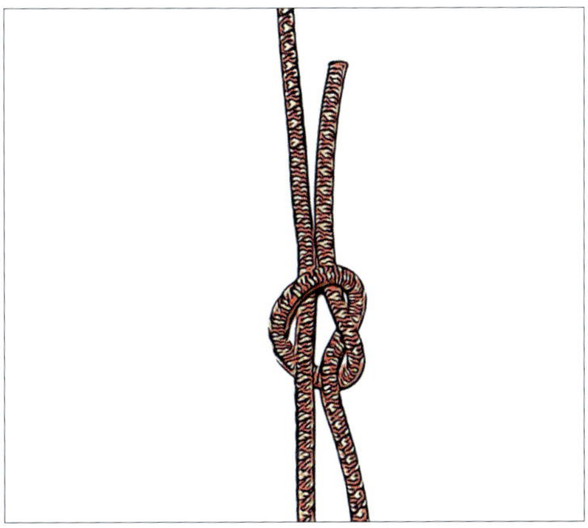

Halber Schlag – Variante

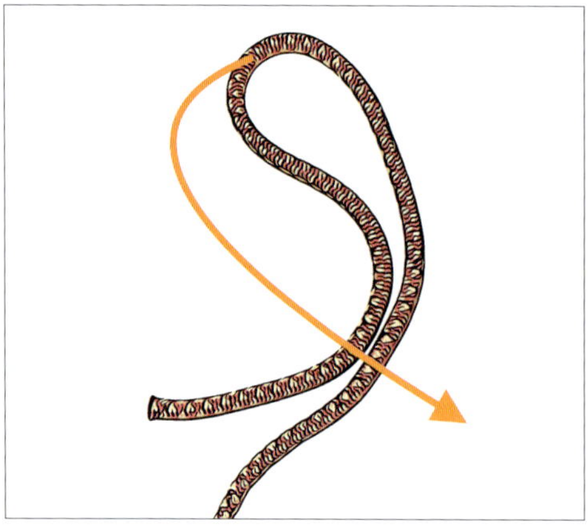

Gelegter Sackstich 1

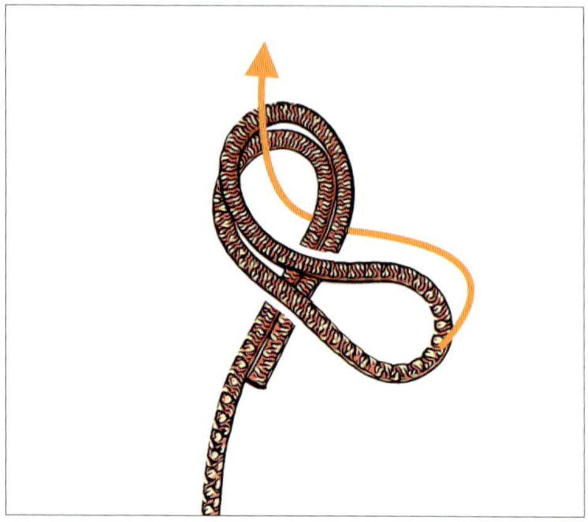

Gelegter Sackstich 2

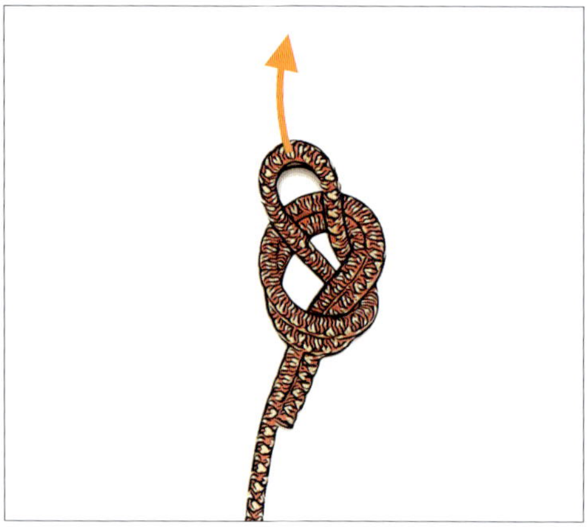

Gelegter Sackstich 3

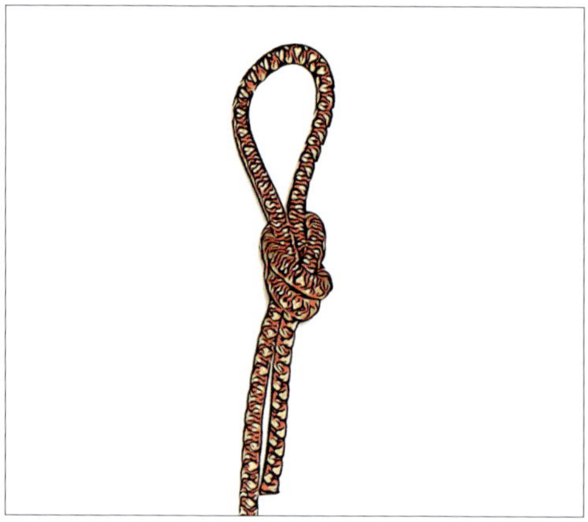

Gelegter Sackstich 4

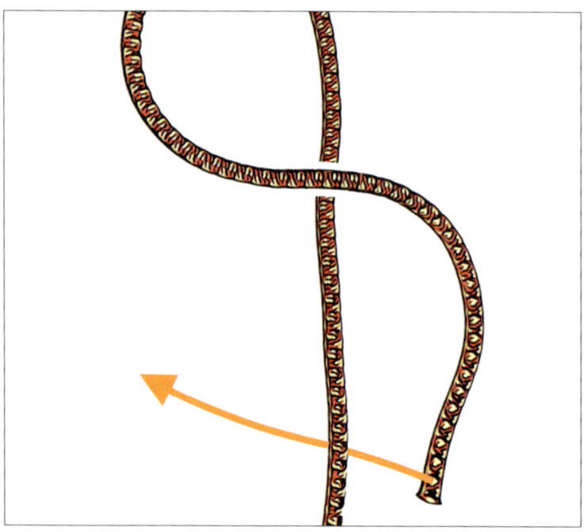

Gesteckter Sackstich 1

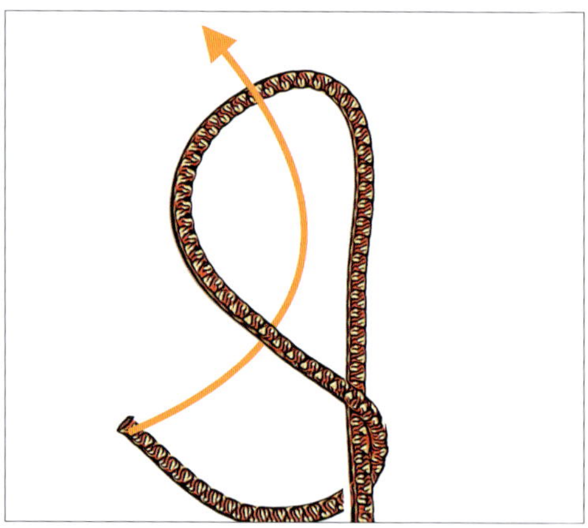

Gesteckter Sackstich 2

GELEGT

1. Lege ein doppeltes Auge. Die Bucht soll dabei auf dem Restseil liegen.
2. Stecke die Bucht von **unten** durch das Auge.
3. Ziehe an der Bucht, um den Knoten zu festigen.
4. Fertiger gelegter doppelter Sackstich

GESTECKT

1. Führe das Ende über das Seil, sodass ein Auge entsteht, und ziehe es danach darunter hindurch.
2. Stecke das Seilende von **unten** durch das Auge, um einen einfachen Sackstich zu erhalten.
3. Lege das Seilende um einen Fixpunkt und verfolge den Knoten zurück. Stecke es dazu in den offenen Knoten.
4. Führe das Seilende danach um die Schleife ...
5. ... und stecke es durch den Knoten, entlang des Restseils.
6. Fertiger gesteckter doppelter Sackstich

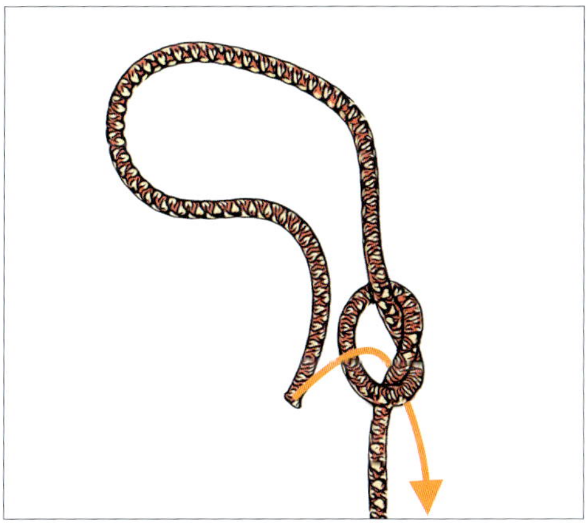

Gesteckter Sackstich 3

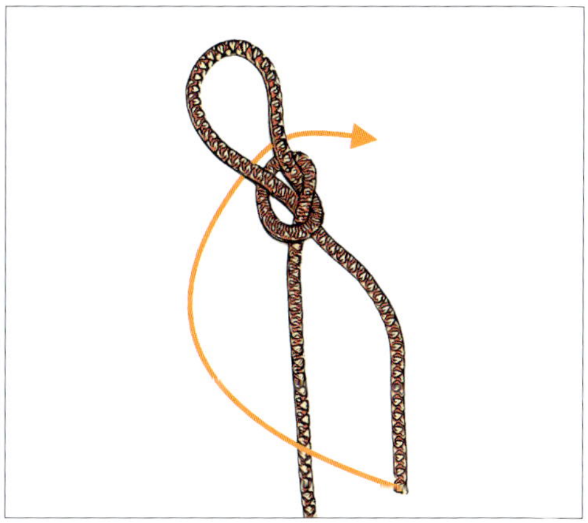

Gesteckter Sackstich 4

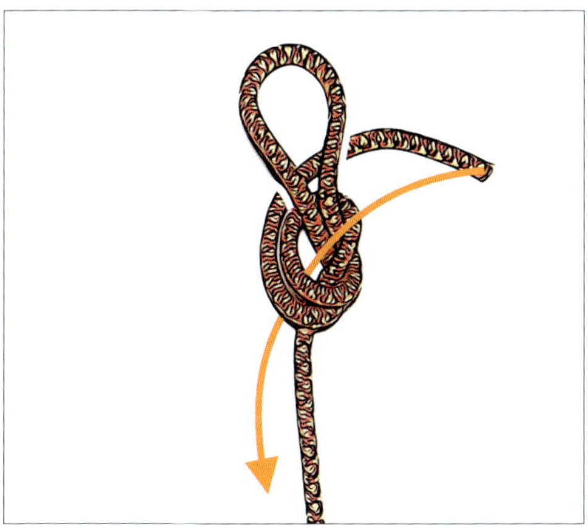

Gesteckter Sackstich 5

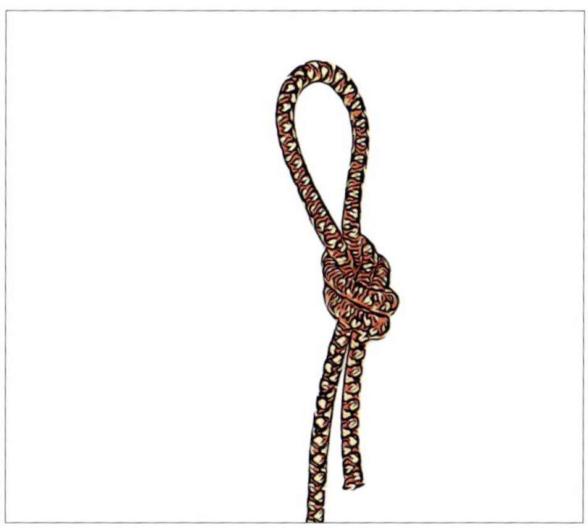

Gesteckter Sackstich 6

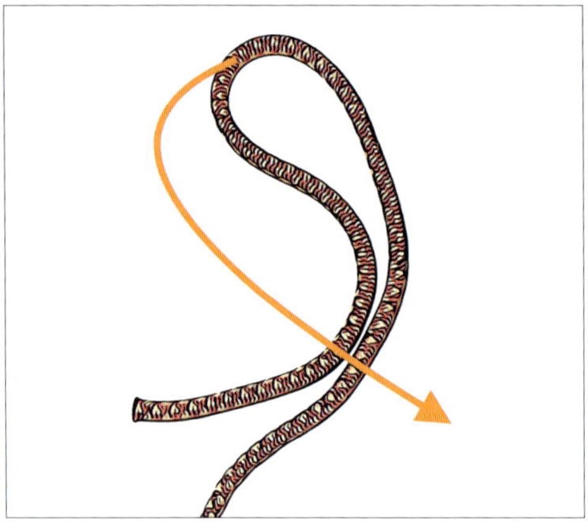

Doppelter Achterknoten gelegt 1

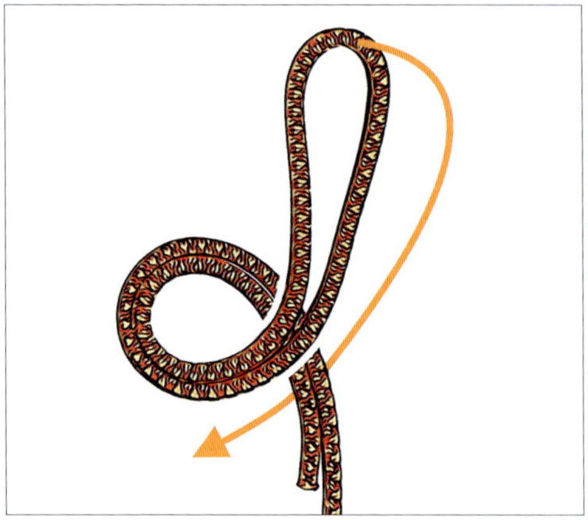

Doppelter Achterknoten gelegt 2

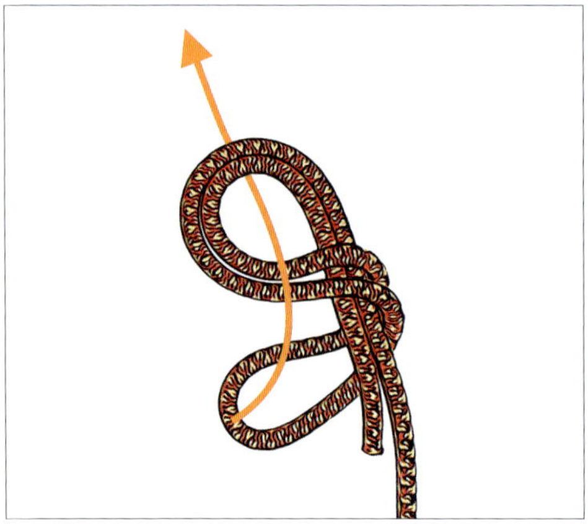

Doppelter Achterknoten gelegt 3

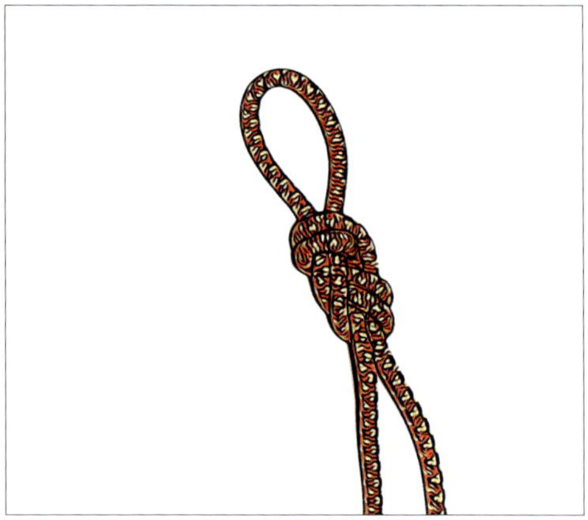

Doppelter Achterknoten gelegt 4

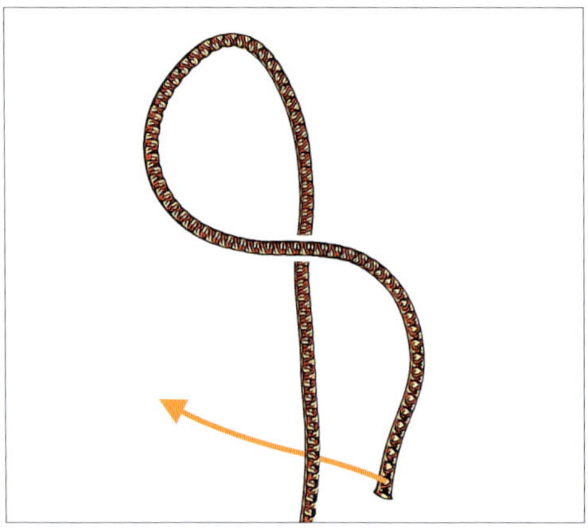

Doppelter Achterknoten gesteckt 1

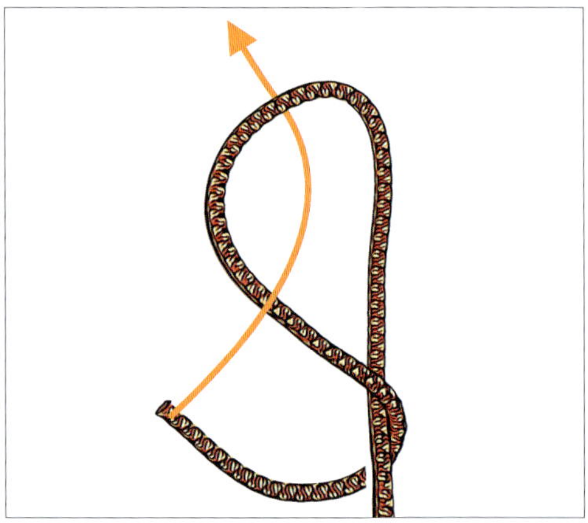

Doppelter Achterknoten gesteckt 2

Doppelter Achterknoten

Dieser Knoten wird hauptsächlich zum Einbinden in den Gurt beim Klettern verwendet. Er lässt sich nach starker Belastung, zum Beispiel durch einen Sturz, wieder relativ leicht lösen. Dazu muss er gebrochen werden, das bedeutet, die Spannung im Knoten wird durch dessen Verdrehung und Biegung gelockert, bis er sich lösen lässt.

GELEGT

1. Lege ein doppeltes Auge. Die Bucht soll dabei auf dem Restseil liegen.
2. Bucht um die Seilenden legen
3. Bucht von **oben** durch das Auge stecken und ziehen
4. Fertiger gelegter doppelter Achterknoten.

GESTECKT

1. Führe das Ende über das Seil, sodass ein Auge entsteht, und ziehe es danach darunter hindurch.
2. Das Seilende von **oben** durch das Auge stecken, um einen einfachen Achterknoten zu erhalten
3. Seilende um einen Fixpunkt legen und den Knoten zurückverfolgen

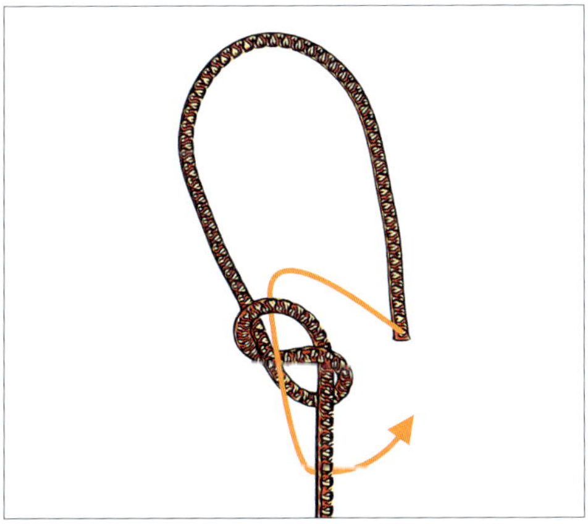

Doppelter Achterknoten gesteckt 3

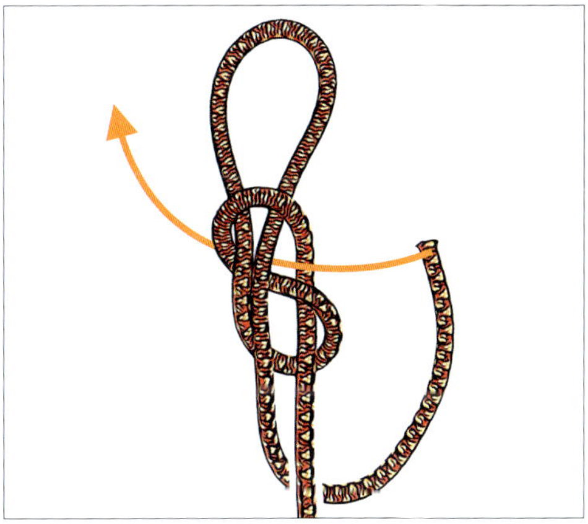

Doppelter Achterknoten gesteckt 4

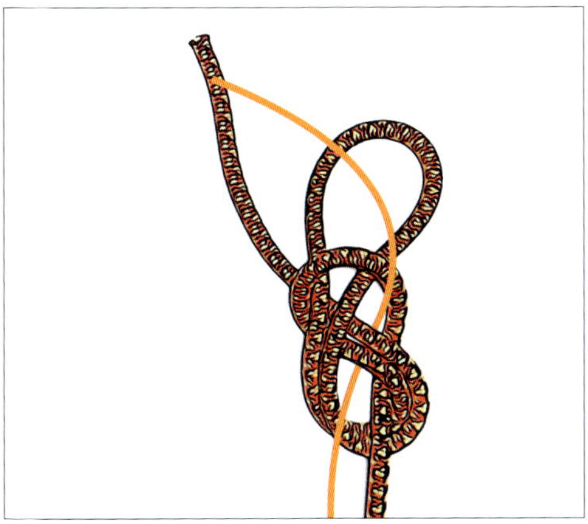

Doppelter Achterknoten gesteckt 5

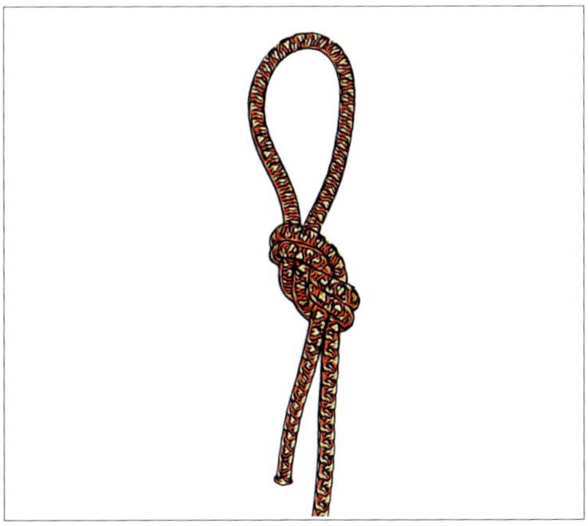

Fertiger gesteckter doppelter Achterknoten

4. Verfolge mit dem Seilende das Seil weiter, direkt durch die Mitte des Knotens.
5. Führe es danach oben um die Schleife und stecke es von unten durch den Knoten, entlang des Restseils.
6. Fertiger gesteckter doppelter Achterknoten.

PRAXIS-TIPP

Der doppelte Achter wird hauptsächlich im Klettersport angewendet, z. B. um das Seil am Gurt zu befestigen. Nach einer sehr hohen Belastung, wie einem Sturz, lässt sich ein Knoten in der Regel nur schwer wieder öffnen. Hier kann die Spannung aus dem Knoten genommen werden, indem er gebrochen wird. Dabei wird er zwischen beiden Händen hin und her gebogen, bis sich die Stränge lockern und damit lösen lassen.

Kreuzknoten

Mit ihm werden Schnüre miteinander verbunden. Er lässt sich auch nach hoher Belastung wieder gut lösen. Es ist unbedingt darauf zu achten, dass die beiden offenen Enden auf derselben Seite liegen, ansonsten kann er sich wieder lösen! Beim Legen des Knotens macht man am besten zwei normale Knoten nacheinander, wobei die oben liegende Schnur immer oben liegt.

GELEGT

1. Lege die zwei Seilenden übereinander und mache einen einfachen Knoten hinein.
2. Lege die Enden wieder übereinander. Das Seil, das beim ersten Knoten oben lag, muss nun wieder oben liegen.
3. Nun folgt ein weiterer einfacher Knoten.
4. Fertiger gelegter Kreuzknoten

GESTECKT

1. Lege ein Seilende auf die Bucht. Ziehe es zuerst unter dem langen Ende des unteren Seils hindurch und führe es über beide Stränge der Bucht.
2. Lege das Ende des oberen Seils um das kurze Ende des unteren Seils und stecke es von unten durch die Bucht.
3. Ziehe gleichzeitig an allen vier Enden, um den Knoten festzuziehen.
4. Fertiger gesteckter Kreuzknoten

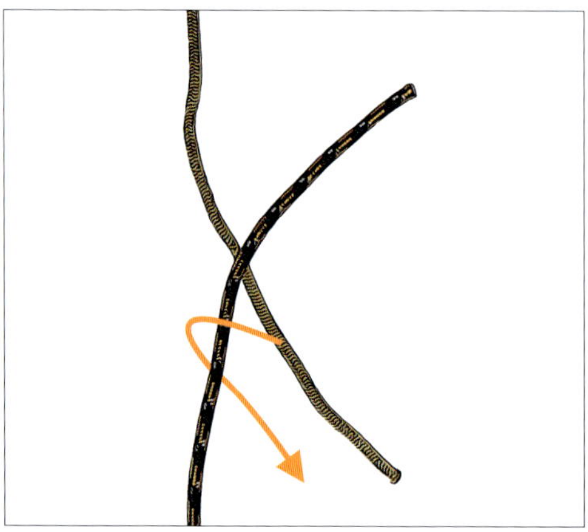

Kreuzknoten gelegt 1

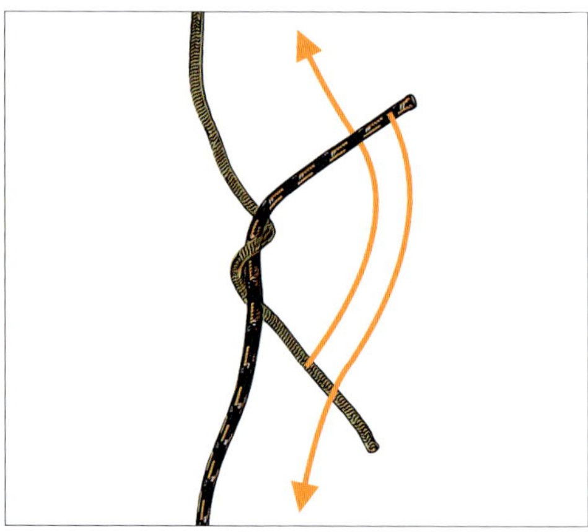

Kreuzknoten gelegt 2

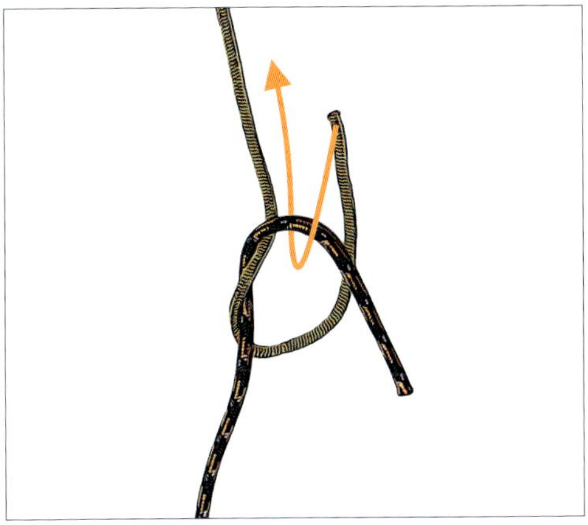

Kreuzknoten gelegt 3

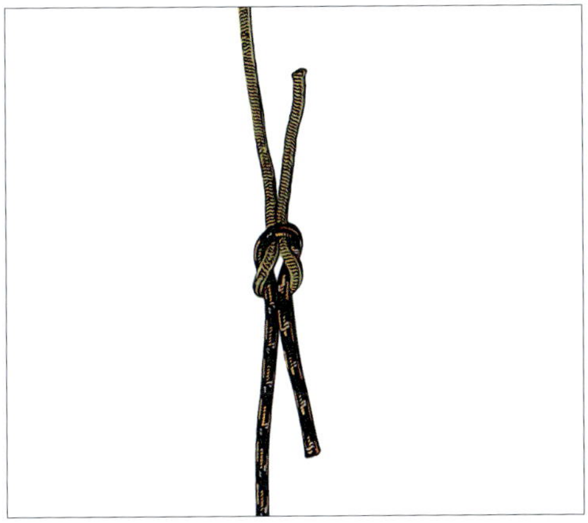

Fertiger gelegter Kreuzknoten

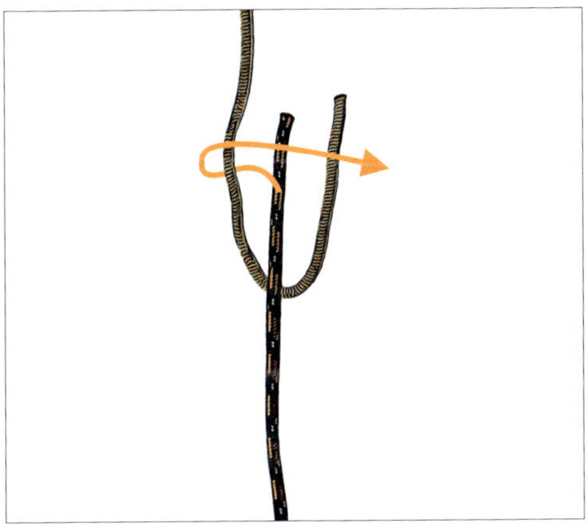

Kreuzknoten gesteckt 1

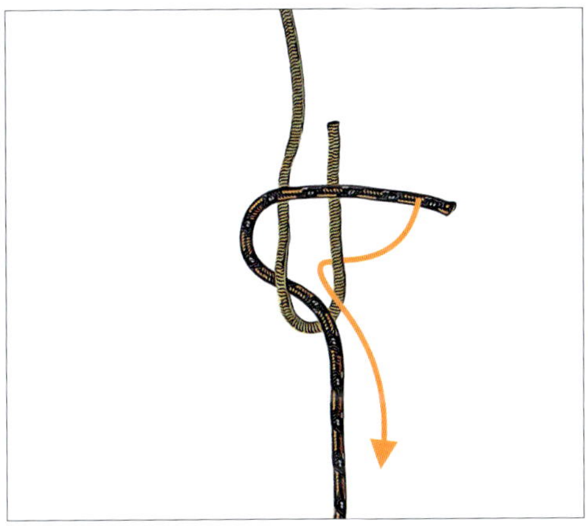

Kreuzknoten gesteckt 2

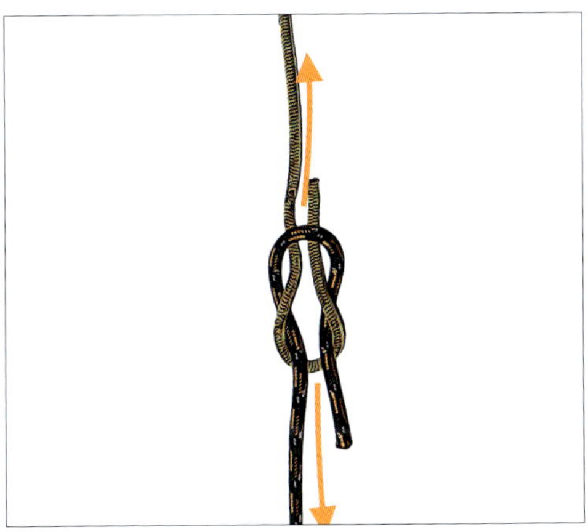

Kreuzknoten gesteckt 3

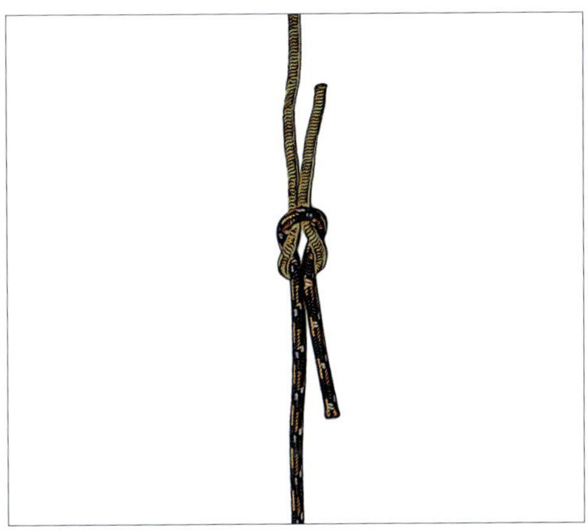

Fertiger gesteckter Kreuzknoten

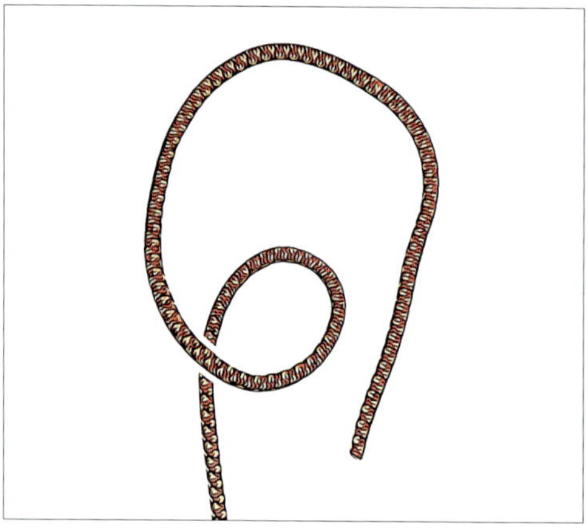

Mastwurf gelegt 1

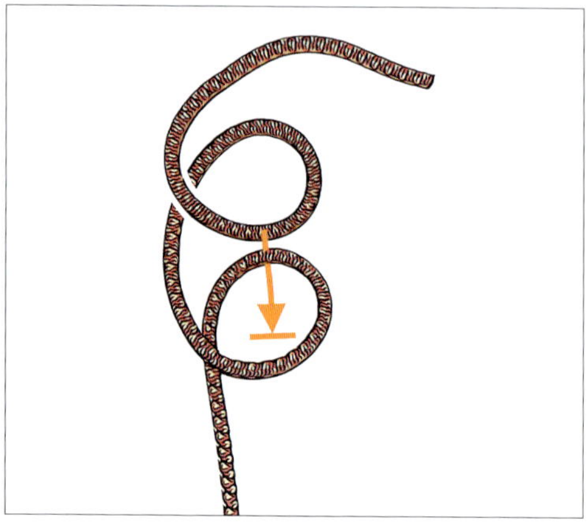

Mastwurf gelegt 2

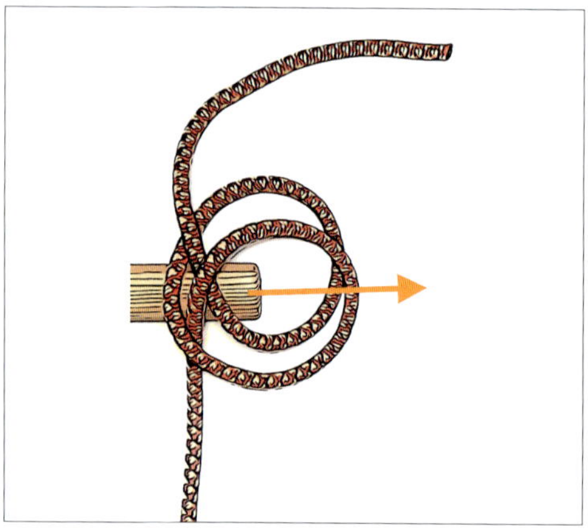

Mastwurf gelegt 3

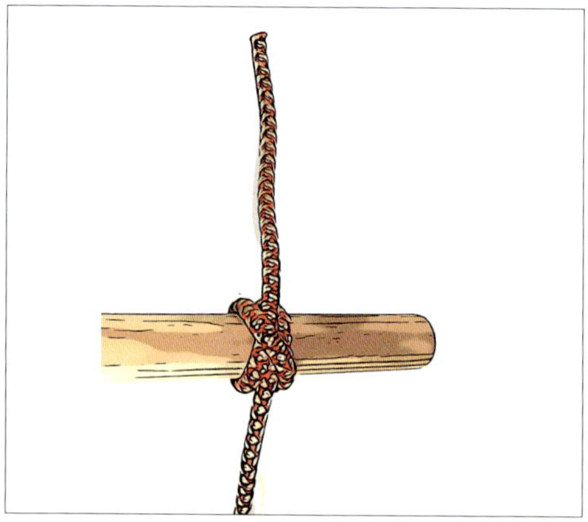

Fertiger gelegter Mastwurf

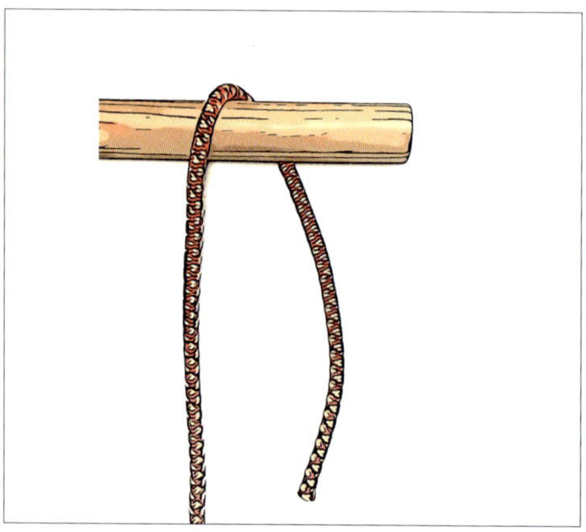

Mastwurf gesteckt 1

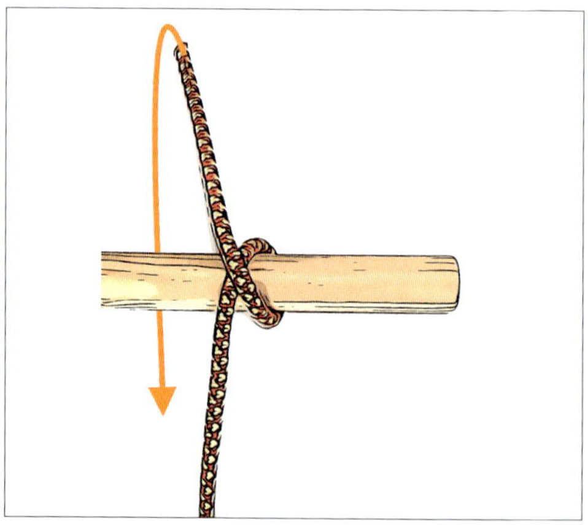

Mastwurf gesteckt 2

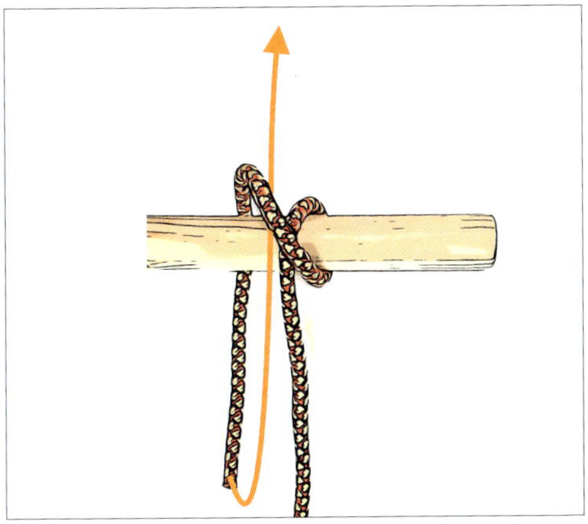

Mastwurf gesteckt 3

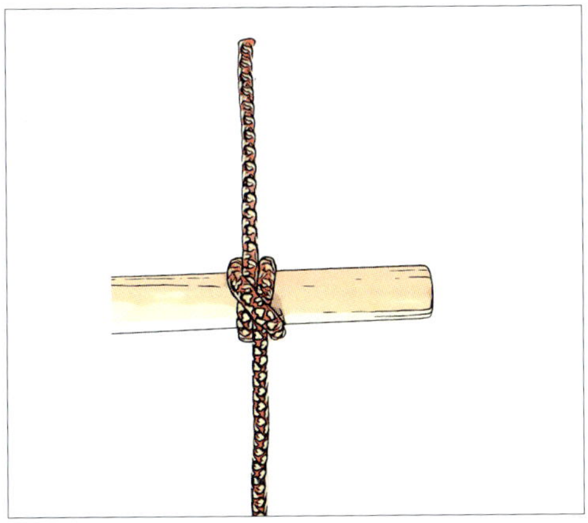

Fertiger gesteckter Mastwurf

Mastwurf (Webeleinenstek)

Dieser Knoten zieht sich unter Belastung mehr und mehr zu. Mit ihm kann man beginnen, sein Floß zusammenzubinden oder ein Dreibein zum Kochen über dem Feuer zu schnüren. Des Weiteren eignet er sich sehr gut, um an einer Plane einen Fixpunkt zu setzen. Er wird aber auch für Seilgeländer verwendet, um Personen in absturzgefährdetem Gelände zu sichern. Der Mastwurf ist kein in sich geschlossener Knoten wie die meisten anderen. Er hält nur unter Belastung. Hängt ein Leben daran, sollte zusätzlich noch ein Sicherungsschlag angebracht werden.

GELEGT

1. Lege ein Auge so, dass das Seilende **oben** liegt. Lege danach ein weiteres Auge ins Seilende, dessen Ende auch **oben liegt.**
2. Anschließend wird das zweite Auge unter das Erste **geschoben.**
3. Stecke den Knoten nun auf einen Fixpunkt. Das kann ein Karabiner oder ein Ast sein. Ziehe an einem der Enden, um ihn festzuziehen.
4. Fertiger gelegter Mastwurf

GESTECKT

1. Lege das Seil über den Fixpunkt, z. B. einen Ast oder Baumstamm.
2. Umwickle den Fixpunkt einmal, sodass das Seilende das Restseil einmal überquert.
3. Führe das Seilende erneut um den Fixpunkt und stecke es unter die letzte Wicklung.
4. Fertiger gesteckter Mastwurf

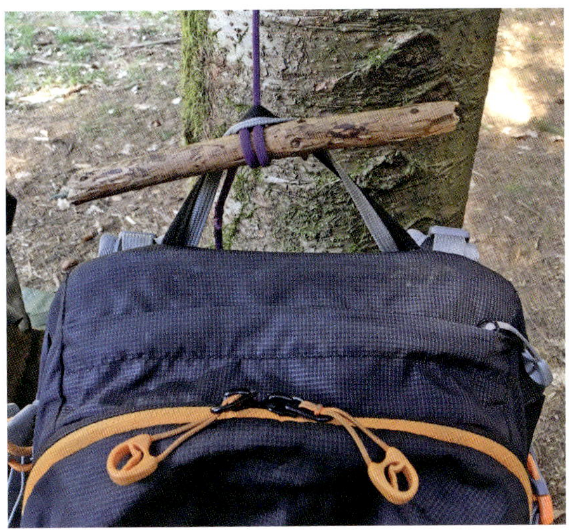

Rucksackaufhängung mit Mastwurf

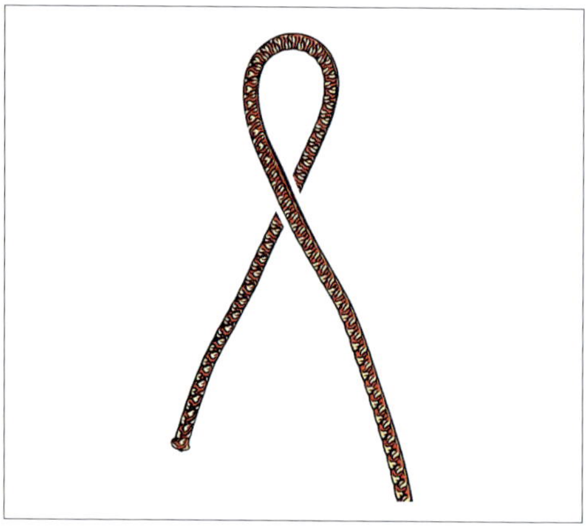

Halbmastwurf gelegt 1

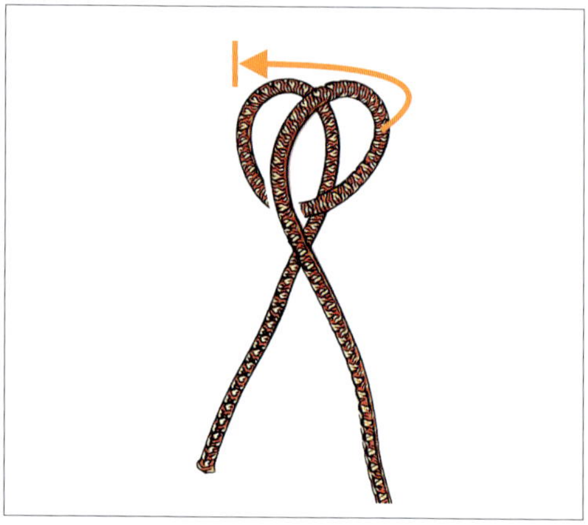

Halbmastwurf gelegt 2

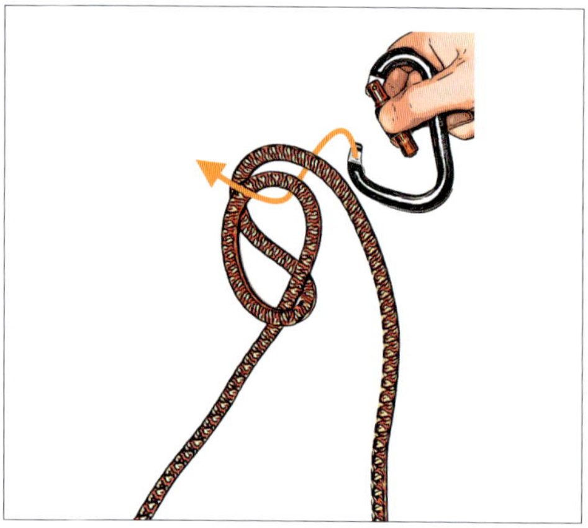

Halbmastwurf gelegt 3

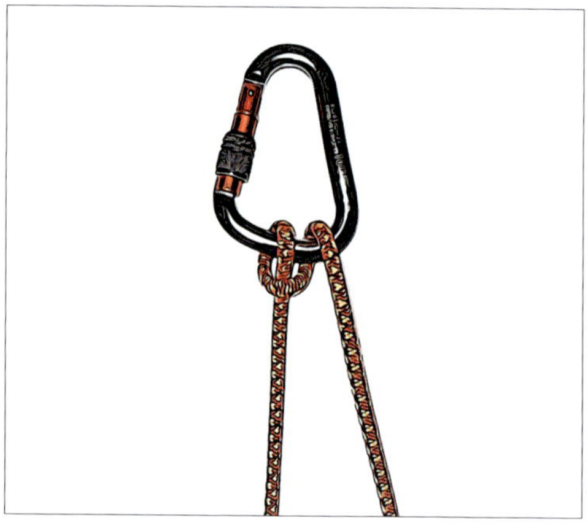

Fertig gelegter Halbmastwurf

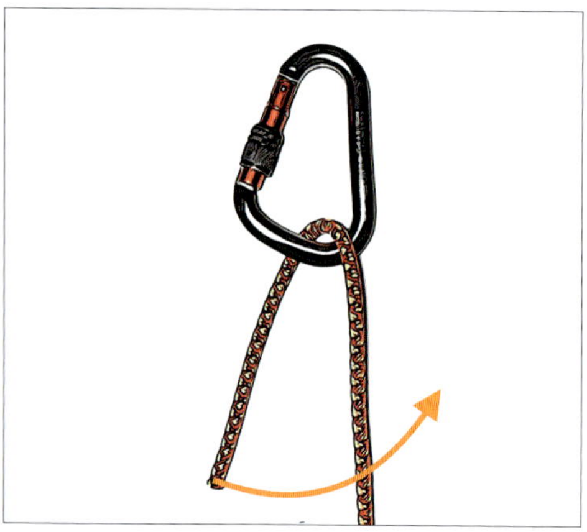

Halbmastwurf gesteckt 1

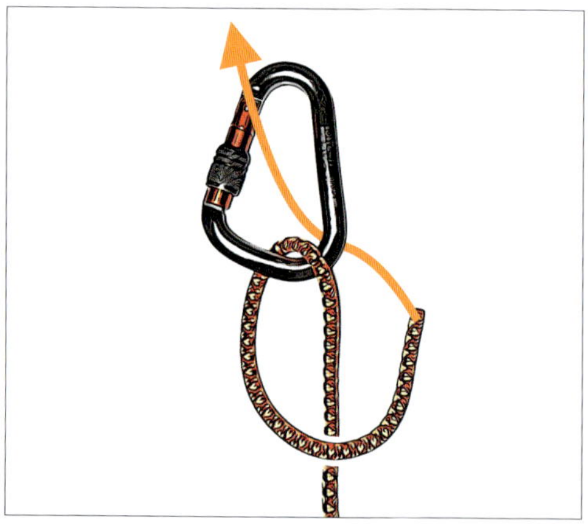

Halbmastwurf gesteckt 2

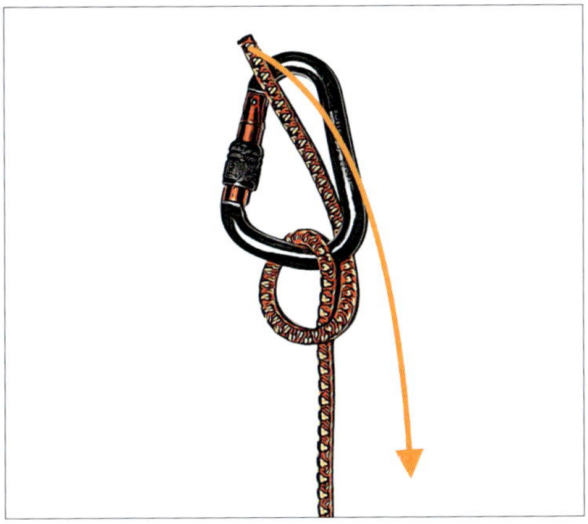

Halbmastwurf gesteckt 3

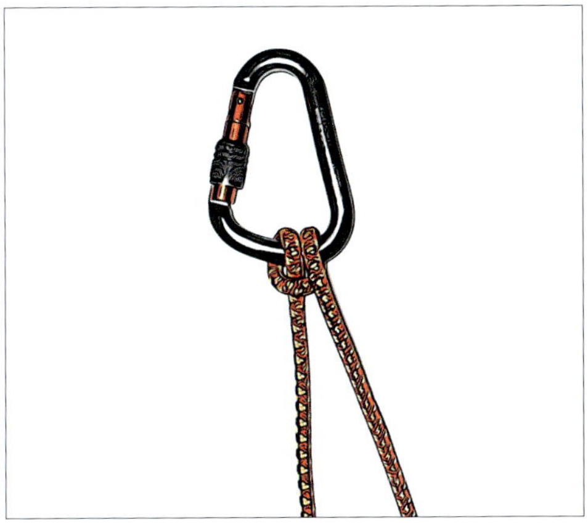

Fertig gesteckter Halbmastwurf

Halbmastwurf

Im Klettersport und beim Abseilen wird der Halbmastwurf als Bremsknoten verwendet, um sein eigenes Gewicht oder das des Kletterers abbremsen zu können. Indem Reibung innerhalb des Knotens erzeugt wird, kann eine sehr hohe Last aufgenommen werden. Prinzipiell ist es egal, welches der beiden Seilenden belastet wird. Der Knoten schlägt immer in die richtige Richtung um, was auch ein Anzeichen dafür ist, dass der Knoten korrekt gelegt oder gesteckt wurde. Speziell beim Shelter-Bau, aber auch für das allgemeine Verständnis ist es jedoch wichtig zu wissen, welcher der zu belastende Strang ist, deshalb wird er im Text der Anleitung beschrieben.

GELEGT

1. Lege ein Auge so, dass das Restseil **oben** liegt. Lege danach ein weiteres Auge ins Restseil, sodass es wieder **oben** liegt.
2. Anschließend wird das letzte Auge unter das erste **geklappt**.
3. Stecke den Knoten nun auf einen Fixpunkt, z. B. einen Karabiner.
4. Fertiger gelegter Halbmastwurf. Links ist das Lastseil, rechts das Bremsseil.

GESTECKT

1. Führe das Seil von oben um einen Fixpunkt, wie einen Karabiner. Lege das Seilende über das lange Restseil, damit ein Auge entsteht.
2. Führe das Seilende anschließend unter dem Fixpunkt hindurch.
3. Lege das Seilende nach oben über den Fixpunkt und ziehe es runter Richtung Lastseil.
4. Fertiger gesteckter Halbmastwurf. Links ist das Lastseil, rechts das Bremsseil.

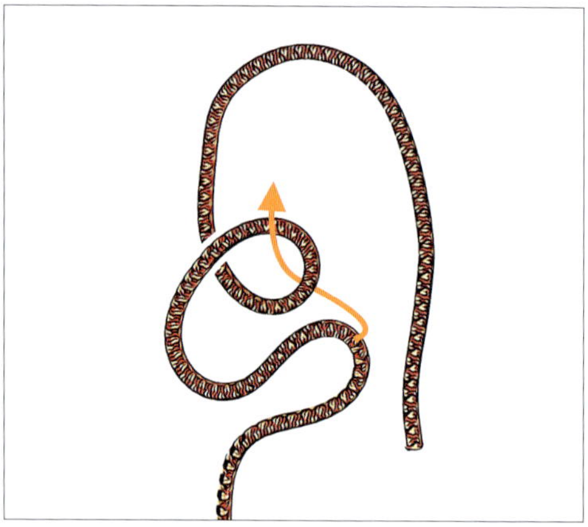

Palstek gelegt 1

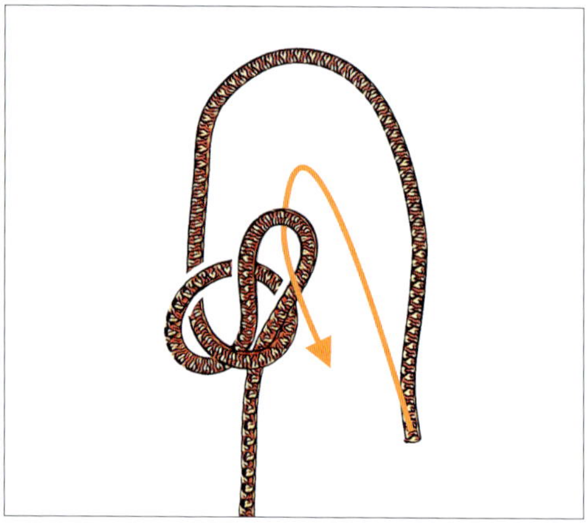

Palstek gelegt 2

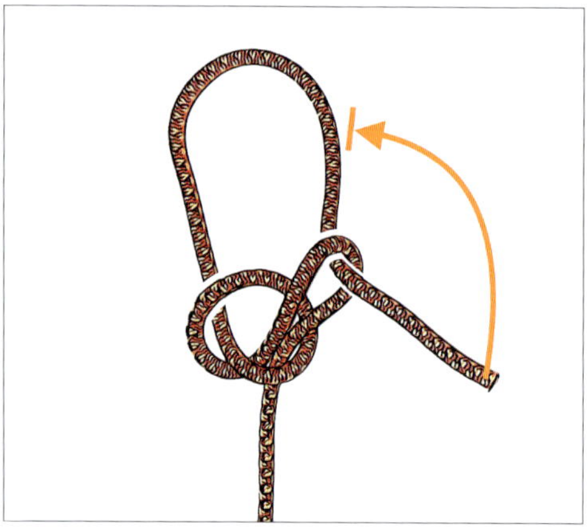

Palstek gelegt 3

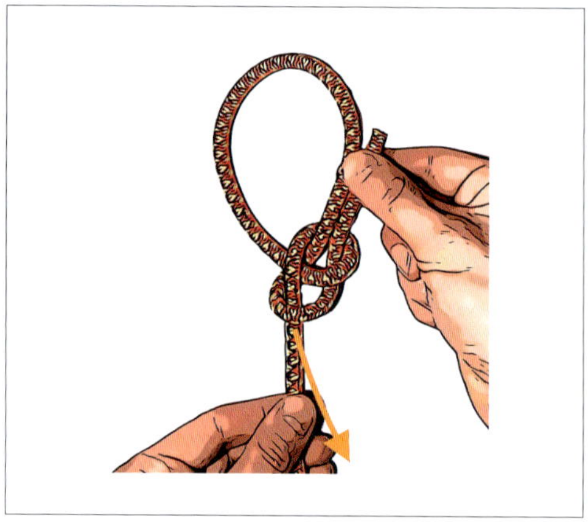

Palstek gelegt 4

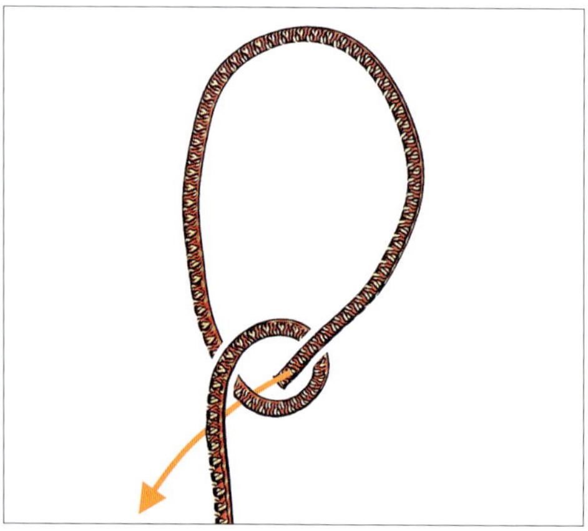

Palstek gesteckt 1

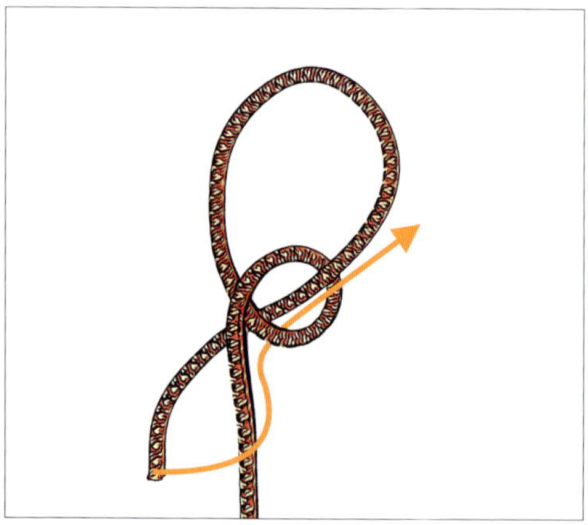

Palstek gesteckt 2

Palstek (Bulinknoten)

Er hat eine feste Schlaufe, deren Größe sich einfach bestimmen lässt. Auch nach sehr starker Belastung kann er durch das Brechen sehr leicht wieder geöffnet werden, selbst wenn die Schnur nur wenige Millimeter dick ist. Damit ist er perfekt dazu geeignet, Schnüre an einem Tarp zu befestigen. Mit dem doppelten Palstek kann man ein Kletterseil am Gurt fixieren oder ein Seil zum Abseilen an einem Baum befestigen.

GELEGT

1. Lege ein Auge in das Seil, sodass das Seilende **unter** dem Restseil liegt. Stecke eine Bucht von **unten** durch das Auge.
2. Führe das Seilende um einen Fixpunkt und stecke es von unten durch die Bucht.
3. Klappe es einmal um, sodass es parallel zur Schleife verläuft und halte beides zusammen fest.
4. Durch das Ziehen am Restseil nimmt der Knoten seine Form an. Das Seilende sollte außen liegen.

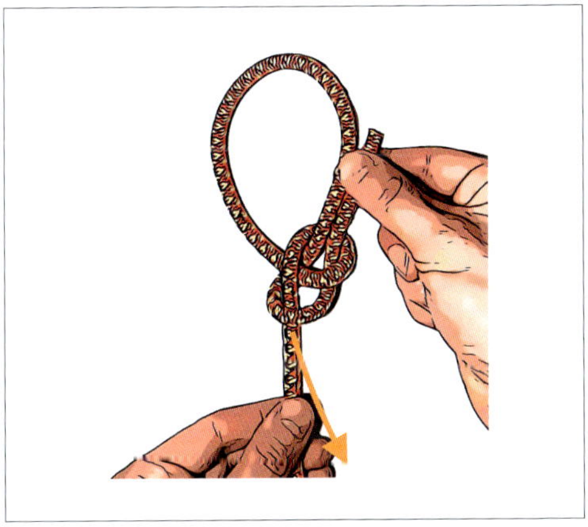

Palstek gesteckt 3

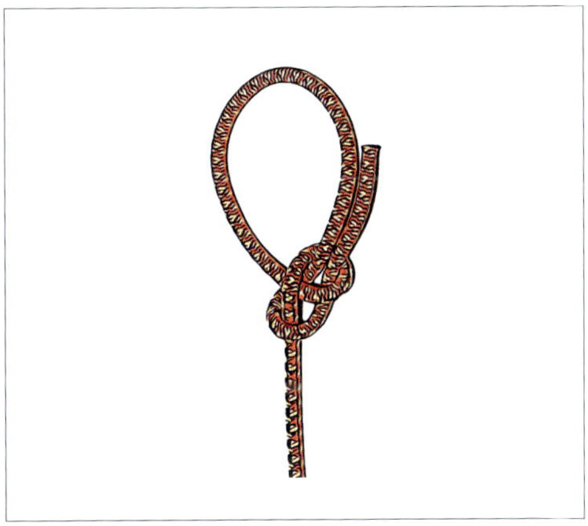

Palstek gesteckt 4

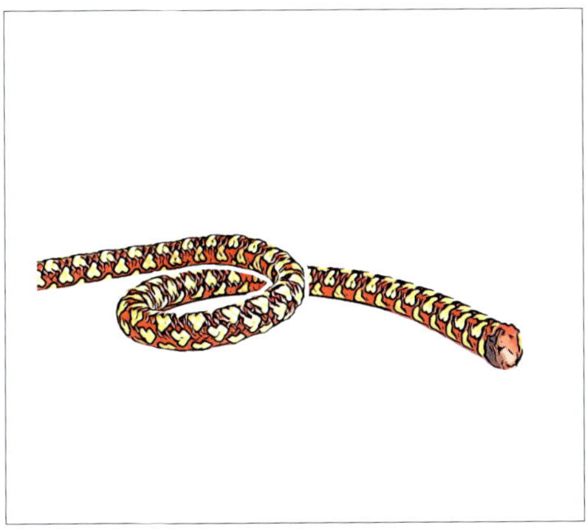

Seilende unten

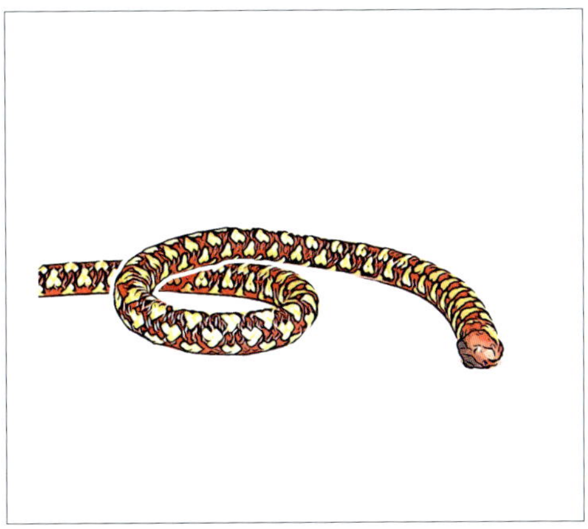

Seilende oben

GESTECKT

1. Lege ein Auge in das Seil, sodass das Seilende **unter** dem Restseil liegt. Führe das Ende um einen Fixpunkt und stecke es von **oben** durch das Auge.
2. Führe das Seilende einmal gegen den Uhrzeigersinn unten um das Restseil herum und stecke es wieder von **unten** durch das Auge.
3. Halte das Ende zusammen mit der Schleife fest und ziehe am Restseil. Der Knoten zieht sich so fest.
4. Fertiger gesteckter Palstek. Das Seilende sollte außen liegen.

PRAXIS-TIPP

Arbeite beim gelegten Palstek S. 38 immer aus einer Richtung. Wenn das Seilende im Auge unten liegt, wird auch die Bucht von unten gesteckt (S. 39 unten links). Liegt das Seilende im Auge oben, wird die Bucht von oben gesteckt (S. 39 unten rechts). Ansonsten löst sich der Knoten wieder.

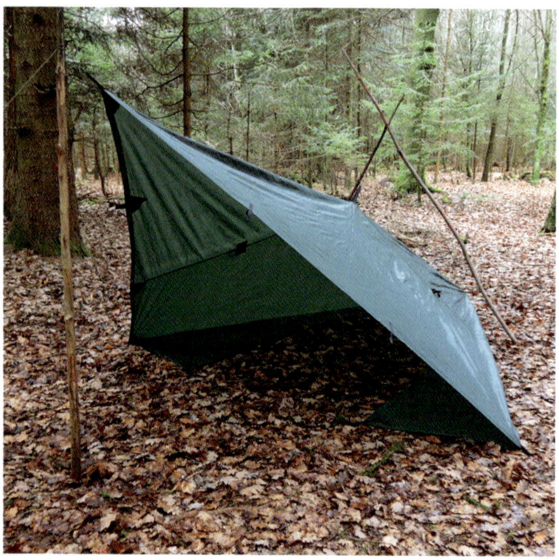

Topsegelschotstek zum Tarp-Spannen

Topsegelschotstek

Die Schlaufe dieses Knotens lässt sich in der Größe verstellen. Wird dieser Knoten beispielsweise um einen Hering gelegt und das andere Ende an einem Tarp befestigt, kann dieses durch Verschieben des Knotens gespannt werden. Dabei gilt: Über je mehr Wicklungen der Knoten verfügt, desto besser klemmt er.

1. Führe das Seilende um den Fixpunkt und wickle es zweimal durch das Auge um das Restseil.
2. Anschließend wird das Ende in die gleiche Richtung außerhalb des Auges um das Restseil gewickelt.
3. Stecke es zum Abschluss über das Restseil durch die entstandene Bucht im Seilende. Die Stränge müssen alle einzeln festgezogen werden.
4. Fertiger Topsegelschotstek

PRAXIS-TIPP

Bleibt nach dem Stecken des Knotens ein langes Seilende übrig, muss dieses nicht zwingend in seiner kompletten Länge durch die letzte Bucht gezogen werden. Forme mit dem Seilende eine Bucht und beende den Knoten damit, wie in der Anleitung beschrieben. Diese Methode kann auch für viele andere Knoten angewendet werden. So lassen sie sich auch schneller wieder lösen. Man nennt das auch **Quick Release** (S. 41 unten).

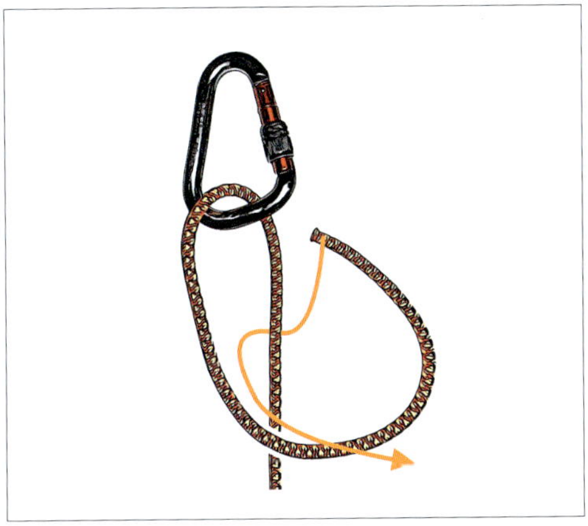

Topsegelschotstek 1

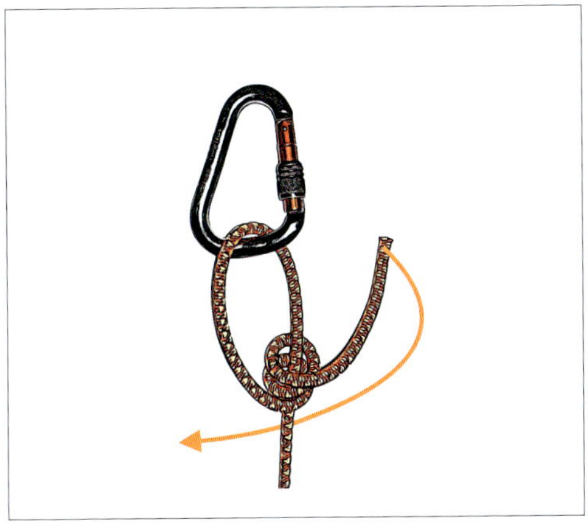

Topsegelschotstek 2

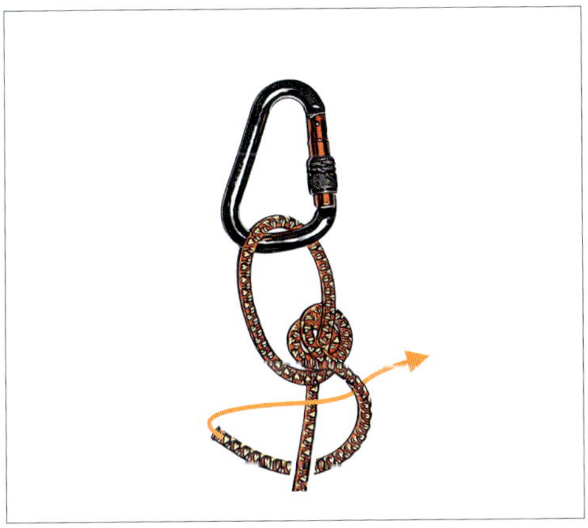

Topsegelschotstek 3

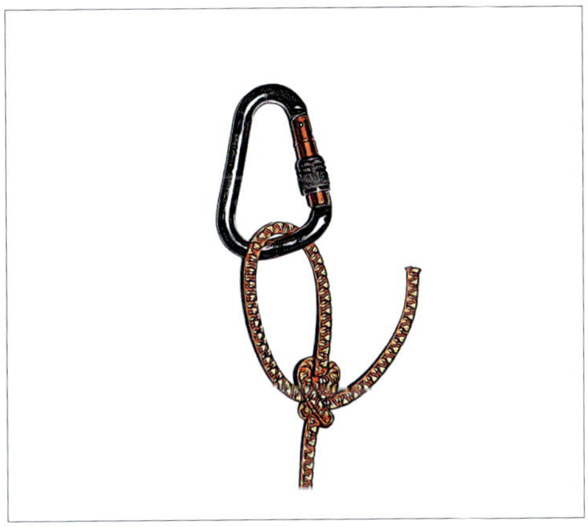

Topsegelschotstek 4

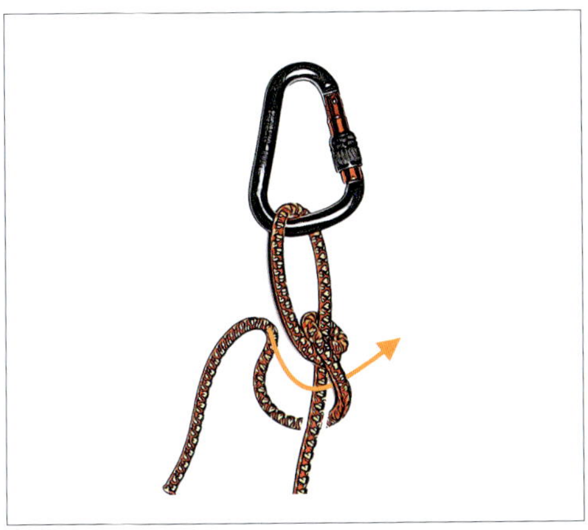

Quick Release 1

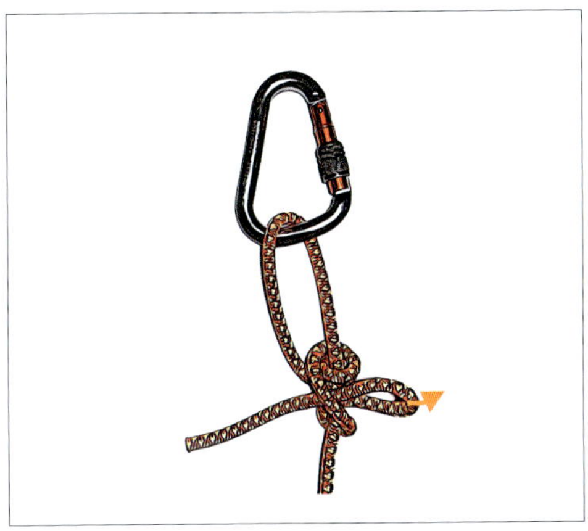

Quick Release 2

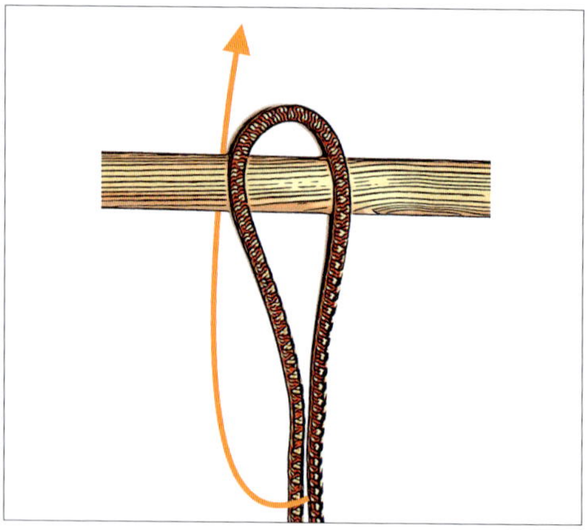

Ankerstich gelegt 1

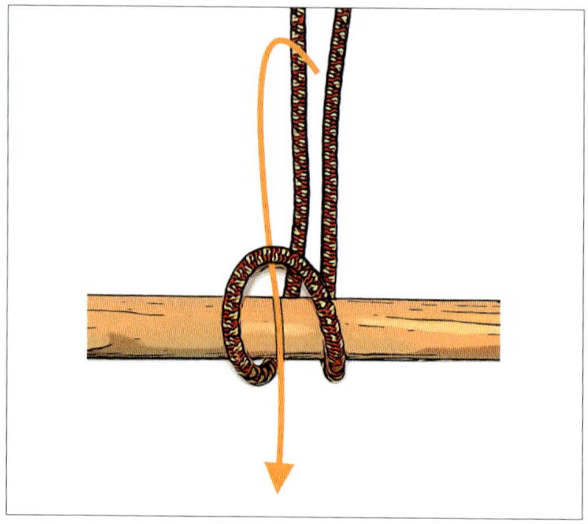

Ankerstich gelegt 2

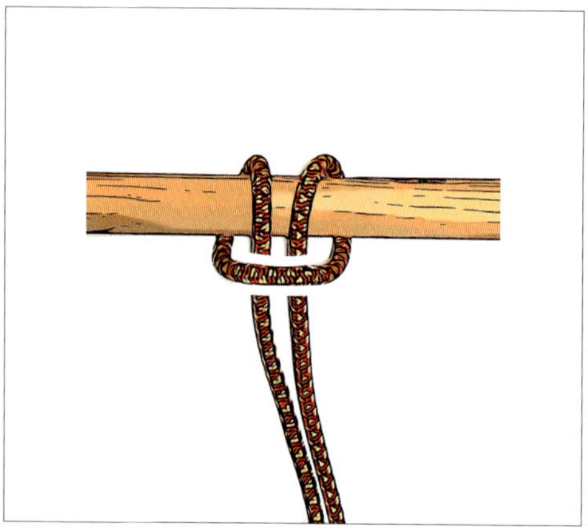

Ankerstich gelegt 3

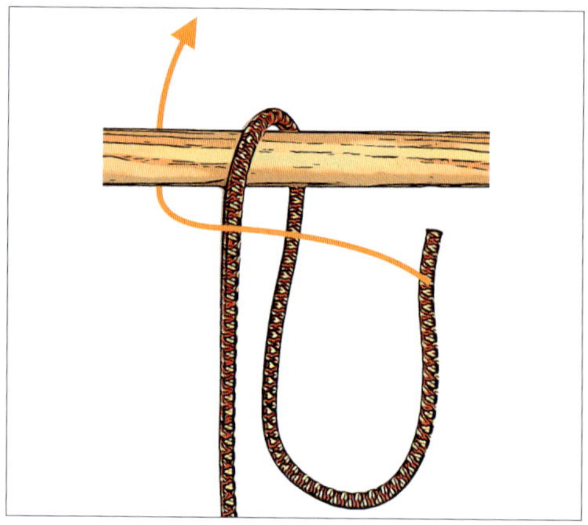

Ankerstich gesteckt 1

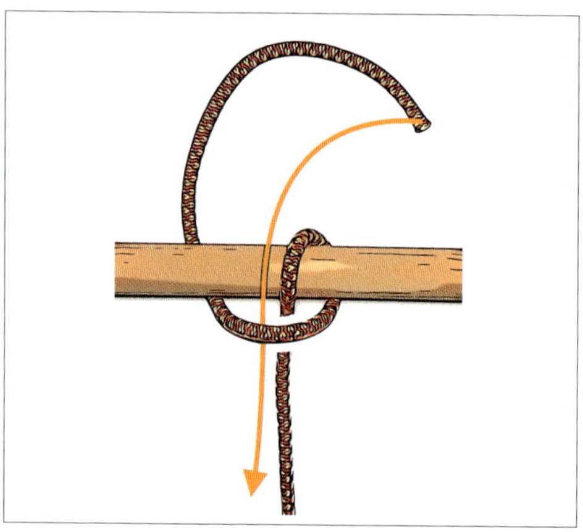

Ankerstich gesteckt 2

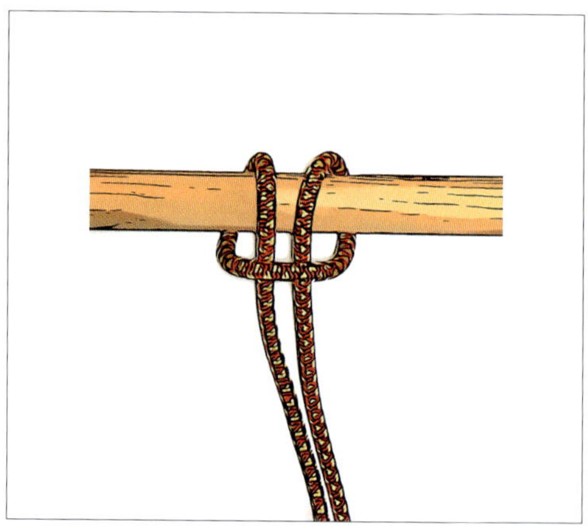

Ankerstich gesteckt 3

Ankerstich

Auch diesen Knoten hast du sicherlich schon oft angewendet, ohne seinen Namen zu kennen. Der Ankerstich findet in vielen Bereichen Anwendung. In der Höhensicherung wird damit unter anderem eine Bandschlinge an der Einbindeschlaufe des Klettergurtes befestigt. Er kann aber auch einfach um einen Baum gelegt werden, um den Rucksack oder das Tarp aufzuhängen.

GELEGT

1. Lege das Seil doppelt auf den Fixpunkt und führe die Enden darunter hindurch.
2. Stecke die Enden von unten durch die Bucht.
3. Fertiger gelegter Ankerstich

GESTECKT

1. Lege das Seil von oben um den Fixpunkt und führe das Ende wieder nach vorne über das Restseil.
2. Führe es nochmals um den Fixpunkt und stecke das Seilende von vorne durch die Bucht.
3. Fertiger gesteckter Ankerstich

Prusikknoten

Hierbei handelt es sich um einen Klemmknoten. Eine Seilschlinge wird für gewöhnlich mit dem Prusikknoten um ein Seil gelegt und dient so als zusätzliche Sicherung beim Abseilen. Auf dem Seil oder aber auch auf anderen länglichen Gegenständen lässt er sich beliebig verschieben. Zieht man an den Enden, blockiert er.

GELEGT

1. Lege das Seil doppelt um einen Fixpunkt und stecke die Enden von unten durch die Bucht.
2. Führe sie ein weiteres Mal um den Fixpunkt ...
3. ... und stecke sie erneut durch die Bucht.
4. Fertiger gelegter Prusikknoten

GESTECKT

1. Lege das Seil von oben um den Fixpunkt und wickle das Ende zweimal drum herum.
2. Führe das Ende wieder nach oben und über das Restseil. Wickle es erneut von unten zweimal um den Fixpunkt.
3. Stecke das Seilende danach durch die entstandene Bucht.
4. Fertiger gesteckter Prusikknoten

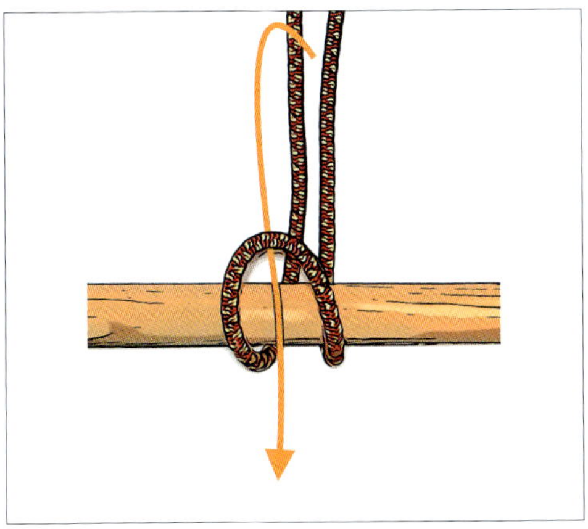

Prusik gelegt 1

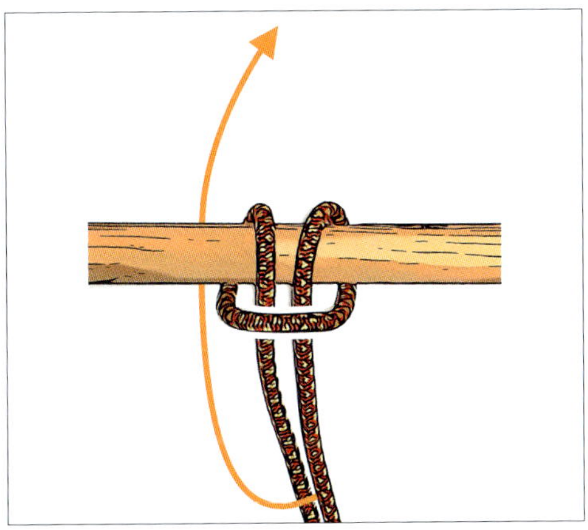

Prusik gelegt 2

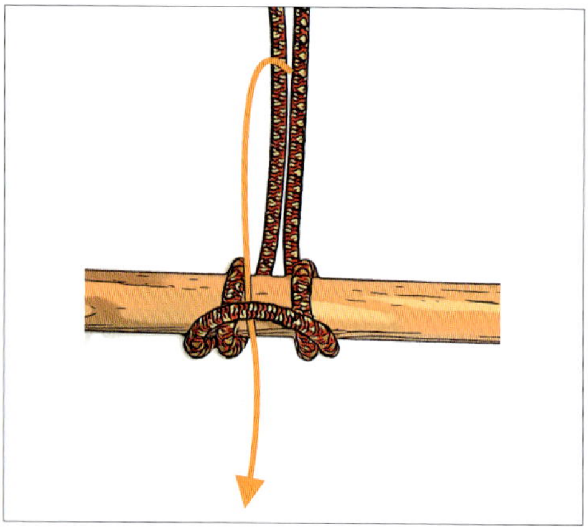

Prusik gelegt 3

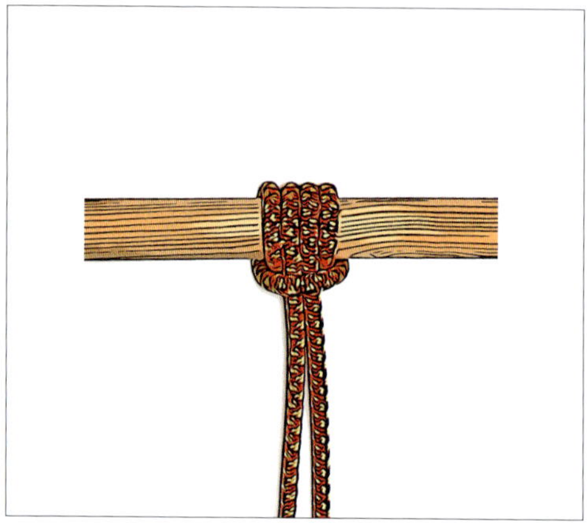

Prusik gelegt 4

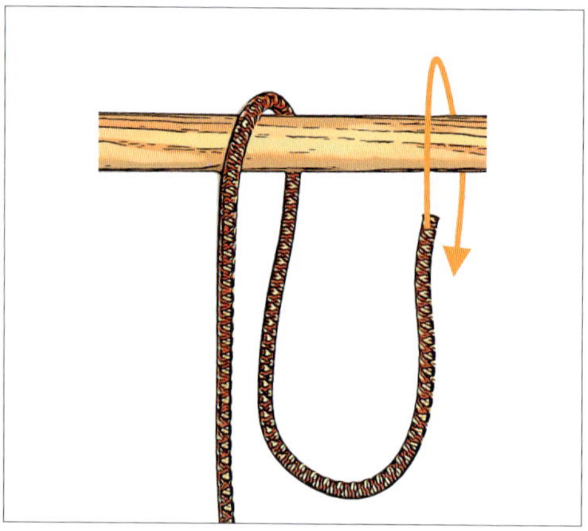

Prusik gesteckt 1

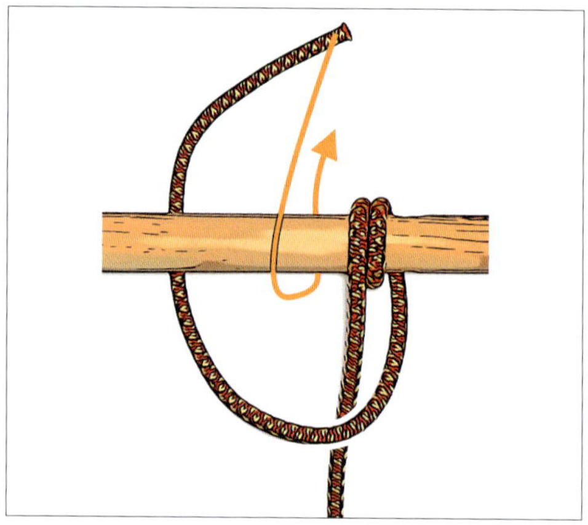

Prusik gesteckt 2

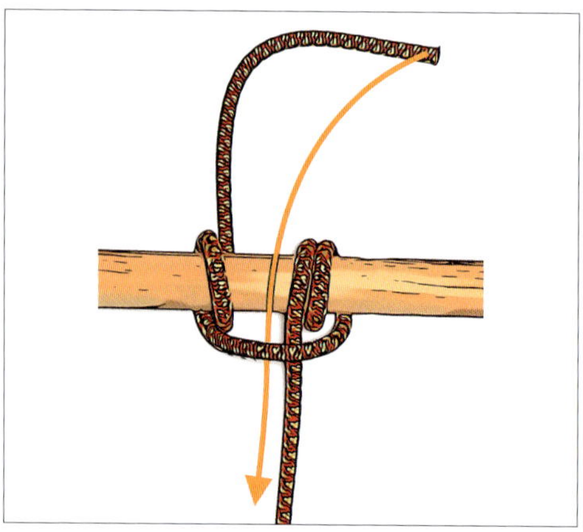

Prusik gesteckt 3

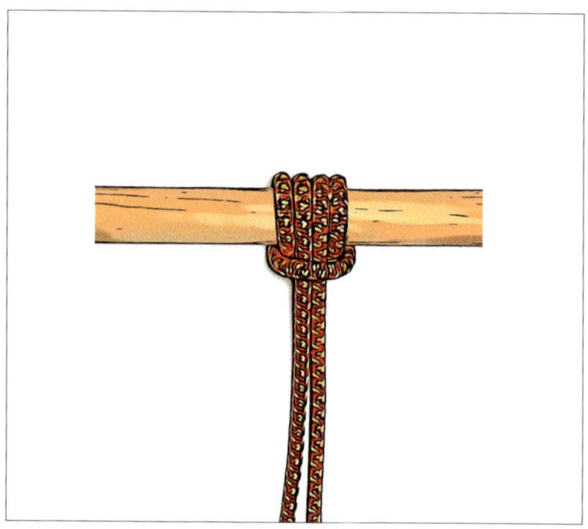

Prusik gesteckt 4

SURVIVAL-TIPP

Sollte es vorkommen, dass der Prusikknoten auf einem Seil bei hoher Belastung durchrutscht, füge einfach noch eine Wicklung hinzu, um die Klemmkraft zu erhöhen. Achte aber immer darauf, dass der Knoten sorgfältig gelegt wird!

Zimmermannsknoten

Er lässt sich sehr schnell knüpfen, hält jedoch nur unter Zug, lässt sich aber dafür hoch belasten und wieder leicht und schnell lösen. Mit dem Zimmermannsknoten kann man ebenfalls sehr gut Verbindungen von einfachen Konstruktionen wie einem Dreibein beginnen. Ursprünglich wurde er dazu erfunden, um Baumstämme zu ziehen.

GELEGT

1. Verdrehe das doppelte Seilende ca. dreimal.
2. Lege es auf den Fixpunkt, führe das Restseil darunter hindurch und stecke es in die Schlaufe.

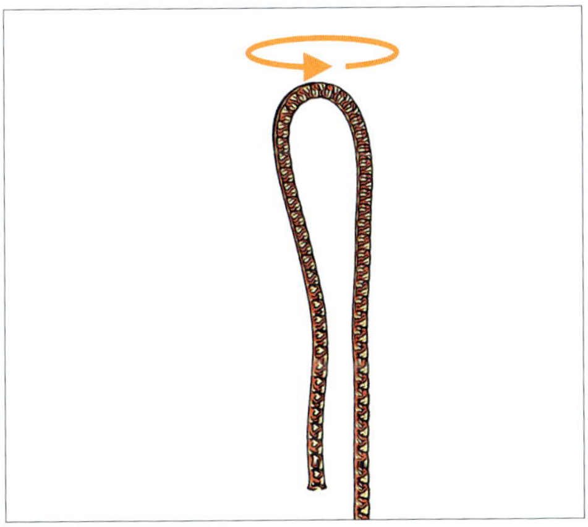

Zimmermannsknoten gelegt 1

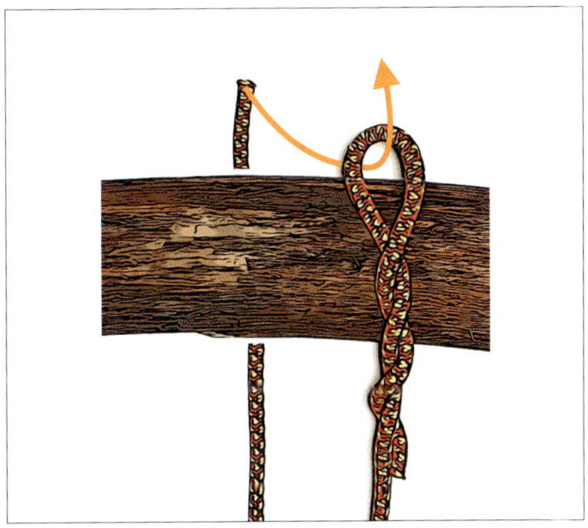

Zimmermannsknoten gelegt 2

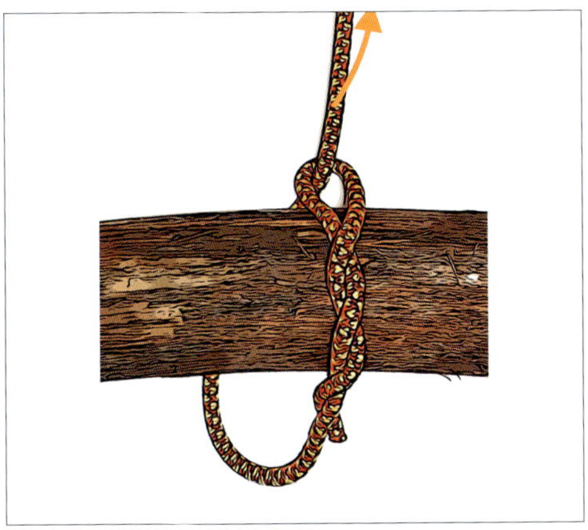

Zimmermannsknoten gelegt 3

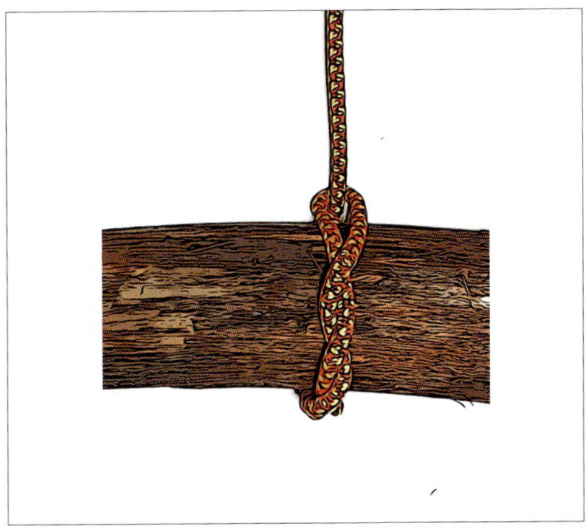

Zimmermannsknoten gelegt 4

3. Ziehe am Restseil. Durch die Zugkraft bleibt der Knoten geschlossen.
4. Fertiger gelegter Zimmermannsknoten

GESTECKT

1. Lege das Seil von unten um den Fixpunkt und ziehe das Seilende unter dem Restseil hindurch.
2. Ziehe das Seilende einmal durch das entstandene Auge.
3. Stecke es noch zwei weitere Male durch das Auge und ziehe am Restseil.
4. Fertiger gesteckter Zimmermannsknoten

Kreuzbund

Möchte man zwei Stöcke über Kreuz zusammenbinden, um ein stabiles Dschungelbett, ein Dach oder ein Floß zu bauen, bringt dieser Knoten den nötigen Halt. Man sollte beachten, dass für diese Verbindung viel Schnurmaterial benötigt wird. Beginne den Kreuzbund am besten mit einem Mastwurf oder Zimmermannsknoten auf einem der Stöcke (Bild 1, Mastwurf). Abgeschlossen wird er mit einem gesteckten Mastwurf. Sichere diesen vorsichtshalber noch mal mit einem Halben Schlag.

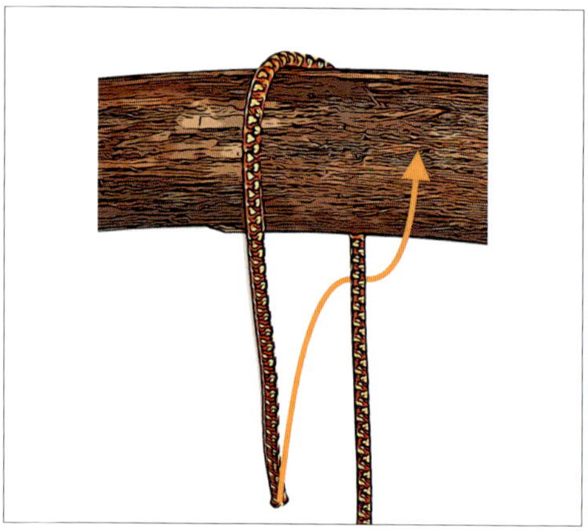

Zimmermannsknoten gesteckt 1

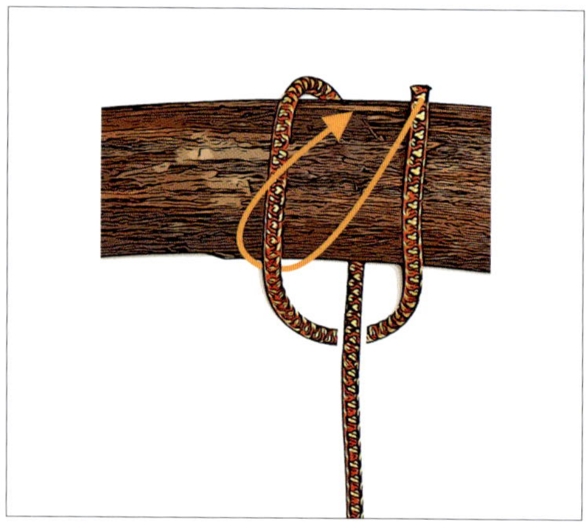

Zimmermannsknoten gesteckt 2

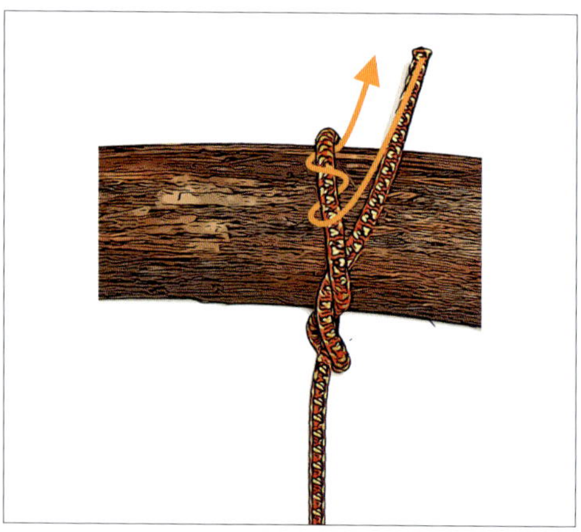

Zimmermannsknoten gesteckt 3

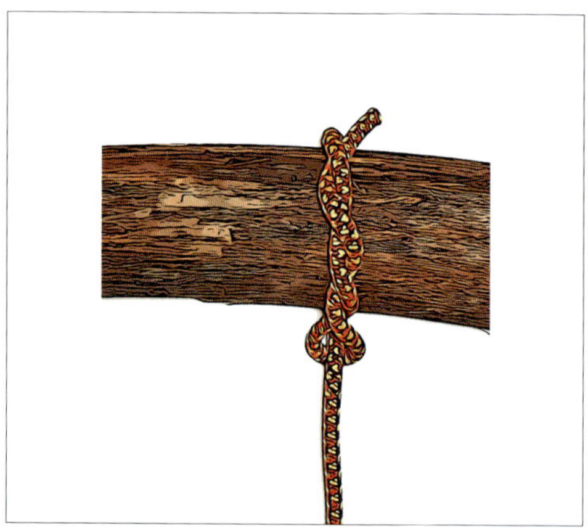

Zimmermannsknoten gesteckt 4

1. Ziehe das Seil über den oberen Stock, unter dem unteren hindurch, wieder über den oberen und anschließend wieder unter dem unteren hindurch.
2. Wiederhole diesen Vorgang, bis du drei bis vier Wicklungen hast.
3. Wickle das Seil nun einige Male quer zwischen den Stöcken um die vorherigen Wicklungen, um Spannung in den Knoten zu bekommen.
4. Drei bis vier Wicklungen unter starkem Zug sollten genügen. Plane noch genügend Restseil für den Abschlussknoten ein.
5. Schließe den Kreuzbund mit einem gesteckten Mastwurf ab.

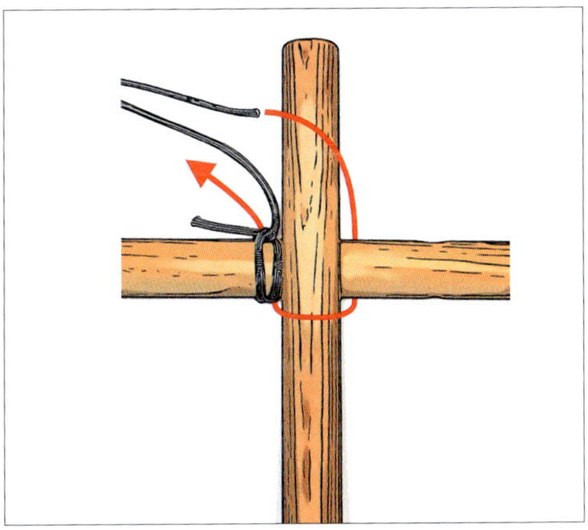

Kreuzbund 1

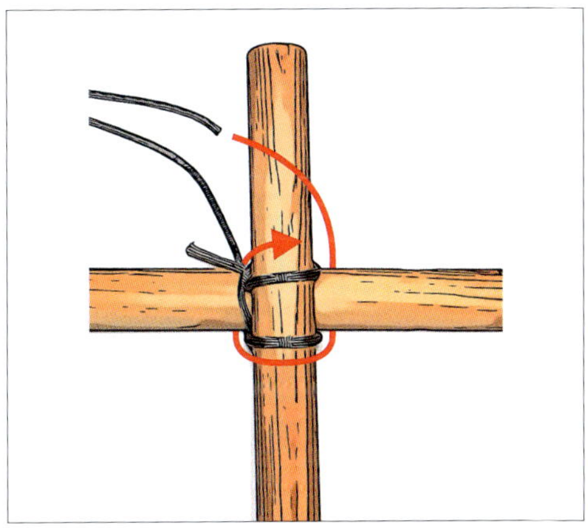

Kreuzbund 2

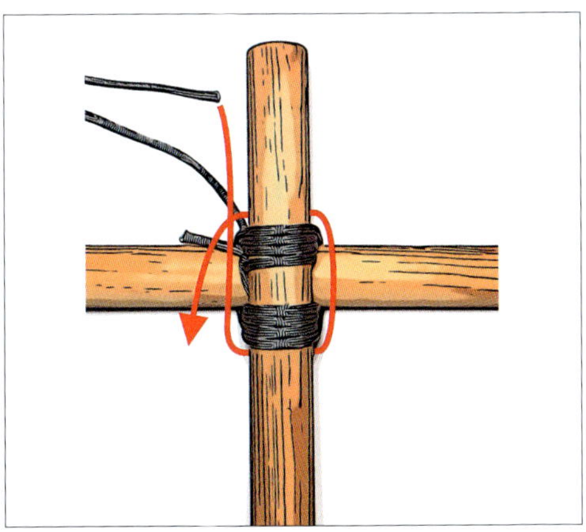

Kreuzbund 3

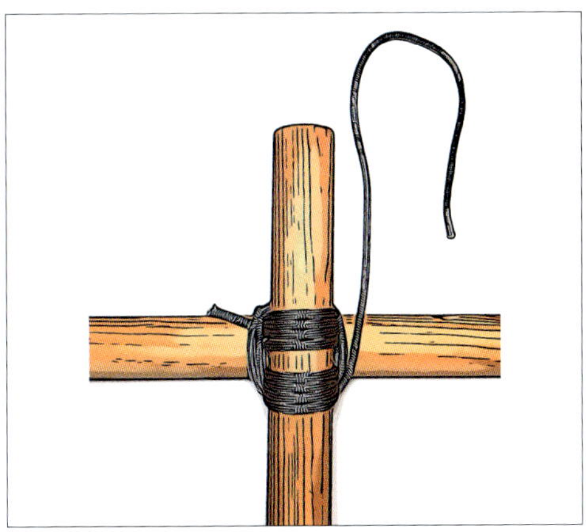

Kreuzbund 4

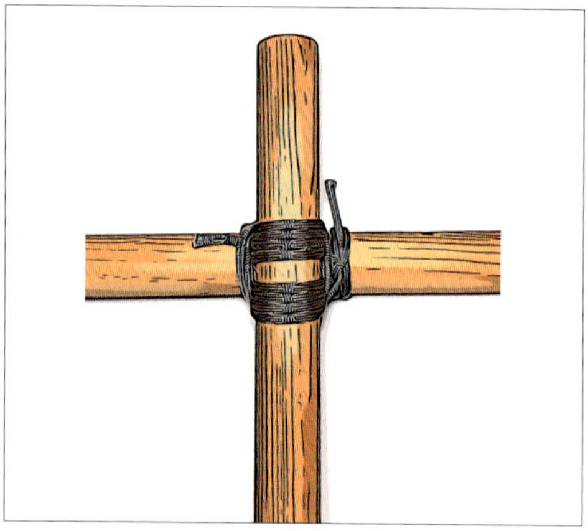

Fertiger Kreuzbund von oben 5

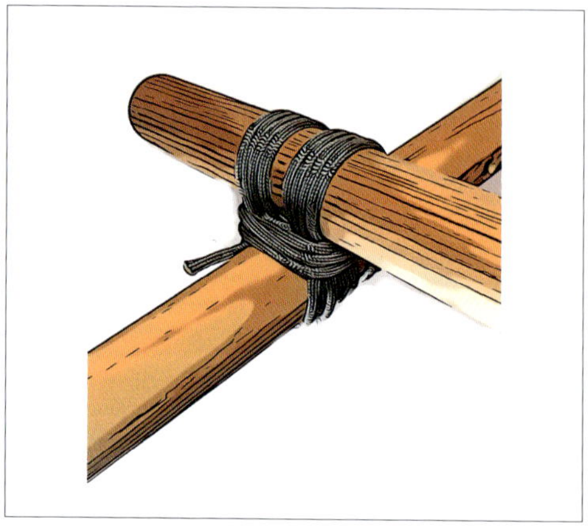

Fertiger Kreuzbund von der Seite 6

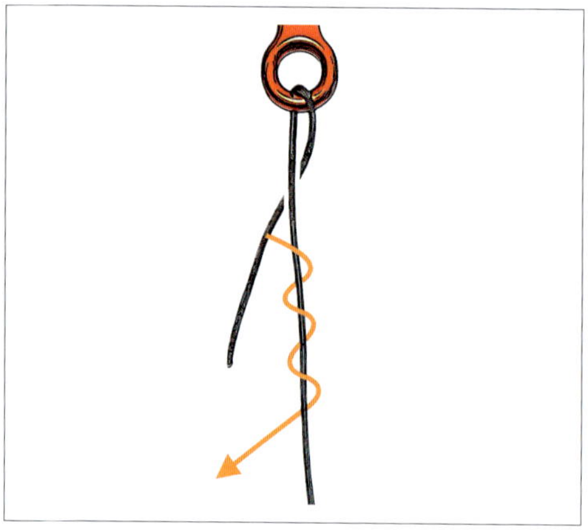

Clinch-Knoten 1

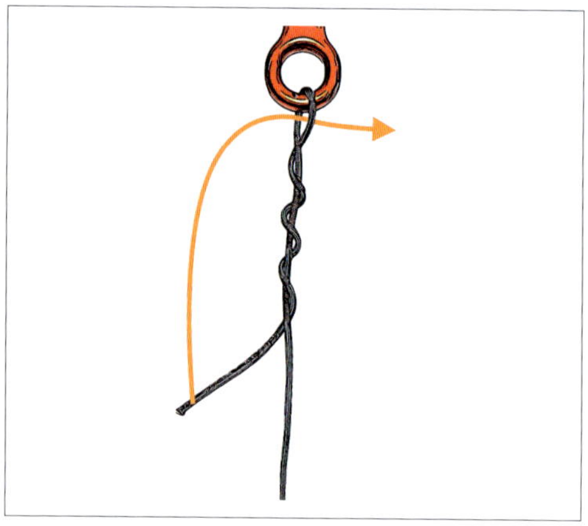

Clinch-Knoten 2

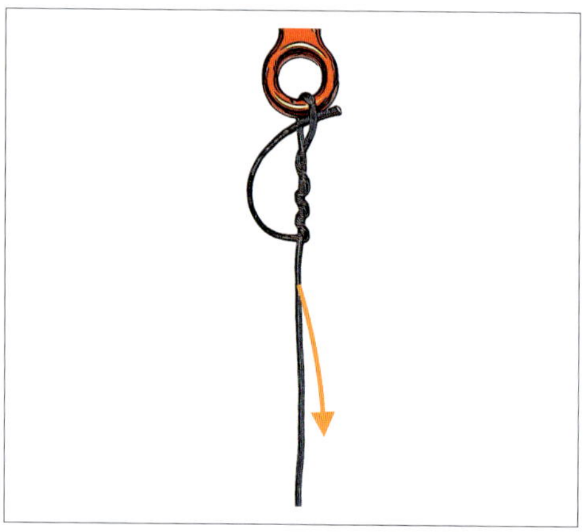

Clinch-Knoten 3

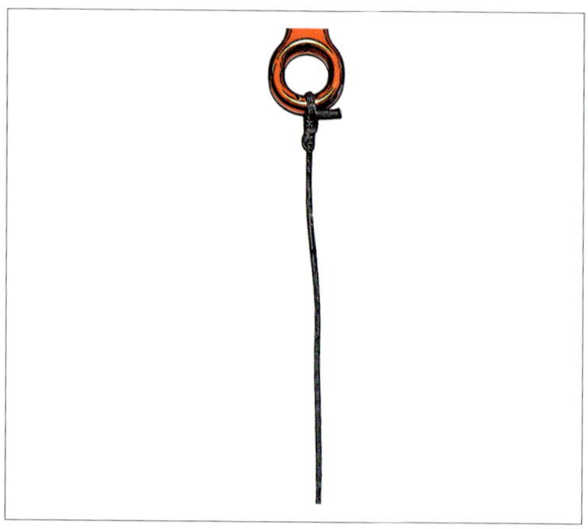

Clinch-Knoten 4

Einfacher Clinch-Knoten

Dieser Knoten wird dazu verwendet, um einen Angelhaken mit einer Angelleine zu verbinden. Angelleinen haben die Eigenschaft, dass sich gewöhnliche Knoten relativ leicht wieder lösen. Deshalb sollten spezielle Knoten zum Angeln verwendet werden.

1. Stecke die Angelleine durch die Öse des Hakens und wickle das Ende drei- bis viermal um die Restleine.
2. Stecke nun das Ende der Leine in das entstandene Auge an der Hakenöse.
3. Halte es fest und ziehe an der Restleine, damit sich der Knoten zuzieht.
4. Fertiger einfacher Clinch-Knoten

Achtung!

Die Reißfestigkeit eines Seils oder einer Schnur kann durch einen Knoten um bis zu 50 % verringert werden. Kalkuliere dies immer mit ein, bevor du dein Leben einem Seil anvertraust!

PRAXIS-TIPP

Übe die Knoten regelmäßig, um sie blind zu beherrschen! Denn wenn es stark regnet und du dein Tarp aufspannen musst, muss es schnell gehen. Hänge dir zur Übung ein Seil um die Türklinke der Wohnzimmertür. Jedes Mal, wenn du daran vorbeikommst, übst du drei Knoten.

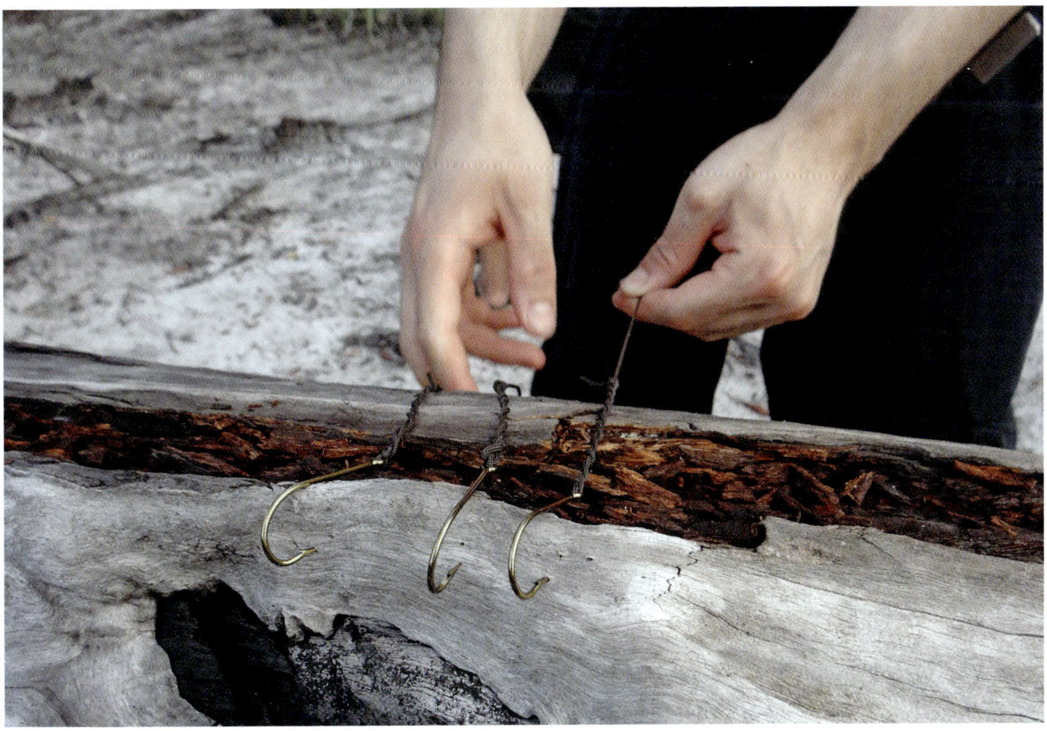

Der Clinch-Knoten – perfekt zum Angeln

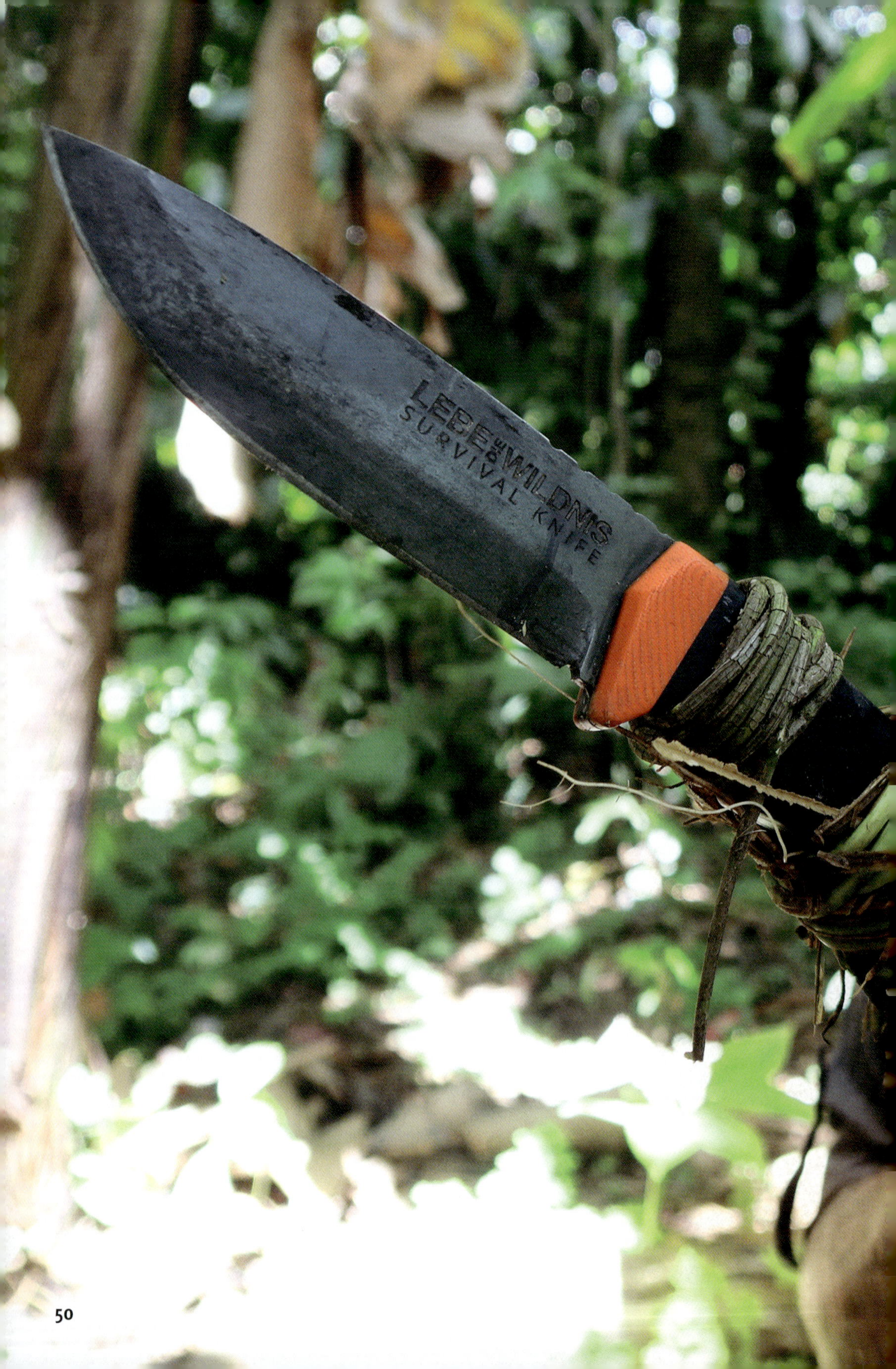
LEBE WILDNIS
SURVIVAL KNIFE

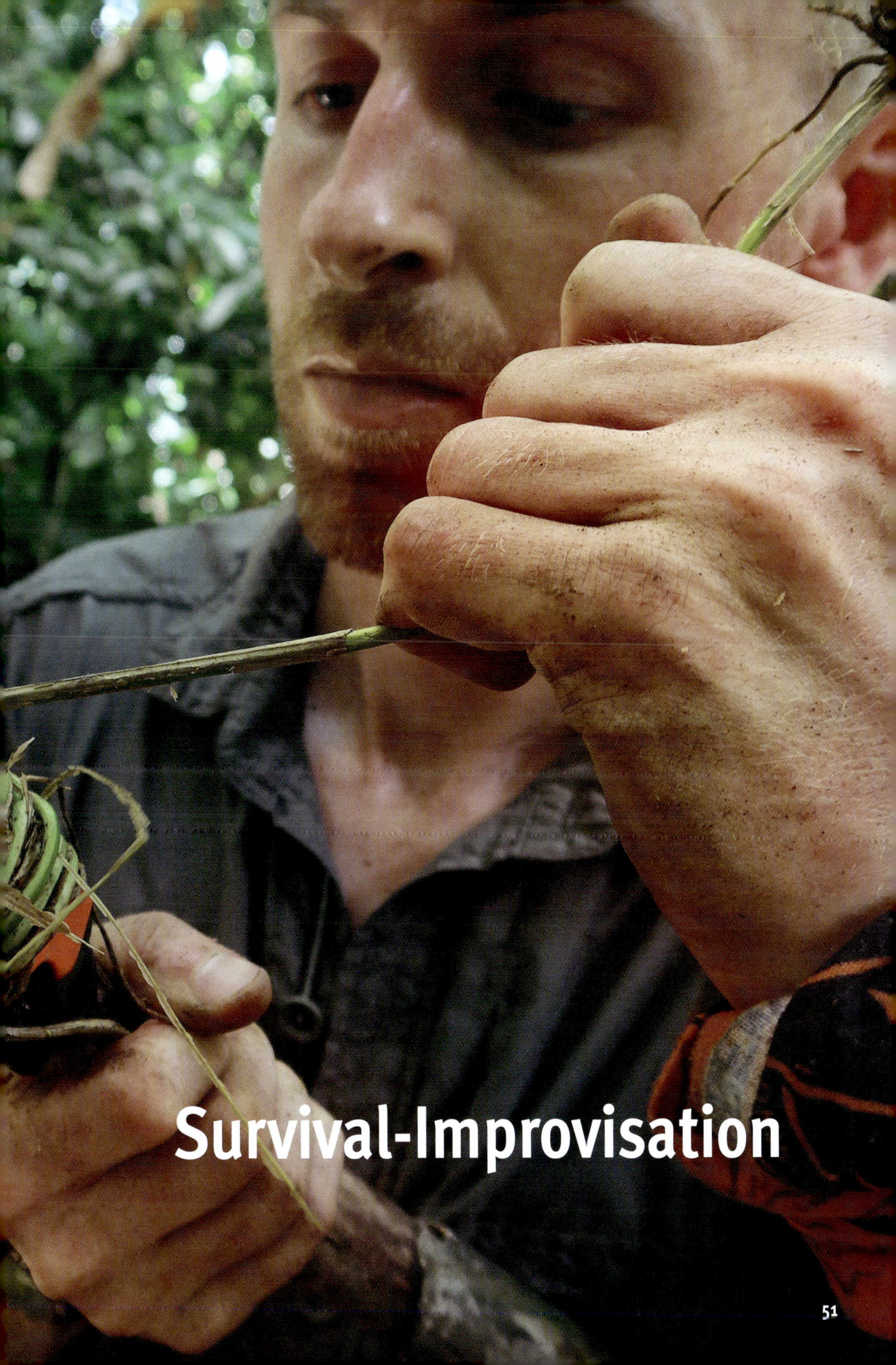

Survival-Improvisation

Kochen auf offenem Feuer

Damit der leckere Fichtennadeltee beim Kochen auf dem Feuer nicht verloren geht, wenn der Kochbecher durch das plötzlich zusammenbrechende Brennholz kippt, gibt es verschiedene Techniken, damit der Topf sicher steht. Man muss sich aber nicht immer gleich ein kompliziertes Dreibein oder einen Grillrost improvisieren, um sicher kochen zu können. Dieses Problem lässt sich viel einfacher lösen. Dazu werden nachfolgend verschiedene Lösungen zur Nahrungszubereitung über dem Feuer mit und ohne Topf aufgezeigt.

Dreistockfeuer

Drei daumendicke grüne Stöcke mit einer Länge von ca. 30 cm werden etwa 10 cm tief in die Erde gesteckt. Im Zentrum wird nun das Feuer entzündet. Es sollte etwas größeres Brennmaterial enthalten, damit es genügend Sauerstoff bekommt und nicht erstickt. Auf die Stöcke wird nun der Topf gestellt.

Einstockfeuer

Verfügt der Becher über einen Henkel, funktioniert das Ganze auch mit nur einem Stock. Dieser sollte hierzu durch den ausgeklappten Henkel hindurchgesteckt werden. Zu beachten ist hier auch, dass das Feuer unter dem Becher genügend Sauerstoff bekommt.

V-Feuer

Errichte aus zwei etwa armdicken kurzen Holzstücken eine V-förmige Basis. In der Spitze des V wird nun ein Feuer entzündet. Sie bildet auch die Basis für den Kochtopf, der direkt darauf gestellt wird. Diese Methode hat den Vorteil, dass mit mehr oder weniger Glut in der Kochstelle die Hitze gut reguliert werden kann.

Kochplattform

Werden mehrere Stöcke quer auf die V-Basis gelegt, finden darauf mehrere kleine Töpfe Platz. Es empfiehlt sich, eine ausreichend große Plattform für den Topf zu errichten, damit er nicht kippen kann, sobald die Stöcke nach und nach durchbrennen. Außerdem muss ausreichend Platz zwischen den Hölzern sein, damit die Flammen den Topf erreichen können und nicht ersticken.

Grillrost

Ein Grillrost kann mit vielen fingerdicken Zweigen improvisiert werden. Diese sollten möglichst frisch, gerade und aus hartem Holz sein, damit die Konstruktion nicht so schnell Feuer fängt. Die Basis bilden zwei dicke Holzstämme, die links und rechts neben dem Feuer liegen. Quer darauf werden nun die einzelnen Stäbe gelegt. Alternativ kann man für die Basis vier Y-förmige Äste um das Feuer in den Boden stecken. Auf jeweils zwei davon wird horizontal ein Ast gelegt. Darauf kommen nun wieder quer dazu die Zweige für den Grillrost. Dies funktioniert besonders gut und schnell in Gegenden mit weichen Böden. Ich verwende diese Technik häufig im Dschungel des Amazonas.

Backen und Rösten

Kleineres Grillgut wie Grashüpfer oder Pflanzenwurzeln, aber auch Fleisch können auf einem erhitzten Stein geröstet oder durch die Hitze des daneben lodernden Feuers gebacken werden. Beim Backen kann statt des Steins auch ein Stück frisches Hartholz verwendet werden. Bei der Auswahl des Steins ist darauf zu achten, dass dieser keine Risse oder dergleichen besitzt. Er sollte eine glatte einheitliche Oberfläche und Struktur aufweisen, ansonsten kann es vorkommen, dass er in der Hitze des Feuers

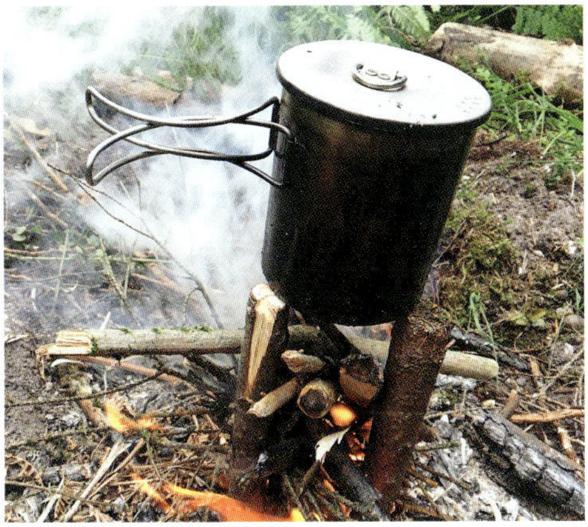

Dreistockfeuer

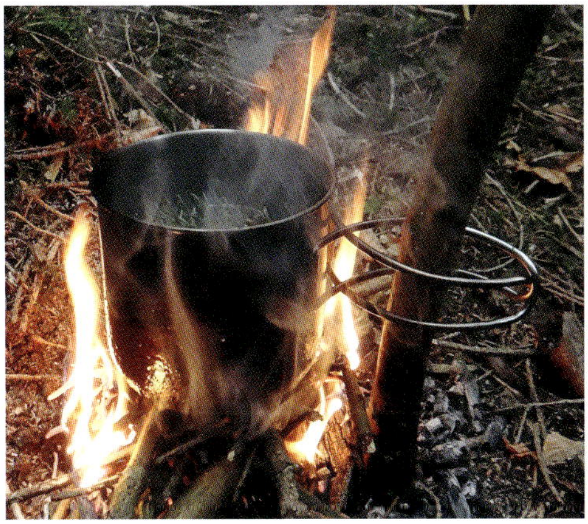

Einstockfeuer

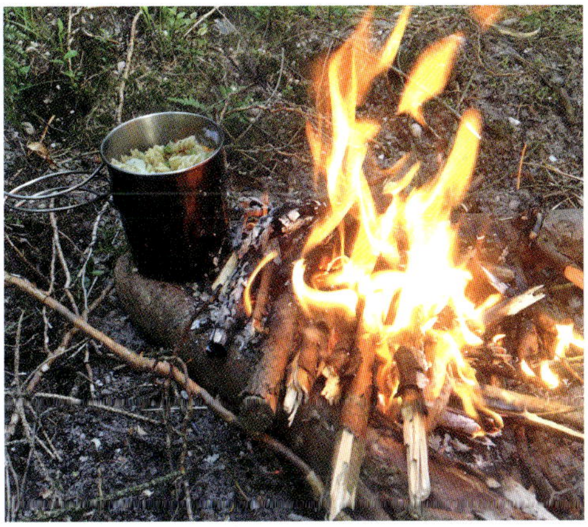

V-Feuer

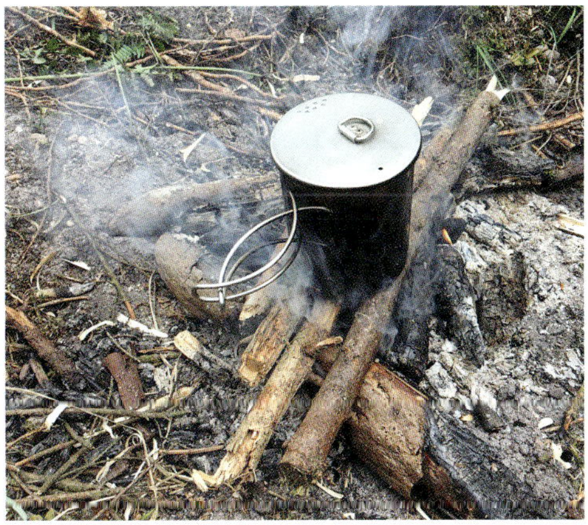

Kochplattform

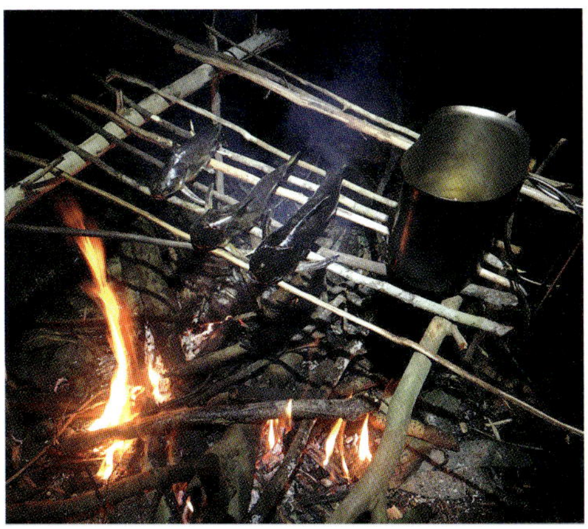

Grillrost

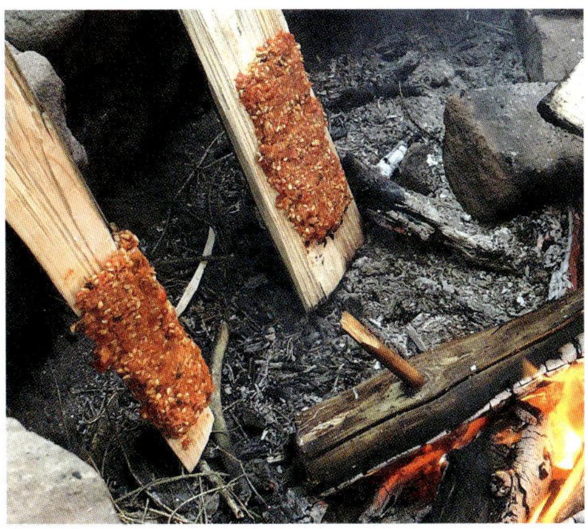

Backen und Rösten

zerbricht oder gar zerbirst. Dass dies nur bei Steinen aus dem Wasser vorkommt, ist ein Mythos. Sehr gut geeignet sind beispielsweise handgroße flache Kieselsteine, wie sie an Gebirgsflüssen vorkommen. Zu meiden sind Sand- oder Kalksteine. Sie können zerspringen oder geben feine Fragmente ab, die sich in die Nahrung mischen können. Der Stein wird zunächst direkt im Feuer aufgeheizt und anschließend in der Glut am Rand des Feuers platziert. Indem man Wasser auf den Stein tropfen lässt, findet man heraus, wie hoch die Temperatur des Steins ist. Verdampft das Wasser, sobald es auf den Stein tropft, beträgt die Temperatur 100 °C oder mehr. Eine gute Temperatur zum Rösten (S. 53 unten rechts).

PRAXIS-TIPP

Beim Grillen über dem Feuer ohne Topf oder Pfanne kann der richtige Abstand ermittelt werden, indem man seine Hand über das Feuer hält. Wird die Hitze nach zwei bis drei Sekunden unerträglich, hat man den richtigen Abstand. Aber Vorsicht vor Verbrennungen!

Fisch und Fleisch, aber auch Wurzeln können ebenso in Blättern gegart werden. Wickle die Nahrung, die du zubereiten möchtest, dazu in fünf bis sechs Schichten großer Blätter und verschließe es vollständig mit einer hitzebeständigen Behelfsschnur. Lege das Päckchen für eine halbe Stunde in die Glut des Feuers. Bedecke es auch von oben mit Glut, damit das Fleisch gleichmäßig durchgegart wird. Alternativ kann das Grillgut auch in feuchtes Moos eingewickelt und in der Glut gegart werden (oben links).

Dreibein

Eine der angenehmsten Methoden, zu kochen, ist, den Topf direkt über das Feuer zu hängen, sofern er über einen Henkel verfügt. So kann man ihn auch mal unbeaufsichtigt lassen, ohne befürchten zu müssen, dass er kippt. Dazu ist ein Dreibein nötig. Es kann sehr schnell und einfach mit wenigen Handgriffen hergestellt werden. Benötigt werden drei zwei Meter lange und möglichst gerade Holzstangen. Sie sollten zwei bis drei Finger dick sein, damit sie je nach Topfgröße ein Gewicht von mehreren Kilogramm halten können (oben rechts).

Zunächst werden die Stangen nebeneinander auf den Boden gelegt. Damit das Zusammenbinden leichter fällt, sollten die dünneren Enden mit einem dicken Holzstück unterlegt werden. Eine zwei Meter lange Schnur wird mit einem Ende mit einem Zimmermannsknoten oder Mastwurf 10 cm unterhalb der Spitze an einer dieser Stangen befestigt. Danach wird sie abwechselnd oben und unten um die Spitzen der drei Standbeine gewickelt (Mitte links). Etwa drei Wicklungen pro Stamm sollten reichen. Die übrigen 80 cm werden nun dafür verwendet, um die Festigkeit zwischen Schnur und Holz zu verstärken. Dazu muss das Ende unter Zug ein paarmal längs zwischen den jeweiligen Stangen um die über Kreuz verlaufenden Schnüre gewickelt werden (unten links). Das Prinzip entspricht dem des Kreuzbundes. Das Ende wird mit einem Mastwurf und Sicherungsschlägen abgeschlossen.

S. 55 Mitte links: Die Schnur wird abwechselnd oben und unten um alle drei Stangen gewickelt.

S. 55 unten links: Durch das Abbinden zwischen den Stangen zieht sich die Schnur zu und die Festigkeit erhöht sich.

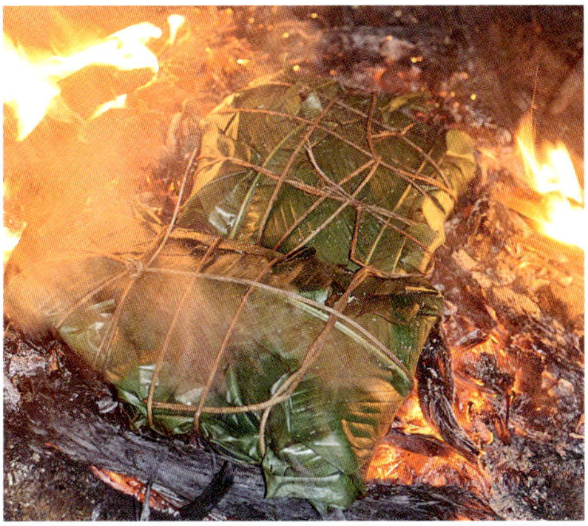

Garen

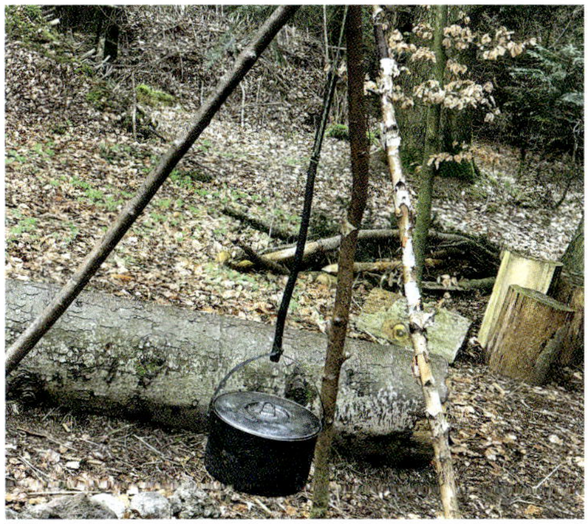

Dreibein

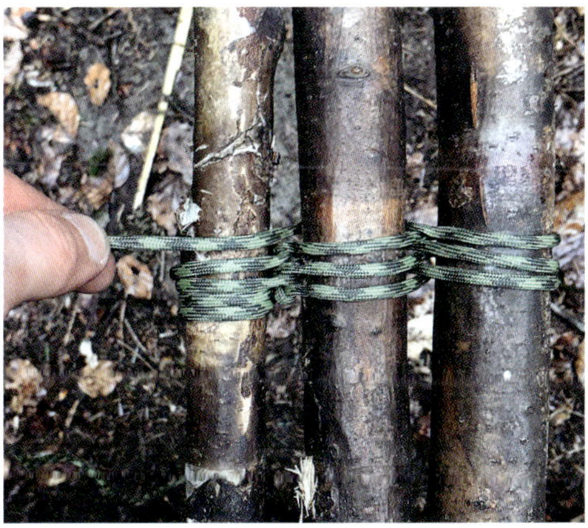

Wicklung Schritt 1

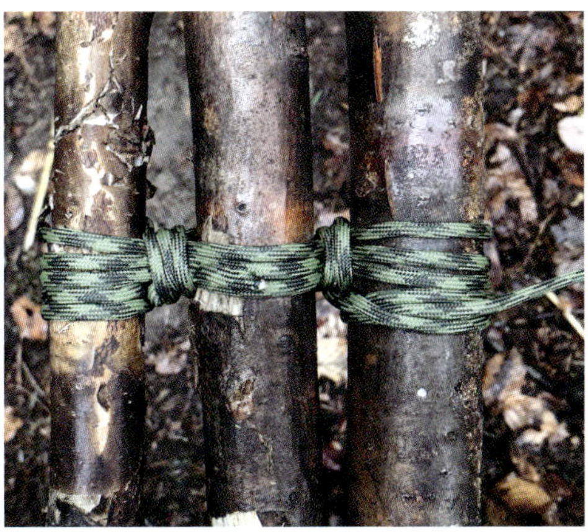

Wicklung Schritt 2

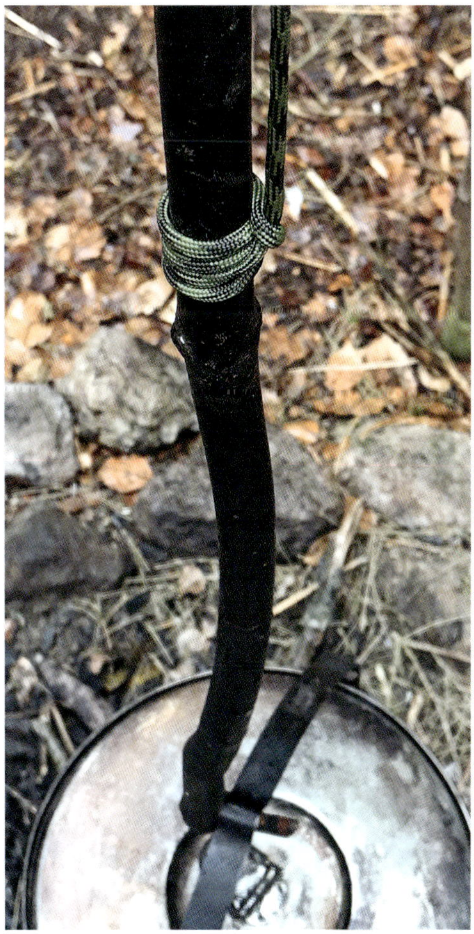

Topfaufhängung

Eine frische Astgabel dient als Aufhängung für den Topf. Sie sollte etwa fingerdick, möglichst gerade und einen halben Meter lang sein. Der Ast wird dazu direkt unterhalb einer Gabelung abgesägt, sodass man einen Haken erhält. Danach werden alle Äste und Unebenheiten daran entfernt. Für die Verbindung zum Dreibein wird eine Schnur mit mindestens 80 cm Länge benötigt. Binde die Enden mit einem Sackstich zusammen, um eine Schlinge zu erhalten. Die Schlinge wird nun mit einem Prusikknoten am Stock befestigt, mit der Restschnur kann der Haken oben am Dreibein eingehängt werden. Der Topf wird in die Astgabel gehängt.

S. 55 unten rechts: Durch einen Prusikknoten lässt sich der Abstand zwischen Topf und Feuer einstellen. Somit kann die Hitze stufenlos reguliert werden.

Grabstock

Der Grabstock ist eines der wichtigsten Behelfswerkzeuge im Survival- und Bushcraft-Bereich. Mit ihm verrichtet man alle Arbeiten in der Erde, wie Wurzeln ausgraben, das Ausheben eines Wasserbrunnens oder einer Feuerstelle. Dazu darf unter keinen Umständen das Messer verwendet werden, da es dadurch sehr in Mitleidenschaft gezogen werden würde. Für den Grabstock wird ein zwei Finger dicker, möglichst gerader Ast benötigt. Er sollte ungefähr Unterarmlänge haben und aus einem harten Holz bestehen. Bereits abgestorbene trockene Äste sind besser geeignet, da das Holz spröde ist. An einem Ende wird nun eine vierkantige Spitze angebracht. Mit dieser Seite kann die Erde gelockert werden. Das andere Ende erhält eine flache Spitze, ähnlich der eines Schlitzschraubendrehers. Diese Seite ist zum Schaufeln gedacht. Um den Grabstock zu benutzen, kniest du dich auf den Boden, hältst den Grabstock fest in beiden Händen und rammst ihn mit viel Schwung in die Erde, um diese zu lockern. Um zu schaufeln, hältst und verwendest du ihn wie eine kleine Schaufel. Wenn du die Spitzen in der Hitze des Feuers trocknest, werden sie noch härter und widerstandsfähiger. Der Grabstock sollte nicht zu dick sein, das macht ihn schwer und unhandlich.

Schnüre

Fichtenwurzeln

Sie sind massenweise an Fichten zu finden und liegen meist nur knapp unter der Oberfläche versteckt. Grabe mit deinem Grabstock an einer Fichte etwa 10 bis 15 cm tief in die Erde. Sehr schnell wirst du auf die erste Wurzel stoßen. Wenn die Dicke der Wurzel für den vorgesehenen Zweck geeignet ist, kann sie weiterhin vorsichtig mit dem Grabstock freigelegt werden, bis sie die gewünschte Länge hat. Für eine bessere Haptik werden alle Seitentriebe und der Bast entfernt. Um die Biegsamkeit und Reißfestigkeit zu erhöhen, kann sie einige Stunden in Wasser eingelegt werden.

Brombeerranken

Eine Brombeerranke wird bei der gewünschten Länge abgetrennt. Dabei sollte man sehr vorsichtig arbeiten, da sie viele spitze Stacheln besitzt. Um diese zu entfernen, wird sie auf den Boden gelegt und ein Ende mit Sand oder Kies bedeckt. Mit dem Fuß wird etwas Druck darauf ausgeübt und die Ranke gegen ihre Wuchsrichtung darunter durchgezogen. Warum dies nicht barfuß durchgeführt werden sollte, muss, glaube ich, nicht

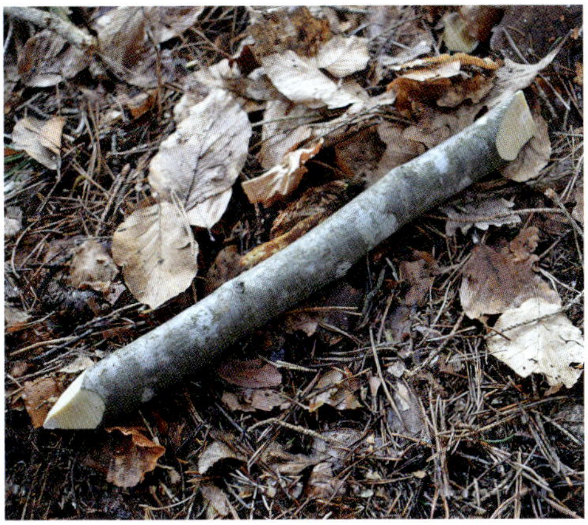

Grabstock

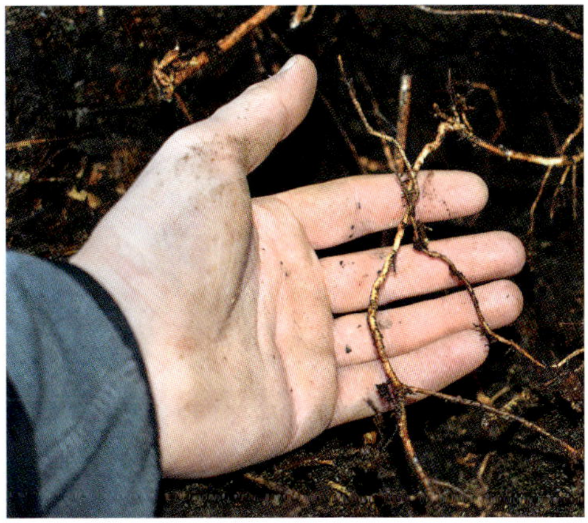

Fichtenwurzeln

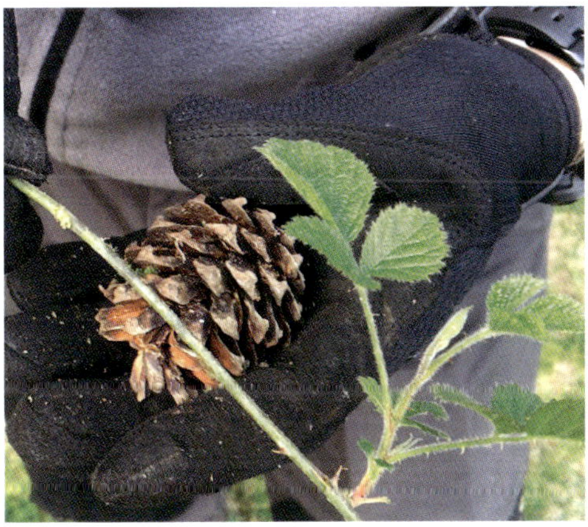

Brombeerranken

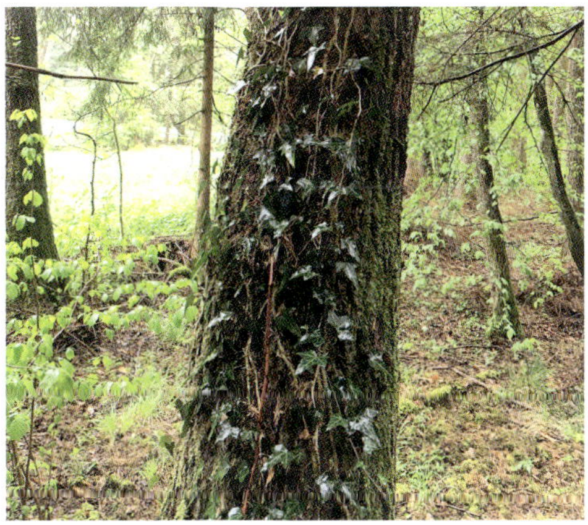

Rankenpflanzen

weiter erläutert werden. Durch den Kies und den Druck von oben werden die Stacheln »abgeschmirgelt«. Wiederhole den Vorgang, bis die Oberfläche sauber ist und die Brombeerranke sicher eingesetzt werden kann. Alternativ kann sie auch durch die gespreizten Schuppen eines Kiefernzapfens gezogen werden.

Rankenpflanzen

Rankende Pflanzen sind hervorragend als Behelfsschnur geeignet, da sie bereits von Natur aus die nötigen Eigenschaften besitzen. Je nach Art muss die Ranke vor Gebrauch noch restlos von Stacheln, Blättern oder Seitentrieben befreit werden. Am einfachsten streift man diese gegen die Wuchsrichtung ab. Indem sie über die Handkante oder einen Ast gezogen wird, kann sie biegsamer gemacht werden. Je nach Art sind Ranken nur bedingt gut für Knoten und Kanten geeignet, da sie dadurch sehr schnell reißen können.

Brennnesselschnur flechten

Dafür sind einige lange und frische Brennnesselstängel nötig, die restlos von ihren Blättern befreit werden müssen. Die Stängel werden nun mit einem Stock auf einer festen Unterlage weich geklopft. Dadurch lösen sich die äußeren Fasern teilweise vom Mark ab. Vorsichtig werden diese nun restlos vom Mark gezogen, dabei ist darauf zu achten, dass die Fasern möglichst lang und breit sind. Hat man viele Fasern gesammelt, werden diese miteinander verflochten, um eine lange, dauerhaft stabile Schnur zu erhalten. Dazu werden zunächst zwei einzelne Faserstränge am Ende miteinander verknotet. Halte diesen Knoten in deiner linken Hand zwischen Zeigefinger und Daumen. Nun müssen die Fasern ineinander verdreht werden, damit sie sich nicht wieder lösen. Rolle dazu zunächst mit der rechten Hand zwischen Zeigefinger und Daumen einen Strang nach oben vom Körper weg. Nun wird dieser zum Körper hin nach unten um den anderen Strang gelegt und an der geflochtenen Stelle mit Daumen und Zeigefinger der linken Hand fixiert. Rolle nun den zweiten Strang, der jetzt oben liegt, ebenfalls nach oben von dir weg und lege ihn anschließend nach unten um den ersten Strang. Fixiere das Geflecht wieder und wiederhole diesen Vorgang, bis nur noch 5 cm von der ersten Faser übrig sind. Um die Stränge zu verlängern, nimmst du eine zweite Faser, legst sie mit einer Überlappung von ca. 5 cm auf die endende Faser und fährst ganz normal fort. Beende die Schnur, indem du beide Enden miteinander verknotest. Alternativ können auch andere Pflanzenfasern so zu einer stabilen Schnur verflochten werden. Die Vorgehensweise bleibt dabei dieselbe.

1. Die Fasern werden zwischen Daumen und Zeigefinger der rechten Hand nach oben gerollt.
2. Danach muss der Strang zum Körper hin nach unten gelegt werden.
3. Die geflochtene Schnur muss währenddessen mit Daumen und Zeigefinger der linken Hand fixiert werden, damit sie nicht wieder aufgeht. Zwischen Mittel- und Ringfinger wird der untere Einzelstrang gehalten.
4. Auch getrocknet bleiben die Fasern der Brennnessel reißfest.

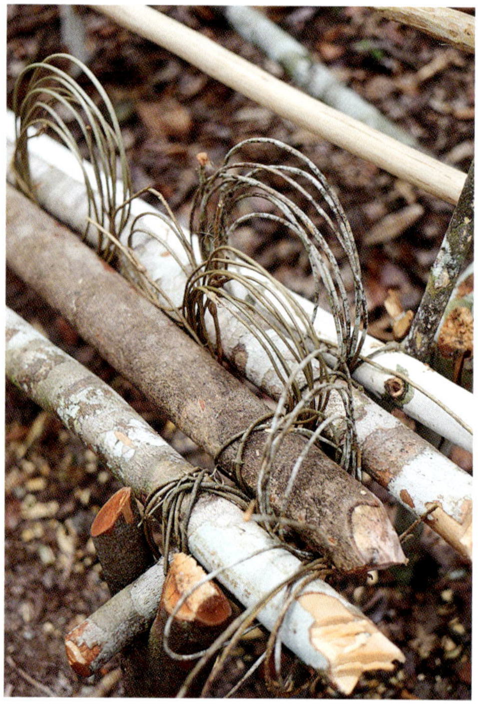

Lianen

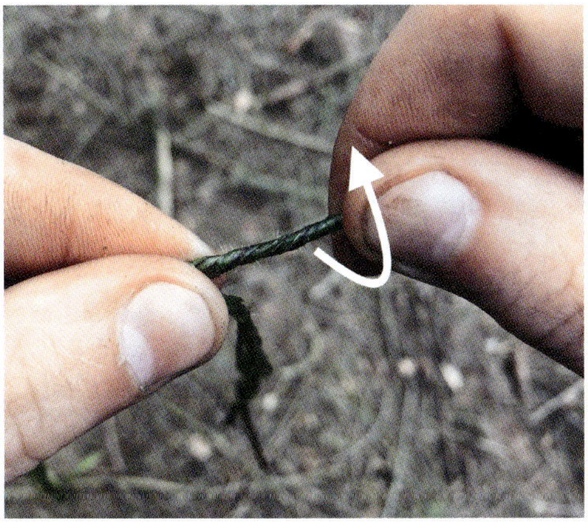

Brennnesselschnur flechten 1

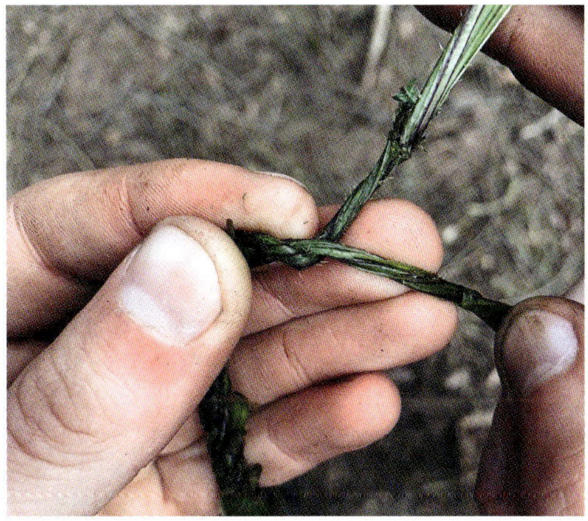

Brennnesselschnur flechten 2

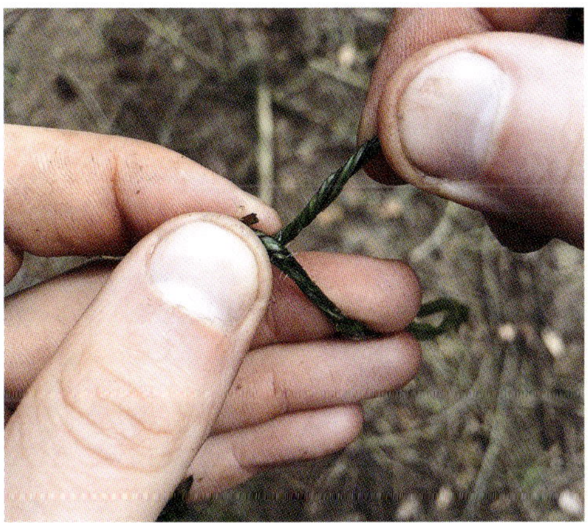

Brennnesselschnur flechten 3

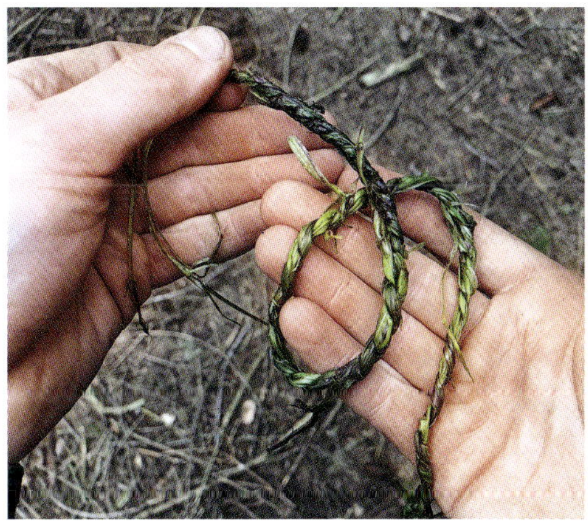

Brennnesselschnur flechten 4

Lianen

Um an Wasser zu gelangen, bilden manche Pflanzen lange Wurzeln aus, mit denen sie versuchen, den Boden zu erreichen. Besonders viele solcher Pflanzen gibt es in tropischen Regionen. Dort sind sie leicht zu finden und können ohne großen Aufwand in verschiedenen Durchmessern gesammelt werden. Da sie eine sehr hohe Reißfestigkeit besitzen, sind sie sehr vielseitig einsetzbar. Sie können geknotet werden und im Ernstfall kann man sich daran sogar abseilen. Ich selbst bin schon des Öfteren an einer seildicken Liane hochgeklettert oder habe mir daraus eine Hängematte improvisiert.
Im Dschungel kann man in kurzer Zeit viele Meter Lianen sammeln. Sei vorsichtig, wenn du sie von den Bäumen reißt, es könnte Totholz mit herabfallen!

Fallen

Schlagfalle

Fallen haben den Vorteil, dass sie für einen arbeiten. Um die Chancen auf Erfolg zu erhöhen, ist es also ratsam, mehrere davon aufzustellen. Bevor du eine Falle baust, solltest du überlegen, was für ein Tier damit gefangen werden soll, damit sie darauf ausgelegt werden kann. Bei der nachfolgend beschriebenen Variante handelt es sich um eine Schlagfalle, die je nach Größe für kleine Nagetiere wie Mäuse und Ratten, aber auch Hasen ausgelegt werden kann. Hast du aber erst mal die Technik verstanden, kannst du sie weiterentwickeln und mit der beschriebenen Art des Auslösers weitaus größere Fallen errichten.

1. Halte Ausschau nach Wildwechsel, Höhlen und Fraßstellen. Baue die Falle an einem geschützten Ort auf, z. B. an der Wurzel eines großen Baumes. Ein Schlaggewicht wird von einem Stock gehalten, der über eine Schnur an einem Auslöser befestigt wird. Dieser Auslöser wird mit einem Köder versehen. Dies können Nahrungsmittel aus der eigenen Notration sein oder aber auch in der Natur Gesammeltes. Geröstetes Fleisch von Schnecken oder anderen Tieren kommt nicht besonders oft vor und wird Mäuse in der Umgebung anlocken. Verwende zum Bau totes Holz. Frisches Holz riecht sehr stark, wodurch die Tiere misstrauisch werden könnten. Zudem solltest du alle hellen Schnittflächen, Schnüre usw. mit Erde beschmieren, um die Farbe und deinen Geruch zu überdecken. Der Auslöser besteht aus einem sehr dünnen Zweig, der mit dem Köder bestickt wird. Dieser muss sich direkt unter dem Schlaggewicht befinden, damit das Tier auch wirklich getroffen wird. Stütze das Schlaggewicht mit weiteren Stöcken ab, um die Flugbahn genau vorgeben zu können und ein Umkippen zu vermeiden!
2. Das obere Ende der Wippe muss angespitzt werden, damit das Schlaggewicht stabil liegt und nicht seitlich abdriftet.
3. Bei 1/4 der Länge der Wippe wird eine 90°-Kerbe angebracht. Der vertikale Basisstab wird flach angespitzt mit einem Winkel von 30°.
4. Schnitze eine Kerbe in das Ende der Wippe, damit die Schnur nicht verrutscht.
5. Der Spannhebel sollte aus einem flachen Stück Holz sein, damit er sich nicht verdreht. Wickle ihn mit der Schnur ein halbes Mal um den Basisstab. Der Winkel zwischen Spannhebel und Auslöser sollte 90° betragen, da er sonst abrutscht.
6. Ein Stück Holz dient als Gegenlager des Auslösers. Der Köder wird auf dem Auslöser ein paar Zentimeter vom Boden entfernt aufgespannt. So muss das Beutetier auf den Auslöser klettern, um an den Köder zu gelangen.

> **Achtung!**
>
> **Aus Gründen des Tierschutzes ist das Fangen und Töten von Tieren mit improvisierten Fallen in Deutschland nicht erlaubt. In einer realen Notsituation sollten nicht mehr benötigte Fallen unbedingt entschärft werden!**

Fischreuse

Man sollte es sich immer möglichst einfach machen und alle verfügbaren Möglichkeiten nutzen. Kunststoffflaschen sind mittlerwei-

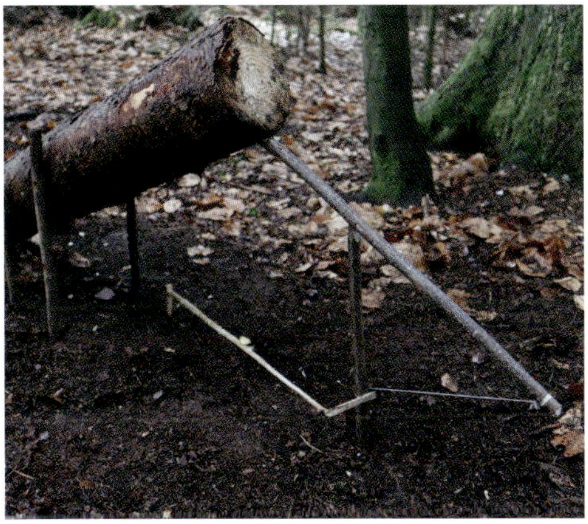

Schlagfalle 1

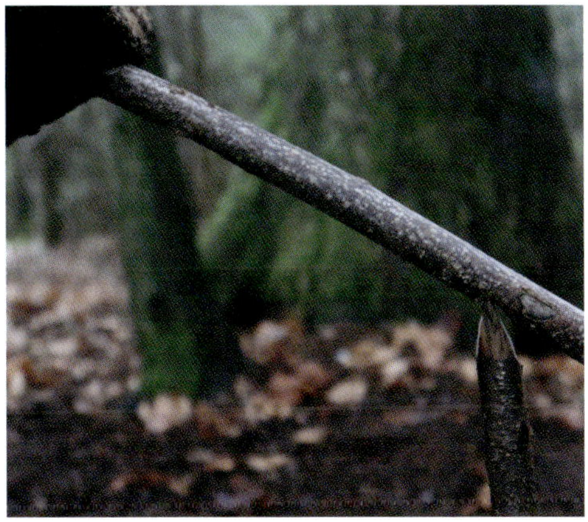

Schlagfalle 2

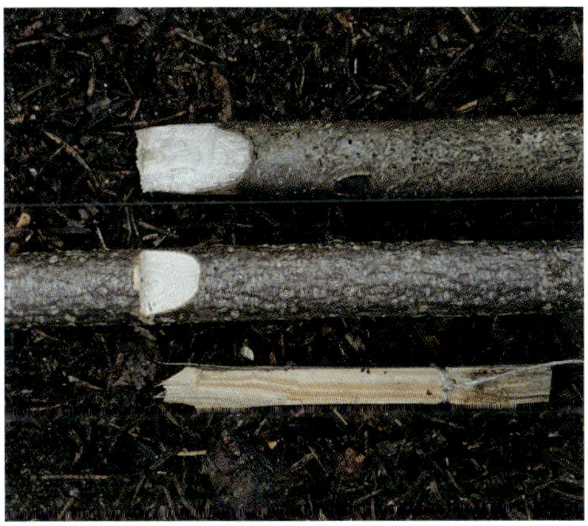

Schlagfalle 3

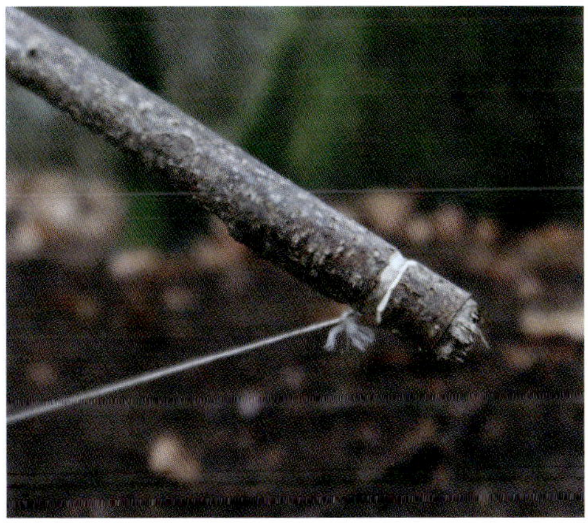

Schlagfalle 4

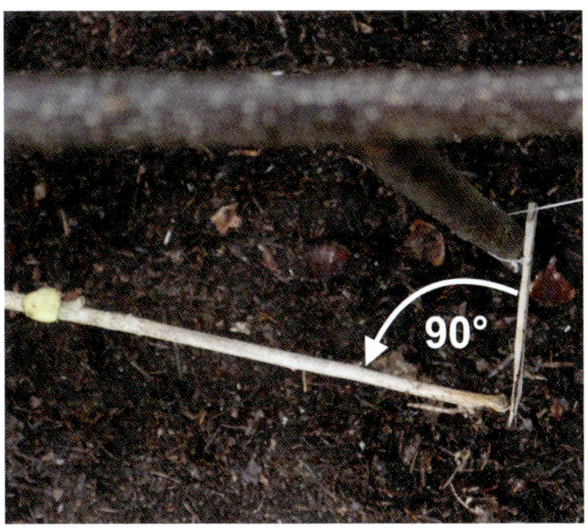

Schlagfalle 5

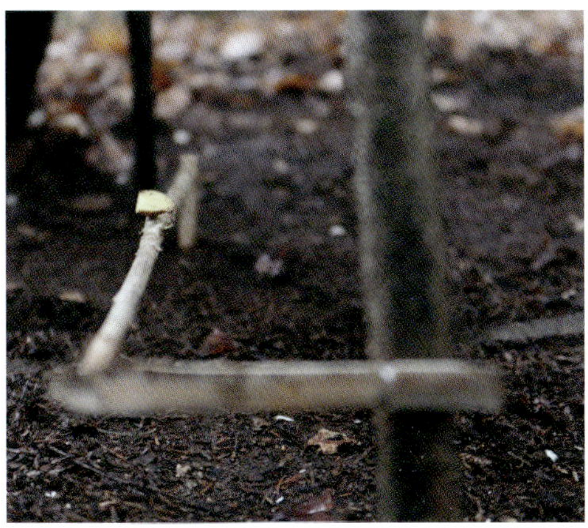

Schlagfalle 6

SURVIVAL-TIPP

Paracord (Fallschirmleine) ist ideal zum Improvisieren diverser Gegenstände. Sie besitzt eine Reißfestigkeit von 250 kg und besteht im Inneren aus sieben Einzelsträngen. Diese sind perfekt geeignet, um Fallen und Behelfs-Angelleinen herzustellen. Ich habe immer 3 m davon an meinem Rucksack. Am häufigsten verwende ich sie als Wäscheleine oder um meinen Rucksack aufzuhängen, doch ich habe daraus auch schon Angelleinen hergestellt, Speere geschnürt und sogar einmal Schneeschuhe damit gebaut.

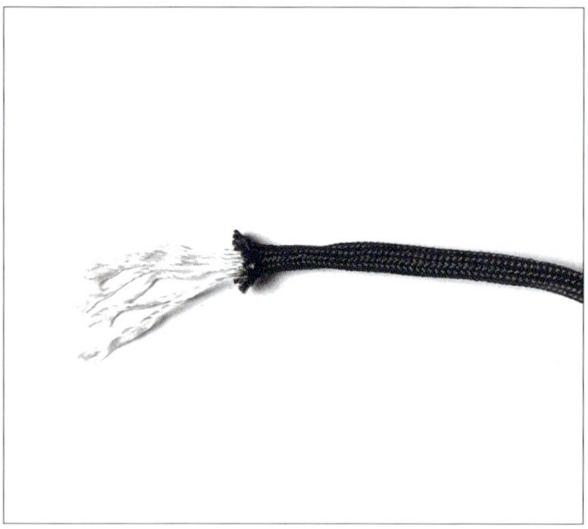

Paracord

le überall auf der Welt zu finden, weshalb sie daher fast schon als natürliche Ressource angesehen werden können. Dies kommt uns auch bei der Nahrungssuche zugute, denn aus einer Eineinhalb- oder Zwei-Liter-Flasche lässt sich leicht und in Sekundenschnelle eine effektive Fischreuse improvisieren. Dazu wird der Flaschenhals an der weitesten Stelle abgetrennt und umgekehrt ohne Deckel in den übrigen Teil der Flasche gesteckt. Mit der Messerspitze werden nun vorsichtig Löcher in den Rand gebohrt, wodurch die beiden Teile mit einer improvisierten Schnur miteinander verbunden werden können. Diese Verbindung sollte jedoch leicht lösbar sein, da der Fang hierdurch wieder entnommen werden muss. Die Fische werden durch die Trichterform in die Flasche gelockt, wo sie nicht wieder herausfinden. Beachte jedoch, dass bei einer Flasche nur kleine Fische gefangen werden können. Für große Fische werden größere Bauteile benötigt. Gegebenenfalls kann die Reuse auch aus Bambus oder einzelnen Zweigen improvisiert werden. Sie wird nun im Fließgewässer in einer Engstelle mit der Öffnung gegen die Strömung positioniert. Hier sollten zusätzlich noch kleine Löcher in den Flaschen-

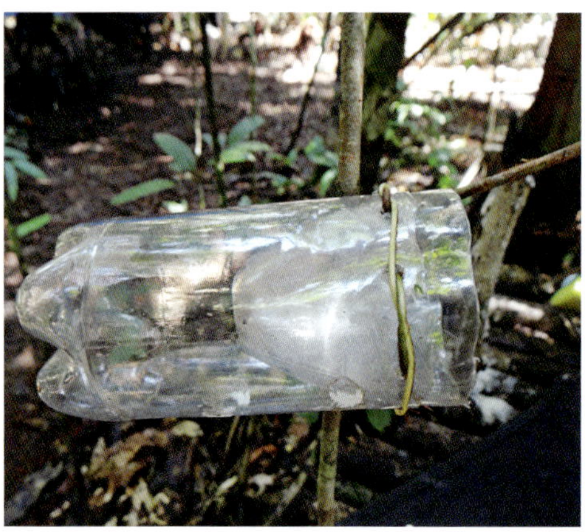

Fischreuse von der Seite

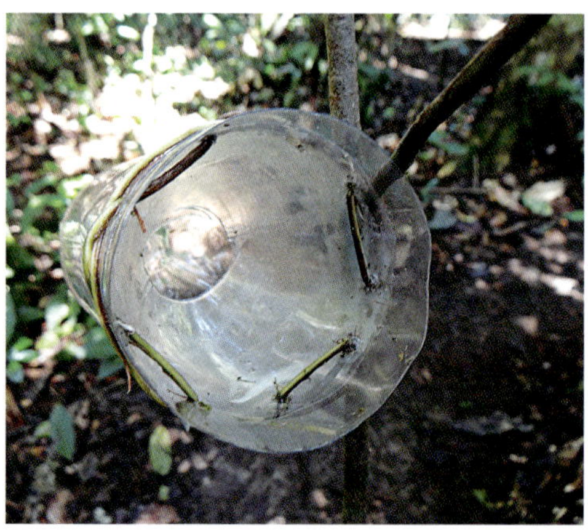

Fischreuse von oben

boden gebohrt werden, um den Widerstand gegen das Wasser zu verringern. In stehendem Gewässer wird sie in einer ruhigen geschützten Stelle platziert, wo sich viele Fische aufhalten. Dabei empfiehlt es sich, die Falle mit Ködern zu bestücken, um die Fische anzulocken. Verwende dazu deinen Proviant oder Insekten, Würmer oder dergleichen aus der Umgebung. Entnehme gefangene Fische so schnell wie möglich, damit sie nicht fliehen können. Im Amazonas wende ich diese Methode oft an. Dabei kommt es öfters vor, dass sich auch kleine Krebse in der Reuse verirren, was eine willkommene Abwechslung darstellt.

S. 62 unten links: Fische und Krebse werden durch den Trichter in die Flasche geführt und gelangen nicht wieder heraus. Je größer das Volumen der Flasche, desto besser.

S. 62 unten rechts: Die beiden Teile werden mit einer Behelfsschnur oder ein paar dünnen Zweigen durch Löcher verbunden. Binde die Reuse an einen langen Stock, sodass du sie am Grund des Gewässers fixieren kannst.

Fischfalle

Diese Methode zum Fischfang habe ich von meinen brasilianischen Freunden im Amazonas gelernt. Sie wird dort schon seit langer Zeit angewandt und hat sich bis heute in den überfluteten Wäldern des Dschungels bewährt. Die Methode funktioniert aber in allen Steh- und Fließgewässern der Erde.

Dafür ist kaum Material nötig, der Aufbau ist sehr simpel und schnell, sollte aber an Land vorbereitet werden. Benötigt wird eine etwa sieben Meter lange Kunstfaserschnur mit einem Durchmesser von zwei bis drei Millimetern; aber auch mit Paracord funktioniert es, da dies nur die Aufhängung für die eigentlichen Fischleinen darstellt. Knote von der Mitte der Schnur aus drei bis fünf Sackstichknoten (abhängig von der Gesamtlänge der Schnur und Anzahl der verfügbaren Haken) in die Leine. In jede Schlaufe der Leine wird nun mit dem Clinch-Knoten jeweils eine 30 cm lange Angelleine eingebunden. An das Ende dieser Angelleinen werden mit dem gleichen Knoten die Angelhaken befestigt. Steht keine Angelleine zur Verfügung, können die Haken auch mit einer dickeren Kunstfaserschnur mit einem gesteckten Ankerstich plus Sicherungsschlag an der Hauptleine aufgehängt werden (unten). Dabei kann auf die Sackstichknoten verzichtet werden.

Generell sollte die Schnur gegen Durchbeißen durch Raubfische geschützt werden. Dazu dient ein 10 cm langer Draht als Stahlvorfach, dessen Enden zu einer Schlaufe verdreht werden (S. 64 unten). Das fertige Vorfach wird einfach zwischen Angelleine und Haken eingefügt. Die Falle wird mit ei-

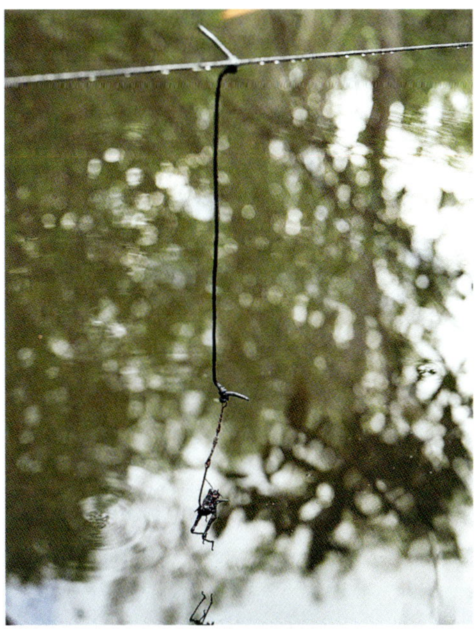

Fischfalle

nem Abstand von etwa 30 cm zur Wasseroberfläche zwischen zwei im Wasser stehenden Bäumen gespannt. Suche dir dazu eine Stelle aus, an der die Wasseroberfläche sauber und frei von Schmutzpartikeln ist. Dort halten sich in der Regel mehr Fische auf. Bestücke die Falle nun mit Ködern aus der Umgebung wie Grashüpfern oder Spinnen. Besonders Raubfische werden auch sehr gut von Fischresten angelockt. Die Fischfalle muss am Ende so hoch hängen, dass die Köder noch knapp im Wasser sind. In Seen ohne viel Totholz unter Wasser kann alternativ auch ein Ende der Hauptleine mit einem Stein am Grund des Sees versenkt werden, während das andere Ende am Ufer angebracht wird. Dadurch können Fische in verschiedenen Tiefen angelockt werden. Bei einem schmalen Fluss, wird die Leine jeweils auf beiden Seiten am Flussufer befestigt.

S. 63 unten: Ausgelegte Fischfalle im Amazonas. Hauptleine sowie Einzelstrang aus Kunstfaserschnur mit Stahlvorfach und Grashüpfer
Unten: Angelhaken mit Stahlvorfach. Die Haken werden direkt in den Draht eingebunden.

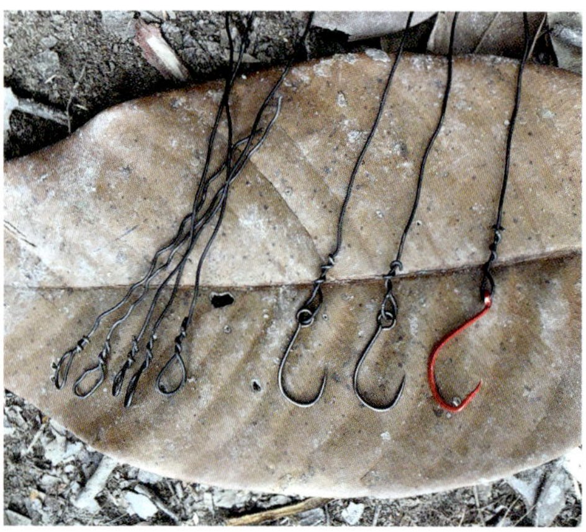

Stahlvorfach

Fischen mit einer Handleine

Dies ist eine ergiebige Methode des primitiven Fischens. Mit einer einfachen Angelleine, bestückt mit Bleigewicht, Stahlvorfach und Angelhaken können so ohne großen Energieaufwand zahlreiche Fische in kurzer Zeit gefangen werden. Alles ist natürlich stark abhängig von Gewässer, Fischbestand, Köder, Tageszeit und letztlich der Geduld des Fischers. Gefischt werden kann vom Boot aus oder aber auch vom Ufer des Gewässers. Achte wie bei der Fischfalle auf die Wasserqualität. Vor allem in tropischen Gewässern funktioniert das Fischen mit der Handleine sehr gut. Hat man erst mal einen Fischschwarm angelockt, reißen sich die Fische um den Köder. Aber auch in anderen Regionen der Erde ist die Handleine eine effektive Fangmethode.

Für das Fischen in Gewässern mit Totholzvorkommen kann eine Angelleine mit einer Länge von 50 m und einem Durchmesser von 0,5 mm oder mehr verwendet werden. An einem Draht mit einem Durchmesser von ebenfalls 0,5 mm oder mehr und einer Länge von 10 cm wird an beiden Enden jeweils eine Öse eingedreht. Bei einer Öse muss der Angelhaken gleich mit eingesetzt werden. Die Größe des Hakens ist abhängig von der Größe der Fische, die man fangen möchte. Ein paar Bleigewichte (improvisiert können Steine verwendet werden) werden hier kurz nach dem Vorfach angebracht, um das Auswerfen zu erleichtern; sie sollten jedoch nicht zu schwer sein, damit der Haken nicht bis auf den Grund sinkt. Dort könnte er sich im Totholz verfangen und verloren gehen. Deshalb sollte er durch den Köder und die leichte Strömung des Wassers am Schwimmen gehalten werden. Wird kein Totholz am Grund vermutet, kann etwas mehr Gewicht etwa 30 bis 40 cm nach dem Haken an der

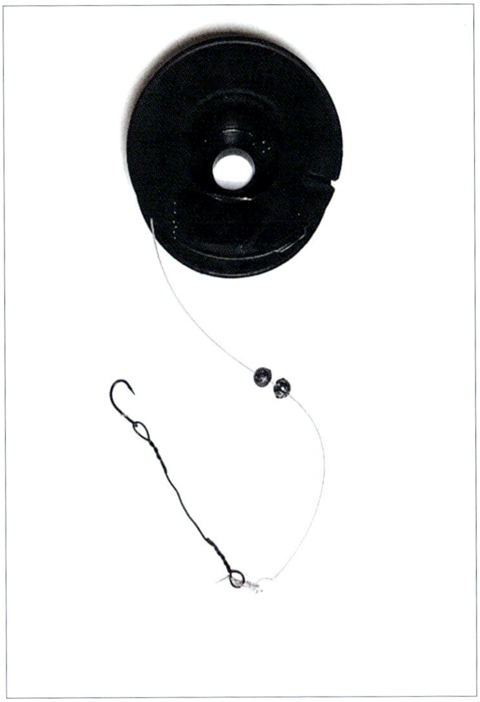

Handleine

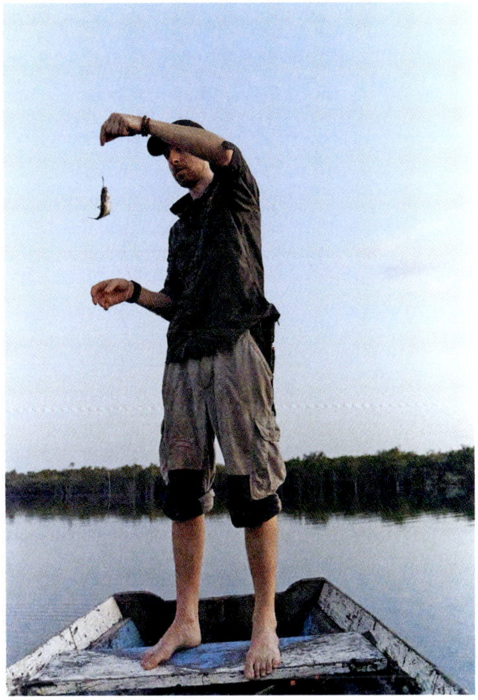

Angeln mit Handleine

Leine befestigt werden. Das Gewicht wird auf den Grund sinken, während der Köder knapp über dem Grund schwimmt. Als Köder können Heuschrecken, Grashüpfer, Würmer, Fischteile oder Blinker verwendet werden. Ausgeworfen wird die Handleine, indem man die gewünschte Wurfweite an Schnur von der Spule abwickelt. Versuche es anfangs mit ca. 10 m. Fixiere die Spule mit der restlichen Schnur mit dem Fuß am Boden, damit sie nicht hinterherfliegt! Schleudere das Ende mit dem Haken im Kreis wie ein Lasso, um Schwung zu holen, und lasse es im richtigen Moment los, damit es von dir wegfliegt. Mit etwas Übung kann der Haken gute 20 m und mehr ausgeworfen werden. Spürt man in der Leine ein Zucken, muss mit einem kurzen ruckartigen Zug an der Schnur der Haken im Maul des Fisches festgesetzt werden. Danach kann er an Land gezogen werden.

Oben links: Einfache Handleine, bestehend aus Angelleine mit Bleigewichten, improvisiertem Stahlvorfach und Angelhaken
Oben rechts: Angeln mit einer Handleine vom Boot aus. Hier hängt ein Piranha am Haken.

Eisfischen

Auch im Winter, wenn die Wasseroberfläche eines Sees gefroren ist, ist es möglich, Fische zu fangen. Zunächst musst du dir überlegen, wo du ein Loch ins Eis stoßen solltest. In der Regel werden sich Fische den wärmsten Punkt im See zum Überwintern suchen. Wasser hat seine höchste Dichte bei 3,98 °C und wird sich somit am tiefsten Punkt des Sees sammeln. Dort sollten theoretisch auch die Fische sein. Natürlich hat alles auch etwas mit Glück zu tun, denn man kann die Topografie eines unbekannten Gewässers

nur sehr schlecht von außen einschätzen. Gehe deshalb am besten in die Mitte des Sees. Vergewissere dich zuvor jedoch, ob die Eisschicht dein Gewicht trägt. Sie sollte mindestens 30 cm dick sein.
Hast du dir eine geeignete Stelle gesucht, muss ein Loch mit einem Durchmesser von etwa 30 cm ins Eis gestoßen werden. Der Anfang kann sehr gut mit einer Axt gemacht werden. Sobald das Loch tiefer wird, wird das Vorankommen mit der Axt zunehmend schwerer. Suche dir einen stabilen Ast und binde dein Messer an einem Ende fest. Damit kannst du im Stehen den Rest der Eisdecke durchstoßen. Bei einer Eisdicke von 60 cm benötigt man so gute 45 Minuten für das komplette Eisloch. Danach kann geangelt werden.
Am Tag sind die Chancen größer, einen Fisch an Land zu ziehen, da Fische vom Licht angezogen werden. Eine einfache Handleine reicht dabei aus. Das ist eine Angelleine mit Bleigewicht, einem Stahlvorfach und einem Blinker inklusive Haken, der durch reflektierendes Licht Fische anlockt. Als weiteren Köder können echte oder künstliche Würmer oder Ähnliches verwendet werden. Versuche, am Seeufer danach zu graben. Stecke den Köder auf den Haken und lasse ihn bis zum Grund sinken, ziehe ihn dann wieder 30 cm zurück, da die Fische sich am Grund aufhalten. Die Köder müssen aktiv angeboten werden. Das heißt, sie müssen sich im Wasser bewegen, indem du immer wieder kurz an der Leine ziehst. Wenn du Glück hast, beißt ein hungriger Fisch zu. Die meisten Fische sind im Winter jedoch nicht besonders aktiv. Manche befinden sich in einer Winterstarre, andere vergraben sich sogar am Grund des Sees. Ein Fisch wird sich gut überlegen, ob er die Energie aufbringt, um deinen Köder zu schnappen. Vielleicht ist er zu weit entfernt oder der Köder ist einfach zu unattraktiv. Du musst also sehr viel Geduld mitbringen!
Damit du das Eisloch längere Zeit benutzen kannst, kann es verschlossen und vor dem Zufrieren geschützt werden. Stopfe es dazu mit Reisig aus und bedecke es mit einer dicken Schicht aus lockerem Schnee. Der Schnee isoliert das Wasser gegen die Kälte und es wird nicht gefrieren. So konnten wir in Schwedisch Lappland über viele Tage diverse Eislöcher auch bei nächtlichen Temperaturen von -30 °C offen halten.

Oben links: Eisfischen nahe dem Polarkreis in Schwedisch Lappland
Oben rechts: Auch hier kann mit einer einfachen Handleine gefischt werden. Jedoch sollte mehr Gewicht verwendet werden, damit der Haken gut sinkt. Um die Chancen zu erhöhen, kann ein Blinker eingesetzt werden.
Mitte links: Mit dem Messer an einem langen Stock lässt sich die Eisdecke gut durchbrechen.
Unten links: Der Erfolg ist nicht garantiert. Eisangeln erfordert sehr viel Geduld. Und das bei Temperaturen von -20 °C und kälter.
Unten rechts: Das Eisloch wird mit Reisig gefüllt und mit leichtem Schnee verdeckt. Erst die Schneeschicht schützt es vor Frost.

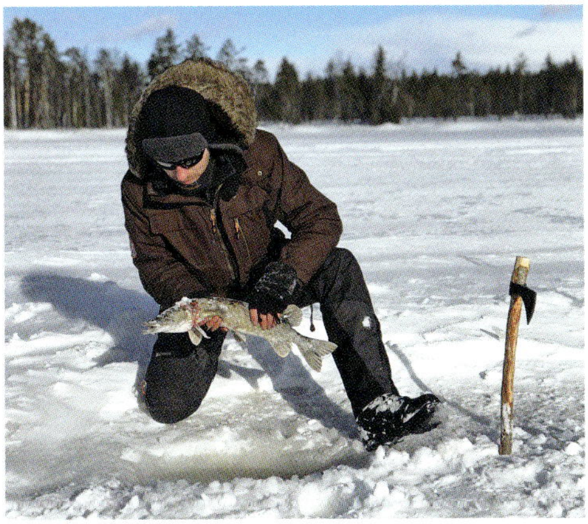

Eisfischen

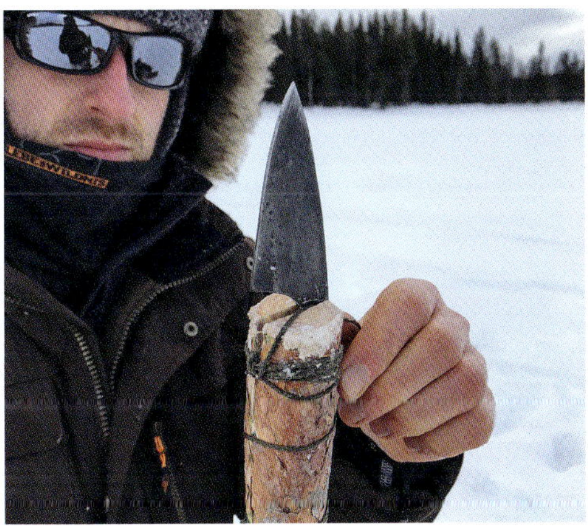

Messer am Stock

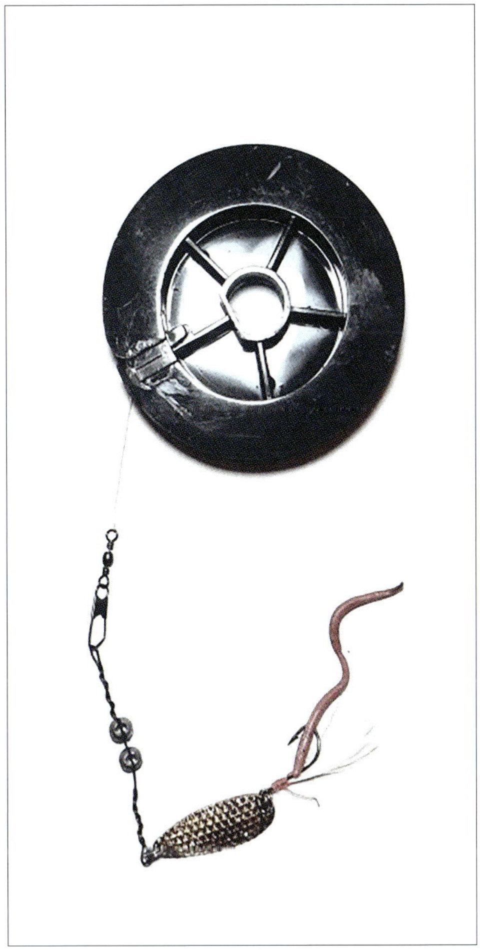

Handleine mit Blinker

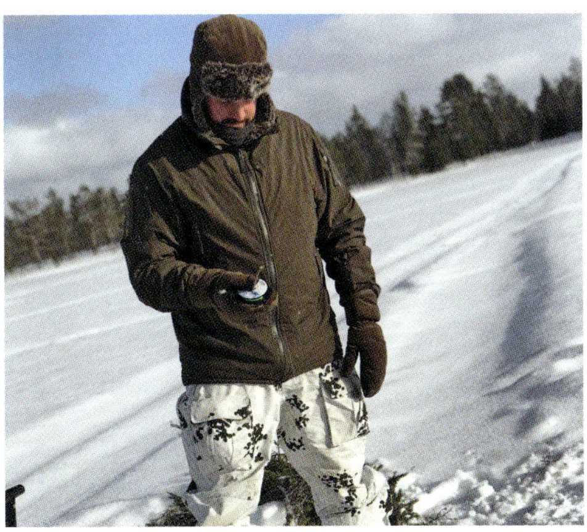

Eisangeln erfordert Geduld.

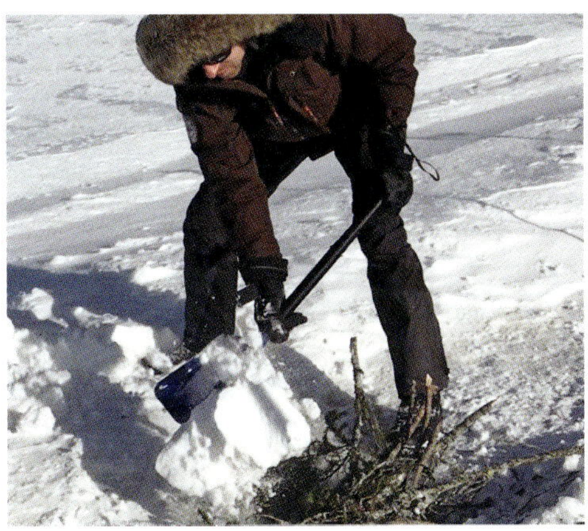

Schutz vor Frost

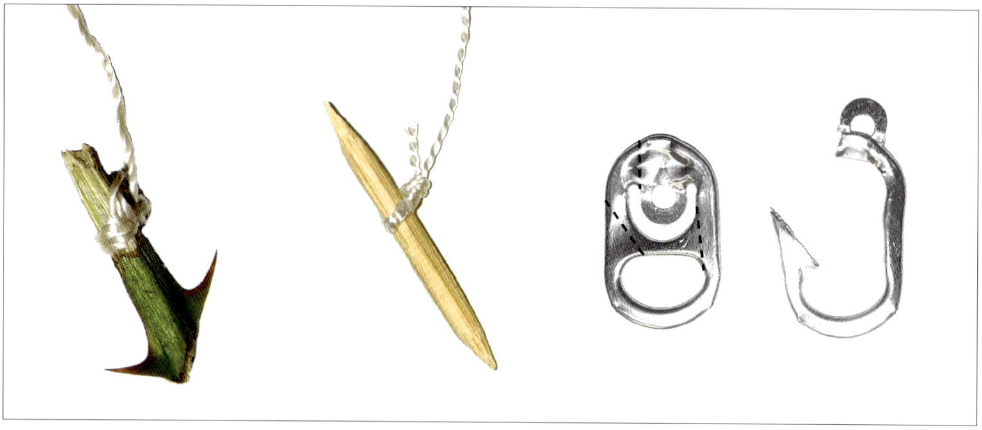

Behelfsangelhaken

Behelfsangelhaken

In der Natur gibt es zahlreiche Möglichkeiten, einen Angelhaken zu improvisieren, denn nicht immer trägt man das nötige Equipment bei sich. Dabei können sowohl natürliche als auch künstliche Materialien in Form von Müll helfen. Die Dornen verschiedener Pflanzen wie die der Brombeere beispielsweise sind in der Regel sehr stabil und spitz. Sie sind überall auf der Welt in unterschiedlichen Größen zu finden und können daher sehr gut als Behelfsangelhaken (links) verwendet werden. Schneide dazu ein etwa 2 bis 3 cm langes Stück einer stabilen Ranke oder eines Stängels heraus, an der sich gegenüberliegend zwei große stabile Dornen befinden. Befestige die Schnur fest genug, damit sie nicht herunterrutschen kann. Gegebenenfalls kann der Schaft des Hakens hierzu etwas eingekerbt werden. Eine weitere Möglichkeit besteht darin, einen Holzsplitter zurechtzuschnitzen (Mitte). Dieser sollte spröde sein, damit die Spitzen stabil sind. Bambus oder dicker Schilf sind sehr gut geeignet, in mittleren Breitengraden sollte Hartholz wie Buche oder Eiche verwendet werden. Der Splitter muss etwa streichholzdick und ca. 3 bis 4 cm lang sein, je nach Größe der Beute. Beide Enden müssen sehr spitz sein, damit sie sich im Schlund des Fisches verhaken können. Die Angelleine wird nicht mittig, sondern bei einem Drittel der Länge des Hakens angebracht. Dadurch stellt sich das Holzstück im Schlund quer, wodurch er an Land geholt werden kann. Zivilisationsmüll lässt sich nahezu überall finden und ist sehr vielseitig einsetzbar. Der Verschluss einer Getränkedose kann wie auf der Abbildung rechts zurechtgeschnitten und gebogen als Behelfsangelhaken genutzt werden. Der Vorteil ist: Da er aus Metall besteht, bleibt er spitz und man kann ihn lange verwenden. Notfalls kann er an einem Stein nachgeschliffen werden.

Oben: Es gibt viele Möglichkeiten eines Behelfsangelhakens. Links mit Dornen, in der Mitte aus einem Holzsplitter und rechts aus dem Verschluss einer Getränkedose.

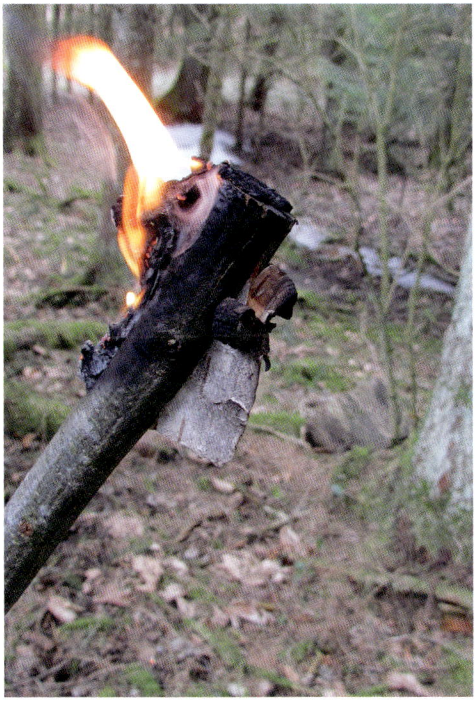

Birkenfackel

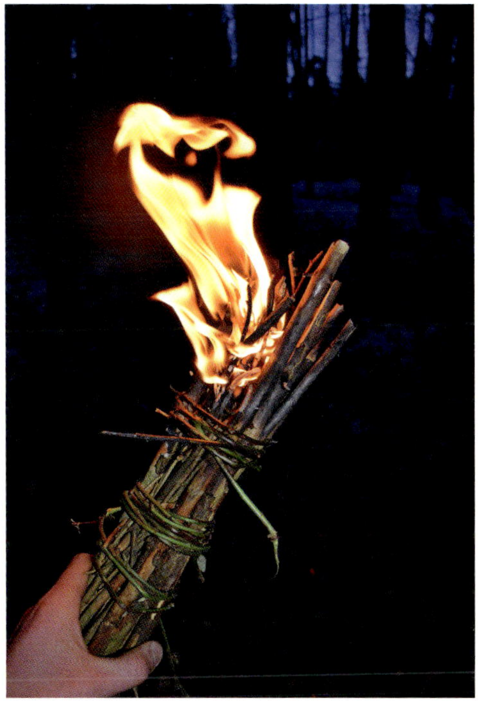

Reisigfackel

Fackeln

Birkenfackel

Ein daumendicker grüner Ast mit einem halben Meter Länge wird der Länge nach zweimal über Kreuz etwa 20 cm tief eingespaltet. In diese Spalten werden nun ebenfalls über Kreuz mehrere Stücke Birkenrinde gesteckt. Achte darauf, dass die Rindenstücke nicht zu stark komprimiert werden und sich auf der Rückseite der Rinde nicht noch Teile des Kambiums befinden. Das würde die Brennfähigkeit sehr beeinträchtigen.

Reisigfackel

Dies ist wohl die einfachste und schnellste Art, eine Fackel zu improvisieren. Verwende dazu zwei Hände voll Fichtenreisig mit unterschiedlich dicken Zweigen und einem halben Meter Länge. Binde sie mit einem Draht oder einer Behelfsschnur zu einem Bündel zusammen. Verwende dafür keine Kunstfaserschnur, da diese durch die Hitze der Flamme verbrennen könnte. Sollte die Flamme nach einer gewissen Zeit kleiner werden, kann die Schnur einfach nach unten geschoben werden, wodurch sich die Äste weiter spreizen und wieder mehr Sauerstoff an das Feuer gelangen kann.

Harzfackel

Ein Stück Birkenrinde wird um das Ende eines etwa daumendicken grünen Astes gewickelt. Sie sollte oben je nach verfügbarer Harzmenge drei oder vier Zentimeter überstehen. Fixiere die Rinde mit einer Behelfsschnur, da diese nicht so schnell verbrennt bzw. schmilzt. In das röhrenförmige Ende kommt nun Harz hinein, welches einfach

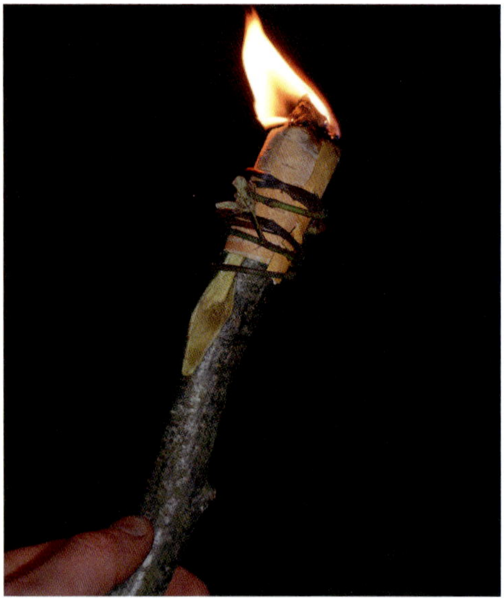

Harzfackel

angebrannt wird. Je mehr Harz zur Verfügung steht, desto größer muss das Reservoir am oberen Ende der Fackel sein. Es können aber auch Harzstücke nachgelegt werden, während sie brennt. Diese Fackelart kann auch in tropischen Regionen hergestellt werden, denn auch dort gibt es harzende Baumarten. Lediglich für den oberen Teil der Fackel muss statt Birkenrinde ein anderes Material verwendet werden. Der Bast von Palmen oder ein hohler Bambusstängel funktionieren hier sehr gut.

PRAXIS-TIPP

Halte eine brennende Fackel immer schräg, damit keine Glut oder kein brennendes Harz auf die Hand fallen kann. Führe sie nicht vor dir her, sondern neben dir, damit deine Augen nicht durch das grelle Licht irritiert werden. So bleibt die Sicht in der Dunkelheit besser erhalten.

Gefäße und Wassertransport

Impro-Wasserbeutel

Die Möglichkeit, in der Wildnis Wasser zu transportieren, kann entscheidend für das Überleben sein. Nicht überall kann Wasser gefunden werden, deshalb sollte man sich einen Vorrat anschaffen, wenn man frisches Trinkwasser gefunden hat. Mit Teilen deiner Ausrüstung kannst du dir ganz leicht einen Wasserbeutel mit mehreren Litern Volumen herstellen. Dazu werden ein Schlauchschal (alternativ Halstuch, Pulli-Ärmel), eine Plastiktüte oder Kondom (Survivalkit) und zwei Schnüre mit jeweils 20 cm Länge benötigt.

Gehe wie folgt vor:

1. Verschließe ein Ende des Schlauchschals feste mit einem Mastwurf und sichere den Knoten mit einem Sicherungsschlag. Lege die Schnur nah am Rand des Schals an, um möglichst viel Volumen zu erhalten. Drehe den Schal danach auf links, sodass der Knoten innen liegt.
2. Stecke eine Plastiktüte in den Schal. Die Tüte ist die wasserdichte Schicht, der Schal hält sie in Form.
3. Befülle das Gefäß zu 75 % mit Wasser. Achte darauf, dass genügend Material übrig bleibt, um den Beutel wasserdicht verschließen zu können.
   Verschließe die Tüte zusammen mit dem Schlauchschal mit einer weiteren Schnur mit einem Mastwurf und Sicherungsschlag.
4. Der Beutel kann zum Transport am Rucksack aufgehängt oder darin verstaut werden.

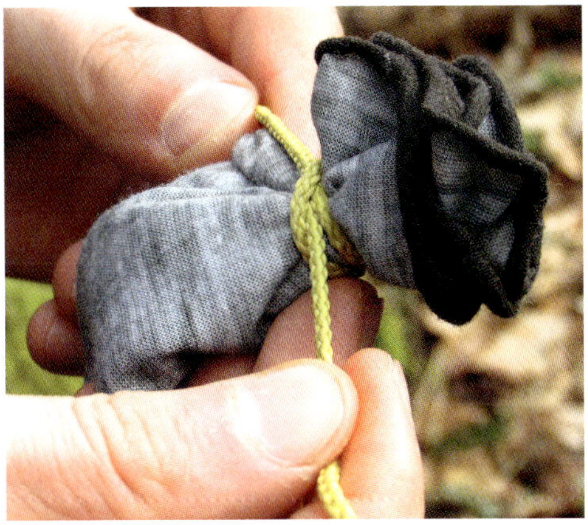

Wasserbeutel 1

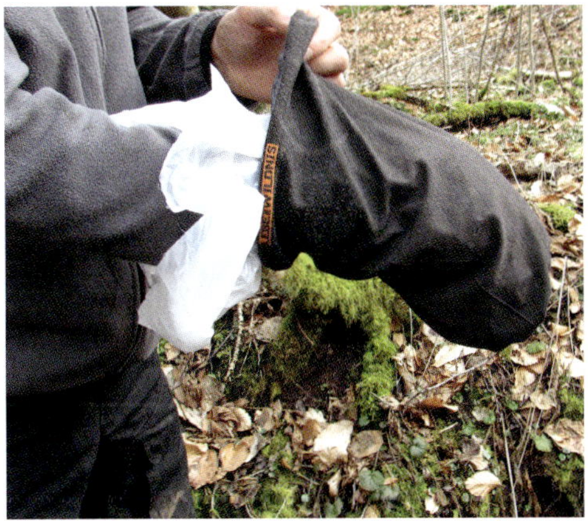

Wasserbeutel 2

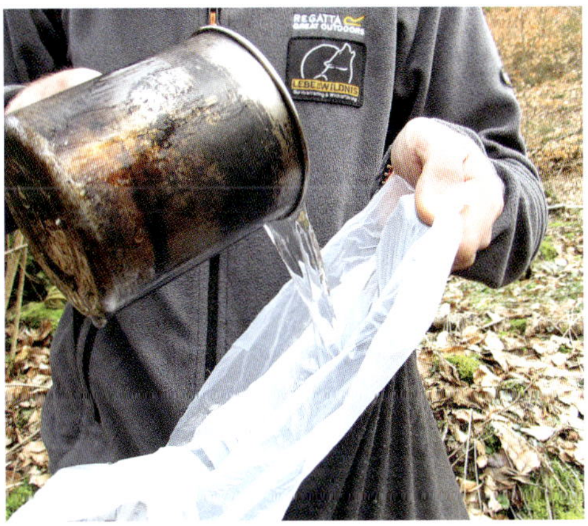

Wasserbeutel 3

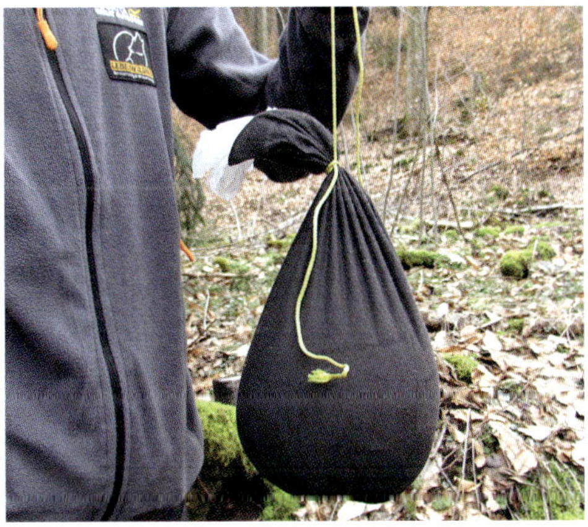

Fertiger Wasserbeutel

Schilf und Bambus

Die wohl einfachste und schnellste Möglichkeit, an ein wasserdichtes Gefäß in der Natur zu kommen, ist, eine bereits fertige Form zu nutzen. Die Rede ist von Bambus und Schilfrohren. Die Stängel beider Pflanzen sind hohl und können direkt mit Wasser befüllt werden. Der Stängel einer Pflanze ist in mehrere Segmente unterteilt und verfügt im Inneren über Abtrennungen. Wird er knapp unterhalb dieser Abtrennungen abgeschnitten, erhält man ein wasserdichtes Gefäß mit einem Boden. Während ein einzelnes in den Tropen wachsendes Bambusrohr ein sehr großes Volumen bietet, fällt das Fassungsvermögen eines Schilfrohrs nicht ganz so groß aus. Dafür kann Schilf auch außerhalb der Tropen an Gewässern gefunden werden. Um trotzdem viel Wasser transportieren zu können, werden viele Segmente mehrerer Stängel mit einer Schnur zusammengebunden. So erhält man ein ganzes Magazin mit vielen einzelnen Wasserbehältern. Am oberen Ende können diese Behälter mit einem geschnitzten Verschlussstopfen aus Holz verschlossen werden.

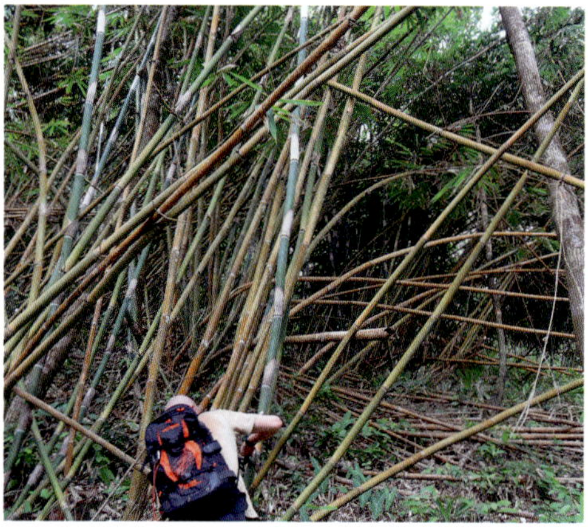

Bambus

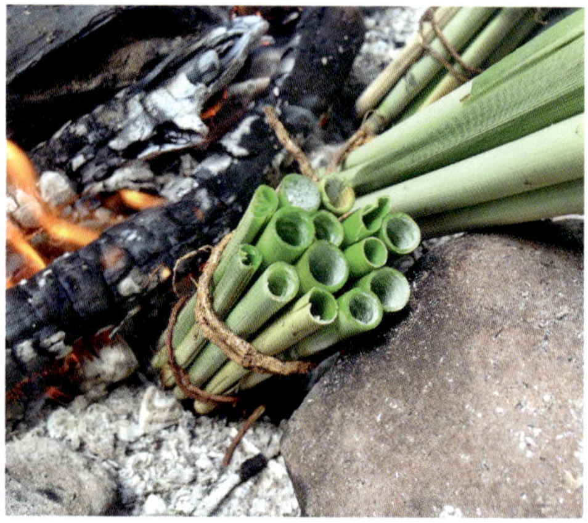

Schilfrohre

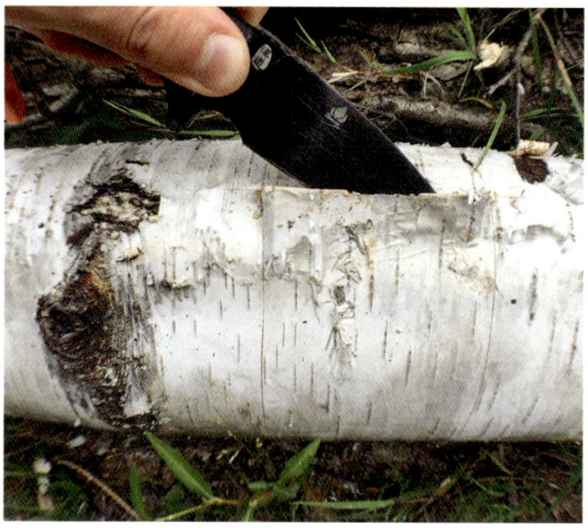

Birkengefäß 1

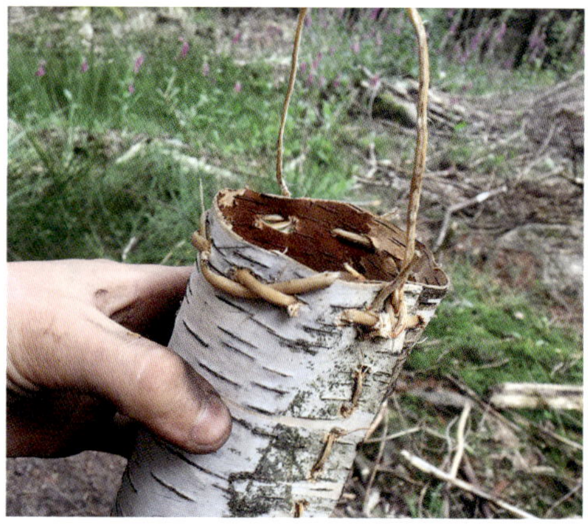

Birkengefäß 2

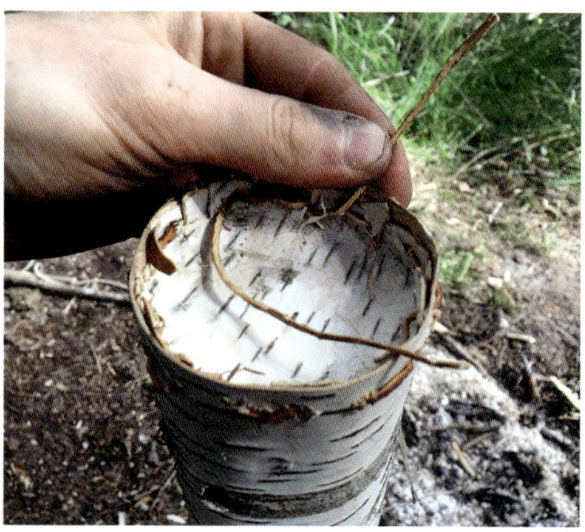

Birkengefäß 3

Das frische Schilf- und Bambusrohr ist hitzestabil und kann auch zum Aufkochen von Wasser verwendet werden. Dazu wird es einfach in die Glut des Feuers gestellt. Solange die Rohre voll Wasser sind, wird die Hitze über das Gefäß direkt an das Wasser abgegeben. Leere Gefäße können verbrennen. Beim Kochen im Feuer sollten die einzelnen Rohre mit einer Behelfsschnur wie Lianen oder Wurzeln zusammengeknotet werden, da diese hitzeresistenter sind als Kunstfaserschnüre.

Oben links: Bambus ist in den Tropen meist in großen Mengen zu finden wie hier auf dem Bild im Dschungel Thailands.

Oben rechts: Schnell, einfach, effektiv. Ein Wasserbehälter aus Schilfrohren am Feuer. Am oberen Rohr sieht man, dass das Wasser bereits kocht.

Rindenschalengefäße

Gefäße aus Birkenrinde

In Kanada wurden Kanus früher aus Birkenrinde gefertigt. Die Rinde wurde großflächig vom Baum entfernt und auf ein Holzgestell aufgetragen. Die Ränder wurden mit einer Harz-Kohle-Mischung versiegelt. So können auch Gefäße hergestellt werden.

1. Schneide dazu von einer Birke um den kompletten Umfang des Stamms ein 20–30 cm hohes Stück heraus. Die Rinde sollte möglichst glatt und frei von Ästen oder Verletzungen sein.
2. Das Stück wird zusammengerollt und an den Stoßkanten zunächst mit flüssigem Harz verklebt und anschließend mit einer Schnur verwebt. Die nötigen Löcher werden mit der Messerspitze gebohrt. Die Naht muss von innen zusätzlich mit Harz versiegelt werden, damit das Gefäß wasserdicht wird.
3. Für den Boden wird ein rundes Stück Rinde benötigt, das im Durchmesser ca. 2 cm größer ist als das Gefäß. Schneide es am Rand jeden Zentimeter etwa 1 cm tief zum Mittelpunkt hin ein und falte die Laschen um. Der Boden wird nun am kompletten Umfang ebenfalls großzügig mit flüssigem Harz bestrichen und in das Rohr eingeklebt und anschließend verwebt.

Gefäße aus Kambium

Aus dem wasserdichten Kambium von Kieferngewächsen kann noch einfacher ein Gefäß improvisiert werden. Das Kambium ist die Wachstumsschicht eines Baumes. Sie liegt direkt unter der Borke über dem Splintholz, ist wenige Millimeter dick und sehr biegsam. Für ein Gefäß muss von einem lebenden oder frisch gefällten bzw. umgestürzten Baum ein mindestens 30 x 30 cm großes Stück Rinde geschnitten werden. Bei jungen Bäumen ist das Kambium noch dünn und geschmeidig und lässt sich dadurch auch leichter bearbeiten, ohne zu reißen. Das herausgetrennte Stück darf keine Äste oder Verletzungen haben. Entferne den Bast auf der Außenseite, indem du ihn mit dem Messer oder einem rauen Stein abschmirgelst. So lässt sich das Material später leichter falten und reißt nicht so schnell. Am Feuer oder in der Sonne kann das fertige Behältnis getrocknet werden. So verliert es an Flexibilität und behält seine Form.

1. Entferne das Kambium des Baumes. Schneide es zuvor an den Rändern ein und ziehe es mit dem Messer ab.
2. Knicke alle vier Seiten vorsichtig um. Dabei entstehen in den Ecken Laschen, wie auf dem Bild zu sehen ist.
3. Durchbohre diese mit der Messerspitze und verknote sie mit einer Behelfsschnur, damit die Schale in Form bleibt.

Behelfslöffel

Zeichne auf einem Stück Birkenrinde oder dem Kambium eines Kieferngewächses die Form einer Acht auf. An ihrer Taille sollte sie jedoch 2 bis 3 cm breit sein. Schneide die Form mit dem Messer aus und entferne den Bast der Rinde. Falte das ausgeschnittene Stück in der Mitte der Länge nach, wie auf dem Bild zu sehen. Umwickle diesen Bereich anschließend bis zum Ende des Löffels mit einem weiteren Stück der Rinde oder einer Schnur. Weitere improvisierte Gegenstände siehe rechte Seite.

Achtung!

Zu Übungszwecken darf niemals die Rinde eines Baumes entfernt werden! Das kann dem Baum erheblichen Schaden zufügen, wodurch er absterben könnte. Für diesen Zweck sollten immer frisch gefällte oder umgestürzte Bäume verwendet werden!

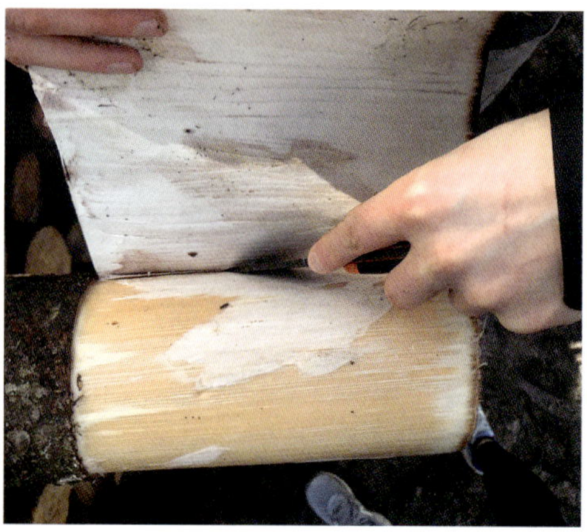

Kambiumgefäß 1

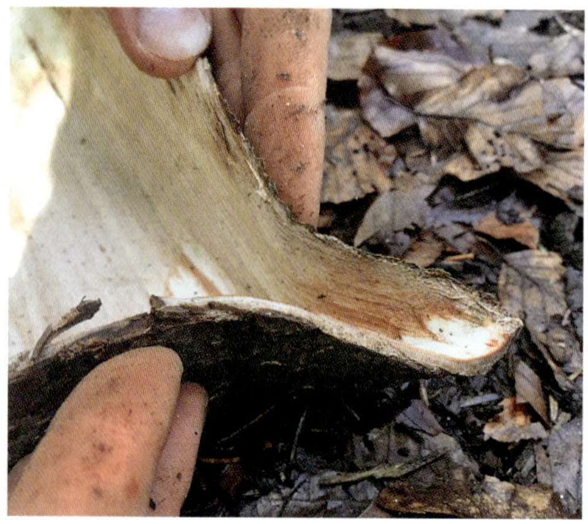

Kambiumgefäß 2

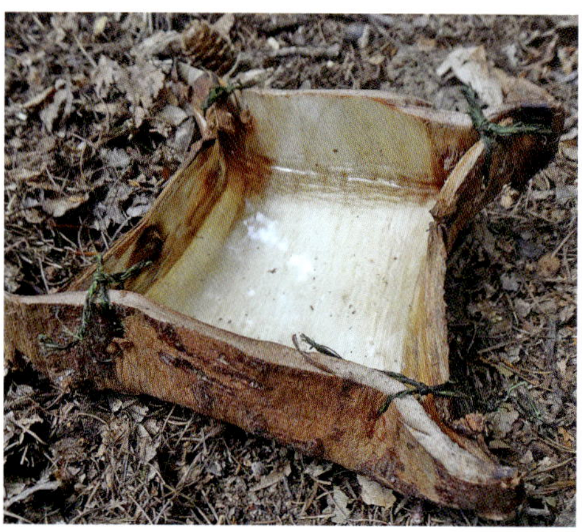

Kambiumgefäß 3

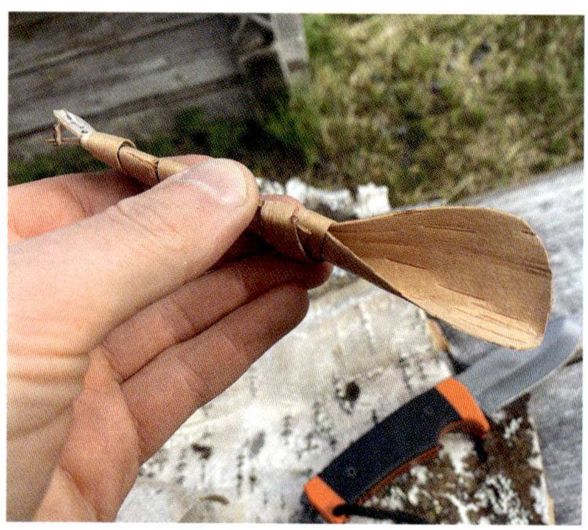

Birkenlöffel

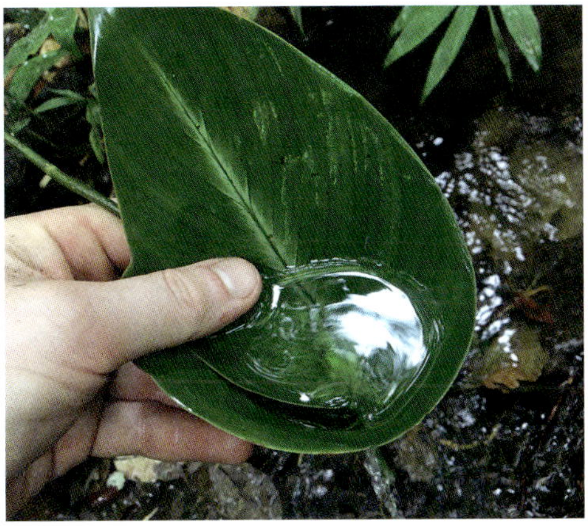

Trinkgefäß aus einem Blatt

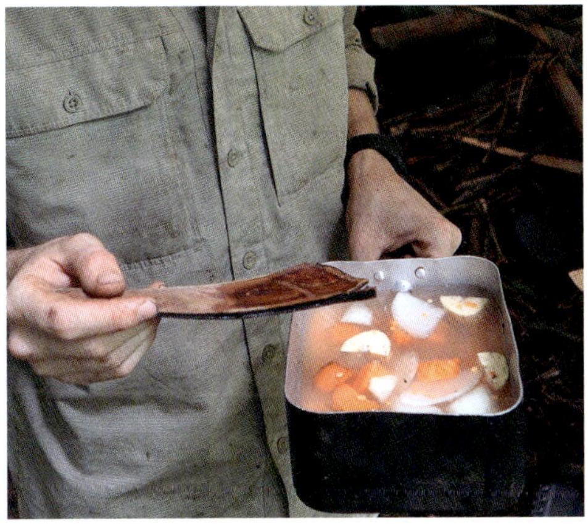

Behelfslöffel aus einer tropischen Nussschale

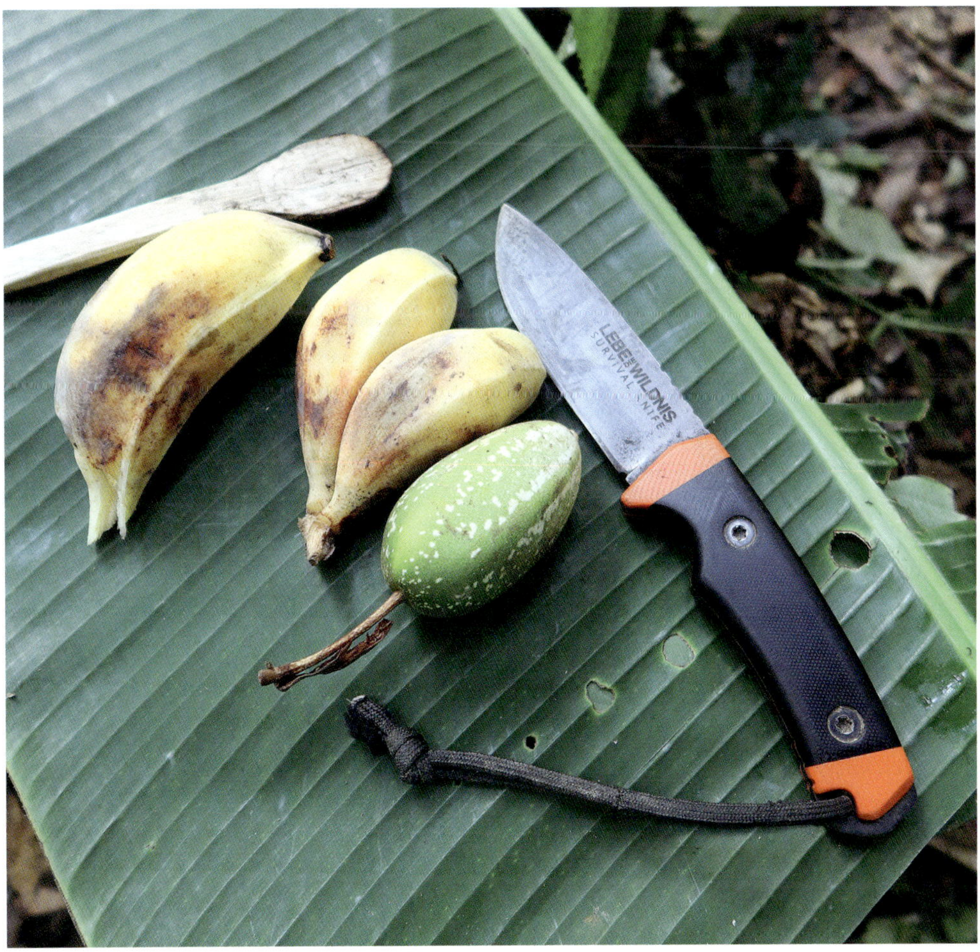

Geschnitzter Löffel und Unterlage aus Bananenblatt

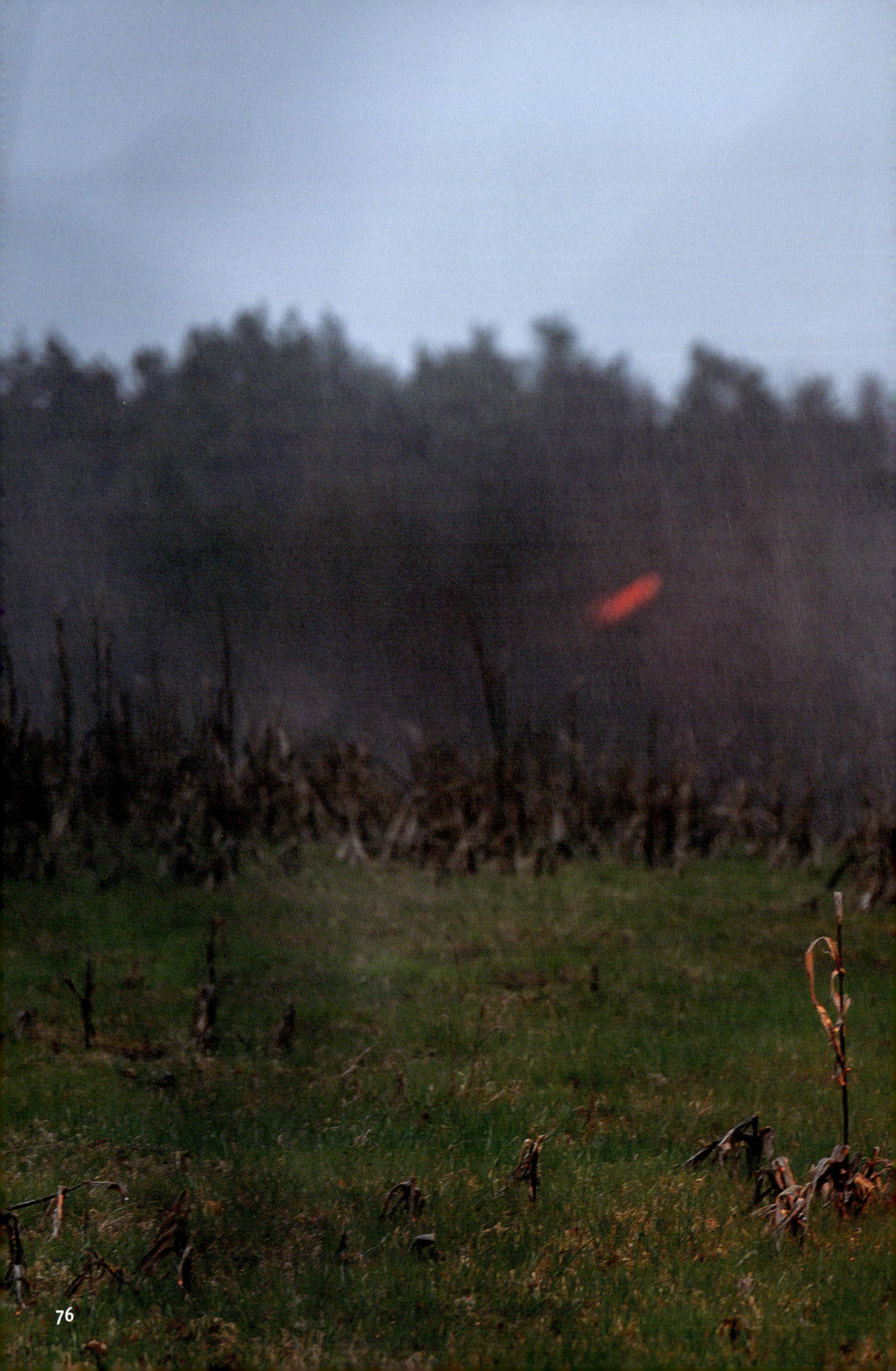

Rettung und Notsignale

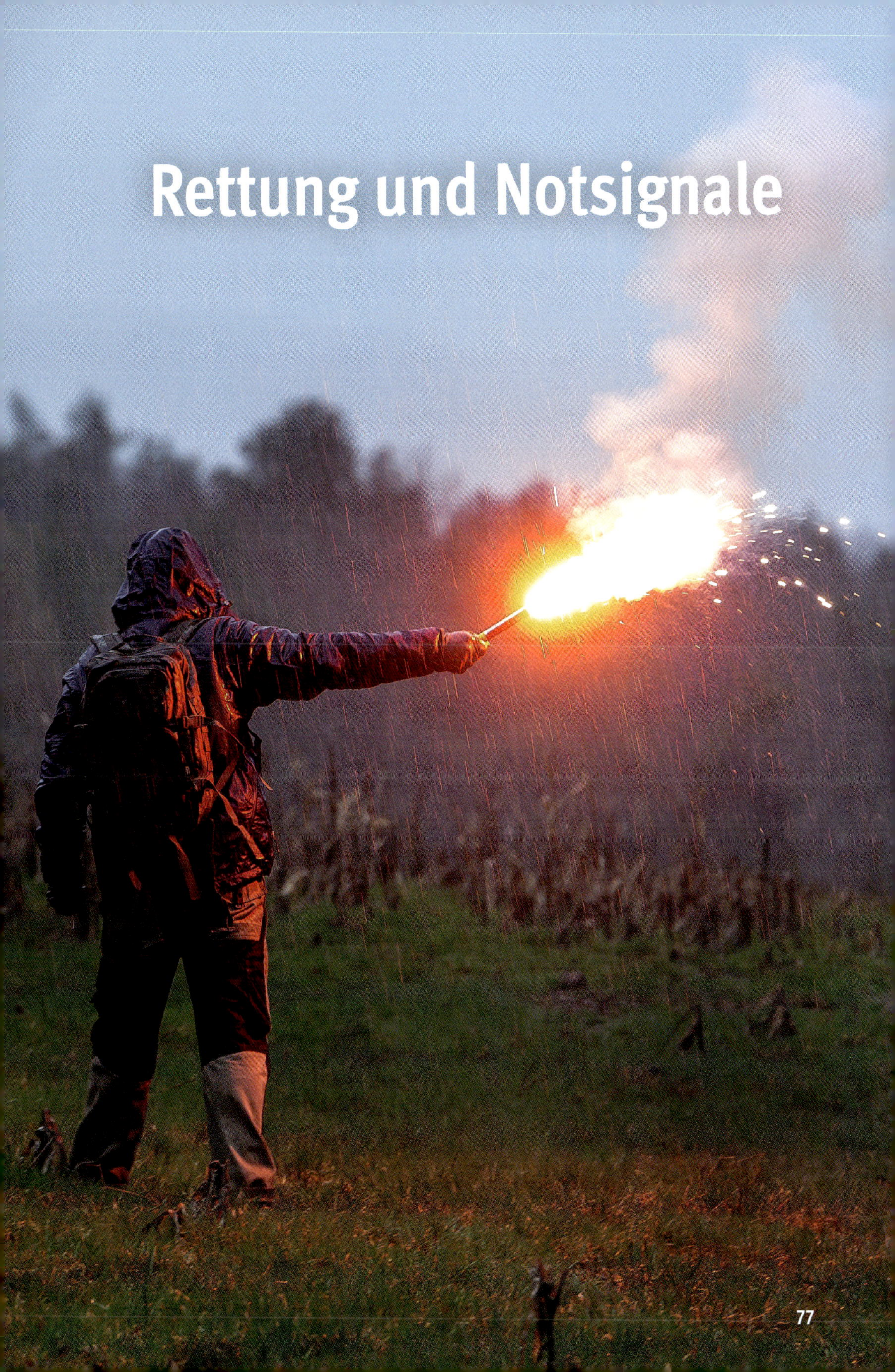

Es wurde bereits erklärt, dass die Rettung das Wichtigste ist und noch über den vier Prioritäten Schutz, Feuer, Wasser, Nahrung steht. Um in einer realen Notsituation gesucht zu werden, muss allerdings zuerst jemand wissen, dass man vermisst wird bzw. in Not geraten ist. Du solltest also vor einer Reise in abgelegene Wildnisgebiete dieser Erde immer jemanden in deine Planungen einweihen, damit dieser Hilfe rufen kann, wenn du vermisst werden solltest. Zudem gibt es viele Möglichkeiten, auf sich aufmerksam zu machen und Zeichen zu geben, wenn man in einer Notlage steckt und Hilfe benötigt. Weiter oben wurde erklärt, dass man einen Platz immer sauber hinterlassen sollte. In einer realen Survival-Situation sollten allerdings möglichst viele und eindeutige Zeichen zurückgelassen werden. Die folgenden Signale sind international und sollten somit weltweit als Notsignal interpretiert werden können.

Euronotruf

Der Euronotruf ist ein in Europa länderübergreifendes Notrufsystem. Unter der **Nummer 112** wird man von einer mehrsprachigen Leitstelle zu den verschiedenen Organisationen wie Polizei, Feuerwehr und Rettungsdienst weitergeleitet. Seit 2008 ist der Notruf ohne eine aktive SIM-Karte nicht mehr möglich. Der Rufaufbau ist jedoch kostenlos und kann über alle Mobilfunknetze erfolgen. Dies gilt für alle Länder in der Europäischen Union, aber auch für andere Länder in Europa wie die Schweiz, Liechtenstein, Island und Norwegen. Darüber hinaus wird die Nummer auch in vielen Ländern außerhalb Europas verwendet wie Israel und Kasachstan oder in afrikanischen Ländern wie Simbabwe. In lateinamerikanischen Ländern findet sie Verwendung in Costa Rica und im pazifischen Raum in Neuseeland und Australien. Wählt man in den USA und Kanada die **112**, wird man zur bekannten Notrufnummer **911** umgeleitet.

Beim Wählen des Euronotrufs wird der Leitstelle die Nummer des Anrufers übermittelt, auch wenn dies vom Anwender nicht freigegeben wurde. Zudem ist der Zentrale die satellitengestützte Ortung des Smartphones oder Fahrzeugs möglich.

INFO

Die Euronotrufnummer ist in ganz Europa gültig, aber auch in Ländern außerhalb Europas sowie in Teilen Afrikas. In Nordamerika wird man beim Wählen der **112** zum dort gültigen Notruf **911** umgeleitet (Quelle: https://de.wikipedia.org/wiki/Euronotruf).

Alpines Notsignal

Mit dem Alpinen Notsignal kannst du mit einem optischen oder akustischen Signal auf dich aufmerksam machen. Es ist ein internationaler Code für alpines Gelände und sollte von allen professionellen Such- und Rettungstrupps sowie Bergsteigern erkannt werden können.

Ein Signal wird sechsmal nacheinander in den gleichen Abständen durchgeführt. Nach einer einminütigen Pause wird es auf die gleiche Weise wiederholt. Diese Schleife muss in dieser Reihenfolge dauerhaft durchgeführt werden, bis man entdeckt wird. Die Antwort erfolgt mit drei Signalen im gleichen Abstand und einer einminütigen Pause mit anschließenden Wiederholungen.

Möglichkeiten für Signale

Akustische Signale
Rufen, Klopfen, Pfeifen, Schießen

Optische Signale
Blinkzeichen mit Stirn-/Taschenlampe, Signalspiegel, Winken mit Tarp, Rettungsdecke, Schlaf-/Biwaksack, auffälliger Kleidung

Reihenfolge der Signalgebung

Notsignal

- 6 Signale
- 1 Minute Pause
- 6 Signale
- Wiederholung

Antwort

- 3 Signale
- 1 Minute Pause
- 3 Signale
- Wiederholung

Signalspiegel

Eine visuelle Signalgebung durch Licht ist die wohl effektivste Methode, um Suchtrupps auf sich aufmerksam zu machen. Genutzt werden kann außer der Taschenlampe eine Lichtquelle, die fast immer und überall zur Verfügung steht – die Sonne. Dazu ist nicht einmal spezielles Equipment nötig. Ein einfacher Spiegel ist vollkommen ausreichend, um die Sonnenstrahlen zu reflektieren. Ein Leuchtsignal jeglicher Art kann über viele Kilometer hinweg durch das menschliche Auge wahrgenommen werden, selbst wenn die Lichtquelle nicht direkt anvisiert wird. Ein blitzendes Licht inmitten einer natürlichen Landschaft ohne Bebauungen wird auch im peripheren Blickfeld erkannt, selbst wenn es noch so klein ist. Es ist schlichtweg unnatürlich und hebt sich von der übrigen Umgebung ab.

Unten: Spezieller Signalspiegel mit Visier für bessere Peilung. Aber auch andere spiegelnde Gegenstände können verwendet werden.
Ganz unten: Die Reflexion ist über viele Kilometer zu sehen und kann auch im peripheren Gesichtsfeld wahrgenommen werden.

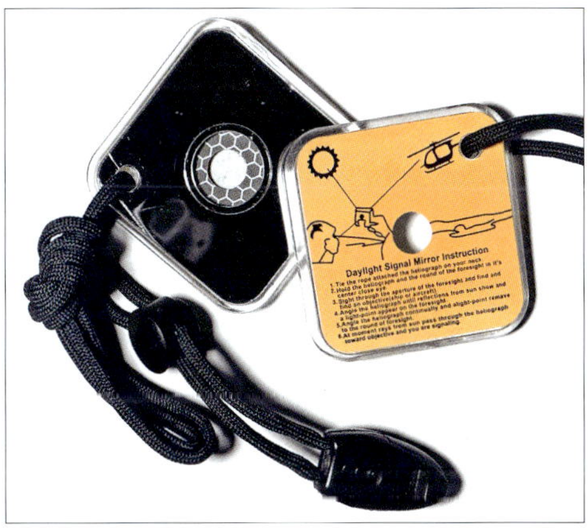

Signalspiegel mit Visier

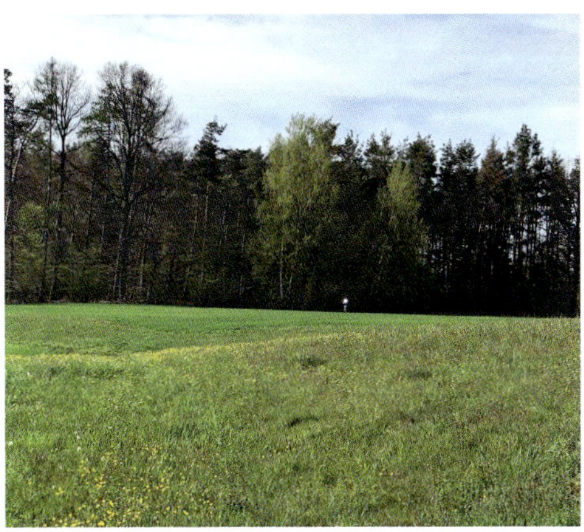

Reflexion

Um das Sonnenlicht zu reflektieren, wird ein Spiegel verwendet. Es gibt spezielle Signalspiegel, die für diesen Zweck konzipiert sind. Sie verfügen über ein Loch in der Mitte, um das Ziel besser anvisieren zu können. Es funktioniert aber genauso gut mit einem aufgeklappten Spiegelkompass.

Sollte beides nicht verfügbar sein, muss improvisiert werden. Es funktioniert auch mit der blanken Messerklinge, einem Stück Alufolie aus dem Survivalkit oder dem aufpolierten Boden einer Getränkedose. Je klarer der Spiegel ist, umso besser lässt sich das Sonnenlicht reflektieren, auch wenn der Himmel teilweise bewölkt ist.

Um ein Signal zu geben, halte den Spiegel direkt neben das Auge oder schaue durch das Loch des Spiegels hindurch, falls dieser über eines verfügt. Reflektiere das Sonnenlicht auf deinen Handrücken. Strecke nun die Hand aus und bilde mit Zeige- und Mittelfinger ein V. Die Reflektion sollte noch immer zu sehen sein. Visiere mit dem V das Objekt an, dem du ein Signal geben möchtest. Bewege den Spiegel nun so, dass das Licht auf den beiden Fingern zu sehen ist. Indem du den Spiegel nun leicht hin und her bewegst, wird deine Reflektion als blitzendes Licht wahrgenommen und zieht so die Aufmerksamkeit auf sich.

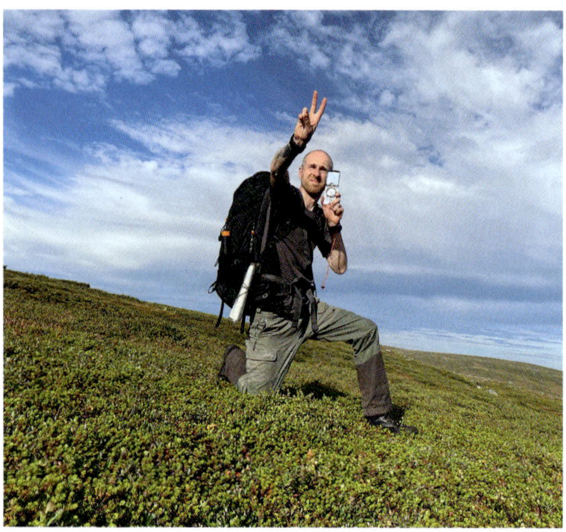

Reflexion des Lichts

Unten: Reflektiere das Licht zuerst auf den Handrücken und dann auf die Finger.

Signalfeuer

Mit einem Signalfeuer erzeugt man Rauch und macht somit auf sich aufmerksam. Deshalb sollte das Signalfeuer auf einer freien Fläche wie einer Waldlichtung aufgebaut werden. Idealerweise auf einer Anhöhe, damit es besser gesehen werden kann. Es sollte jedoch auch nicht zu weit vom Lager entfernt aufgestellt werden, da es schnell entzündet werden muss, sobald das Geräusch eines Flugzeugs oder Helikopters zu hören ist.

Errichte mit drei stabilen Stöcken ein ca. zwei Meter hohes Dreibein. Auf halber Höhe muss eine Plattform aus Ästen eingearbeitet werden. Darunter bereitest du so gut wie möglich ein Feuer-Tipi vor. Verwende schnell entflammbare Materialien und dünnes Brennholz, um möglichst schnell Hitze zu bekommen. Auf die Plattform wird nun sehr viel grünes Pflanzenmaterial gelegt. Ordne es ebenfalls in einer Tipiform an, damit es das Brennmaterial darunter besser vor Regen schützt. Beim Verbrennen entsteht eine hohe weiße Rauchsäule, die sich farblich von der Umgebung absetzt. Für dunklen schwarzen Qualm können auch Kunststoffe wie Müll oder Teile der Ausrüstung verwendet werden. Letzteres solltest du aber nur dann verbrennen, wenn du dir zu einhundert Prozent sicher bist, dadurch gerettet zu werden!

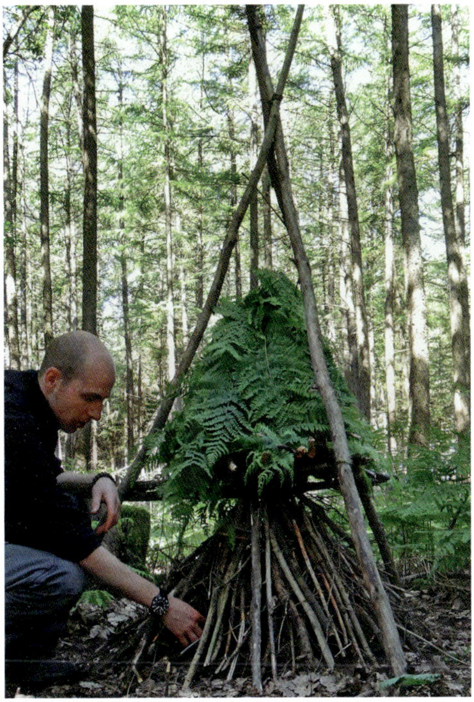

Signalfeuer-Konstruktion

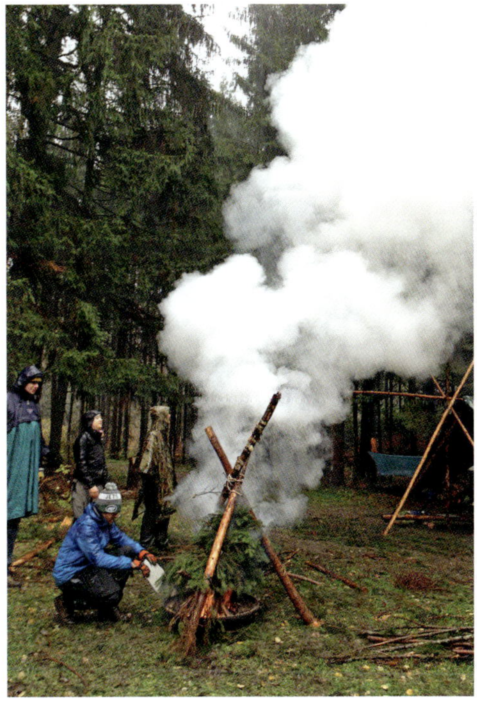

Weißer Rauch steigt auf.

Oben links: Die gesamte Konstruktion sollte etwa mannshoch sein. Das Feuerholz muss vor Regen geschützt sein.
Oben rechts: Schon mit der ersten Hitzeentwicklung entsteht dichter weißer Rauch, der sich deutlich vom Hintergrund abhebt.

Boden-Luft-Signale

Für in Not geratene Personen besteht die Möglichkeit, an Bodensuchtrupps oder Suchflugzeuge geeignete Sichtzeichen zu geben, sofern keine andere Form der Kommunikation möglich ist. Hierzu wurden anzuwendende Boden- oder Wasser-/Luft-Notzeichen entwickelt, die international einheitlich sind. Diese können mit allen vorhandenen Mitteln improvisiert werden. Damit diese Zeichen auch aus großer Höhe gesehen und gedeutet werden können, sollten sie kontrastreich zum Untergrund und ausreichend groß (min. 2,5 m) sein.

Visueller Boden-Luft-Signal-Code zur Benutzung durch Überlebende:

V – benötige Hilfe
X – benötige ärztliche Hilfe
N – nein (Verneinung, No)
Y – ja (Bestätigung, Yes)
↑ – gehe in diese Richtung

PRAXIS-TIPP

Boden-Luft-Signale sind nicht zwangsläufig Bestandteil eines Flugscheins für Hobbypiloten. Somit kann man nicht davon ausgehen, dass die Signale von jedem vorbeifliegenden Piloten richtig gedeutet werden. Die Buchstaben **SOS** werden allerdings weltweit auch ohne die nötige Ausbildung als Notsignal verstanden. Der Austausch von Informationen ist jedoch darauf beschränkt, dass sich der Signalgebende in einer Notsituation befindet.

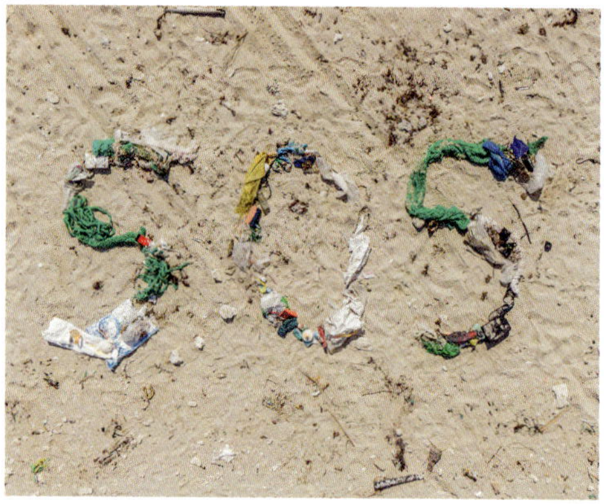

SOS-Zeichen

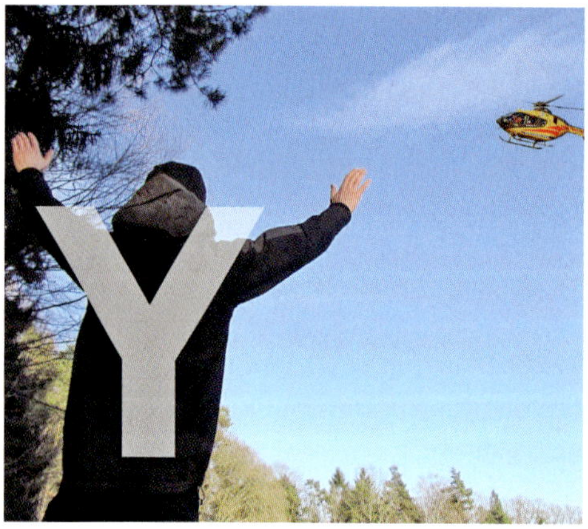

Yes, I need help.

Körpersignale

Auch durch Körpersignale kann ausgedrückt werden, dass man sich in einer Notlage befindet. Sollte sich dir ein Helikopter oder ein Flugzeug nähern, reichen dir zwei Körpersignale, um den Insassen klarzumachen, ob du Hilfe benötigst oder nicht. Es gibt noch viele weitere Körpersignale, doch dies sind die zwei wichtigsten. Präge sie dir gut ein! In manchen Rucksäcken werden sie auch auf der Unterseite des Deckelfachs abgebildet.

Yes, I need help

Strecke beide Hände in die Luft, um auszudrücken, dass du Hilfe benötigst! Ein Tarp in Signalfarben oder Leuchtfackeln erhöhen die Chance, gesehen zu werden (Mitte links).

No, I don't need help

Strecke nur eine Hand in die Luft, um zu signalisieren, dass du keine Hilfe benötigst und alles in Ordnung ist (unten links)!

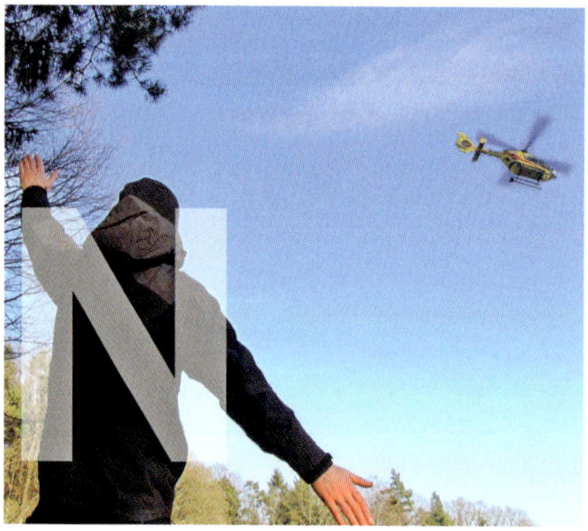

No, I don't need help.

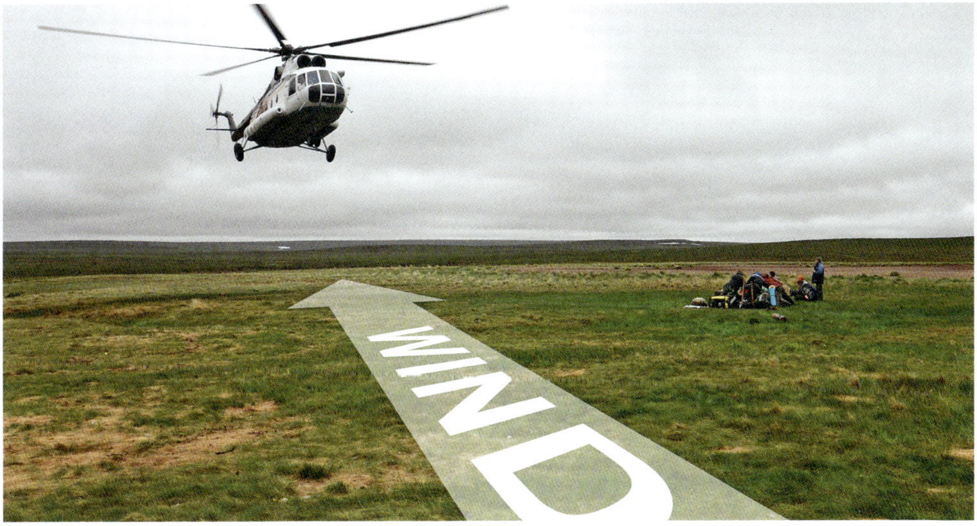

Helikoptereinsatz

Verhalten bei Helikoptereinsatz

In unzugänglichem Gelände kommt die Hilfe meist von einem Helikopter. Damit dieser landen kann, solltest du im Vorfeld nach einem geeigneten Landeplatz schauen, sofern es die Situation zulässt. Dies würde dem Rettungsteam einiges an Zeit sparen. Die Fläche dafür sollte ein möglichst freies Gelände sein mit einem Gefälle von maximal 7°. Die Größe der Landefläche sollte der doppelten Helikopterlänge entsprechen, also mindestens 30 x 30 m, während die Einflugschneise bei Nacht mindestens 250 m und bei Tag mindestens 150 m groß sein muss. Alles, was durch den Abwind der Rotorblätter herumfliegen könnte, muss entfernt oder befestigt werden. Dies gilt auch für Zelte, Tarps und andere Campausrüstung. Schnee muss so gut wie möglich festgetreten werden, da er sonst aufgewirbelt wird, was die Landung sehr erschwert. Dies funktioniert am besten systematisch mit Skiern oder Schneeschuhen. Markiere den Landeplatz mit einem großen »H«, um den Piloten zu signalisieren, wo sie landen können. Verwende dazu schwere Steine oder andere schwere Gegenstände, die nicht herumgewirbelt werden können. Eine improvisierte Flagge oder ein Rauchzeichen dient als Indikator für die Windrichtung. Ein Einweiser gibt bei der Landung dauerhaft das Yes-Signal. Er sollte eine stabile Position einnehmen, am besten kniend, damit er nicht vom Downwash, dem Rotorabwind, umgeblasen werden kann. Ist der Helikopter gelandet, warte, bis das Rettungsteam aussteigt und auf dich zukommt. Die Annäherung erfolgt nur von vorne und gegebenenfalls nur von der Talseite.

Oben: Ein Helikopter landet immer gegen den Wind. Der Einweiser sowie andere zu rettende Personen stehen bzw. knien in sicherem Abstand vor dem Helikopter, während sie den Wind im Rücken haben. Alle losen Gegenstände werden sicher verwahrt, sodass nichts in die Rotoren gelangen kann.

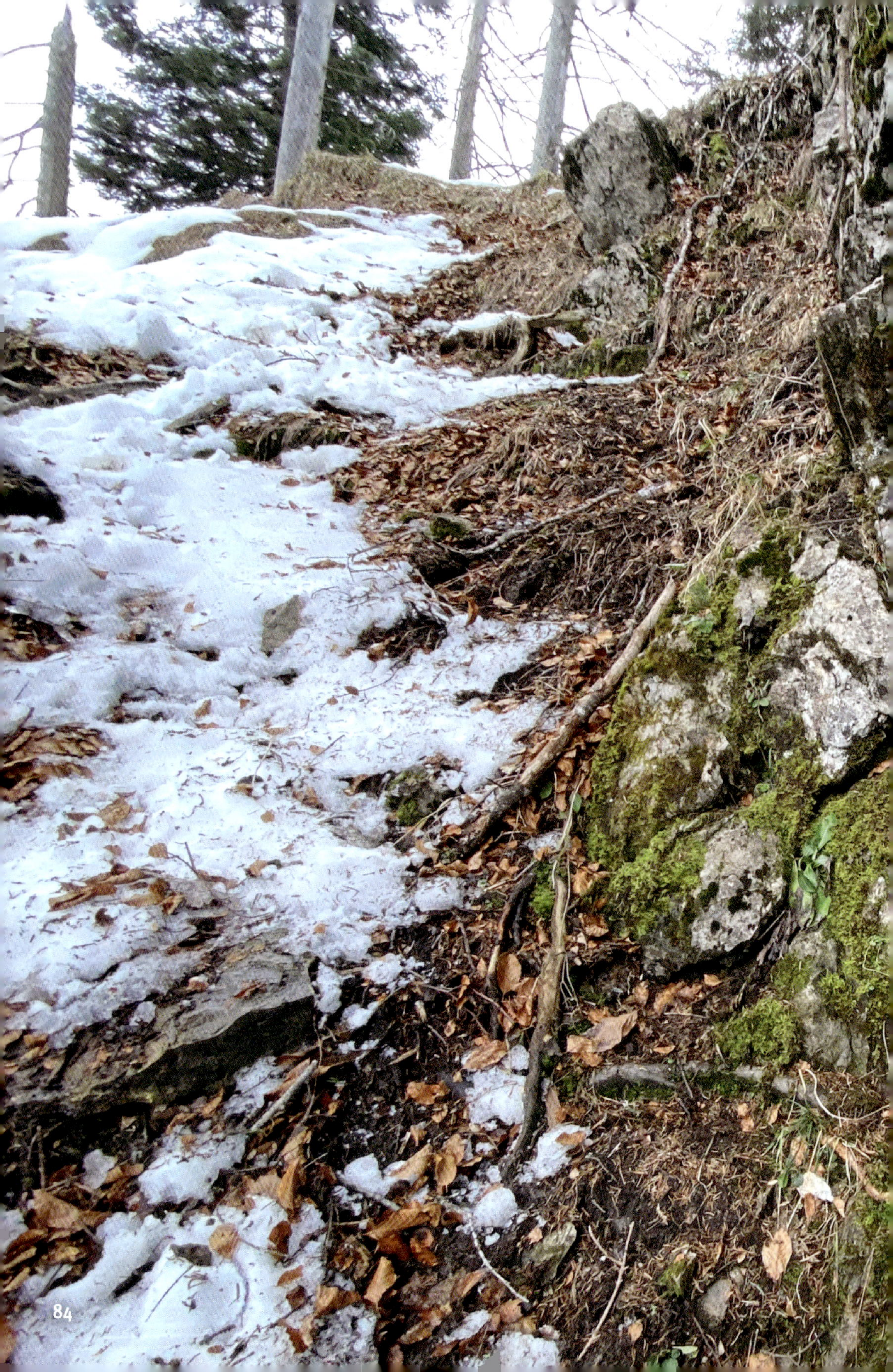

Schutz und Wärmeerhalt

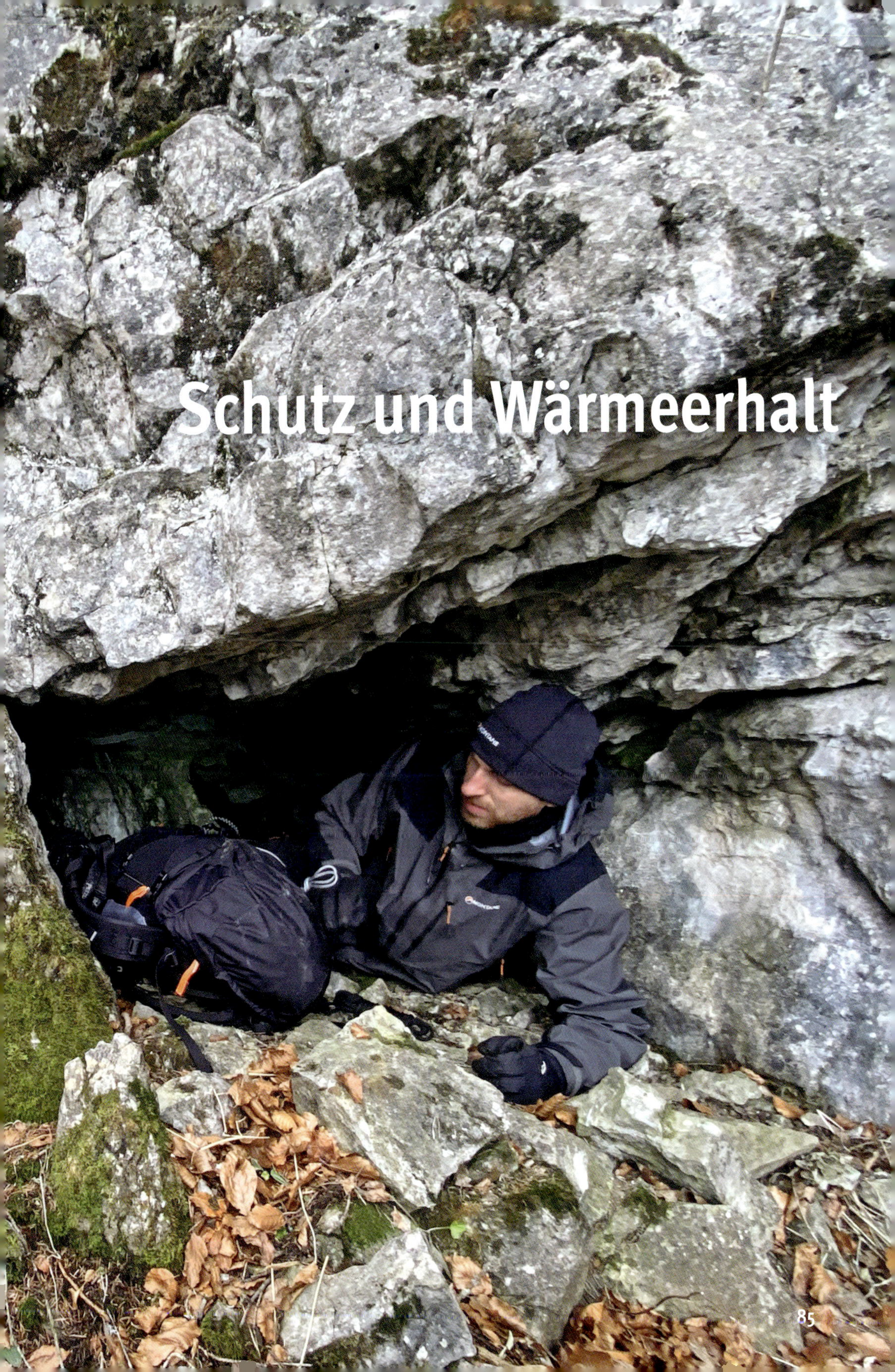

In den meisten Regionen der Erde ist ein Schutz vor dem Wetter das wohl Wichtigste in einer Notsituation sowie auch beim Trekking. Diesen Schutz benötigen wir für den Wärmeerhalt, um die Wärmeabgabe unseres Körpers zu reduzieren, aber auch zum Schutz gegen Hitze. Durch einen Shelter soll also sowohl eine Unterkühlung als auch eine Überhitzung vermieden werden.

Wodurch kann der Verlust der Körperwärme erfolgen?

Strahlung

Durch ein Feuer nimmt unser Körper Wärme auf, schnell gibt er sie aber auch wieder ab. Durch mehrere Kleidungsschichten kann die Körperwärme jedoch eingeschlossen und gespeichert oder durch eine Rettungsdecke sogar zurückgestrahlt werden.

› Beuge dem Wärmeverlust durch Strahlung vor, indem du dich nach dem Zwiebelprinzip kleidest, deine Kleidung zusätzlich mit natürlichen Materialien ausstopfst oder einen gut isolierten Unterschlupf errichtest.

Verdunstung

Wenn Wasser verdampft und gasförmig wird, nimmt es sehr viel Energie auf. Verdampft also Wasser auf der Kleidung oder direkt auf der Haut, entzieht es dem Körper Wärme. Diesen Effekt nutzt der Körper zur Regelung der Temperatur beim Schwitzen.

› Beuge dem Wärmeverlust durch Verdunstung vor, indem du es vermeidest, dass du oder deine Kleidung durch Schwitzen, Regen oder anderweitig nass wird.

Konduktion (Kontaktwärmeleitung)

Durch Kontakt zum kalten Boden ohne ausreichende Isolierung wird dem Körper Wärme entzogen. Da Wasser ein sehr guter Wärmeleiter ist, wird der Verlust durch Nässe noch verstärkt.

› Beuge dem Wärmeverlust durch *Konduktion* vor, indem du nicht auf dem blanken Boden ruhst, sondern deine Kleidung zusätzlich mit natürlichen Materialien isolierst, dich auf den Rucksack setzt oder ein Waldläuferbett errichtest.

Konvektion (Strömungswärmeleitung)

Am Körper vorbeiströmende Luft bzw. vorbeiströmendes Wasser nimmt die Wärme auf und transportiert diese ab. Bei Wind ist dies auch als *Windchill-Effekt* bekannt. Bei einer Windgeschwindigkeit von 30 km/h können sich 0 °C wie -7 °C anfühlen. Das darf auf keinen Fall unterschätzt werden!

› Beuge dem Wärmeverlust durch Konvektion vor, indem du dich mit winddichter Kleidung (Windstopper-Fleece, Hardshell-Jacke) schützt. Finde Schutz in Erdmulden, hinter dichten Büschen, Bäumen, Felsen und in Höhlen. Sei besonders vorsichtig beim Durchqueren von Fließgewässern. In wenigen Sekunden wird dir dabei die Körperwärme entzogen.

PRAXIS-TIPP

Häufig werden alle vier Punkte unterschätzt. Vor allem aber der Windchill-Effekt kann bereits bei einer einfachen Bergwanderung durch eine schnell aufziehende Schlechtwetterfront zu einem großen Problem werden. Achtung, subjektive Gefahr! Sei immer vorbereitet und packe dir auch bei schönem Wetter mindestens eine Hardshell-Jacke ein.

Windchill-Tabelle

Wind-geschwin-digkeit	Lufttemperatur									
0 km/h	10 °C	5 °C	0 °C	−5 °C	−10 °C	−15 °C	−20 °C	−30 °C	−40 °C	−50 °C
5 km/h	10	4	−2	−7	−13	−19	−24	−36	−47	−59
10 km/h	9	3	−3	−10	−15	−21	−27	−39	−51	−63
15 km/h	8	2	−4	−11	−17	−23	−29	−41	−54	−66
20 km/h	7	1	−5	−12	−18	−24	−30	−43	−56	−68
25 km/h	7	1	−6	−12	−19	−25	−32	−45	−57	−70
30 km/h	7	0	−7	−13	−20	−26	−33	−46	−59	−72
40 km/h	6	−1	−7	−14	−21	−27	−34	−48	−61	−74
50 km/h	6	−2	−8	−15	−22	−29	−35	−49	−63	−76
60 km/h	5	−2	−9	−16	−23	−30	−37	−50	−64	−78

Quelle Tabelle: https://de.wikipedia.org/wiki/Windchill

Kleidung – der erste Schutz

Gewissermaßen stellt deine Kleidung bereits einen Shelter dar. Eine Jacke schützt vor Wind und Nässe, die darunter liegenden Schichten isolieren gegen die Kälte. Die Kleidung muss immer an die jeweilige körperliche Aktivität angepasst werden. Kleide dich bei kalten Temperaturen nach dem Zwiebelprinzip. Dabei werden mehrere dünne Schichten übereinander getragen. Zuerst kommt ein eng anliegender Base-Layer (lange Unterwäsche), dann Mid-Layer (Fleece-Jacke), darüber ein Insulated-Layer (Daunenjacke) und der Outer-Layer, ein Wetterschutz (Hardshell-Jacke) gegen Nässe und Wind. Kunstmaterialien haben den Vorteil, dass sie schnell trocknen und eine gute Isoliereigenschaft besitzen. Natürliche Stoffe wie Baumwolle oder Daune saugen sich voll mit Wasser und sind dann sehr schwer. Sie trocknen nur sehr langsam, haben aber eine bessere Isoliereigenschaft. Grundsätzlich sollte jedoch vermieden werden, dass die Kleidung durch Schweiß oder Wasser nass wird. Sollte es trotzdem mal passieren, kann das noch feuchte Kleidungsstück über einem anderen trockenen Teil trocken getragen werden. Niemals sollte nasse Kleidung direkt auf der Haut getragen werden, um sie zu trocknen. Dies kann zu einer lebensbedrohlichen Unterkühlung führen, die man meistens erst erkennt, wenn es bereits zu spät ist!

Doch auch gegen Hitze hilft die Kleidung. In sehr heißen Regionen oder wenn man der prallen Sonne ausgesetzt ist, ist es ratsam, lange Kleidung zu tragen. So verdunstet der

Schweiß nicht sofort und bleibt stattdessen auf der Haut, um sie zu kühlen und den Körper vor Überhitzung zu schützen. Leichte dünne Baumwollkleidung ist hier ideal. Zudem schützt sie vor einem Sonnenbrand. Im Dschungel ist lange, dünne, schnelltrocknende Kleidung wichtig, um sich gegen mechanische Verletzungen zu schützen. Sie hält spitze Stacheln und Dornen von Pflanzen sowie Mückenstiche ab.

Rechts: In den Bergen Lapplands bei 3 °C, starkem Wind und Regen war meine Kleidung überlebenswichtig.

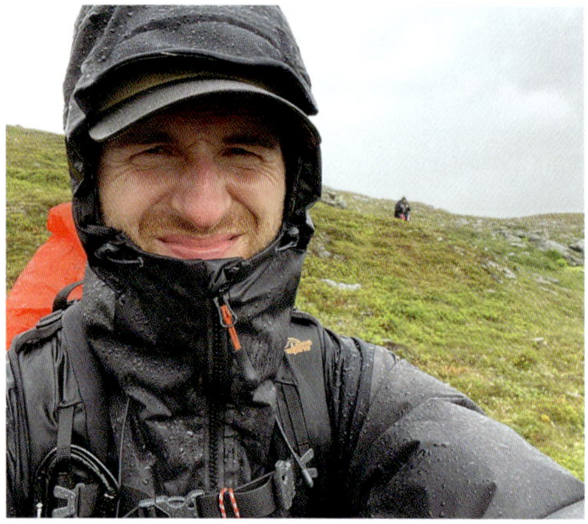

In den Bergen Lapplands

Kurzfristiger Schutz

Genügt die Isolationseigenschaft der Kleidung nicht, kannst du sie mit trockenen Naturmaterialien ausstopfen. Dabei wird Luft eingeschlossen und vom Körper erwärmt. Es ist dasselbe Prinzip wie bei Isolierjacken und Schlafsäcken, nur eben improvisiert mit Materialien aus der Natur. Es muss vor allem die Rückenpartie isoliert werden, da dort sehr viel Körperwärme verloren geht. Breite dazu deine geöffnete Jacke am Boden aus und bedecke sie mit trockenem Laub, Gras, Moos, Bartflechte oder Ähnlichem. Lege dich nun mit dem Rücken darauf und verschließe die Jacke ganz normal. Im Anschluss können noch die Vorderseite sowie Ärmel und auch die Hose ausgestopft werden. Kurzfristigen Schutz vor Wind findest du in Erdmulden oder auf der Leeseite (windabgewandte Seite) von dicken Bäumen, dichten Büschen oder Felsen. Errichte dir mit einigen dickeren Zweigen, Reisig, Laub oder Moos einen Sitz, damit über den Boden keine Wärme verloren geht. In einer kauernden Stellung hat dein Körper die ge-

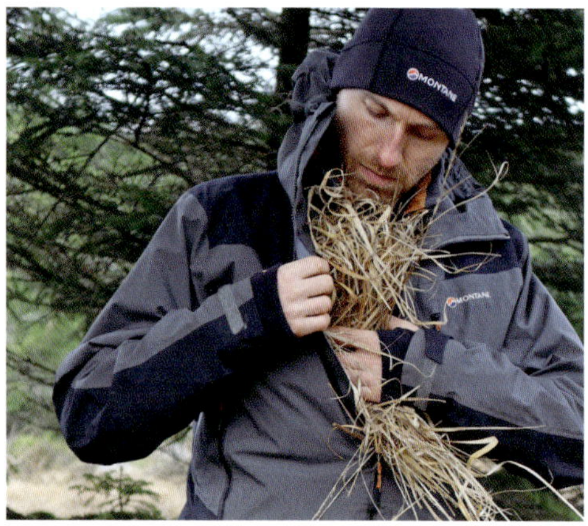

Isolationsschicht

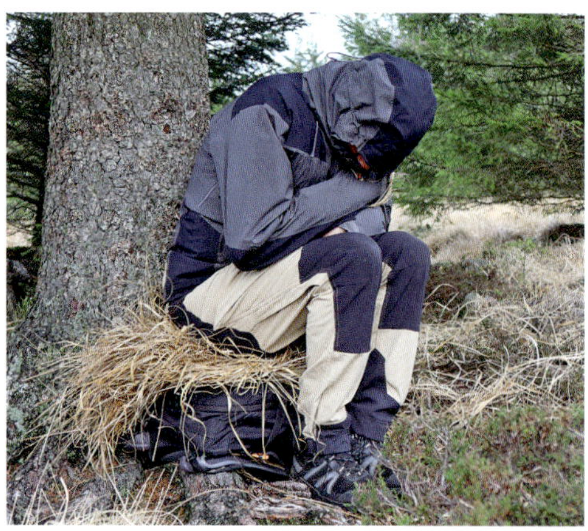

Leeseite

ringste Oberfläche und verliert so am wenigsten Wärme. Setze auch die Kapuze auf, denn über den Kopf geht ebenfalls viel Wärme verloren.

S. 88 Mitte: Jacke und Hose werden mit trockenen Pflanzenteilen ausgestopft, um eine Isolationsschicht zu bilden. Der Rücken darf dabei nicht vergessen werden!
S. 88 unten: Am Baum ist genau zu erkennen, von wo der Wind kommt. Die trockene Leeseite bietet mehr Schutz vor Regen.

SURVIVAL-TIPP

Wenn du in den Bergen oder in schwer zugänglichen Gebieten unterwegs bist, solltest du immer einen Notfall-Biwaksack dabei haben! Es gibt Modelle mit sehr geringem Gewicht, die in ungeplanten Fällen einen Wind- und Wetterschutz bieten. Durch eine silberbeschichtete Innenseite wird der Großteil der Körperwärme reflektiert und effektiv genutzt. So wird das Auskühlen verzögert, wenn du im Notfall eine Nacht im Freien verbringen oder auf Hilfe warten musst.

Ein Camp errichten

Lagerplatzwahl

Ein Unterschlupf schützt gegen Wärmeverlust durch Konvektion und Strahlung in kühleren Gegenden oder Überhitzung durch Verdunstung und Strahlung in heißen Regionen. Er kann mit einer Plane oder einem Poncho errichtet werden. Für einen komplett aus natürlichen Materialien bestehenden Unterschlupf kann nahezu alles verwendet werden, was die Natur bietet. Als Unterlage dient eine Isomatte, der Rucksack oder eine dicke Schicht Laub und Fichtenzweige effektiv gegen das Auskühlen durch Konduktion durch die Bodenkälte. Doch damit der Unterschlupf auch wirklich Schutz bieten kann, muss er am richtigen Platz errichtet werden.

Bei der Auswahl des Lagerplatzes sind folgende Kriterien zu beachten:

- Nicht unter Totholz oder Windbruch lagern
- Der Platz muss wegen Steinschlag- und Absturzgefahr entfernt von Abhängen und Abbruchkanten sein.
- Der Boden sollte möglichst eben und ohne Gefälle sein.
- Meide Erdmulden als längeren Lagerplatz. Dort ist es kälter, da kalte Luft darin absinkt.
- Wähle einen möglichst natürlich windgeschützten Lagerplatz. Das spart Zeit und Mühe.
- Lagere nicht auf oder an Tierpfaden, Ameisenstraßen, Erdwespennestern.
- Gebiete mit Lawinen-, Erdrutsch-, Überschwemmungs- oder Sturzflutgefahr kommen als Lagerplatz nicht infrage.

SURVIVAL-TIPP

Der Lagerplatz sollte sicher, trocken und leicht zugänglich sein! Merke dir diese Eigenschaften. Damit sind alle Kriterien erfüllt. Dies gilt grundsätzlich bei der Lagerplatzwahl bei allen Outdoor-Aktivitäten.

Bestandteile eines stationären Lagerplatzes

Ist man gezwungen, für längere Zeit am selben Ort zu verweilen, muss ein stationäres, also ein dauerhaftes Camp eingerichtet werden. Dabei ist es wichtig, dass alles seinen festen Platz hat, damit normale Strukturen und Tagesabläufe eingehalten werden können. Dies dient zum einen der Sicherheit, aber auch der Psyche. Denn wenn man für die wichtigsten Tätigkeiten wie Schlafen, Kochen, Waschen usw. einen festen Platz hat, ähneln sich die Grundstrukturen denen des normalen Lebens und die Situation ist ein kleines Stück weniger außergewöhnlich. Indem beispielsweise Orte für den Holzvorrat, Nahrung und Wasser geschaffen werden sowie feste Wege, die zu den jeweiligen Orten führen, können Tagesabläufe und Tätigkeiten besser strukturiert und geplant werden. Das nahe Umfeld sieht weniger chaotisch aus und es ist schnell ersichtlich, wo Verbesserungsbedarf besteht und wo Vorräte aufgefüllt werden müssen.
Mit einer Gruppe aus mehreren Personen macht ein gut strukturiertes und aufgeräumtes Lager noch mehr Sinn. Der Aufenthalt ist durch feste Wege und klar definierte Orte sicherer und jedem können Aufgaben zugewiesen werden, um den Bestand des Camps und den Erhalt der vier Prioritäten zuzüglich der Rettung zu sichern.

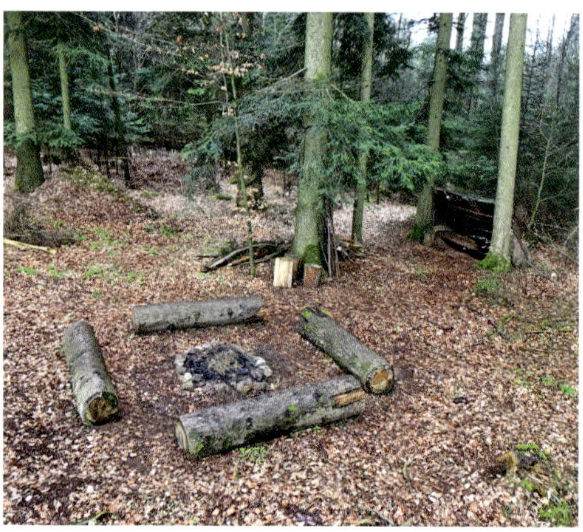

Feuerstelle mit Sitzbänken

Unten links: Unser Trainingscamp im Schwäbisch-Fränkischen Wald mit Feuerstelle und Sitzbänken sowie einem Brennholzvorrat und diversen Unterständen im Hintergrund.

Beim Errichten eines stationären Camps müssen natürlich trotzdem die oben genannten Kriterien für den Lagerplatz beachtet werden. Die Bestandteile des Camps selbst sind:

- Eine Lichtung in unmittelbarer Nähe, um freie Sicht nach oben für die Rettung zu haben
- Ein Notsignal oder mehrere für die Rettung
- Ein Unterschlupf als Schlafplatz oder mehrere bei einer Gruppe
- Bei einer Gruppe sollte eine Gruppenüberdachung als Aufenthaltsort und Arbeitsplatz errichtet werden.
- Eine Feuerstelle zum Kochen und für den Wärmeerhalt
- Eine Wasserquelle und weitere Ressourcen wie Brennholz und Nahrung sollten in der Nähe sein.
- Eine Latrine, damit die Umgebung nicht verunreinigt wird

Latrine

Bei einem Aufenthalt über einen längeren Zeitraum an einem Ort, insbesondere mit einer Gruppe, sollte eine Latrine errichtet werden, um die Gegend um das Camp nicht zu verunreinigen. Zudem werden in einer Ausnahmesituation etwas Normalität und

Privatsphäre sowie Hygiene beibehalten, was die körperliche und geistige Gesundheit aufrechterhält.

Für den Bau der Latrine sollten folgende Kriterien beachtet werden:

- Nicht in Windrichtung der Schlaf- und Aufenthaltsplätze
- Möglichst abseits, aber nicht zu weit entfernt (leicht erreichbar, auch im Dunkeln)
- Stromabwärts der Wasserentnahme- und Waschstelle
- Ein Sichtschutz sollte vorhanden sein.
- Der Standort sollte sicher sein (keine Absturz- oder Steinschlaggefahr, kein Totholz).

Hebe eine Grube aus, die mindestens 30 x 30 cm groß und 40 cm tief ist. Das Volumen muss natürlich der Gruppengröße angepasst werden. Je mehr Menschen in einem Camp sind und je länger der Aufenthalt ist, desto größer muss die Grube sein. Darauf kommt, wie auf dem Bild zu sehen, eine Sitzmöglichkeit, die aus sieben Stämmen besteht. Alternativ kann auch ein Holzstamm in Sitzhöhe an zwei Bäume gebunden und ein weiterer als Lehne auf der Rückseite angebracht werden. Der Aushub kann neben der Latrine aufbewahrt werden, um das Geschäft nach jedem Toilettengang verdecken zu können. Stelle einen Sichtschutz aus einer Plane oder Zweigen und Ästen auf, um die Privatsphäre zu schützen. Der Weg zur Latrine kann mit Holzstangen präpariert werden, damit sie in der Dunkelheit, bei Nebel oder nach starkem Schneefall gut auffindbar ist.

Unten links: Eine improvisierte Latrine ist die wohl angenehmste Variante. Unterwegs kann man auch umgestürzte Bäume als Sitzmöglichkeit nutzen, da der Bau doch eher etwas aufwendiger ist und etwas Zeit und Material in Anspruch nimmt.

Tarp-Shelter

Eine einfache Rettungsdecke, ein Poncho oder ein richtiges Tarp erleichtern den Bau einer Notunterkunft ungemein. Man muss nicht erst die nötigen Materialien suchen und ist somit in der Lage, in kurzer Zeit einen schützenden und dichten Unterschlupf zu errichten. Nachfolgend sind verschiedene Shelter-Varianten dargestellt, die schnell

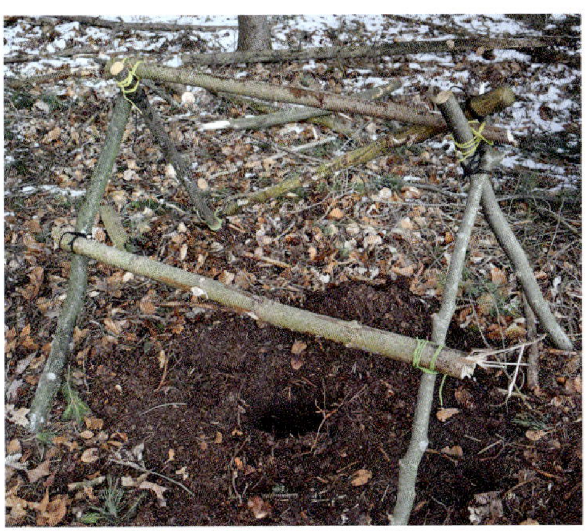

Latrine

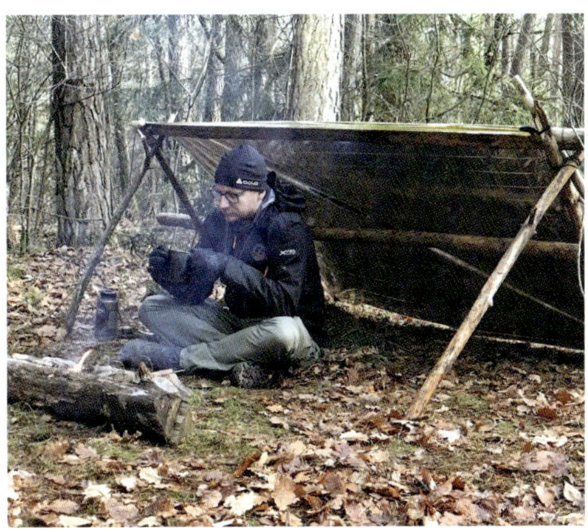

Tarp-Shelter

und einfach mit Schnüren, Heringen und einem Tarp, einem Poncho oder einer Rettungsdecke errichtet werden können. Dabei helfen dir die richtigen Knoten. Diese sind im Kapitel Knoten und Bunde genauer beschrieben.

S. 91 unten rechts: Schrägdach mit einer Rettungsdecke, wie sie in jedem Erste-Hilfe Set zu finden ist. Querstangen verleihen der Konstruktion Stabilität.

Diagonale Abspannung (quadratisches Tarp)

Für diese Variante wurde ein quadratisches Tarp mit den Maßen 3 x 3 m verwendet. Das Tarp verfügt über 17 Abspannpunkte, jeweils fünf auf jeder Seite plus einer Schlaufe in der Mitte. Dieser Aufbau mit dieser Tarpgröße ist sehr komfortabel für ein bis zwei Personen und bietet ausreichend Platz, auch für das Gepäck. Größere Tarps sind anfälliger für Wind und beim Aufbau wesentlich schwerer zu handeln.

1. Befestige eine Schnur an einer Ecke des Tarps mit einem Palstek und binde sie auf Kopfhöhe mit einem Halbmastwurf an einem Baum fest. Schließe den Knoten mit einem Sicherungsschlag. Das Tarp sollte sich möglichst nah am Fixpunkt, also am Baum befinden, da es sonst zu stark durchhängt.
2. Fixiere nun die diagonal gegenüberliegende Ecke mit einem stabilen Hering am Boden.
3. Binde bereits jetzt eine Schnur mit einem Palstek an die Mittelschlaufe, da man später schlecht hinkommt.
4. Nun werden die übrigen Ecken mit Heringen am Boden fixiert. Dabei ist darauf zu achten, dass alle Seiten schön gespannt sind. Danach folgen die dazwischenliegenden Schlaufen des Tarps.
5. Setze zwei mannshohe Stangen (oder Trekking-Stöcke) auf dem Boden jeweils auf der Mitte der auf dem Boden liegenden Tarpseiten auf und überkreuze sie am oberen Ende. Die Schnur der Mittelschlaufe wird nun mit einem Mastwurf möglichst nah am Tarp darumgelegt.
6. Das Ende dieser Schnur wird nun mit einem Topsegelschotstek um den Hering in der unteren Ecke gespannt.

Oben links: Palstek (Befestigung am Tarp), gesteckter Halbmastwurf mit halbem Schlag/Sicherungsschlag (Befestigung am Baum), Mastwurf (Befestigung an den Stöcken), Topsegelschotstek (Befestigung um den Hering)
Oben rechts: Diese Variante kann auch freistehend aufgebaut werden. Dazu wird bei Punkt 1 die Ecke nicht an einem Baum, sondern mit einem Mastwurf-Knoten um einen Stock gelegt und an einem Hering am Boden fixiert.

Bei einer abgewandelten Variante können, statt die äußeren Ecken am Boden zu fixieren, jeweils die nächsten Schlaufen des Tarps nach oben hin zur Mitte genutzt und am Boden festgemacht werden. So erhält man einen etwas schmaleren Unterschlupf, der dafür Bodenabdeckung links und rechts bietet (siehe S. 93 oben rechts).

PRAXIS-TIPP

Halte dich beim Abspannen genau an die Schritte der jeweiligen Anleitung. Andernfalls kann es vorkommen, dass der fertige Unterschlupf nicht straff genug gespannt werden kann.

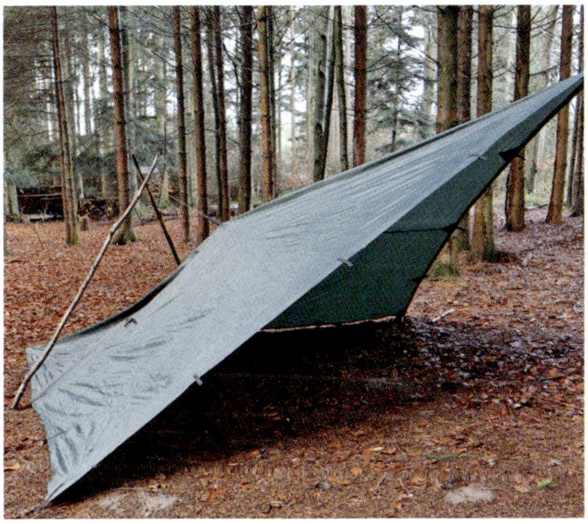

Abspannung 1

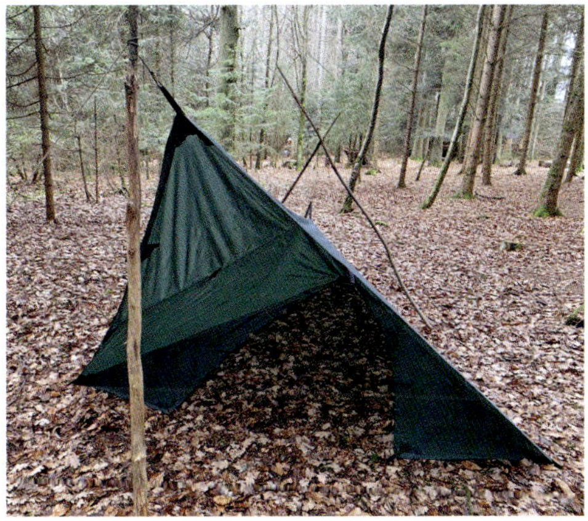

Abspannung 2

Schrägdach

Dieser Tarp-Shelter kann sowohl mit normalen Tarps aus Zeltstoff als auch mit einer handelsüblichen Baumarktplane in verschiedenen Größen errichtet werden. Dazu wird eine Firststange benötigt, die horizontal in zwei Astgabeln gelegt und an zwei Bäume gelehnt wird.

1. Zunächst müssen alle Äste eines stabilen Holzbalkens (maximal armdick) entfernt werden.
2. Danach wird er horizontal in zwei Astgabeln gelegt und gegen zwei Bäume gelehnt. Alternativ kann auch eine Ridgeline, also ein Seil gespannt werden. Befestige dieses mit einem Palstek an einem Baum und mit einem Halbmastwurf plus Sicherungsschlag am anderen. Die Bäume sollten mindestens in Tarp-Breite voneinander entfernt stehen.
3. Lege nun das Tarp darüber.
4. Befestige zwei Ecken des Tarps am Boden, sodass es zwischen den Heringen straff gespannt ist. Fixiere auch die übrigen Schlaufen dieser Seite mit Heringen am Boden.

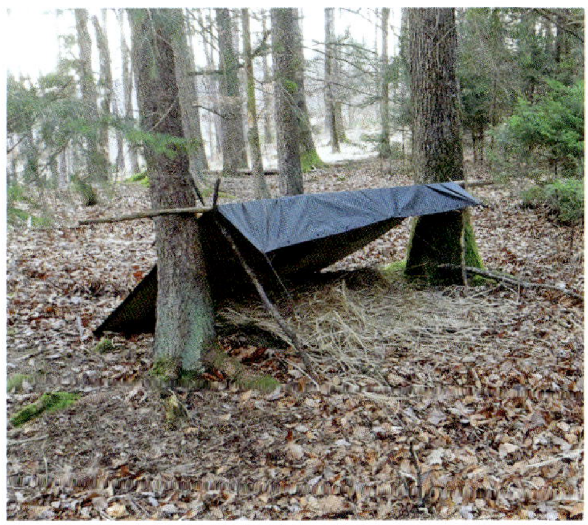

Schrägdach

5. Spanne die andere Seite des Tarps mit den beschriebenen Knoten und Heringen am Boden ab. Die Schnüre sollten von der Mitte des Tarps aus im 45°-Winkel nach außen verlaufen, damit es auch vorne straff gespannt werden kann.

Oben: Benötigte Knoten: Palstek (Befestigung am Tarp), Topsegelschotstek (Befestigung um den Hering)

Um das Tarp am First besser spannen zu können, kann es mit einem Prusikknoten auf

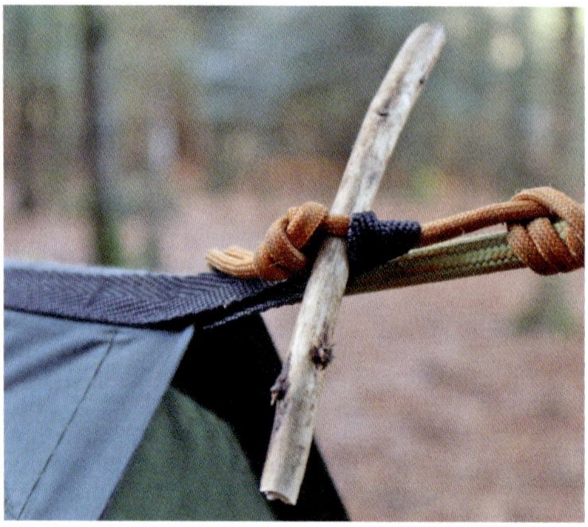

Fixierung des Tarps

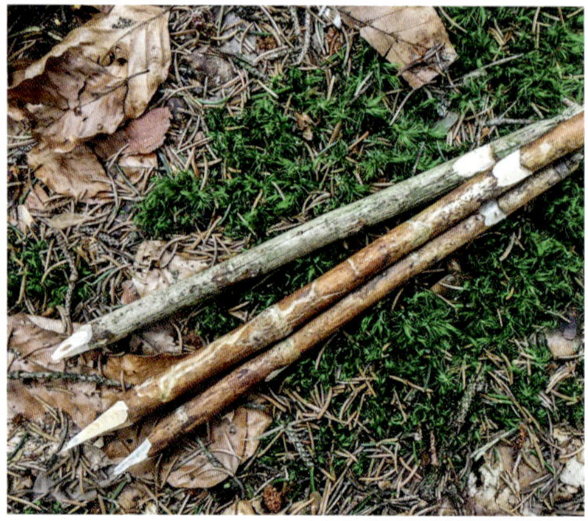

Heringe aus Fichtenzweigen

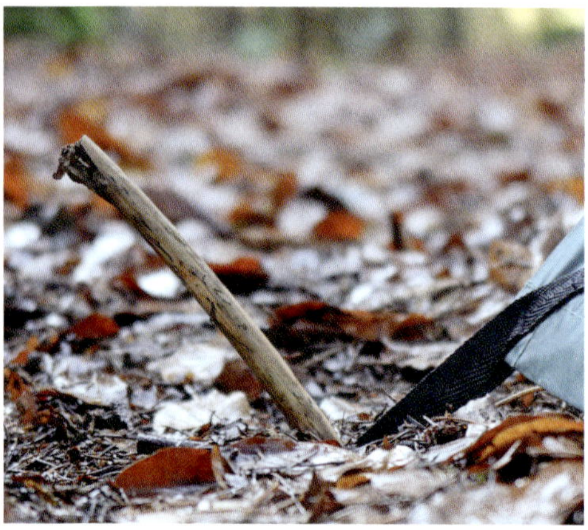

Verwendung der Heringe

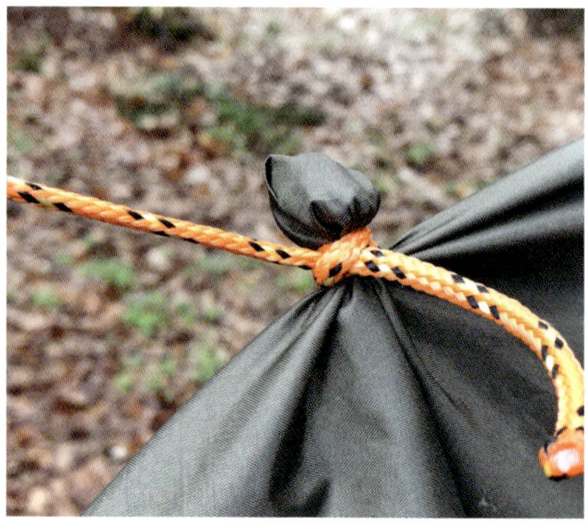

Fixpunkt anbringen

jeder Seite an der Ridgeline fixiert und gespannt werden. Dazu ist jeweils ein Stück Schnur mit einer Länge von 30 cm nötig, die an den Enden zu einer Schlinge zusammengeknotet wird. Diese wird nun mit einem Prusikknoten um die Ridgeline gelegt. Die Endschlaufe des Knotens wird durch die Öse des Tarps geführt, wo es mit einem Holzstöckchen fixiert wird. Wenn die Knoten jeweils auf beiden Seiten des Tarps angebracht sind, können sie auseinandergezogen werden, wodurch das Tarp gespannt wird.

Oben links: Die Schlaufe des Prusiks wird einfach mit einem Holzstöckchen fixiert. Das erleichtert den Abbau des Tarps.

Weitere Tipps für Tarp-Shelter

Heringe

Heringe lassen sich ganz einfach aus bleistiftdicken Fichtenzweigen improvisieren. Diese sind schön gerade und sehr stabil. Eine Kerbe sorgt dafür, dass die Schnur nicht abrutscht. Eine Astgabel erfüllt denselben Zweck und man kann sogar auf die Kerbe verzichten (oben rechts).

Verwendung der Heringe

Stecke einen Hering immer rechtwinklig zur Zugrichtung in die Erde. Achte auch darauf, dass die Schnur oder die Tarpschlaufe um den Hering direkt am Boden liegt. Nur so kann die maximale Haltekraft der Verankerung genutzt werden. Ansonsten kann es passieren, dass der Hering durch die Hebelwirkung herausgerissen wird (S. 94 Mitte links).

Fixpunkt anbringen

Sollte dein Tarp keine Mittelschlaufe haben oder benötigst du anderweitig einmal an einem Tarp oder einem Stück Stoff einen Fixpunkt, kannst du diesen leicht anbringen, ohne ein Loch in das Material schneiden zu müssen. Drehe einen kleinen stumpfen Gegenstand (Stein, Eichel, Eis) in das Material ein und lege einfach einen Mastwurf-Knoten darüber – fertig (S. 94 Mitte rechts)!

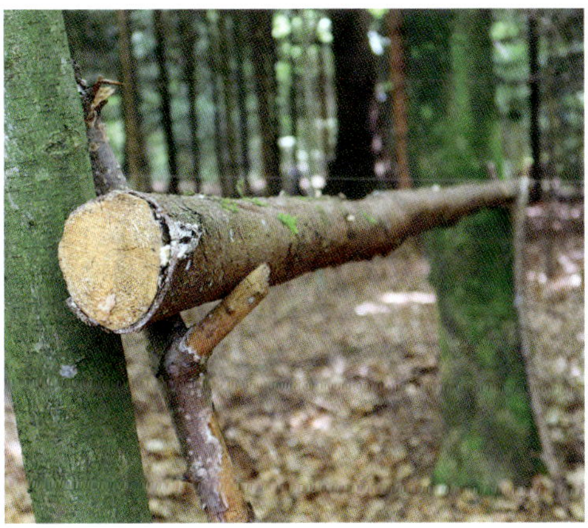

Schrägdach 1

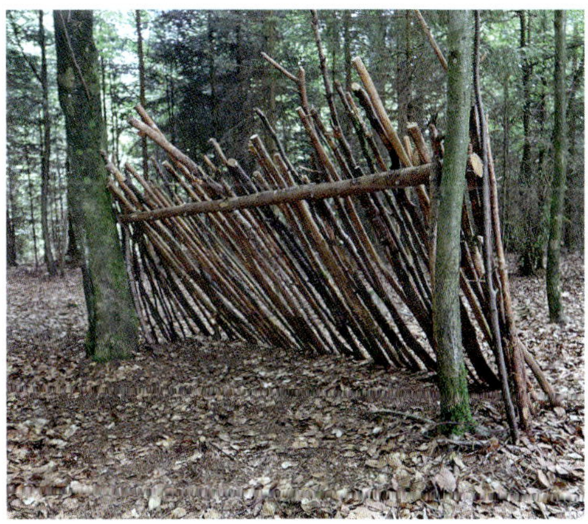

Schrägdach 2

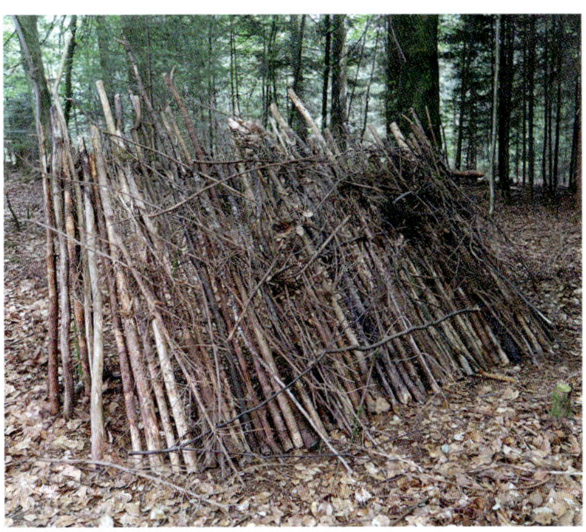

Schrägdach 3

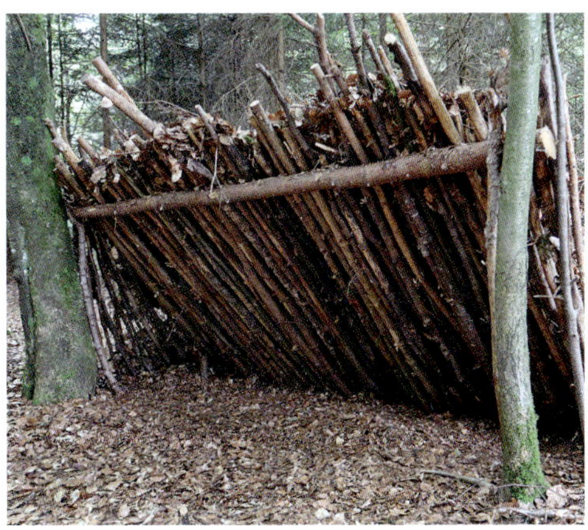

Schrägdach 4

Debris-Shelter

Schrägdach (Lean-to)

Ein Schrägdach lässt sich leicht und relativ schnell bauen. Es hat den Vorteil, dass es je nach Größe relativ geräumig ist. Des Weiteren kann die offene Seite teilweise zugebaut werden, wodurch der Unterschlupf noch mehr Schutz bietet. Begonnen wird mit zwei Astgabeln mit jeweils einem Meter Länge, die mit einem etwa 2,5 m langen horizontal liegenden Firstbalken gegen einen Baum gelehnt werden.

Um Material zu sparen, kann das Fußende tiefer sein oder sogar auf dem Boden liegen. An dieses Gerüst werden nun vertikal möglichst gerade Stöcke gelehnt. Sie dürfen oben ruhig etwas überstehen, sollten aber alle auf die gleiche Länge gebracht werden, da sie sonst Regenwasser auffangen können, was an ihnen herunterlaufen und in den Shelter tropfen kann. Je dichter diese Stöcke gelegt werden, desto besser.

Das Dach sollte einen Winkel von ca. 45° aufweisen. Ist es zu flach, kann das Wasser nicht richtig ablaufen. Bei einem zu steilen Winkel hält das Laub nicht richtig, mit dem das Dach später bedeckt wird. Um die Lücken zwischen den vertikalen Stöcken zu schließen, kommt noch eine Schicht Reisig oder Farne darauf.

Nun kann das Dach von unten beginnend mit Laub, Reisig, Gras, Moos, Rindenstücken etc. bedeckt werden. Die Dicke sollte je nach Wetter und Temperatur mindestens zwanzig Zentimeter betragen, bei Regen und Kälte mehr als das Doppelte. Für diesen Zweck kann auch eine Plane eingearbeitet werden. Damit die Bedeckung nicht verrutscht oder weggeweht werden kann, sollte das Material von außen mit einzelnen Ästen, Reisig oder Rindenstücken beschwert werden.

Laubhütte (Debris-Hut)

Eine solche Notunterkunft aus natürlichen Materialien kann ohne jegliche künstliche Hilfsmittel wie Schnüre errichtet werden. Das Grundgerüst besteht aus zwei ineinander verkeilten Astgabeln mit einer Länge von jeweils 80 cm bis zur Gabelung für den Eingang. Sie sollten etwas mehr als schulterbreit auseinandergestellt werden. Darauf wird ein 3 m langer gerader Stamm als First gelegt. Darunter solltest du ein Waldläuferbett errichten, um dich vor der Bodenkälte zu schützen. Wie das funktioniert, wird weiter unten beschrieben.

An das Gerüst des Shelters werden nun möglichst gerade Stöcke gelehnt. Sie dürfen oben ruhig etwas überstehen, sollten aber alle auf die gleiche Länge gebracht werden, da sie sonst Regenwasser auffangen können, was an ihnen herunterlaufen und in den Shelter tropfen kann. Je dichter diese Stöcke gelegt werden, desto besser. Das Dach sollte jeweils einen Winkel von 45° aufweisen. Nun kann die Hütte von unten beginnend mit Reisig und danach mit Laub, Gras etc. bedeckt werden. Die Wandstärke sollte je nach Wetter und Temperatur mindestens 20 cm betragen, bei Regen und Kälte mindestens das Doppelte. Damit das Material nicht verrutscht oder weggeweht werden kann, wird

PRAXIS-TIPP

Egal welche Art Shelter du bauen möchtest oder musst, verliere dich nicht in der Planung! Oft verschwendet man viel Zeit damit, den besten Ort zu finden und den möglichst besten Unterschlupf zu bauen. Doch denke daran, dass sowohl deine Zeit als auch deine Energie begrenzt sind! Beginne ca. 2 bis 3 Stunden vor Sonnenuntergang mit dem Bau deines Shelters.

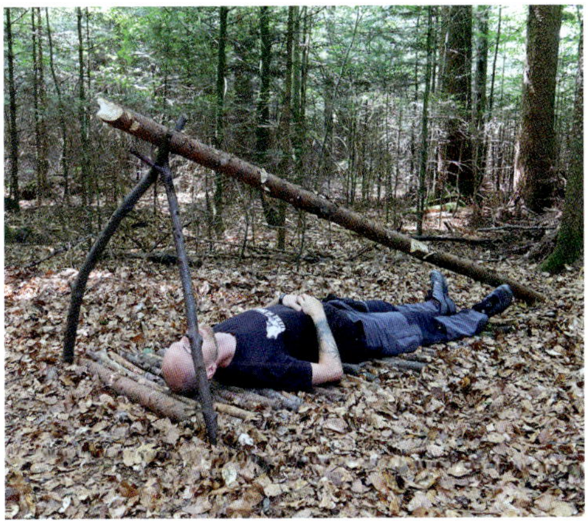

Laubhütte 1

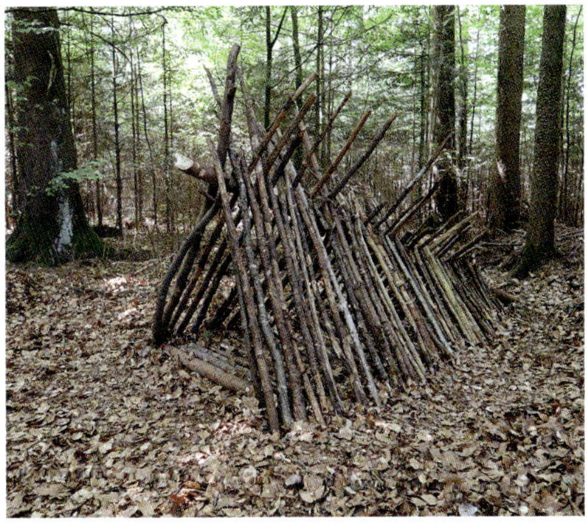

Laubhütte 2

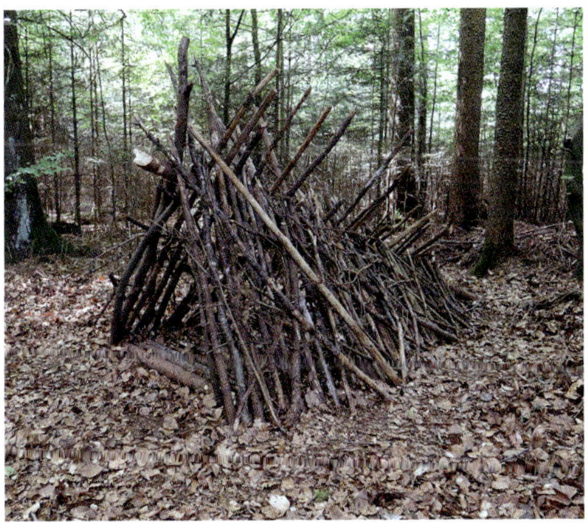

Laubhütte 3

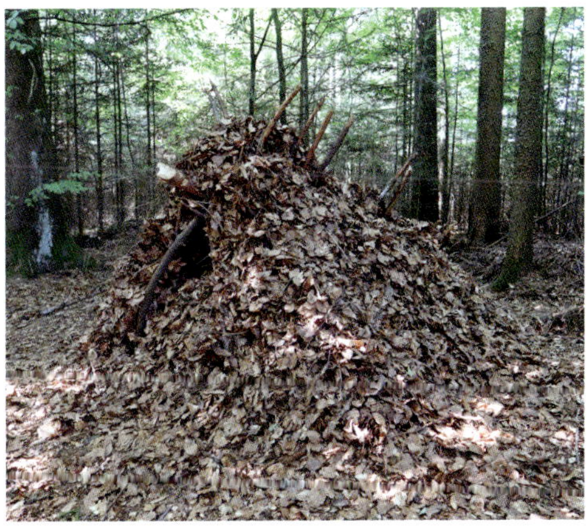

Laubhütte 4

es auch hier wieder von außen mit einzelnen Ästen, Reisig oder Rindenstücken beschwert.

Hast du keinen Schlafsack bei dir, musst du deine Hütte komplett mit trockenem Laub oder Gras ausfüllen und anschließend hineinkriechen. Die im Laub eingeschlossene Luft wird von deinem Körper erwärmt und isoliert dich gegen die Außentemperatur. So bleibst du selbst bei Temperaturen um den Gefrierpunkt warm.

SURVIVAL-TIPP

Der Eingang eines Shelters sollte immer auf der Leeseite, also auf der windabgewandten Seite sein. Geht kein Wind, sollte er nach Südosten zeigen, um am Morgen die ersten Sonnenstrahlen einfangen zu können.

Felsüberhänge

Einen Unterschlupf zu bauen kostet sehr viel Zeit, Energie und Ressourcen. Mit dem Finden eines natürlichen Unterschlupfes würde man sich also sehr viel ersparen. Überhängende Felsen bieten hervorragende Möglichkeiten, um vor den Elementen Schutz zu suchen. Ein weites ausladendes Felsdach schützt vor Regen und Schnee und ist auch noch feuerfest. So kann man darunter ein wärmendes Feuer entzünden und die Hitze mittels eines Reflektors bis in den letzten Winkel des Felsüberhangs strahlen lassen. Zudem kann sich darunter viel Laub ansammeln, das das ganze Jahr über trocken bleibt und somit eine hervorragende Bodenisolierung abgibt.

Achte bei der Wahl des Lagerplatzes darauf, dass kein Wind in den Überhang weht. Falls doch, kann durch Holz, Laub oder Steine ein Windschutz errichtet werden. Durch Risse oder schräg stehende Felsen kann durch später einsetzenden Regen von oben eventuell Wasser eindringen und den Lagerplatz unangenehm feucht machen. Halte nach Anzeichen Ausschau, ob sich unter dem Überhang schon einmal Wasser angesammelt hat. Das ist zum Beispiel an feuchter Erde zu erkennen. Führen tiefe Gänge oder Höhlen unter dem Überhang in den Fels, muss vor dem Errichten des Lagers überprüft werden, ob sie bewohnt sind. Darin können sich Fledermäuse oder andere Tiere aufhalten.

Eine Feuerstelle sollte je nach Tiefe des Überhangs im vorderen Bereich angelegt werden, damit der Rauch nach oben aufsteigen kann. Ein Hitzeschild reflektiert die nach hinten abgestrahlte Hitze und leitet sie direkt unter den Felsüberhang.

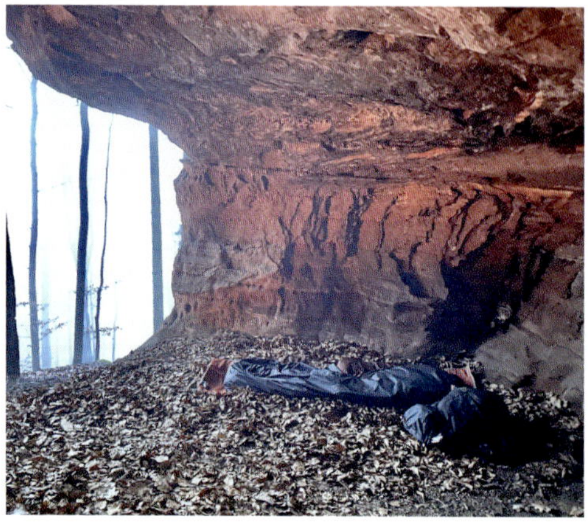

Felsüberhang

Oben: Ein geräumiger Felsüberhang bietet viel Schutz vor Wind und Regen. Es ist der perfekte natürliche Unterschlupf.

Schnee-Shelter

Baumgrube

Eine winterliche Landschaft bringt mit Schnee und Kälte viele neue Herausforderungen, aber zugleich auch viele Möglichkeiten.

Beim Überleben in der Wildnis ist darauf zu achten, möglichst effizient zu sein und seine Energie zu sparen, wo es nur geht. Besonders der Bau eines Shelters benötigt sehr viel Zeit und Energie. Befindet man sich in einer verschneiten bewaldeten Gegend, kann man Schutz unter einem der Bäume finden. Diese Art Unterschlupf nennt man Baumgrube. Sie besteht aus einem großen einzelnen oder mehreren kleineren Nadelbäumen mit tief hängenden, weit ausladenden Ästen. Auf den Ästen sowie drum herum hat sich bereits jede Menge Schnee angesammelt, wodurch sich eine schützende Grube am Stamm gebildet hat. Errichte dir

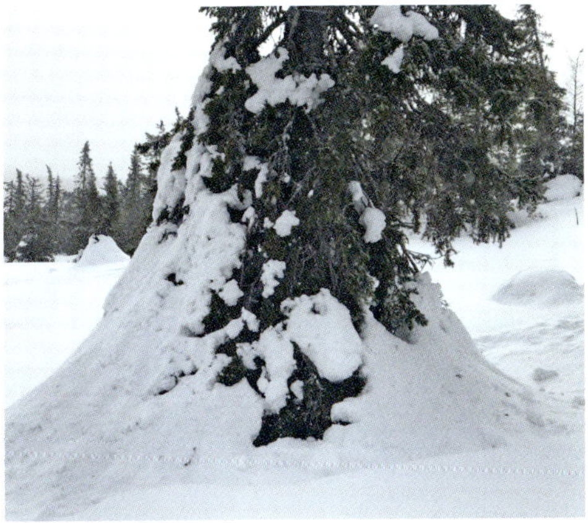

Baumgrube 1

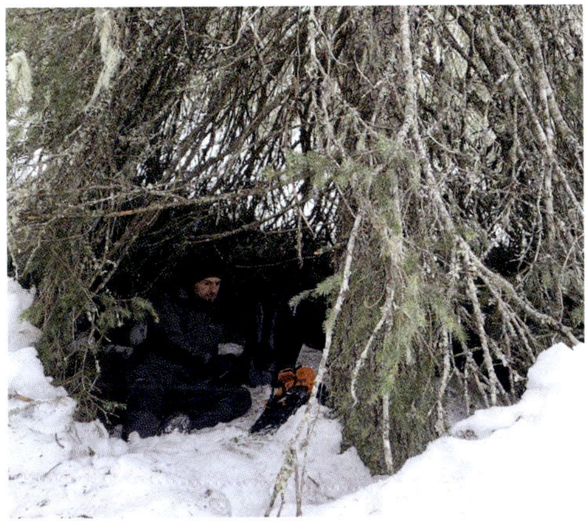

Baumgrube 2

wenn möglich darunter eine erhöhte Liegefläche und bedecke sie mit Reisig als Isolierung gegen die Kälte. Der Eingang sollte auf der Leeseite liegen.

Oben links: Der Schnee drückt die Äste zu Boden und wurde zu einer massiven Wand verdichtet.
Oben rechts: Im Innern bietet eine Baumgrube genügend Schutz vor Wind und Schnee. Eventuell müssen nur ein paar Äste entfernt werden. Achte darauf, dass der Eingang auf der Leeseite ist.

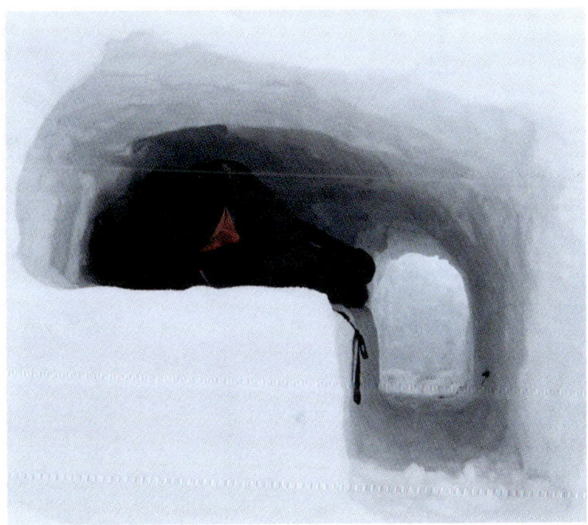

Schneegraben 1

Schneegraben

Wenn der Schnee tief genug ist, kann ein Schneegraben vor Wind und Wetter schützen. Dabei wird an einer geeigneten Stelle ein Graben mit einer Länge von etwa 2 m und einer Breite von 1 m ausgehoben. Er sollte 50 cm tief sein. Auf einer Seite wird nun der Länge nach noch 40 cm tiefer gegraben, sodass ein Kältegraben und eine erhöhte Liegefläche entstehen. Diese sollte eine Breite von etwa 60 cm oder mehr haben. Bedecke sie mit Reisig und anderen Materialien als Schutz gegen die Kälte von unten. Auf dem

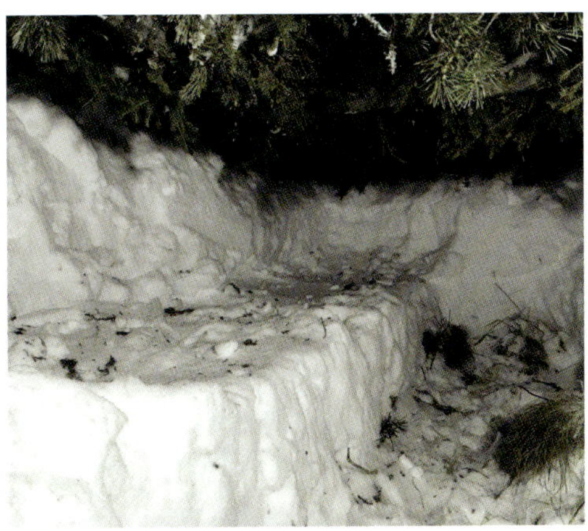

Schneegraben 2

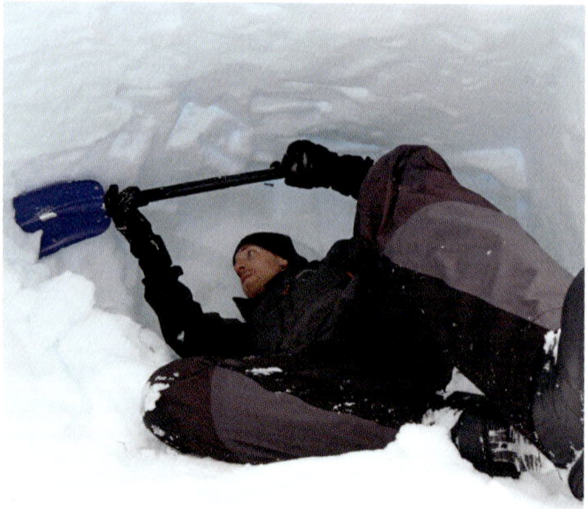

Schneehöhle 1

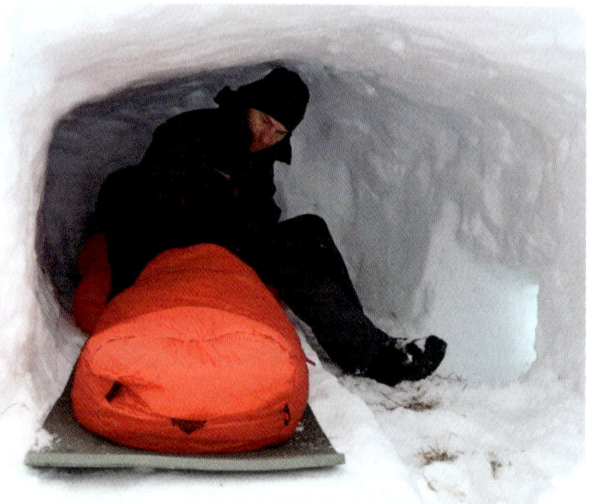

Schneehöhle 2

gesamten Graben wird nun eine Konstruktion aus Holzstämmen, Ästen und Reisig errichtet, welche anschließend mit einer 20 cm dicken Schicht aus lockerem Schnee bedeckt wird. In einer Ecke über dem Kältegraben wird ein Loch für den Einstieg freigelassen. Alternativ kann der Einstieg auch durch einen horizontal angelegten Eingang erfolgen. Die kalte Luft kann nun nach unten in den Kältegraben absinken, während sich die wärmere Luft oben sammelt. Schnee hat eine gute Isoliereigenschaft, weil darin viel Luft eingeschlossen wird. Deshalb geht die wärmere Luft, die sich an der Decke des Schneegrabens sammelt, nicht verloren. Um diesen Effekt zu verstärken, kann der Eingang mit Reisig oder dem Rucksack verdeckt werden.

S. 99 Mitte rechts: Auf dem Bild ist genau die Form des Schneegrabens zu erkennen. Hier mit Schneedach und vertikalem Einstieg von oben.
S. 99 unten rechts: Mit diesem Schneegraben konnten wir in Schwedisch Lappland einen Temperaturunterschied von 21 °C erreichen (Innentemp. -9 °C, Außentemp. -30 °C).

Schneehöhle

Diese Art Unterschlupf bietet sehr viel Schutz und Gestaltungsmöglichkeiten, ist aber auch etwas zeitaufwendiger. Die idealen Stellen für eine Schneehöhle sind die Leeseiten von Hügeln und Schneewechten. Dort wird mit einer Schaufel horizontal ein Loch als Eingang gegraben. Dahinter höhlt man anschließend einen größeren Raum aus, der ausreichend Platz bieten soll. Dabei wird nach oben gegraben, damit der Eingang möglichst tief liegt. Die Wand- und Deckenstärke sollte min. 30 cm betragen, damit die Höhle stabil genug ist. Eine runde Kuppelform trägt wesentlich dazu bei. Auch die Liegefläche sollte wie bei den anderen Schnee-Sheltern erhöht liegen. So kann sich die kalte Luft am Boden der Höhle sammeln oder sogar nach außen geleitet werden und die warme Luft nach oben aufsteigen. Dies kann einen Unterschied von mehreren Grad Celsius ausmachen. Der Eingang kann mit großen Klötzen aus Schnee verschlossen werden. Dann müssen allerdings für die nötige Ventilation mit einem Skistock oder Ähnlichem einige Luftlöcher in die Außenwand gestoßen werden.

Ganz links: Bau einer Schneehöhle in den Alpen. Die Schneetiefe sollte vorher mit einer Lawinensonde oder einem Skistock überprüft werden.
Links: Hier ist die Form der Schneehöhle gut zu erkennen. Links die erhöhte Liegefläche, rechts der tiefer liegende Kältegraben mit dem Eingang. Mit ein paar Kerzen kann die Höhle spürbar beheizt werden.

SURVIVAL-TIPP

In kalten Regionen sollte Schnee dein bester Freund, nicht dein schlimmster Feind sein! Behandle ihn so und nutze ihn als Shelter, für Trinkwasser und um dich zu orientieren. Achte beim Bau eines Schnee-Shelters darauf, nicht zu schwitzen. Lege Kleidungsschichten ab, wenn es dir warm wird, und ziehe sie wieder an, wenn du frierst. Dies gilt auch für deine Handschuhe. Verwende zum Graben im Schnee eine Schaufel oder improvisiere dir eine. Halte deine Ausrüstung trocken, um eine Unterkuhlung zu vermeiden!

Dschungel-Shelter

Im Dschungel ist es nicht nötig, sich gegen Kälte zu schützen, da auch in der Nacht die Temperaturen nur selten unter 20 °C fallen. Der Grund, warum man sich einen Unterschlupf errichten muss, ist, um sich vor Regen und vor am Boden lebenden Insekten, Schlangen und Spinnen schützen zu können. Im Dschungel sind überall Lianen und Baumaterial zu finden, womit im Handumdrehen ein Schrägdach errichtet werden kann. In 1,5 bis 2 m Höhe wird zwischen zwei Bäumen ein horizontaler Firstbalken aufgehängt. Er kann mit Lianen oder Astgabeln fixiert werden. Daran werden im 45°-Winkel vertikal lange Stangen im Abstand von 30 cm zueinander angelehnt. Diese sollen den Firstbalken um mindestens einen halben Meter überragen. Nun werden weitere Querstangen mit Lianen in die Konstruktion eingebunden, welche von unten beginnend mit großen Palmenblättern bedeckt werden. Wichtig ist, dass die oberen Blätter die unteren überdecken, damit das Wasser ablaufen kann.

Die Liegefläche muss erhöht gebaut werden, sie sollte jedoch unter dem Dach liegen, da im Dschungel immer mit Regen zu rechnen ist. Dazu werden vier unterarmdicke Stöcke mit einer Länge von etwa 80 cm in einem Rechteck mit den Maßen 2 x 0,5 bis 1 m bis zur Hälfte in den Boden gerammt. Die beiden am weitesten auseinanderstehenden Pfosten werden jeweils mit einer langen Holzstange mit einer Länge von mindestens 2 m verbunden. Am besten ist der Kreuzbund-Knoten dafür geeignet. Darauf werden quer dazu viele Stöcke mit einer Länge von mindestens 60 cm gelegt, bis die Konstruktion Platz für eine Person bietet. Alternativ lässt sich aus einer fingerdicken Liane mit etwa 7 m Länge eine Hängematte zwischen zwei Bäumen improvisieren. Die Liane wird auf halber Länge doppelt genommen und mit einem Ankerstich um einen Baum gelegt. Die anderen Enden werden mit einem gesteckten Mastwurf an einem anderen Baum fixiert. Die beiden entstandenen Stränge müssen nun durch weitere Lianen miteinander verwebt werden, sodass die Hängematte eine Breite von mindestens 60 cm hat. Um die Liegefläche beider Konstruktionen etwas komfortabler zu machen, können abgestorbene Palmenblätter als Polsterung und frische als Auflage verwendet werden.

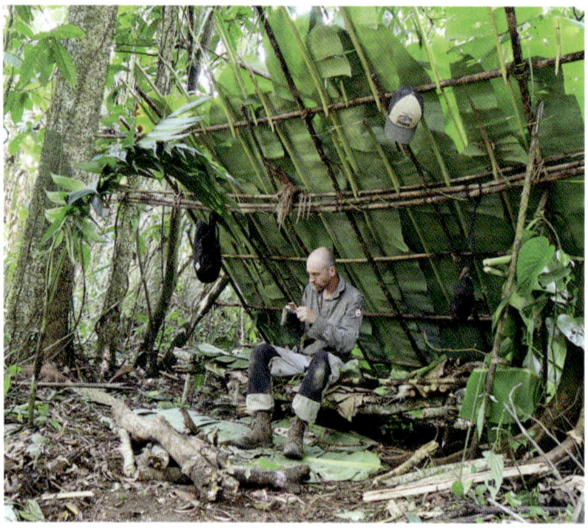

Lean-to-Shelter

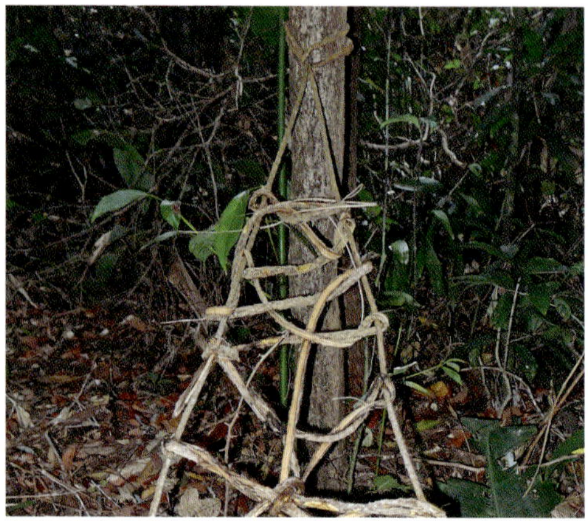

Hängematte aus Lianen 1

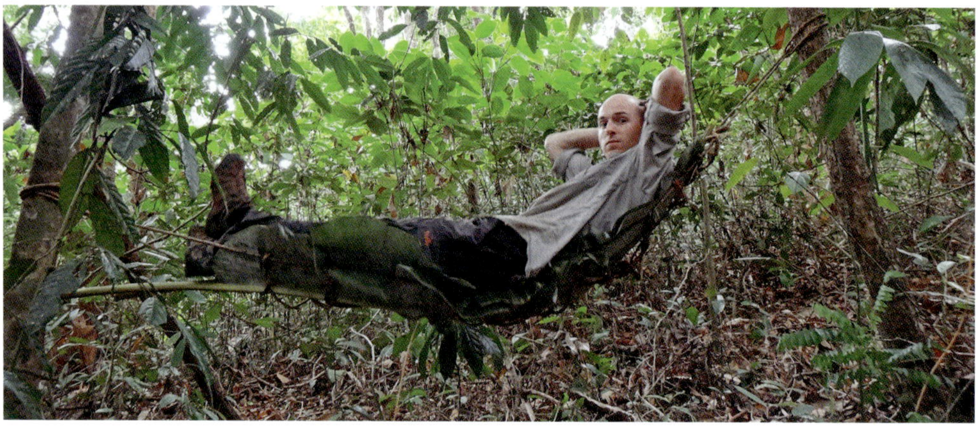

Hängematte aus Lianen 2

Oben links: Lean-to-Shelter aus einem Holzgerüst und Palmenblättern im Dschungel in Costa Rica
Oben rechts: Im Dschungel Thailands konnte ich mit dicken Lianen eine Hängematte improvisieren. Als Auflage diente eine dicke Schicht Palmenblätter.
Mitte: Lianen sind sehr stark und halten locker das Gewicht eines Erwachsenen.

Die Übernachtung ohne Equipment

Hast du weder Schlafsack noch Isomatte, musst du improvisieren. Auch hierfür gibt es zahlreiche Möglichkeiten und Techniken, eine kalte Nacht problemlos zu überstehen. Dabei ist, wie bei allem, die Vorbereitung sehr wichtig. Denn je schlechter der Schlaf, umso schlechter die Regeneration. Das hat wiederum Auswirkung auf die körperliche und geistige Leistungsfähigkeit. In einer realen Notsituation sollte man also für den

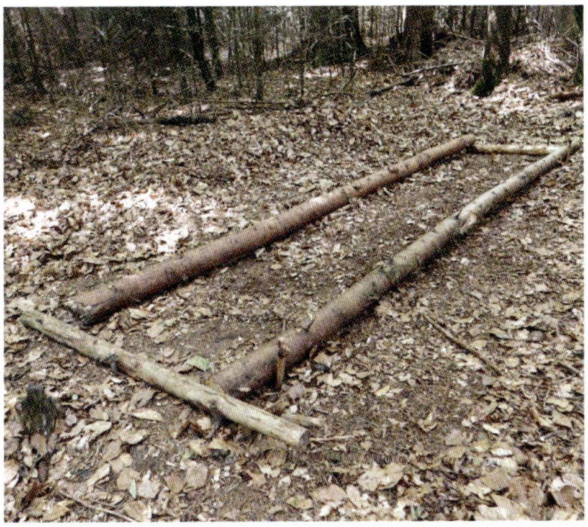

Waldläuferbett 1

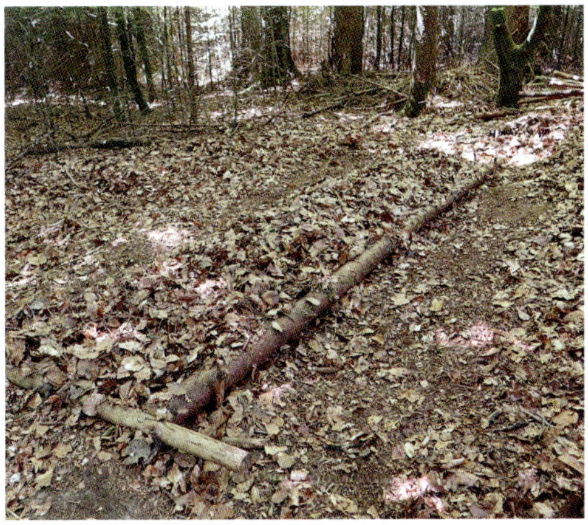

Waldläuferbett 2

Umständen entsprechend guten Schlaf sorgen, um lange bei Kräften und klarem Verstand zu bleiben!

Waldläuferbett

Oft wird beim Shelter-Bau sehr viel Energie und Zeit in das Dach gesteckt und dabei vergessen, sich ausreichend gegen die Bodenkälte zu schützen. Doch das ist besonders wichtig, da diese einem durch den direkten Kontakt die Körperwärme entzieht. Um dem vorzubeugen, solltest du dir eine ausreichend dicke Unterlage, also ein Bett bauen. Es gibt nahezu unendlich viele Möglichkeiten, ein solches mit natürlichen Materialien zu improvisieren. Wie beim Unterschlupf ist es auch hier abhängig von den Materialien vor Ort, deinem Einfallsreichtum und der körperlichen Leistungsfähigkeit. Auch ein Bett sichert dein Überleben, vor allem wegen der Bodenkälte, aber auch aus psychischen und Komfortgründen. Gib dir also Mühe!

Funktionsprinzip

Würde man direkt auf dem Boden liegen, würde dem Körper durch Konduktion (Kontaktwärmeleitung) Wärme entzogen werden. Schutz davor bieten der Abstand zum Boden und eine Isolierung aus angehäuften trockenen Pflanzenmaterialien, die Luft einschließen und den Körper so isolieren. Es ist dasselbe Prinzip wie bei modernen Isomatten und Schlafsäcken.

1. Errichte einen Holzrahmen aus ca. 10 cm dicken Stämmen und befestige diese mit improvisierten Heringen gegen das Wegrollen. Dieser Rahmen dient dazu, dass das Isoliermaterial an Ort und Stelle gehalten wird.
2. Nun kann das Innere des Rahmens mit trockenen Pflanzenmaterialien wie Laub, Gras, Moos oder Farn aufgefüllt werden, um Abstand zum Boden zu bekommen. Die Schicht sollte mindestens 20 cm dick sein. Bei sehr kalten Temperaturen kann vorher zusätzlich eine Schicht aus zweifingerdicken Ästen wie ein Steg aneinandergereiht eingelegt werden. Dadurch vergrößert sich der Abstand zum Boden noch mehr. Achte darauf, dass keine spitzen Äste nach oben stehen.
3. Darauf kommt eine Zweigschicht, die jeweils quer links und rechts auf den Rahmen aufgelegt wird. Die Zweige besitzen

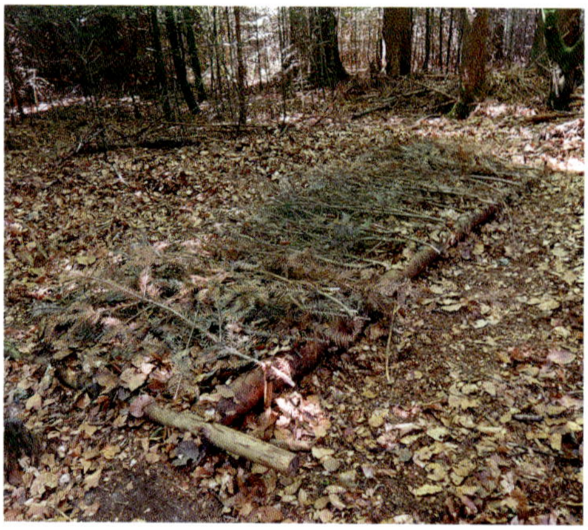

Waldläuferbett 3

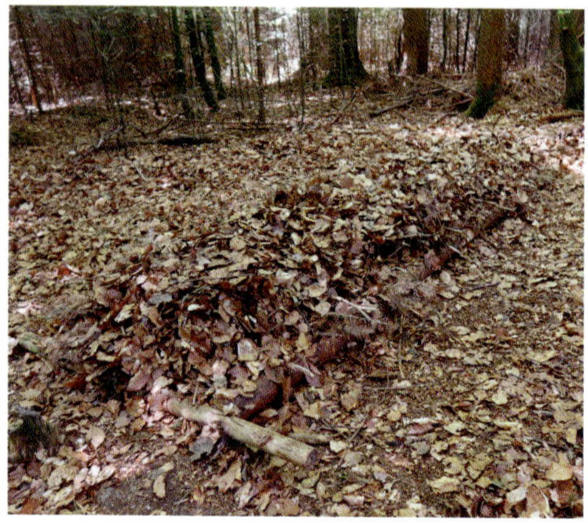

Waldläuferbett 4

Materialübersicht für Bodenisolierung

Material	Isolier-eigen-schaft	Erklärung
Schnee	*	Schnee hat eine sehr gute Isoliereigenschaft, solange er eine Temperatur von unter 0 °C hat. Doch er bleibt trotzdem kalt und ist daher nicht direkt als Matratze geeignet.
Holz-stöcke	*	Ein Sitz oder eine Reihe aneinandergelegter daumendicker Stöcke isoliert nicht besonders gut, verhindert aber den direkten Bodenkontakt und somit das Schlimmste.
Reisig	**	Eine dicke Matratze aus Reisig von Nadelbäumen sorgt für genügend Abstand zum Boden. Zwischen den Nadeln ist trotzdem sehr viel Platz, wodurch Wärme verloren geht.
Laub	***	Laub isoliert mittelmäßig. Man benötigt eine große Menge, da es keinem großen Gewicht standhalten kann.
Moos	***	Moos ist ein guter Isolator. Es ist schön weich und bequem. Allerdings findet man selten große trockene Mengen.
Gras/ Stroh	****	Besonders hohle Gras- oder Schilfstängel wie Stroh isolieren sehr gut, da darin Luft eingeschlossen ist. Vermischt mit Grasblättern gibt es eine sehr gute und angenehme Matratze.
Wald-läuferbett	*****	Da das Waldläuferbett eine Kombination aus verschiedenen Materialien ist und speziell geschichtet wird, weist es die beste Isoliereigenschaft auf. Es kommt einer modernen Isomatte nah.

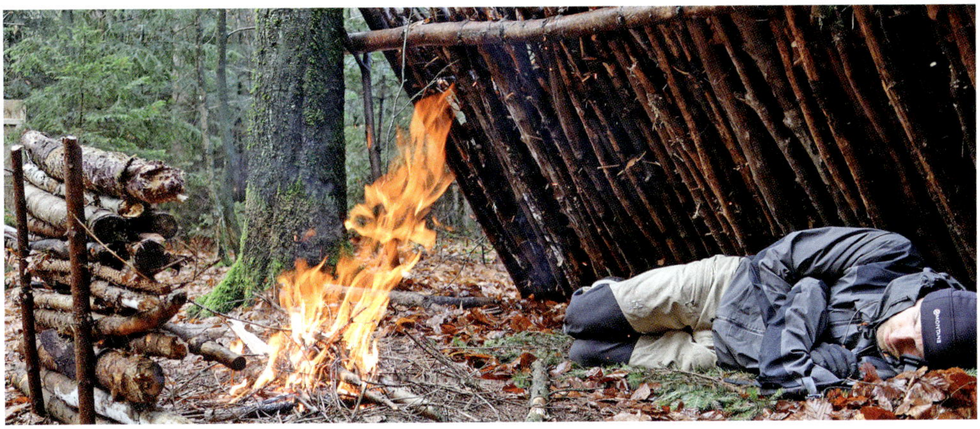

Feuerstelle am Shelter

eine federnde Eigenschaft und sorgen für Flexibilität und Komfort. Am besten geeignet sind die Zweige der Tanne, da sie flach sind und stumpfe Nadeln besitzen.

4. Zum Schluss kommt darauf wieder eine 20 cm dicke Schicht trockenes Pflanzenmaterial wie Laub, Moos oder Gras. Darin wird nochmals Luft eingeschlossen, die den Körper vor der Auskühlung isoliert.

Das Waldläuferbett kann mit allen Unterschlupf-Varianten kombiniert werden. Je kälter es ist, umso dicker sollten die Pflanzenschichten sein. Das Material, das für die oberste Schicht (Punkt 4) verwendet wird, muss trocken sein, da Wasser durch seine gute Wärmeleitung das Auskühlen des Körpers verstärkt (siehe Tabelle linke Seite).

Sicherheitshinweis

Die Feuerstelle sollte mit genügend Abstand zum Shelter angelegt werden. Dies gilt besonders dann, wenn der Unterschlupf mit trockenem Laub abgedeckt wurde, da dieses sehr leicht Feuer fangen kann. Noch grüne Materialien wie Gras oder Äste von Nadelbäumen hingegen sind hitzebeständiger.

Die Nacht am Feuer

Ein Schrägdach-Shelter kannst du aktiv mit einem Feuer beheizen. Am besten ist dazu ein Langfeuer aus drei dickeren parallel liegenden Holzstämmen geeignet, das in einem Abstand von einem Meter vor dem Shelter angelegt wird. Das Dach reflektiert die Hitze des Feuers, womit eine angenehme Temperatur im Unterschlupf entsteht. Die Hitze, die das Feuer in die andere Richtung abstrahlt, geht jedoch verloren. Du kannst sie nutzen, indem du hinter der Feuerstelle in maximal einem Meter Abstand einen Hitzereflektor aufstellst. Dazu kannst du aus mehreren Steinen eine Mauer errichten oder vier fingerdicke Äste vertikal in den Boden stecken und dazwischen mit horizontal geschichteten Holzstämmen einen Schild aufstellen. Der Reflektor sollte mindestens einen halben Meter hoch und einen Meter breit sein. Durch ihn wird die nach hinten abgestrahlte Hitze des Feuers direkt in deinen Unterschlupf reflektiert. Alternativ kann auch ein weiteres Schrägdach errichtet werden, worunter eine zweite Person Schutz findet.

SURVIVAL-TIPP

Mache dir keine Sorgen darüber, dass du in der Nacht im Schlaf erfrieren könntest, sobald das Feuer ausgeht. Unser Körper hat hierfür eine Schutzfunktion entwickelt. Sobald die Temperatur in einen für uns unangenehmen Bereich sinkt, wachen wir auf. Dann kannst du einfach Holz nachlegen und weiterschlafen, sobald es wieder schön warm ist. Diese Funktion wird allerdings gestört, wenn der Körper durch Krankheit, Dehydrierung, Unterernährung, starke Erschöpfung oder Ähnliches geschwächt ist!

Wärmflaschen und Co.

Ist es in deiner Laubhütte oder deinem Schlafsack zu kalt, kannst du dir Wärme durch ein anderes Medium zuführen, welches diese gut speichert und nur langsam wieder abgibt.

Am einfachsten ist dies mit einer Wärmflasche möglich. Wasser nimmt Hitze gut auf und in einer Flasche abgefüllt, unter der Kleidung oder im Schlafsack, kann es diese sehr lange speichern. Du kannst Wasser mit einer Temperatur von ca. 70 °C in deine Kunststoff-Wasserflasche füllen, ohne dass diese weich wird oder sich verformt. Ich entnehme ¾ des kalten Wassers der voll aufgefüllten Flasche und bringe es in meinem Kochtopf zum Kochen. Anschließend fülle ich es wieder zurück in die Flasche. So stelle ich sicher, dass die Wassertemperatur nicht zu hoch ist. Wickle die Flasche in ein Stück Stoff oder einen Strumpf ein, um Verbrennungen zu vermeiden! Statt einer Wärmflasche kannst du auch einen Stein verwenden. Wende ihn regelmäßig am Feuer, um ihn gleichermaßen zu erhitzen. Er darf auf keinen Fall heißer als 100 °C sein. Lass etwas Wasser darauf tropfen, um dies zu testen. Verdampft es beim Aufprall auf den Stein sofort, ist er zu heiß. Wickle den Stein in ein Baumwolltuch, damit du dich nicht verbrennst!

Durch eine externe Wärmequelle kann der Schlafsack schon mal vorgeheizt werden. Improvisiere dir dazu wie beschrieben eine Wärmflasche und stecke sie in den Schlafsack, etwa zehn Minuten bevor Du hineinkrichst. Platziere sie im Fußbereich, da man dort am schnellsten auskühlt.

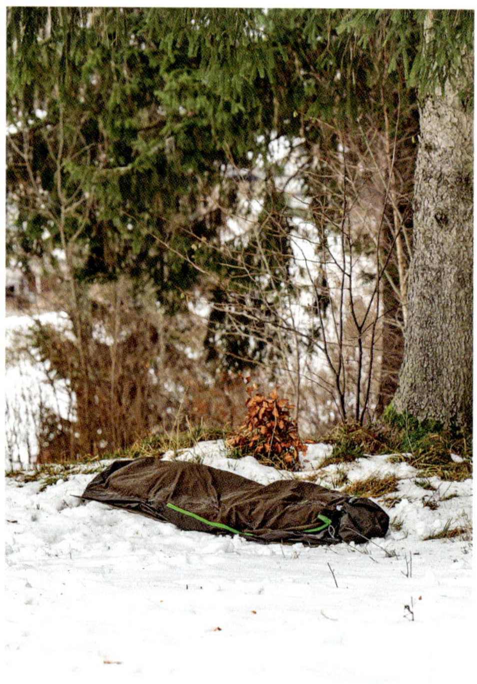

Der Schlafsack sollte vor Auskühlung geschützt werden.

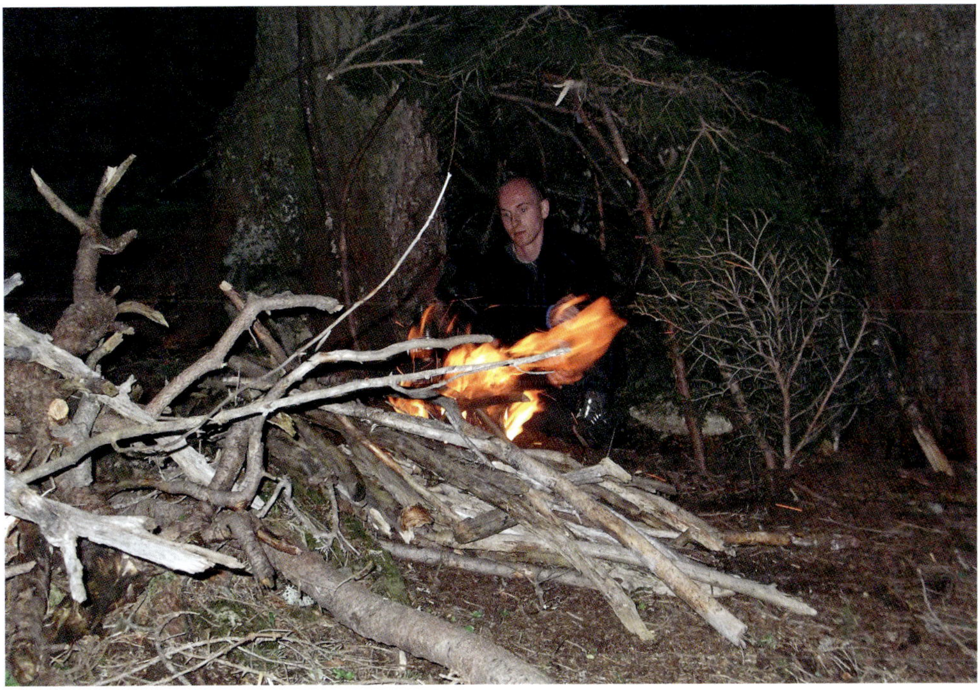

Das Feuer als Wärmequelle für die Nacht

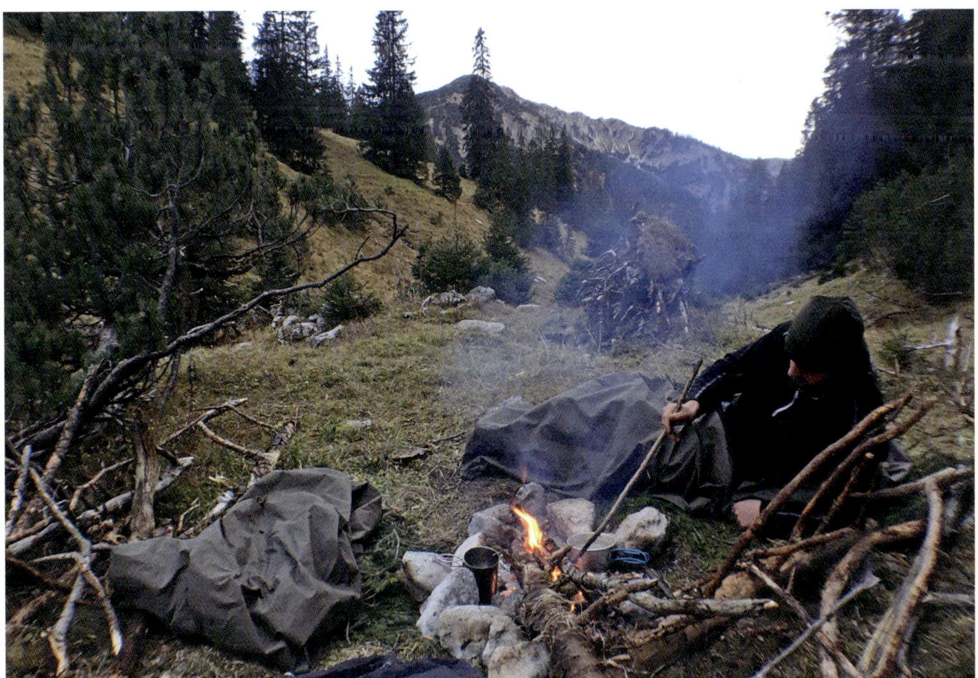

Heiße Steine zum Aufheizen der Biwaksäcke

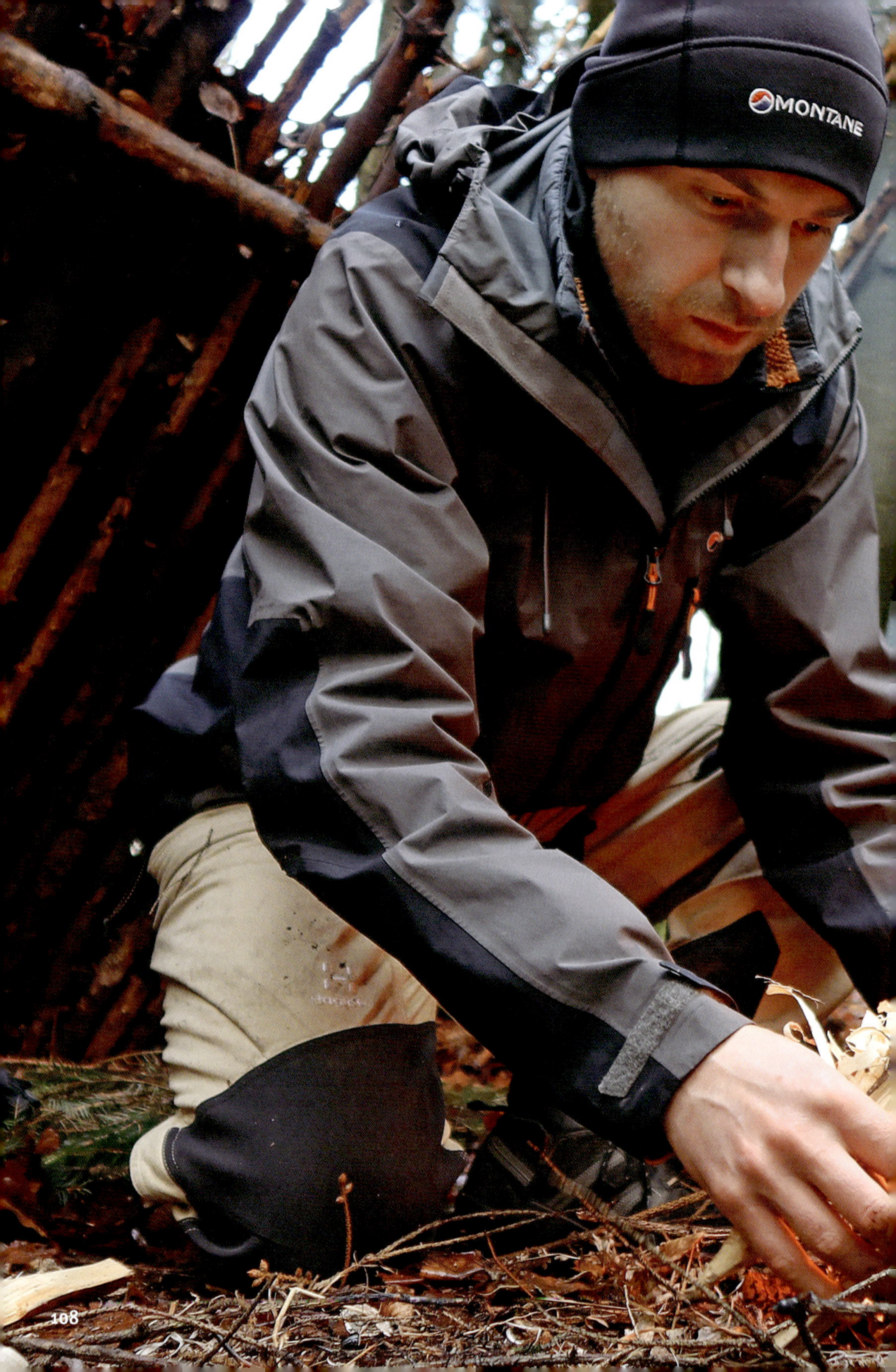
MONTANE

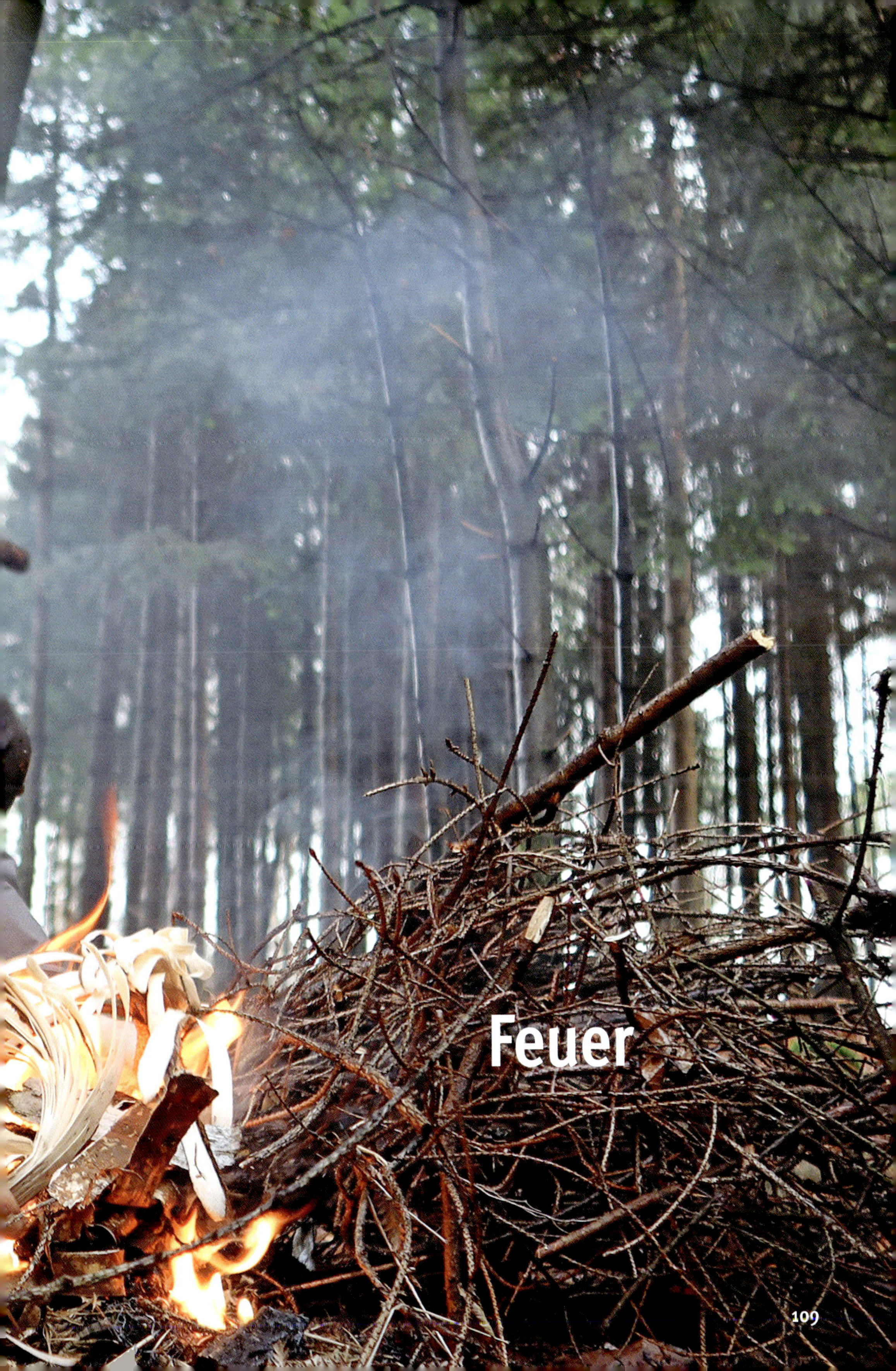

Feuer

Das Feuer stellt eines der wichtigsten Elemente in Outdoor-Situationen dar. Es wärmt und spendet Licht in der Dunkelheit und du kannst damit Wasser und Nahrung genießbar machen. Zudem hält es Raubtiere und Mücken fern und außerdem die Moral aufrecht. Das Feuer spielt also eine sehr wichtige Rolle beim Leben und Überleben in der Wildnis. Deshalb sollte ständig nach brauchbaren Brennmaterialien Ausschau gehalten werden. Dazu ist einiges an Erfahrung notwendig, doch auch mit etwas Improvisationsgeschick und technischem Verständnis kann man in der Lage sein, unter allen klimatischen Bedingungen ein Feuer zu entzünden. Um das Verständnis zu steigern, beschäftigen wir uns zunächst einmal mit den Basics. Damit ein Feuer brennt, braucht es drei Dinge:

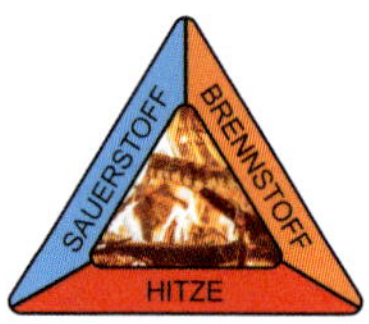

Das Feuerdreieck besteht aus Sauerstoff, Brennstoff und Hitze. In unserem Fall benötigen wir also Luft, Brennholz und Hitze von beispielsweise einem Feuerstahl oder einem Streichholz, um ein Feuer zu erhalten. Diese Dinge müssen genau im richtigen Verhältnis zueinander vorhanden sein, ansonsten wird das Feuer nicht brennen. Der richtige Anteil ist wiederum von den klimatischen Bedingungen und der Beschaffenheit des Brennmaterials abhängig. Lufttemperatur und Feuchtigkeit, Wind, Dichte und Feuchtigkeitsgehalt des Brennstoffes sowie die Hitze der Zündquelle wirken sich unterschiedlich auf die Menge der drei Bestandteile aus, damit ein Feuer zustande kommen kann. Das Gleiche gilt natürlich auch für den Erhalt des Feuers, sobald es einmal brennt! Um ein Feuer zu löschen, muss im Umkehrschluss also nur ein Teil des Feuerdreiecks entfernt werden. Bedecke es zum Beispiel mit Erde, um es zu ersticken, übergieße es mit Wasser, um die Temperatur zu senken, oder entziehe ihm einfach den Brennstoff.

PRAXIS-TIPP

Das Feuerdreieck – um ein Feuer zu erhalten, müssen die drei Bestandteile in der richtigen Menge vorhanden sein. Brennt dein Feuer einmal nicht richtig, denke immer an das Feuerdreieck und frage dich, was ihm fehlen könnte!

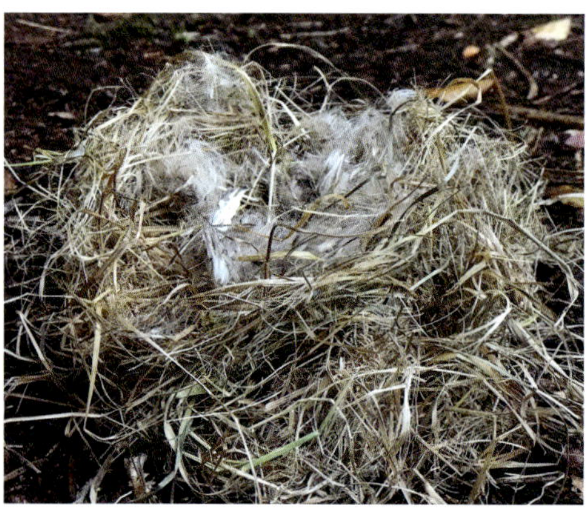

Zunder

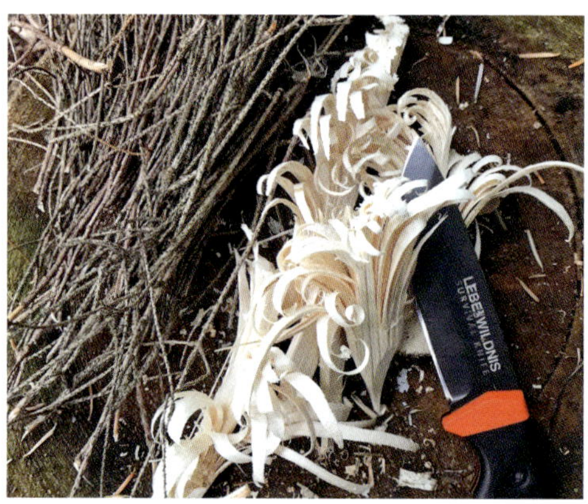

Anzünder

Brennmaterial

Um das Brennmaterial besser und übersichtlicher vorbereiten zu können, teilen wir es in drei Stärken ein. So lassen sich die Brennstoffe einfacher zusammensetzen, und falls das Feuer auszugehen droht, kann schneller das benötigte Material nachgelegt werden. Wir unterscheiden also zwischen:

› Zunder
› Anzünder
› Brennholz

Zunder

Zunder ist der Brennstoff, der durch seine Beschaffenheit in der Lage ist, einen Funken oder Glut aufzunehmen und durch die Initialzündung eine Flamme zu entwickeln. Dazu muss das Material **trocken** sein, die Oberfläche muss zudem sehr **groß** und **fein** genug sein, um den Funken oder die Glut sowie die Hitze, die davon ausgeht, halten zu können. Reicht es aus, kommt es zur Initialzündung und der Zunder brennt. Da jedoch der Brennwert in der Regel eher gering ist, hält die Flamme des Zunders meist nicht lange an und stärkeres Brennmaterial muss sofort nachgelegt werden. Bei der Suche nach Zunder müssen also immer die oben genannten Eigenschaften beachtet werden. Präge sie dir gut ein, dann bist du in der Lage, überall Zunder zu finden!

Watte/Tampon

Dieses Material besitzt eine sehr große Oberfläche. Ein Funke des Feuerstahls reicht aus, um sie zu entzünden. In deiner Ausrüstung findest du Watte im Schlafsack oder der Isolierjacke. Im Notfall wird es nicht darauf ankommen, aus dem Ärmel oder der Kapuze etwas Watte zu entnehmen. Zuhause kannst du Zunder vorbereiten, indem du Wattepads in heißes Wachs tauchst und trocknen lässt. Watte mit Vaseline vermischt ergibt ebenfalls leicht entzündlichen Zunder mit einer sehr langen Brenndauer. Ein Tampon darf in keinem Survivalkit fehlen. Durch die Plastikhülle ist er vor Wasser geschützt und er besteht aus so viel komprimierter Watte, dass es für mehrere Zündungen reicht.

Char-Cloth

Hierbei handelt es sich um Baumwollstoff, der unter Ausschluss von Sauerstoff ver-

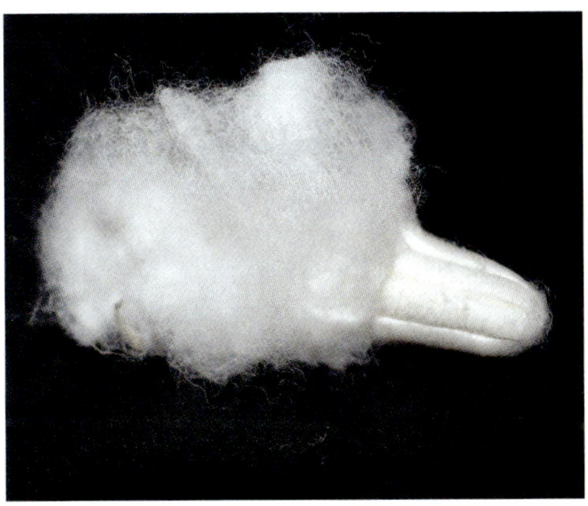

Tampon

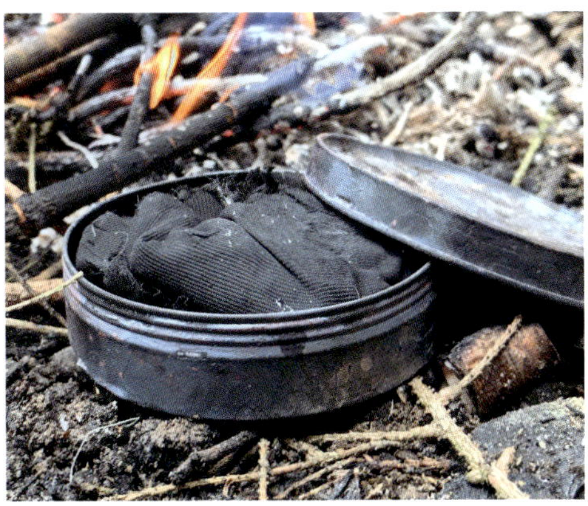

Char-Cloth

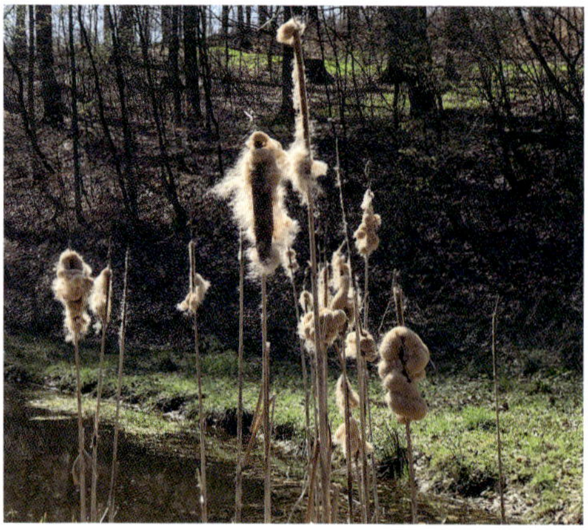

Rohrkolben

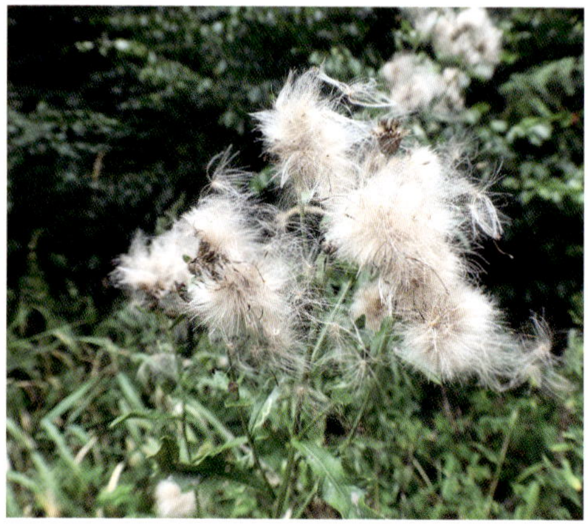

Distelflaum

brannt wurde. Er ist jedoch nicht vollständig verbrannt, sondern nur verkohlt und hat daher eine sehr niedrige Zündtemperatur. Für die Herstellung sind eine Blechdose (Bonbondose) mit einem Deckel und mehrere Stücke reiner Baumwollstoff in der Größe eines Geldscheins nötig. Steche ein kleines Loch in den Deckel und lege mehrere Stücke der Stoffstreifen in die Dose. Verschließe sie und lege sie ins Feuer. Der Stoff im Inneren verbrennt, was an dem Rauch zu erkennen ist, der durch das Loch im Deckel austritt. Sobald kein Rauch mehr aufsteigt, ist der Stoff fertig verkohlt. Die Dose kann nun aus dem Feuer genommen werden. Nach einer kurzen Abkühlzeit kann sie geöffnet und der Zunder verwendet werden. Man verwendet ihn bei Techniken, bei denen nur geringe Hitze erzeugt werden kann, z. B. beim Feuerschlagen.

Rohrkolben

Um sich verbreiten zu können, verfügen die Samen des an Gewässern wachsenden Rohrkolbens über sehr feine Flughaare. Diese weisen eine sehr große Oberfläche auf und sind daher sehr gut als Zunder geeignet. Durch ihre eher glimmende Eigenschaft kann man damit aus wenig Glut einen großen heiß glühenden Kern erzeugen, mit dem man in Verbindung mit anderen Materialien eine Flamme erhält. Diese Art Zunder wird meistens beim Feuerbohren eingesetzt.

Distelflaum

Als Distelflaum werden die vertrockneten Blüten sämtlicher Distelarten bezeichnet. Dies sind die Flughaare, mithilfe derer der Wind die Samen der Pflanze verteilt. Sie weisen ebenfalls eine sehr große Oberfläche auf und lassen sich blitzschnell mit dem Funken eines Feuerstahls entzünden. Die Brenndauer reicht jedoch nur wenige Sekunden, weshalb der Distelflaum noch mit etwas dickerem Zunder wie Gras vermischt werden sollte.

Gras

Trockenes abgestorbenes Gras ist meist in großen Mengen zu finden. Als Zunder können die Blätter aller Grasarten verwendet werden. Es benötigt Sonnenlicht und wächst daher eher an Waldrändern und Lichtungen sowie Freiflächen. Unter frei stehenden dichten Bäumen oder an der Südseite von Felsen sowie an Richtung Süden weisenden Böschungen, Berghängen und Waldrändern ist trockenes Gras auch in größeren Mengen zu finden, da es dort durch die Sonne ausgetrocknet wird. Vor dem Entzünden wird das Büschel mehrfach mit Kraft aneinandergerieben und zerknüllt, damit die Blätter zerfasert werden und sich die Oberfläche erhöht. Je feiner die Fasern sind, desto leichter sind sie zu entzünden.

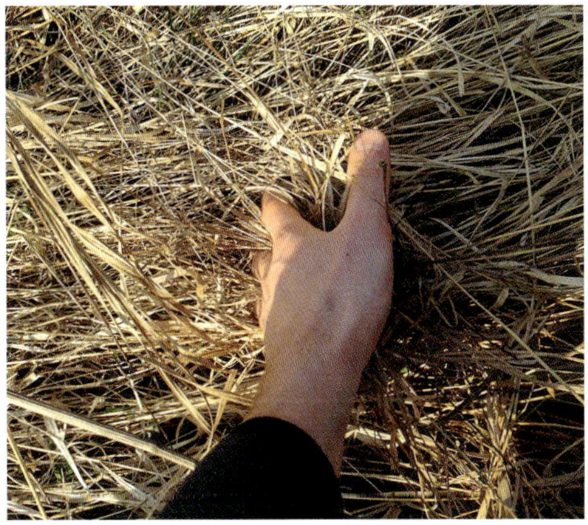

Gras

Bartflechte

Die Bartflechte, auch als gewöhnlicher Baumbart bezeichnet, ist ein Symbiosepilz, der bevorzugt an den Zweigen und Stämmen von Birken und an saurer Borke wie der von Fichten und Kiefern wächst. Vor allem in nördlichen Regionen nahe dem Polarkreis kommt sie sehr häufig und in großen Mengen vor. Im Sommer muss man sie je nach Wetter trocknen, im trockenen Winter jedoch kann sie ohne Vorbehandlung eingesetzt werden. Feuchter Zunder kann großflächig zwischen den Kleidungsschichten getrocknet werden, jedoch nie direkt auf der nackten Haut, da man sonst zu schnell auskühlen könnte.

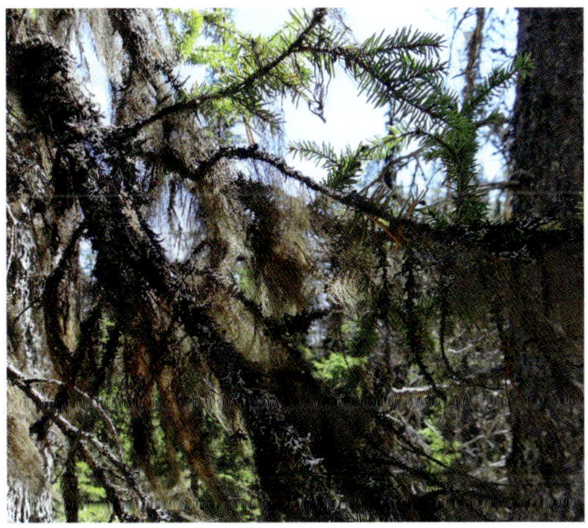

Bartflechte

Pflanzenfasern

In der Natur sind sehr viele verschiedene Arten von Pflanzenfasern zu finden. Sie können alle als Zunder verwendet werden. Halte Ausschau nach vertrockneten Pflanzenstängeln, trockenen faserigen Blättern, Gräsern oder Borken. Vor allem im Dschungel sind Pflanzenfasern die besten verfügbaren Zundermaterialien. Vertrocknete Lianen lassen sich in ihre einzelnen Fasern zerteilen und bekommen so eine sehr große Oberfläche. Palmenbast ist am Stamm von Palmen jeden Alters und jeder Größe knapp

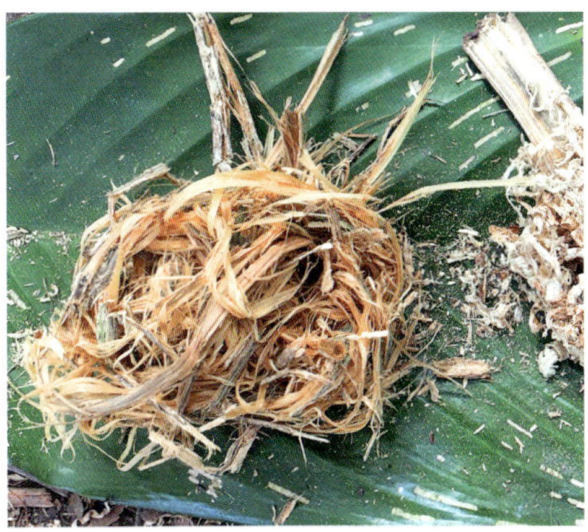

Pflanzenfasern

unterhalb des Blattansatzes zu finden. Geschützt durch die großen Blätter der Pflanze, kann auch bei Regen trockener Bast gesammelt werden. Um die Fasern noch leichter entflammbar zu machen, müssen sie einfach fest aneinander gerieben werden, damit sie zerfasern und sich die Oberfläche vergrößert.

S. 113 unten: Dieses Zunderbündel besteht aus zerfaserten Lianen. Es hat eine noch geringere Dichte als Gras und ist sehr leicht entzündlich.

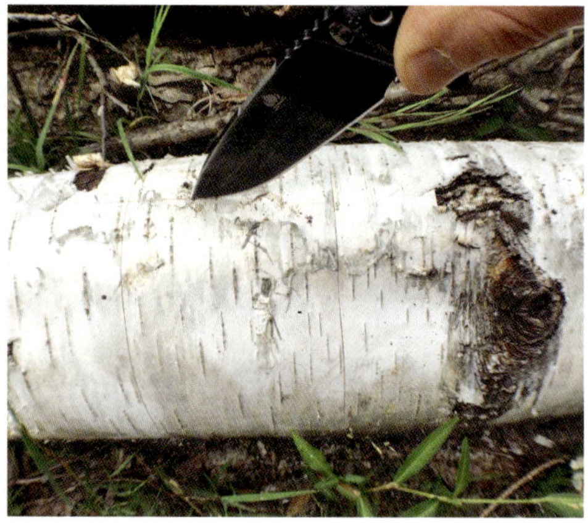

Birkenrinde 1

Birkenrinde

Die Rinde der Birke enthält ätherisches Öl, was ihr eine lange Brenndauer und leichte Entzündlichkeit auch in leicht feuchtem Zustand verleiht. Schneide mit deinem Messer die Rinde einmal längs und zweimal quer zur Wuchsrichtung ein und ziehe sie in einem Stück vom Stamm ab. Anschließend muss der dünne Bast der Rinde abgeschabt werden. Am besten geht es, indem mit mittlerem Druck das Messer im 90°-Winkel quer zur Wuchsrichtung hin und her bewegt wird. Durch die schabende Bewegung werden sehr feine Bastschichten abgetragen, wodurch eine große Oberfläche entsteht. Die tiefer liegenden Schichten sind zudem trockener als die oberen. Entferne zu Übungszwecken niemals die Rinde eines lebenden Baumes, dies führt ihm einen erheblichen Schaden zu und könnte sein Absterben verursachen. Verwende nur Totholz!

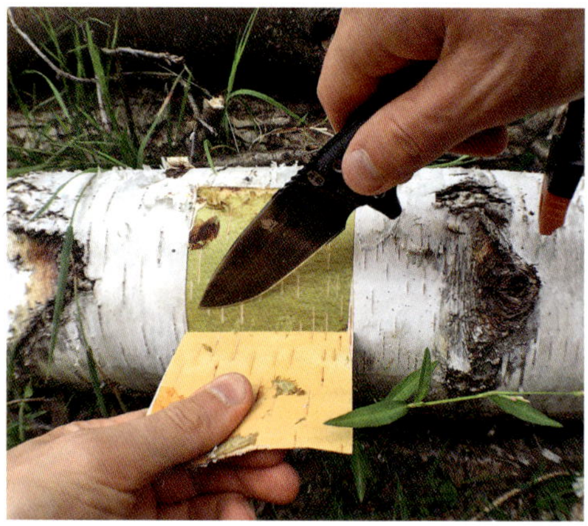

Birkenrinde 2

Holzspäne/Holzwolle

Mit dieser Methode kann man überall auf der Welt, unter jeder Bedingung und mit jeder Holzart Zunder herstellen. Am besten funktioniert es jedoch mit Kieferngewächsen, also Nadelhölzern, da diese besonders

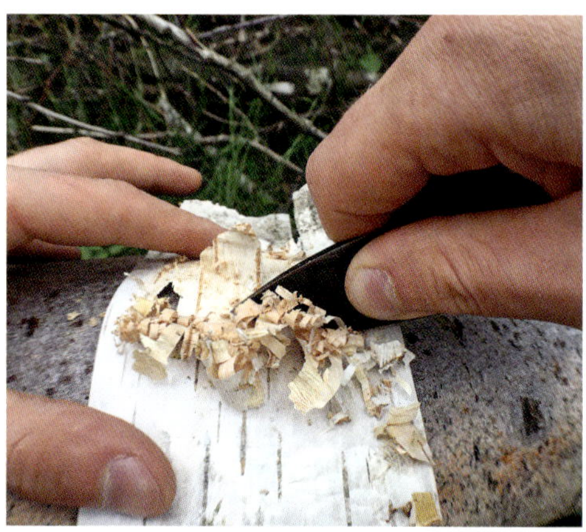

Birkenrinde 3

harzhaltig sind und an fast jedem Baum abgestorbene Äste weit entfernt vom feuchten Boden zu finden sind. In tropischen Regionen sind Bambus und weiche Hölzer hervorragend geeignet, es funktioniert aber auch mit hartem Tropenholz.
Um den Zunder herstellen zu können, muss ein mindestens zwei Finger dicker Ast der Länge nach geviertelt werden. Nun wird die Messerklinge im rechten Winkel auf eine der innen liegenden Flächen des Astes aufgelegt. Indem das Messer nun mit mittlerem Druck vom Körper weggedrückt über das Holz geschoben wird, entstehen feine krause Locken. Die Bewegung ähnelt dem normalen Schnitzen, nur dass die Messerklinge nicht flach, sondern im 90°-Winkel zum Holz gehalten wird. Damit der ausgeübte Druck nicht verloren geht, setzt man das Ende des Astes auf einem Baumstumpf auf. Diese Methode der Zunderherstellung funktioniert auch bei nassem Holz, da dickere Äste im Inneren meist trocken sind.

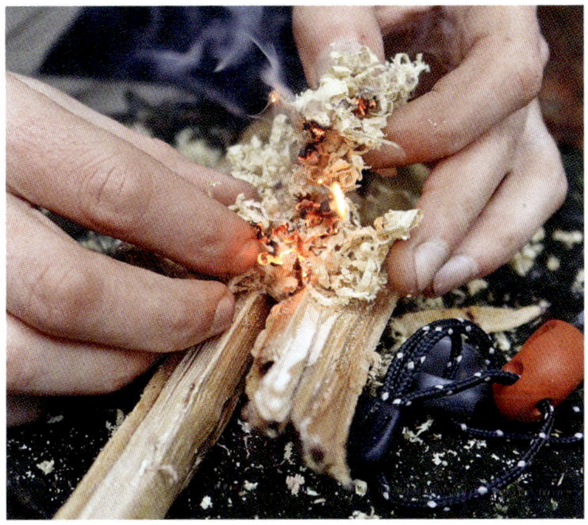

Holzspäne 1

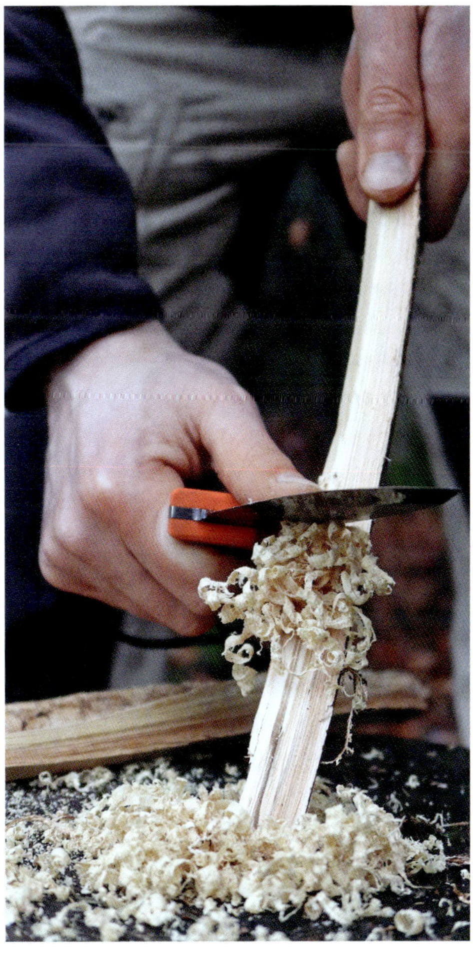

Holzspäne 2

Oben: Wird die Technik richtig angewendet, entstehen lange feine Locken. Besonders harzhaltige Hölzer lassen sich so sehr leicht entzünden.
Unten: Im 90°-Winkel werden die Späne von einer Holzkante abgeschabt. Dabei ist mit mittlerem bis festem Druck zu arbeiten und die Messerklinge muss scharf sein.

Brennnesselwolle

Wie bei der Holzwolle kann auf die gleiche Weise Brennnesselwolle hergestellt werden. Dafür werden viele abgestorbene und trockene Brennnesselstängel benötigt. Die außen liegenden feinen Fasern der Stängel werden mit dem Messer mit leichtem Druck abgeschabt, bis man die gewünschte Menge an Zunder erhalten hat. Dies funktioniert

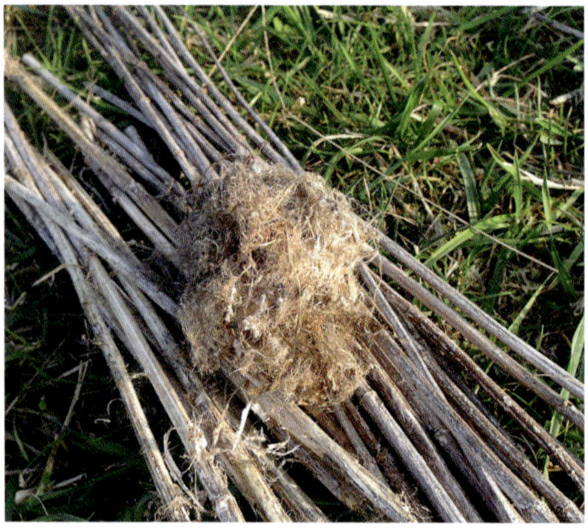

Brennnesselwolle

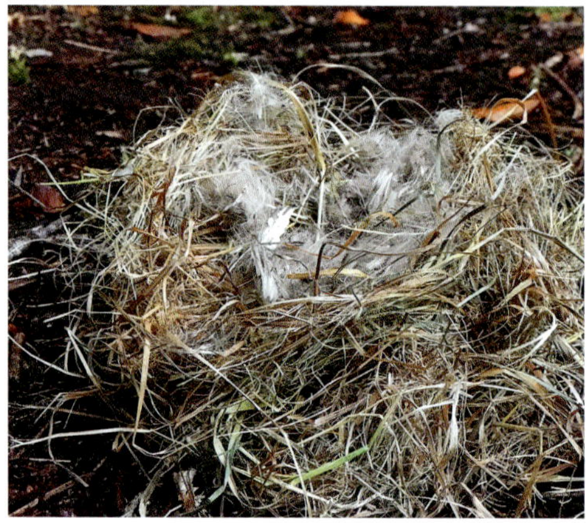

Zundernest

auch mit anderen abgestorbenen Pflanzenstängeln (oben links).

Zundernest

Jedes der genannten Materialien hat unterschiedliche Brenneigenschaften. Manche lassen sich leicht entzünden und verbrennen sehr schnell, andere entzünden sich nur sehr schwer, brennen dafür etwas länger. Um diese Eigenschaften möglichst effektiv nutzen zu können, kann aus verschiedenen Materialien ein Zundernest zusammengesetzt werden. Es sollte aus mindestens zwei bis drei Handvoll trockenem Gras, Farn oder Holzwolle bestehen. Je mehr, desto besser. Fest aneinander gerieben zerfasern die einzelnen Bestandteile und die Oberfläche vergrößert sich. Drücke es anschließend leicht zusammen und forme es wie ein Vogelnest. In das Nest kommt nun weiterer Zunder. Am besten geeignet ist eine Handvoll feiner und leicht entzündlicher Pflanzenteile wie die des Rohrkolbens, Distelflaum oder Birkenspäne für eine längere Brenndauer. Leicht mit dem äußeren gröberen Material vermischt, sollte es schnell anbrennen, sobald man einen Funken des Feuerstahls oder etwas Glut und Sauerstoff dazugibt (oben rechts).

SURVIVAL-TIPP

Im Ernstfall sollte man immer vorausdenken. Wenn man schon mal ein Feuer entfacht hat, kann mit diesem gleich der Zunder für das nächste getrocknet werden.

PRAXIS-TIPP

Viele meiner Kursteilnehmer haben anfangs keinen Erfolg beim Feuermachen. Fast alle haben dabei gemeinsam, dass sie unter anderem viel zu wenig Zunder suchen oder herstellen. Deshalb muss an dieser Stelle nochmal ausdrücklich darauf hingewiesen werden – ein großes Zundernest gibt auch große Flammen! Gib dir beim Zunder sehr viel Mühe und investiere genügend Zeit in das Sammeln und Zusammensetzen der Materialien. Jede Sekunde, die du mehr damit verbringst, sparst du dir später an Zeit und Nerven, wenn der Funke nicht überspringen will. Egal welches Material du verwendest, es sollten immer zwei gute Hände voll sein.

Anzünder

Hat man eine Flamme, muss diese schnellstmöglich auf ein Medium mit einer längeren Brenndauer übertragen werden, den Anzünder. Das ist dünnes Material, das die Flamme des Zunders leicht annehmen kann, aber genügend Dichte besitzt, um die Flamme heiß genug werden zu lassen, damit sie in der Lage ist, dickeres Holz zum Brennen zu bekommen. Natürlich sollte es trocken sein und auch hier gilt, je größer die Oberfläche, desto schneller brennt es.

Reisig

Als Reisig bezeichnet man die streichholzdünnen Äste von Kieferngewächsen, also Nadelbäumen. Diese müssen abgestorben und trocken sein. Bei vielen Nadelbäumen sind solche Äste noch direkt am Baum zu finden. Die unteren Ast-Etagen bekommen kein Sonnenlicht mehr ab und sterben deshalb ab. Da sie weg vom Boden sind, können sie selbst bei Regen noch trocken sein. Macht der Zweig beim Abbrechen ein kurzes Knack-Geräusch, ist er trocken. Lässt er sich biegen, ohne zu brechen, ist er feucht oder noch lebendig, also nicht geeignet. Als Anzünder eignen sich die nur wenige Millimeter dünnen Enden der Zweige. Äste am Boden können feucht sein und daher nicht so gut brennen. Suche bei regnerischem Wetter bevorzugt auf der windabgewandten Seite von dicken Bäumen. Da das Holz von Nadelbäumen über einen hohen Harzanteil verfügt, brennt es besonders leicht an. Aber auch die dünnen Zweige von anderen Baumarten sind dafür geeignet.

Featherstick

Bei einem dickeren Ast kann mit dem Messer die Oberfläche vergrößert werden, wodurch er schneller brennt und somit als Anzünder verwendet werden kann. Er muss mindestens fingerdick sein und sollte zunächst geschält werden, da die Rinde viel Feuchtigkeit enthalten kann. Ist sie trocken, kann dieser Schritt auch weggelassen werden. Der Ast muss nun der Länge nach aufgespaltet werden. Halte dazu ein Ende in der einen Hand und setze das andere auf einer festen Unterlage auf. Nun wird mit dem Messer so tief wie möglich in das Holz eingeschnitten. Dabei entstehen dicke Locken, die aber nicht abgetrennt werden sollen. Am Ende gleicht das Stück Holz einer Feder, daher der Name Featherstick – dt. Federstab.

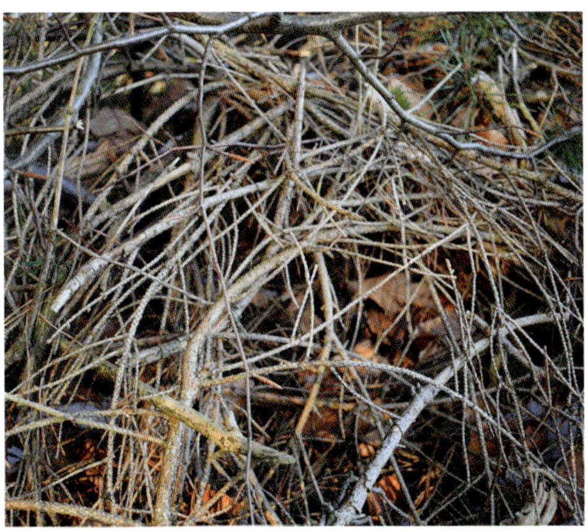

Reisig

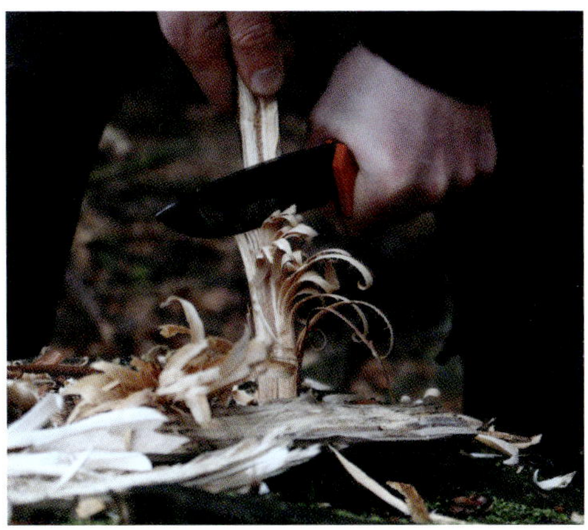

Featherstick

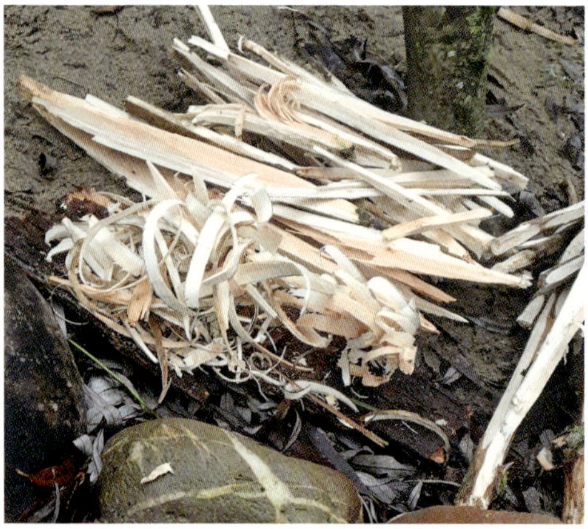

Fein gespaltenes Holz

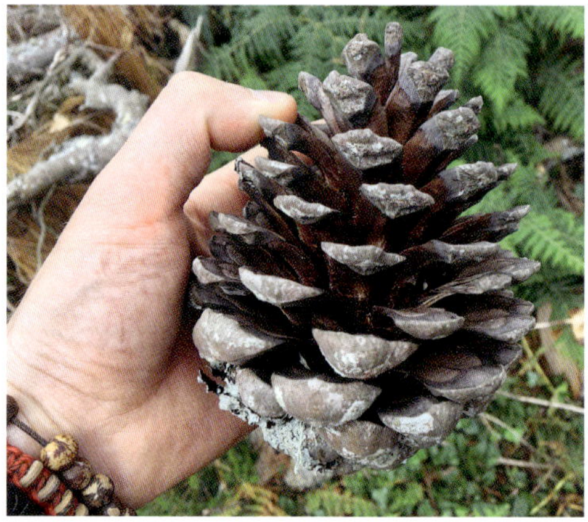

Kiefernzapfen

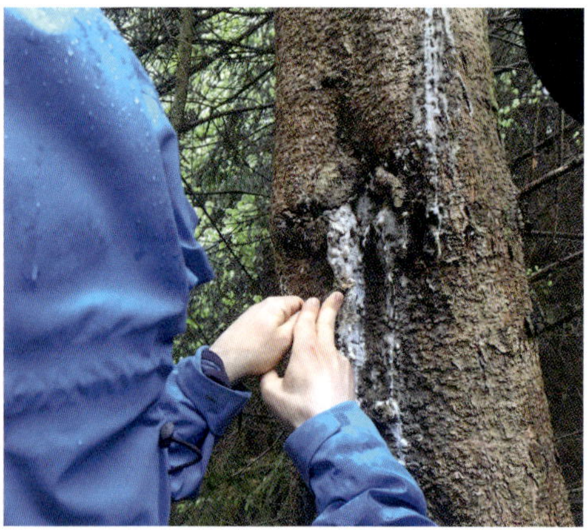

Baumharz

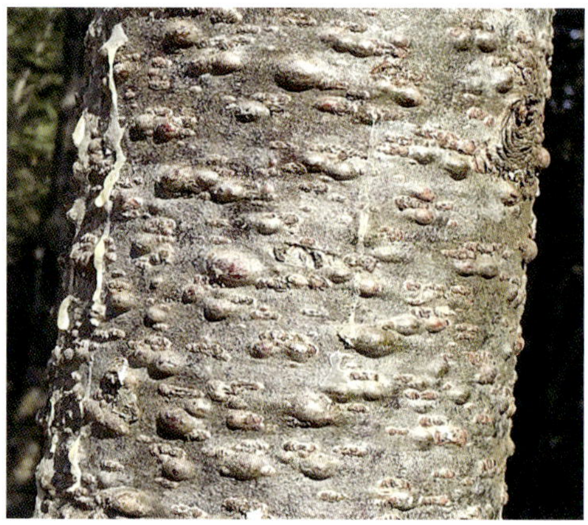

Douglasie

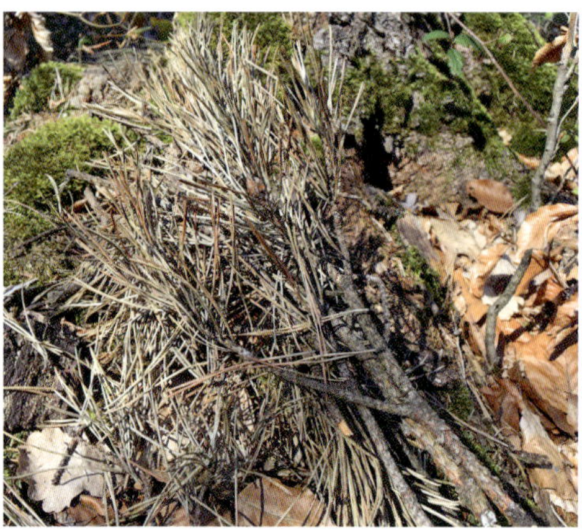

Trockene Baumnadeln

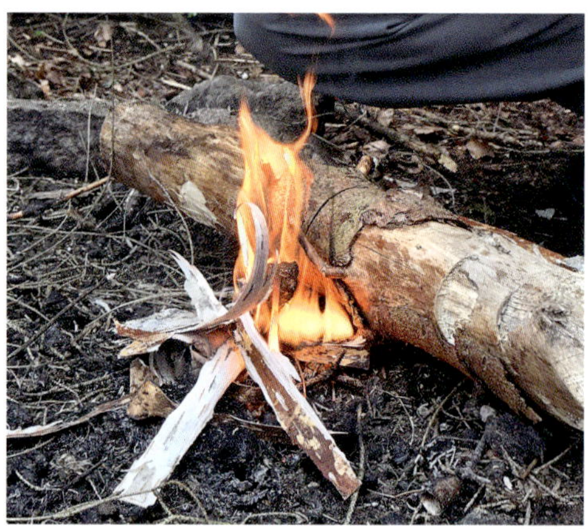

Birkenrinde

Fein gespaltenes Holz

Aus einem dicken Ast oder einem ganzen Stamm können kleine dünne Holzstückchen herausgetrennt werden. Dies funktioniert am einfachsten mit einem Messer und einem Holzschläger. Die Methode Batoning wurde weiter oben bereits erklärt. So kann die Dicke der einzelnen Hölzer genau definiert werden, womit das Feuer später Stück für Stück wachsen kann. Auch die Überreste, die beim Schnitzen eines Gegenstandes entstanden sind, können aufgehoben und als Anzünder verwendet werden (oben links).

Kiefernzapfen

Die Zapfen der Kiefer bestehen aus vielen dicken und harten Einzelschuppen. Dadurch können sie nur wenig Wasser aufnehmen und trocknen somit auch schnell wieder aus. Die Schuppen, die einen hohen Brennwert besitzen, öffnen sich, wenn sie trocken sind, was die Oberfläche des Zapfens stark vergrößert. Das macht ihn im trockenen Zustand zum hervorragenden Anzünder. Andere Zapfen wie die der Fichte sind durch ihre Eigenschaften nicht geeignet (oben rechts).

Baumharz

Hat ein Nadelbaum eine Verletzung, tritt Harz aus, um die Wunde zu verschließen und das Eindringen von Bakterien zu verhindern. Dieses Harz enthält unter anderem ätherische Öle und brennt deshalb sehr gut und sehr lange; zudem ist es resistent gegen Feuchtigkeit. Nutze es als Anzünder und entzünde es direkt mit einem Feuerzeug oder mit brennendem Zunder. Anschließend kann dünneres Brennholz nachgelegt werden. Zum Transport kann es in ein Blatt oder Moos gewickelt werden, damit es die Ausrüstung oder Kleidung nicht verklebt. Wickle es am besten in trockenes Gras ein, das direkt mitverbrannt werden kann. Je frischer, desto flüssiger ist das Harz und umso schneller brennt es auch an. Aber auch wenn es schon sehr alt und spröde ist, brennt es noch sehr gut und lange, es benötigt jedoch etwas mehr Zeit, bis es brennt.

Mitte links: Durch eine Verletzung der Borke tritt sehr viel Harz an diesem Baum aus. Es ist frisch und kann in großer Menge gesammelt werden.

Die Borke einer jungen Douglasie verfügt über kleine Blasen, die über den ganzen Stamm verteilt sind. Sie sind mit frischem flüssigem Harz gefüllt und können mit einem spitzen Ast aufgestochen werden; das austretende Harz wird mit trockenem Gras oder einem anderen Zunder abgewischt. So erhält man Zunder und Anzünder in einem. Bei älteren Douglasien wird die Borke rissig und trocken. Die Blasen sind dann zwar noch erkennbar, aber nicht mehr nutzbar.

Mitte rechts: **Die Harzblasen der jungen Douglasie sind leicht erkennbar.**

> **PRAXIS-TIPP**
>
> Sammle frisches Harz auf keinen Fall mit dem Messer, da es die Klinge verklebt. Hängt es dann erst mal in der Messerscheide, kann es kaum wieder entfernt werden. Verwende lieber einen abgebrochenen Ast!

Trockene Baumnadeln

Das Harz eines Nadelbaums befindet sich auch in seinen Nadeln. Sind sie noch grün, geben sie durch einen großen Wasseranteil beim Verbrennen ein hervorragendes Rauchsignal ab. Im trockenen Zustand enthalten

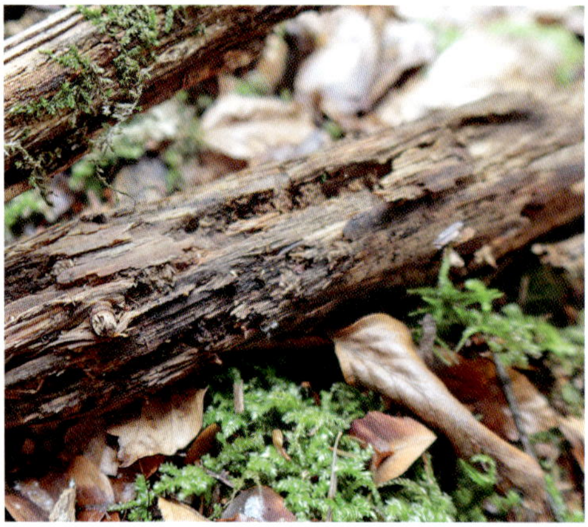

Morsches Holz

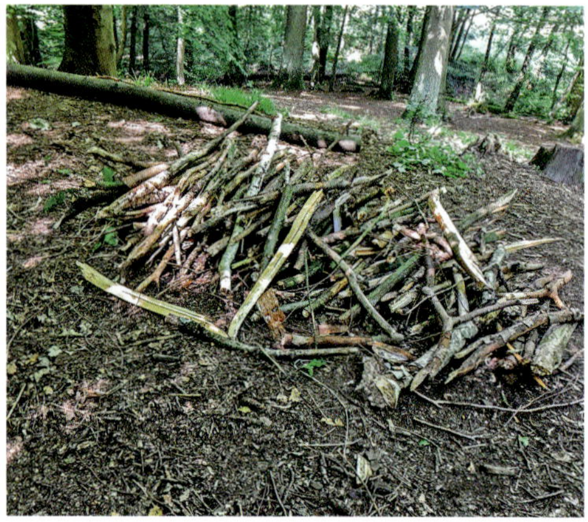

Trockenes Brennholz

sie jedoch kaum noch Feuchtigkeit, weswegen sie sehr gut als Anzünder verwendet werden können. Trockene Nadeln aller Kieferngewächse mit einer dunkelgelben bis braunen Farbe sind bestens geeignet. Grüne Nadeln sollten gemieden werden (S. 118 unten links)!

Birkenrinde

Die ölhaltige Birkenrinde kann auch als Anzünder verwendet werden. Am besten brennt sie, wenn sie in Streifen gerissen und zerknüllt wird. So kommt beim Verbrennen genügend Sauerstoff ran. Durch die ätherischen Öle hat sie eine relativ lange Brenndauer und man hat genügend Zeit, dünnes Brennholz nachzulegen (S. 118 unten rechts).

Brennholz

Die letzte Stufe, das Brennholz, besteht aus mindestens fingerdickem Holz, auf das die Flammen des Anzünders übertragen werden. Je geringer der Brennwert des Anzünders ist, umso mehr dünnes Brennholz sollte zunächst aufgelegt werden, wobei die Dicke mit zunehmender Hitze erhöht werden kann. Mit einer Axt oder dem Messer kann dickeres Brennholz aufgespaltet werden, damit es besser brennt. Bringe es in eine Länge von 40 bis 50 cm und schichte es in greifbarer Nähe zum Feuer auf. Für ein Kochfeuer genügt maximal zwei Finger dickes Holz. Die Brenneigenschaften zwischen den verschiedenen Baumarten unterscheiden sich sehr stark in Brenndauer und Brennwert, also die Hitze, die das Holz beim Verbrennen abgibt. Kieferngewächse brennen durch ihren Harzanteil sehr schnell an und haben eine mittlere Brenndauer und Wärmeentwicklung. Harthölzer wie Buchengewächse hingegen brennen sehr langsam an, während sie über eine lange Brenndauer und eine hohe Wärmeentwicklung verfügen. Sehr weiche Holzarten wie der Holunder sind nicht als Brennholz geeignet. Sie sollten eher als Anzünder verwendet werden. Morsches Holz kann gar nicht als Brennstoff verwendet werden. Es besitzt so gut wie keinen Brennwert mehr und enthält meist zu viel Feuchtigkeit.

Oben links: Morsches Holz ist als Brennstoff ungeeignet. Es hat kaum einen Brennwert. Oben rechts: Trockenes Brennholz findet man weg vom Boden. Bringe es nach dem Sammeln gleich in die richtige Länge.

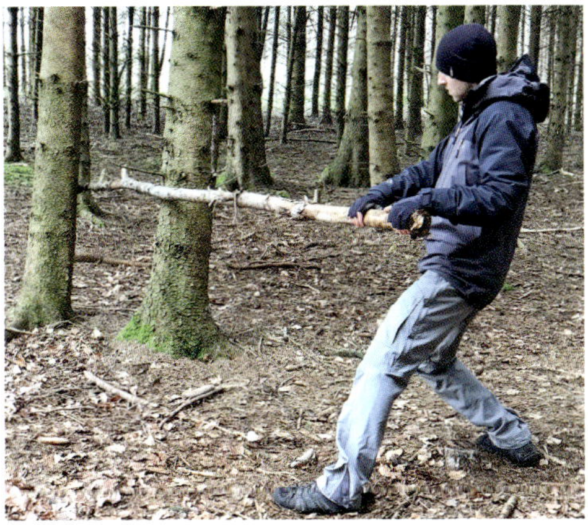

Holz zerkleinern

Holz zerkleinern

Mit Werkzeugen wie einer Säge kann das Brennholz einfach zerkleinert werden. Verfügt man nur über ein Messer, wird das Durchtrennen von armdicken Ästen schwieriger. Lange Stämme und Äste können gekürzt werden, indem sie zwischen zwei Bäume geklemmt und durch die lange Hebelwirkung zerbrochen werden. Wenn es der Platz zulässt, kann man auch einfach das Feuer für sich arbeiten lassen und einen Stamm Stück für Stück durchbrennen (oben).

PRAXIS-TIPP

Es ist überaus wichtig, dass eine ausreichende Menge des Brennmaterials zur Verfügung steht. Gerade am Anfang kann es entscheidend sein, ob aus dem kleinen Feuer etwas wird oder die Flamme erlischt. Muss man die Nacht am Feuer verbringen, kann es je nach Umgebung durchaus gefährlich sein, das Lager zu verlassen, um in der Dunkelheit Brennholz zu sammeln. Bei den Vorbereitungen deines Brennmaterials, egal ob Zunder, Anzünder oder Brennholz, solltest du immer an den folgenden Satz denken:

Wenn du denkst, dein Brennmaterial reicht, sammle nochmal so viel!

Vorbereitung des Feuers

Feuerstelle

Damit sich das Feuer nicht unkontrolliert ausbreiten kann, müssen einige Punkte beachtet werden. Im Umkreis von mindestens vier Metern um die Feuerstelle herum darf sich kein leicht entzündliches Material befinden. Dort sollten also keine dürren Büsche oder Gräser stehen, dicke Schichten aus trockenem Laub oder Nadeln am Boden müssen entfernt werden. Auch auf tief hängende Äste ist zu achten. Im Zweifelsfall muss ein anderer Ort für die Feuerstelle ausgewählt werden. Damit Funken nicht weitergetragen werden können, sollte dieser Ort möglichst windgeschützt sein. Durch einen Unterschlupf oder einen Hitzeschild kann für ausreichenden Windschutz gesorgt werden.

Ein Feuer sollte immer so klein wie möglich und so groß wie nötig sein!

Achtung!

Das Anlegen einer wilden Feuerstelle ist in Deutschland und vielen anderen Ländern verboten. Zum Üben kann jedoch auf offizielle Feuerstellen zurückgegriffen werden. Dabei muss unbedingt die aktuelle Waldbrandgefahr beachtet werden.

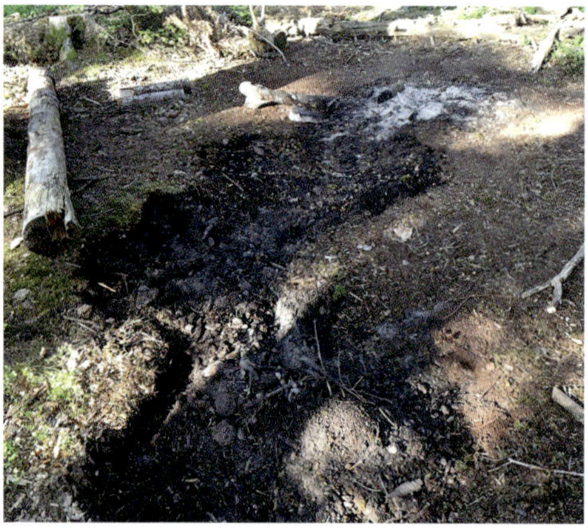

Schwelbrand

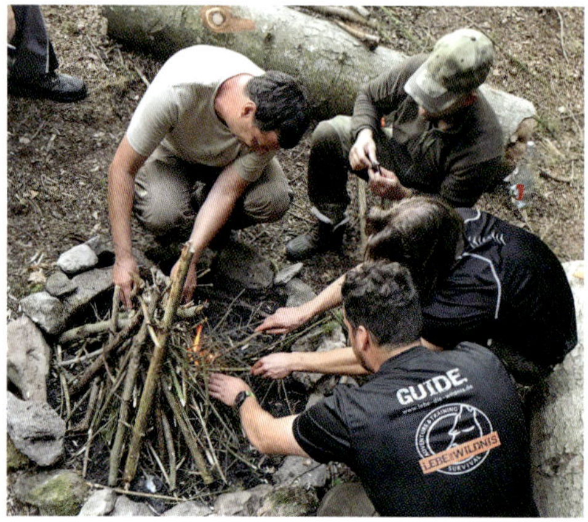

Eingrenzung

Plattformen

Falls der Untergrund nass oder sehr trocken ist, sollten besondere Vorkehrungen in der Vorbereitung der Feuerstelle getroffen werden. Besonders, da in trockenen Nadelwäldern und auf Torf- und Heideböden die Gefahr auf unterirdischen Schwelbrand besteht. Um das zu vermeiden, sollte das Feuer auf einer Plattform aus einer dicken Schicht Sand oder Kies gemacht werden. Die schnellste und einfachste Methode ist, die Feuerstelle mit aneinandergelegten Steinen zu pflastern. Die Lücken zwischen den Steinen werden mit Erde oder Sand aufgefüllt. So wird der Untergrund vor Beschädigung geschützt und Spuren können schnell beseitigt werden. Falls sich ein Gewässer in der Nähe befindet, kann die Fläche auch mit Wasser getränkt werden, um ein Ausbreiten zu verhindern. Bei einer Brenndauer von mehreren Stunden sollte es aber mindestens einen halben Meter tief reichen.

Ist der Untergrund nass, schützt eine Plattform aus trockenen Ästen oder ein großes Stück Rinde wiederum das Brennmaterial vor der Feuchtigkeit. Ohne diese saugt der Zunder je nach Art und Menge die Feuchtigkeit des Untergrunds auf und wird dadurch unbrauchbar.

Oben links: Hier wurde ein Feuer auf Nadelboden nicht sachgemäß gelöscht. Die Glut hat sich langsam durch Schwelbrand ausgebreitet.

Eingrenzung der Feuerstelle

Um die Ausbreitung des Feuers zur Seite zu verhindern, kann die Feuerstelle mit Sand, Steinen oder feuchten Holzbalken eingefasst werden. Diese Barriere verhindert auch, dass brennendes Holz oder Kohlestücke aus dem Feuer fallen. Wird die Feuerstelle in einer Vertiefung angelegt, bringt dies ebenfalls den nötigen Schutz. Die abgetragene Erde wird am Rand der Mulde abgelegt und bietet somit eine zusätzliche Erhöhung. Eine Tiefe von etwa 5 bis 10 cm reicht völlig aus, ansonsten kann es vorkommen, dass die Sauerstoffzufuhr des Feuers gestört wird. Die ausgehobene Erde kann dafür genutzt werden, um die Feuerstelle nach der Benutzung wieder zu verdecken. Trockenes Laub und Gras, welches unmittelbar an den Rand der Feuerstelle grenzt, muss unbedingt

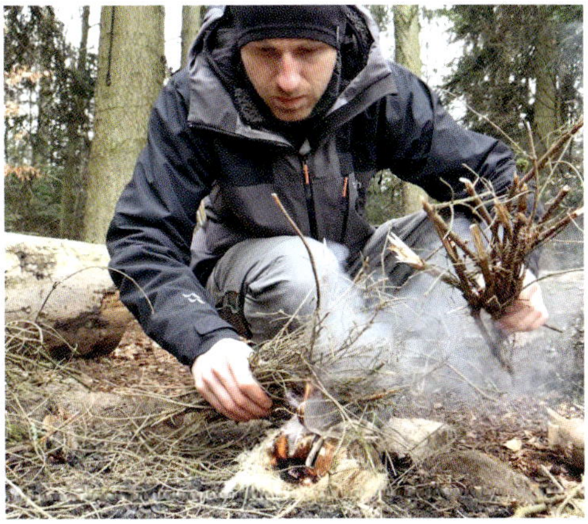

Instant-Feuer

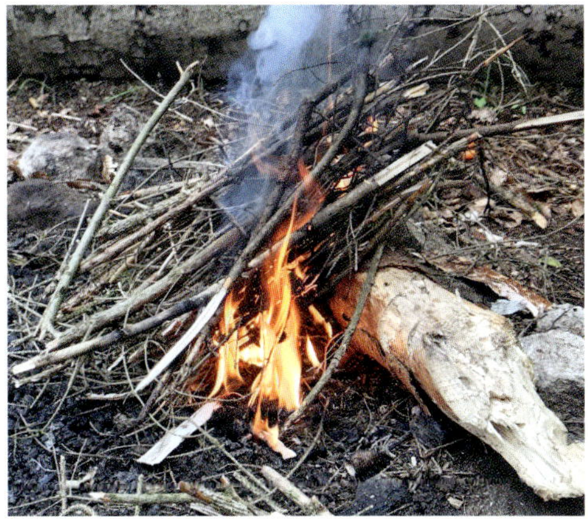

Anlehnfeuer

entfernt werden, da es ebenso wie Moos sehr schnell Feuer fangen kann, wenn es erst einmal trocken ist (S. 122 oben rechts).

Feuerarten

Die Vorbereitung ist beim Feuermachen das Allerwichtigste! Zunächst solltest du wie oben beschrieben die Feuerstelle vorbereiten. Suche danach die genannten Brennmaterialien und sortiere sie. Wie lange soll das Feuer brennen? Hast du genügend Zunder, Anzünder und Brennmaterial? Dann bereite das Feuer wie nachfolgend beschrieben vor.

Instant-Feuer

Ganz behutsam wird Anzündmaterial auf den brennenden Zunder gelegt. Es sollte mit einer Hand für einige Sekunden über die Flammen gehalten werden. So hat der Anzünder genügend Zeit, die Flammen anzunehmen und droht nicht gleich zu ersticken. Währenddessen greift die andere Hand bereits nach Nachschub. Brennt es sicher, wird es abgelegt und eine neue Schicht wird über Kreuz aufgelegt. So kann die Hitze zwischen dem Brennmaterial besser gestaut werden und es brennt schneller an. Nun kann immer dickeres Holz nachgelegt werden. Dies ist die schnellste Art, ein Feuer zu machen, da das Brennmaterial nicht erst in einer besonderen Form aufgebaut werden muss. Trotzdem sollte alles gut sortiert bereitliegen (oben links).

Anlehnfeuer

Der brennende Zunder wird neben einem dicken Stück Holz oder einem zehn bis zwanzig Zentimeter hohen Stein platziert. Damit die Flamme des Zunders nicht erstickt, wird das Anzündmaterial nach und nach vorsichtig über dem Feuer mit einer Seite auf dem Holzstück oder dem Stein abgelegt. Es hat also die Form eines Lean-to-Shelters, daher der Name Feuerhütte. Indem es über Kreuz geschichtet wird, kann die Hitze zwischen dem Brennmaterial besser gestaut werden. Lege die verschiedenen Schichten locker übereinander, so droht das Feuer nicht gleich zu ersticken. Auf gleiche Weise wird nun immer dickeres Holz nachgelegt, bis es zuverlässig brennt (oben rechts).

Feuertipi

Diese Feuerart ist ein sehr gutes Allround-Feuer. Es strahlt viel Hitze zur Seite ab, brennt lange und benötigt bei einer guten Vorbereitung wenig Pflege.

Lege das Material, das du als Anzünder vorgesehen hast, in die Feuerstelle. Beginne mit dem Material, das sich am schnellsten entzünden lässt. Der Kern des Tipis sollte je nach Zunder aus schnell entzündlichen Materialien bestehen. Hast du nur Gras als Zunder, so sollte die unterste Schicht des Tipis auch aus Gras bestehen. Darüber kommt dann dünnes Reisig oder Birkenrinde. Hast du Birkenrinde als Zunder, kann das Innere des Tipis nur aus Reisig bestehen, da die Birkenrinde länger brennt als Gras. Türme alles locker, abwechselnd über Kreuz übereinander auf (oben). So kann sich die Hitze besser stauen und der Anzünder brennt schneller. Die Größe des Tipi-Kerns sollte etwa 30 cm betragen. Drum herum werden nun ein bis zwei Schichten maximal fingerdicke Stöcke als Brennholz angelehnt (Mitte). Danach kommt noch eine Schicht zweifingerdicke Stöcke. Auf der windabgewandten Seite muss eine etwa faustgroße Öffnung vorgesehen werden, durch die der brennende Zunder gesteckt wird (unten).

Außerhalb des Tipis wird nun das Zundernest angezündet. Die Zündmethode oder der Zunder selbst spielen dabei keine Rolle. Anschließend wird das brennende Material vorsichtig durch den Eingang bis in die Mitte des Feuertipis geschoben. Es sollte danach selbstständig anbrennen.

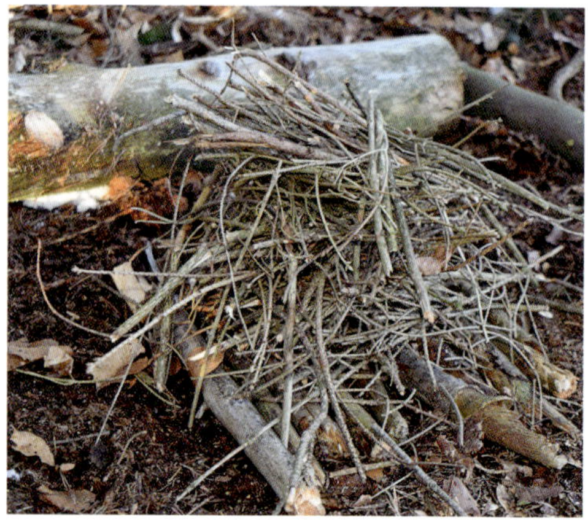

Feuertipi 1

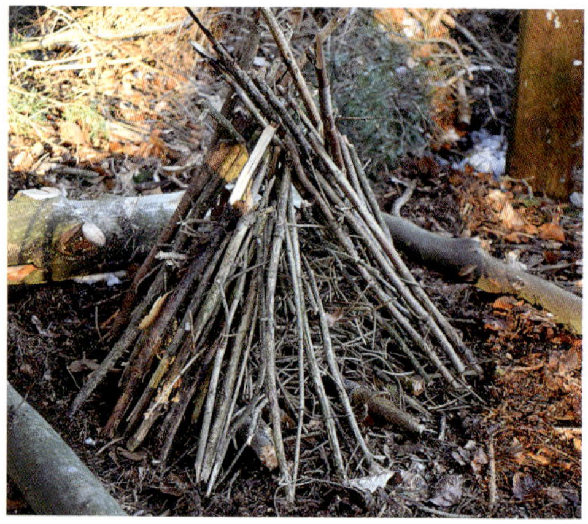

Feuertipi 2

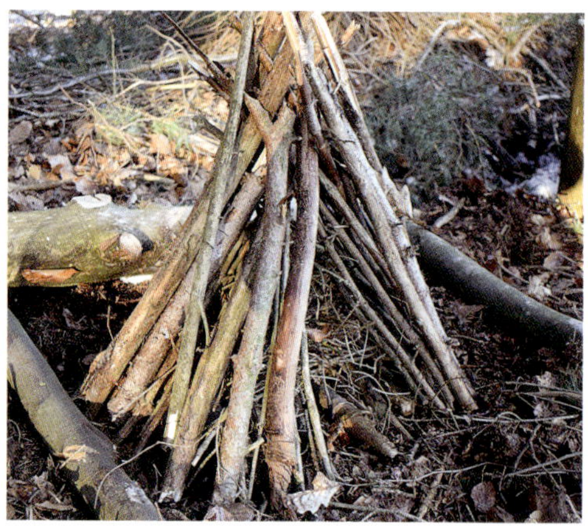

Feuertipi 3

Gitterfeuer – wenn alles nass ist

Um mit nassem Holz Feuer machen zu können, ist die Form des Gitterfeuers am besten geeignet. Der Anzünder hat durch den entstehenden Kamineffekt lange genug Zeit, um die höher gelegenen Schichten aus Zweigen zu trocknen. Die Vorbereitung spielt hier eine sehr wichtige Rolle und es muss wesentlich mehr Zeit eingeplant werden.
Auch im Winter bei Temperaturen weit unter dem Gefrierpunkt ist diese Methode zu favorisieren. Dadurch, dass das Holz gefroren ist, muss anfänglich mehr Hitze als üblich aufgebaut werden, bevor dickeres Holz nachgelegt werden kann. Es muss also mindestens die doppelte Menge feiner Anzünder und dünneres Brennholz vorbereitet werden. Wird später weiterhin auch gefrorenes Holz nachgelegt, muss das Feuer insgesamt größer gehalten werden, damit genügend Hitze erhalten bleibt und es nicht auskühlt.

Unten links: Die Vorbereitung macht oft den Unterschied. Bereite alles gut vor, als würde dein Leben davon abhängen!

Folgende Vorbereitungsmaßnahmen müssen bei nasser Witterung getroffen werden:

- Eine mindestens drei Zentimeter dicke Harzkugel
- Zwei armdicke Holzstücke mit einer Länge von etwa 30 cm als Basis des Gitters
- Zwei bis drei Hände voll dünnes Reisig von Kieferngewächsen, bei dem zum Großteil die Rinde entfernt werden muss, da diese besonders viel Wasser enthält
- 20 bis 30 fingerdicke Äste (vorzugsweise von Kieferngewächsen) schälen, der Länge nach aufspalten als Anzünder
- 20 bis 30 fingerdicke Äste (vorzugsweise von Kieferngewächsen) schälen
- Alternativ oder zusätzlich Feathersticks oder dünnes aufgespaltenes Holz
- Das Material muss vor weiterer Nässe geschützt werden.

So gehst du vor, um das Gitterfeuer zu entzünden:

1. Die Quelle der Hitze bildet ein sehr lange brennender Anzünder. Am besten geeignet ist Harz. Je nach Zündmethode wird es direkt (z. B. mit dem Feuerzeug) oder indirekt mit Birkenrinde oder geschabter Holzwolle (z. B. mit dem Feuerstahl) angebrannt. Lege es zwischen die zwei dicken Holzstücke (unten rechts).

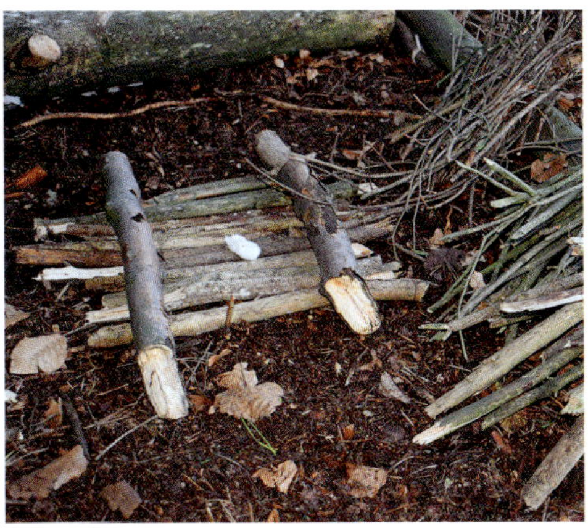

Vorbereitung

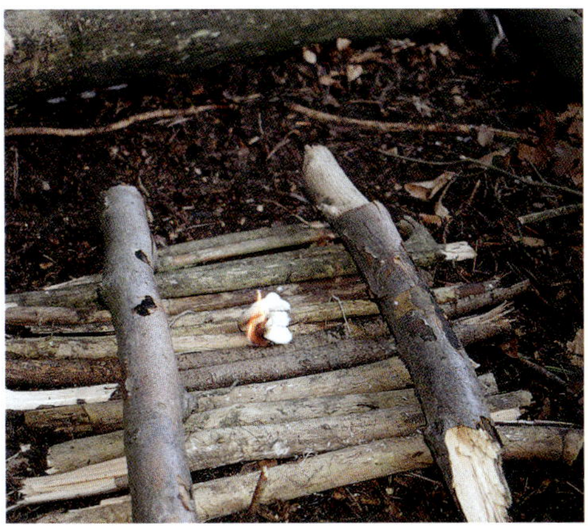

Gitterfeuer 1

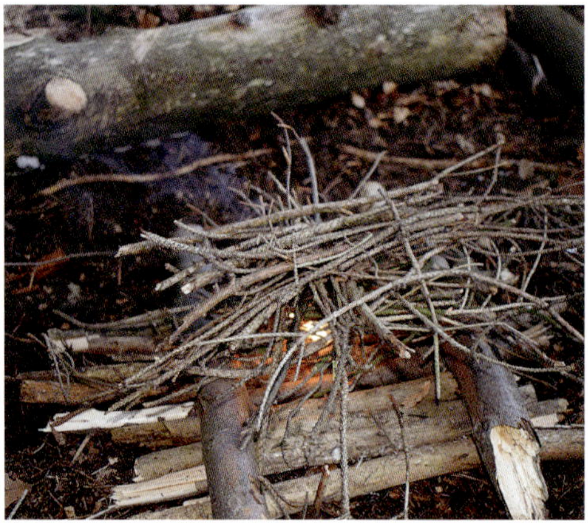

Gitterfeuer 2

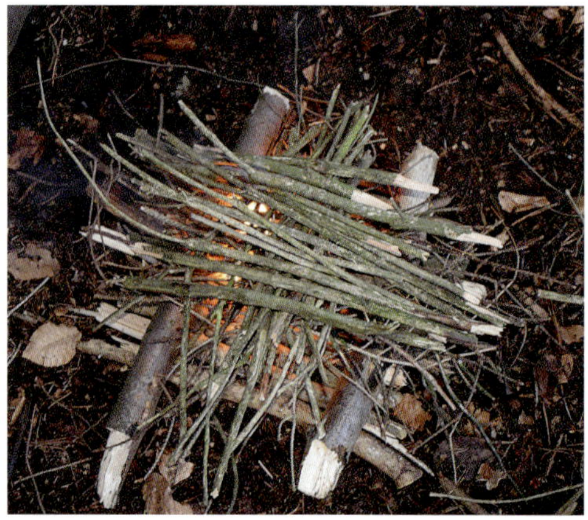

Gitterfeuer 3

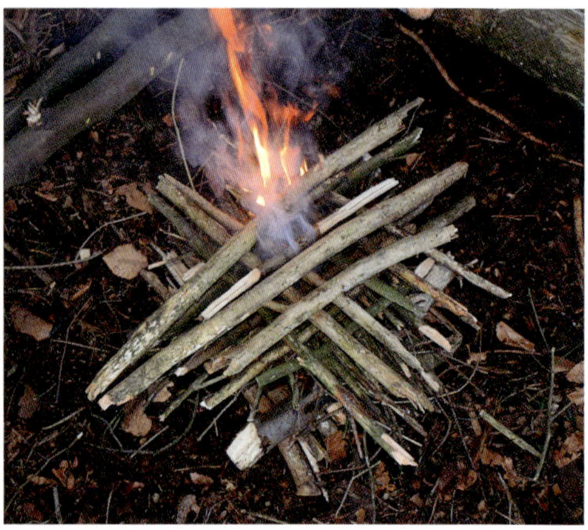

Gitterfeuer 4

2. Darauf kommt nun das dünne geschälte Reisig, die Feathersticks oder beides kombiniert. Lege es schichtweise über Kreuz auf die Basis. Das aufgelegte Material darf nicht nach unten gedrückt werden, da es sonst zu stark verdichtet wird und zu wenig Luft an das Feuer gelangt. Lege die Materialien locker aufeinander.
3. Steigere nun die Stärke des Brennmaterials. Je dichter du es aneinanderlegst, desto weniger zirkuliert die Luft im Feuer, aber umso mehr Hitze staut sich unter den jeweiligen Schichten. Die Stöcke dürfen daher nicht zu dicht gelegt werden, da das Feuer sonst ersticken kann. Etwa 1 cm Abstand ist ausreichend.
4. Das Holz trocknet nun langsam durch, bis die Hitze schließlich so groß ist, dass auch dickeres feuchtes Brennholz nachgelegt werden kann.

Bei Nässe sollte der Zunder als Letztes vorbereitet werden!

Langfeuer

Diese Feuerart ist als Wärmefeuer gedacht. Da es große Mengen an Holz verbraucht, sollte es auch nur dazu verwendet werden, denn ein Feuer sollte immer nur so groß wie nötig sein. Beginne mit einem Feuer-Tipi oder Gitterfeuer. Sobald genügend Glut vorhanden ist, wird diese auf eine längliche Fläche von 100 x 50 cm verteilt. Lege nun Reisig und fingerdickes Holz nach, um das Feuer wieder in Gang zu bekommen. Platziere an den Enden der Feuerstelle, wenn möglich außerhalb des Feuers, jeweils ein maximal armdickes Stück Holz, als Unterlage. Als Brennholz dienen drei 10 bis 15 cm dicke Baumstämme, die auf eine Länge von einem guten Meter gebracht werden. Lege

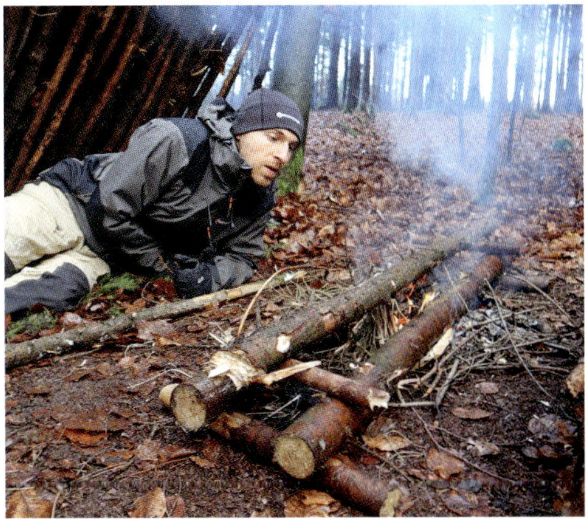

Langfeuer

zwei davon auf die Unterlagen, darauf kommt nun an den Enden jeweils wieder ein fingerdicker Ast als weitere Auflage für den dritten Stamm. Auf diese Weise bekommt das Feuer genügend Sauerstoff und brennt ohne Weiteres für anderthalb bis zwei Stunden durch. Die Baumstämme müssen nicht zwingend in der Länge gekürzt werden. Du kannst sie im Ganzen nach und nach ins Feuer schieben. Verwende diese Feuerart in Kombination mit dem Schrägdach-Shelter. So kannst du die Nacht auch bei einer Temperatur um den Gefrierpunkt oder kälter problemlos überstehen.

PRAXIS-TIPP

Denke unabhängig von der Feuerart und der Zündmethode daran, genügend Anzünder und Zunder zu verwenden. Spare nicht am Material und hebe dir nicht die Hälfte davon auf für den Fall, dass es nicht klappen sollte. Denn wenn es an Zunder und Anzünder fehlt, könnte genau das der Grund sein, warum das Feuer nicht zündet oder wieder ausgeht. Letztendlich wird dir diese Vorsicht also zum Verhängnis!

Feuer entfachen

Feuerstahl

Der Feuerstahl besteht aus Mischmetall, dem sogenannten Auermetall. Es trägt den Namen seines Erfinders und besteht aus einer Mischung aus ca. 70 % Eisen und 30 % Cer. Die Funken, die beim Spanen, dem Abhobeln dünner Metallspäne, erzeugt werden, werden durch die entstehende Reibungshitze so heiß, dass sie sich an der Luft entzünden und weiß glühend verbrennen. Sie können eine Temperatur von bis zu 3000 °C erreichen. Trotzdem kühlen sie sehr schnell aus. Der Feuerstahl hat den Vorteil, dass er nahezu unverwüstlich ist und Hitze, Kälte und Nässe keinen Einfluss auf seine Funktion haben (S. 128 oben links).

Zum Zünden wird der Stahl in der linken und der Metallschaber in der rechten Hand gehalten. Der Schaber wird mit seiner scharfen Kante im 45°-Winkel auf den Stahl gesetzt. Zieht man den Feuerstahl zu sich hin, entstehen Funken. Je mehr Druck mit dem Schaber auf den Stahl ausgeübt wird, desto größer und heißer werden diese Funken. Das funktioniert auch mit dem scharfkantigen Rücken der Messerklinge. Da die Funken relativ schnell an Hitze verlieren, muss man mit dem Feuerstahl möglichst nah an den Zunder heran. Setze dazu das Handgelenk mit dem Metallschaber auf dem Boden so nah wie möglich am Zunder auf und ziehe den Feuerstahl darunter hindurch. So bildet alles eine stabile Einheit, andernfalls kann es passieren, dass die entstandene Flamme im gleichen Moment mit dem Schaber ausgeschlagen wird. Beginne mit Watte zu üben und steigere den Schwierigkeitsgrad dann mit Distelflaum und einem Zundernest. Die Holzwolle ist am schwierigsten zu entzünden (S. 128 oben rechts).

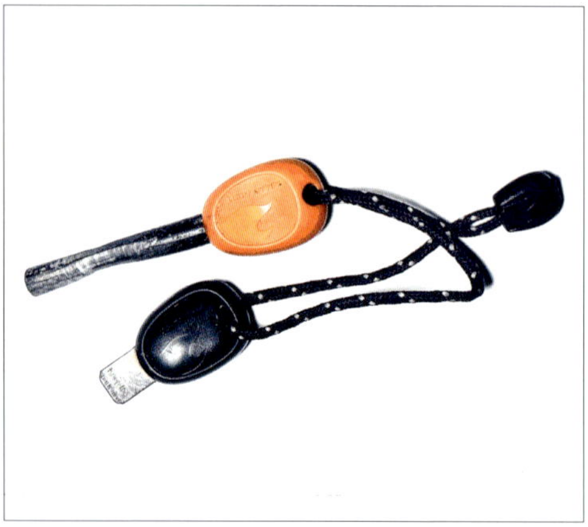

Feuerstahl

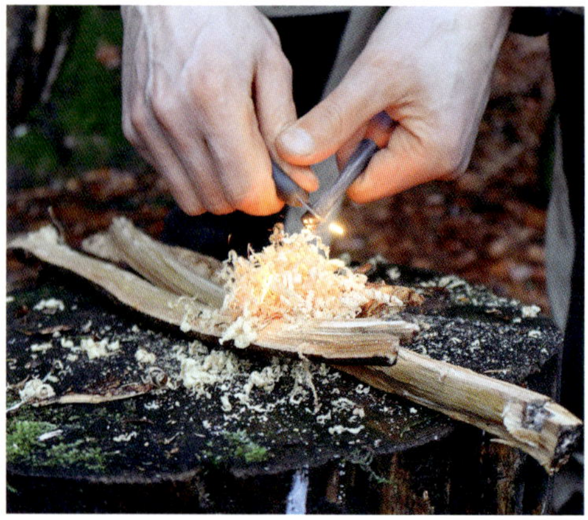

Umgang mit Feuerstahl

Ich habe mir eine spezielle und sehr kontrollierte Art, den Feuerstahl zu halten, angeeignet. Dabei halte ich den Stahl wie oben beschrieben mit der linken Hand, die rechte hält den Schaber. Nun drückt der linke Daumen ebenfalls auf den Schaber, während die linke Hand den Feuerstahl unter dem statischen Schaber hindurchzieht. Der Vorteil ist, dass der Weg so begrenzt wird und man nicht mit dem Schaber über den Stahl hinausrutschen kann. Alles bildet eine stabile Einheit, wodurch man sehr nah an den Zunder herankommt.

PRAXIS-TIPP

Verwende beim Feuermachen mit dem Feuerstahl ausreichend Zunder. Es dürfen ruhig zwei große Hände voll Gras sein. Mach dir die Mühe, guten Zunder zu sammeln oder herzustellen. Gehe mit dem Feuerstahl ganz nah an den Zunder heran, bei Gras oder einem Zundernest vielleicht sogar mitten hinein, der Erfolg ist davon abhängig!

Feuer schlagen

Beim Feuerschlagen wird mit einem spröden Kohlenstoffstahl gegen die Kante eines sehr harten Gesteins »geschlagen«. Diese Technik wurde bereits im späten Römer-Zeitalter in Europa angewandt. Als Schläger wird dazu ein gehärteter Kohlenstoffstahl mit einer bestimmten Form verwendet, der in einer schnellen vertikalen Bewegung von oben nach unten an einem *Flintstein* vorbeigeführt wird. Der Stahl soll eine scharfe Kante des Steins in seiner schnellen Bewegung nur leicht touchieren. Das Wort »schlagen« entspricht also nicht wirklich der tatsächlichen Herangehensweise, hat sich aber so durchgesetzt. Bei dieser Technik entstehen im Vergleich zum Feuerstahl nur wenig Funken, die nur wenige Hundert Grad Celsius heiß sind. Das erfordert einen Zunder, der eine niedrige Zündtemperatur aufweist. Char-Cloth bietet diese Eigenschaft. Er wird auf die Schlagkante des Flints gelegt und mit dem Daumen fixiert. Sobald ein abgestreifter Funke darauf landet, breitet sich die Glut aus. In einer tatsächlichen Survival-Situation kann jedoch nur Char-Cloth verwendet werden, da etwas Ähnliches nicht zu finden ist oder hergestellt werden kann. Wirklich realistisch ist diese Technik jedoch nicht, da der Flintstein sowie das Schlageisen und sogar der Zunder nicht in der Natur zu finden sind (Flintstein ist nur in wenigen Gegenden verfügbar) und man diese Materialien mit sich führen müsste, um ein Feuer entfachen zu können. Es wäre stattdessen einfacher, einen Feuerstahl oder gleich ein Feuerzeug einzupacken. Allerdings haben diverse Versuche ergeben, dass man den Flintstein auch durch einen Kieselstein ersetzen kann, wie sie an zahlreichen Flüssen überall auf der Welt zu finden sind. Er muss für die Verwendung lediglich zerschlagen werden, sodass eine scharfe Kante entsteht. Der Schläger kann durch das Messer, bevorzugt den Klingenrücken, ersetzt werden, solange es aus nicht rostfreiem Kohlenstoffstahl besteht. Der Char-Cloth kann auch auf Tour hergestellt werden. Dazu ist ein Stück Stoff aus reiner Baumwolle nötig, das im Kochtopf oder einer Blechdose im Feuer verkohlt wird. Alternativ kann der Stoff auch direkt im Feuer verbrannt und die Flammen anschließend mit trockenem Sand oder Erde erstickt werden. Es ist zwar ein erstes Feuer nötig, aber dafür kann man dann den Zunder herstellen, um weitere Feuer entzünden zu können.

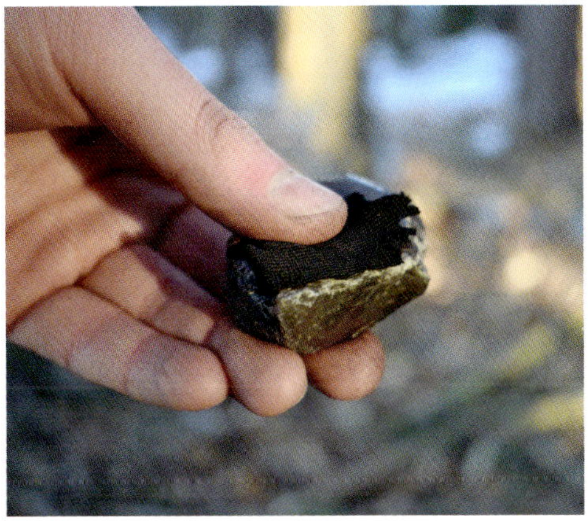

Char-Cloth auf Flintstein

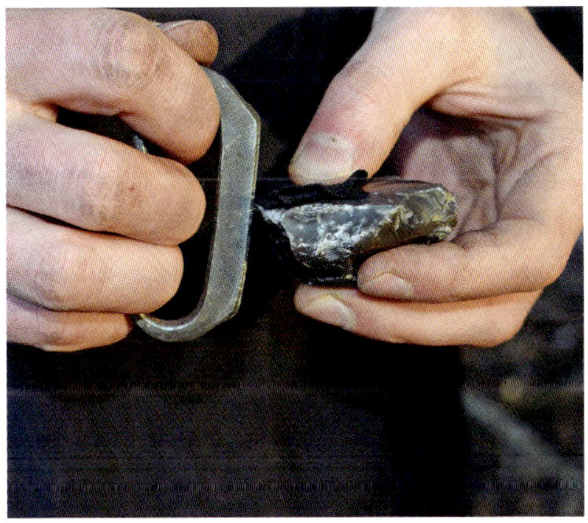

Bewegung des Schlageisens

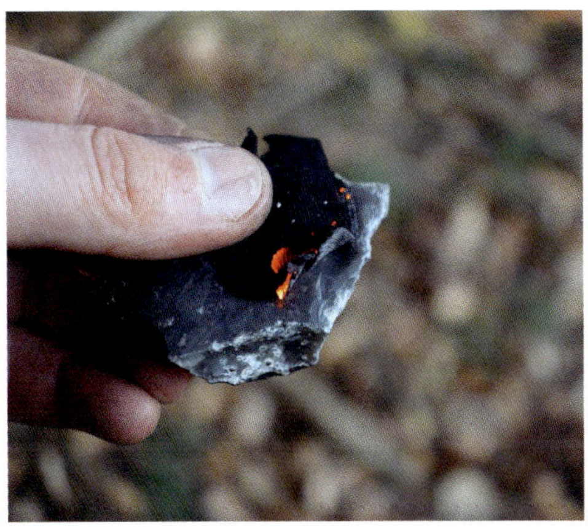

Funke auf dem Zunder

Oben: Der Char-Cloth wird nah an eine scharfe Kante des Flintsteins gelegt und mit dem Daumen fixiert.
Mitte: Das Schlageisen muss in einer schnellen vertikalen Bewegung von oben nach unten geführt werden.
Unten: Ein Funke auf dem Zunder reicht aus, um ihn zu entzünden. Danach wird der Char-Cloth in ein Zundernest gelegt.

Sonnenenergie

Natürlich kann auch die Kraft der Sonne zum Feuermachen genutzt werden. Dazu benötigt man natürlich Sonne, am besten zur Mittagszeit, da sie zu dieser Zeit am stärksten ist, und etwas, mit dem das Licht gebündelt werden kann. Das klassische Hilfsmittel ist eine Lupe, doch die hat man wohl kaum dabei. Wir müssen hier also wieder improvisieren. Wer eine Brille trägt, kann es damit versuchen oder mit der Linse einer Fotokamera oder eines Camcorders. Licht kann aber auch mit Wasser gebündelt werden, es muss nur in Form gebracht werden. Mit dem oberen kugeligen Teil einer 1,5-Liter-PET-Flasche, einer durchsichtigen klaren Tüte oder einem Kondom funktioniert das sehr gut und schnell. Das Gefäß wird vollständig mit Wasser befüllt und dann so in die Sonne gehalten, dass sich das Licht am Boden bündelt. Dort wird dann der Zunder platziert. Das kann Char-Cloth sein oder aber auch stark komprimiertes trockenes Gras. Indem der Abstand zwischen dem »Brennglas« und dem Zunder vergrößert oder verkleinert wird, wird mehr oder weniger Licht gebündelt. Wähle den Abstand so, dass der Lichtpunkt so heiß wie möglich ist und direkt auf den Zunder strahlt. Dieser wird nach kurzer Zeit Glut bilden.

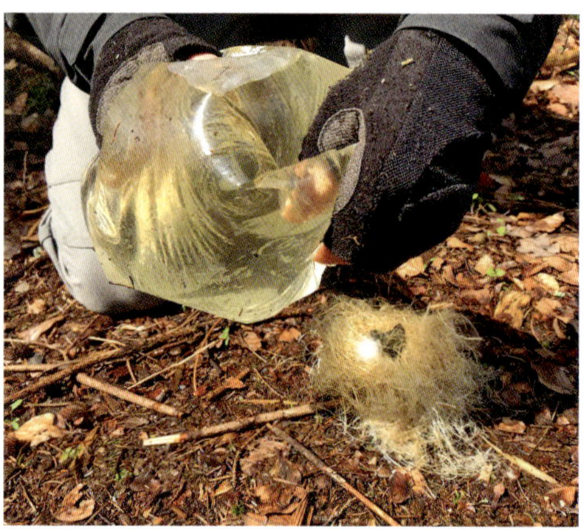

Bündeln des Sonnenlichts

Unten links: Mit einer mit Wasser gefüllten Tüte lässt sich das Sonnenlicht gut bündeln. Nach kurzer Zeit entsteht bereits Rauch.

Feuer bohren (Bow-Drill)

Kaum etwas wird so stark mit dem Thema Survival in Verbindung gebracht wie das Feuerbohren. Wahrscheinlich findet man auch aus diesem Grund zahlreiche Anleitungen und Beschreibungen, wie es tatsächlich funktioniert, doch jeder hat dazu seine eigene Methode entwickelt. Wichtig dabei ist, dass das Prinzip verstanden wird. Beim Feuerbohren wird Hitze durch Reibung zwischen zwei Holzteilen erzeugt. Diese Holzteile nutzen sich ab, wodurch Holzstaub entsteht. Durch weitere Reibung steigt die Hitze zwischen den Hölzern auf mehrere Hundert Grad Celsius und in dem Holzstaub bildet sich Glut. Daraus entsteht durch die Zugabe von Sauerstoff und Brennstoff Feuer. Es ist eine sehr alte Methode, so ein Feuer zu entfachen. Sie wurde schon vor vielen Jahrtausenden angewandt. Die Bow-Drill-Technik, wobei der Bohrer durch einen Bogen mit einer Sehne in eine Drehbewegung versetzt wird, ist sehr effektiv. Sie ist in einer Survival-Situation durchaus realistisch, da ein Feuerbohr-Set mit Materialien hergestellt werden kann, die auf der ganzen Welt zu finden sind. Man sollte jedoch die Technik kennen und über genügend Ausdauer verfügen.

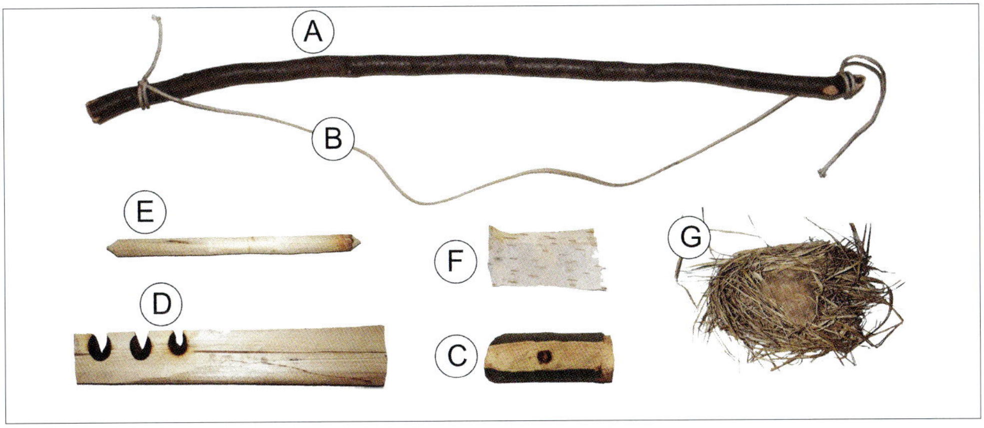

Bestandteile eines Feuerbohr-Sets. Von oben links nach unten rechts: A/B, E, F, D, C, G

Bestandteile eines Feuerbohr-Sets

A. Bogen

Der Bogen besteht aus einem leicht gebogenen maximal armlangen Ast. Er sollte daumendick und nicht biegsam sein. Er sollte von allen abstehenden Ästen befreit werden und an beiden Enden muss jeweils eine Kerbe für die Sehne eingeschnitten werden.

B. Sehne

Ein kräftiges Rundseil mit einem Durchmesser von ca. 3 mm. Hierfür kann ein Schnürsenkel, eine Kordel des Rucksacks oder Paracord verwendet werden. Befestige es jeweils mit einem Mastwurf-Knoten am Bogen.

C. Druckstück

Das Druckstück dient zur Lagerung der oberen Spitze des Bohrers und um Druck zwischen Bohrer und Bohrbrett erzeugen zu können. Es wird aus einem Stück Hartholz hergestellt, das etwa armdick und zehn Zentimeter lang sein sollte. Auf der Oberfläche werden zwei parallele Flächen angebracht, um beim Bohren ein besseres Gefühl über die Neigung und Lage des Druckstücks zu haben. In die Mitte einer der beiden Flächen wird mit der Messerspitze eine kleine, etwa drei Millimeter tiefe Bohrung für den Bohrer gemacht.

D. Bohrbrett

Für das Bohrbrett wird ein etwa 30 cm langer und mindestens 10 cm dicker Ast oder Baumstamm benötigt. Am besten geeignet sind Weichhölzer wie Pappel oder Linde, aber auch Fichte. Das Holz muss trocken sein, deshalb sollte es ein abgestorbener Ast sein, der noch am Baum hängt. Ein Anzeichen hierfür ist abgefallene Baumrinde. Auch sehr gut geeignet sind abgestorbene junge Fichten oder andere Baumarten, die sich an Nachbarbäumen verhakt haben und so lange Zeit entfernt vom feuchten Boden vor sich hin trocknen konnten.

Mit einem einfachen Test kann festgestellt werden, ob der Ast geeignet ist: Spalte ihn zunächst auf und versuche, mit dem Fingernagel eine Rille in die Innenseite zu ritzen. Gelingt dies nicht, ist er zu hart oder zu frisch. Fühlt sich das Holz weich an und gibt nach oder brichst du sogar in das Holz ein,

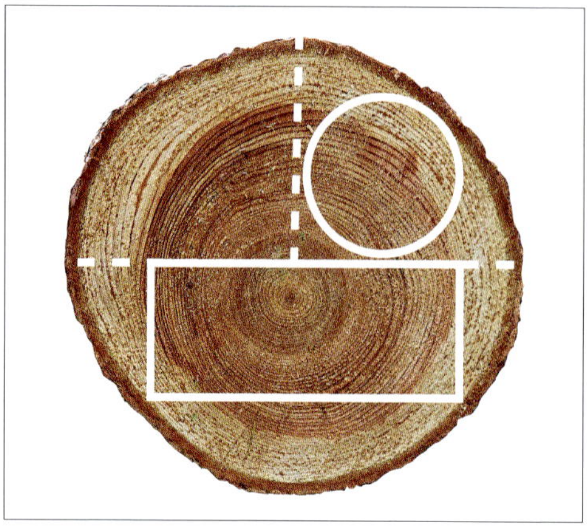

Material

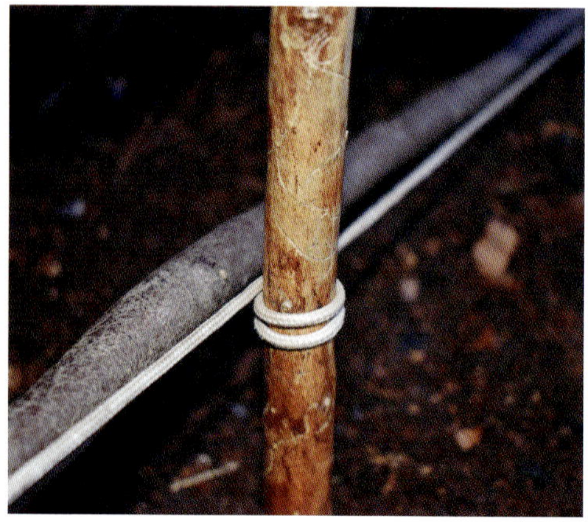

Bohrer mit Sehne

ist es zu morsch. Bei geeignetem Holz kann mit dem Fingernagel mit leichtem Druck eine Rille hineingedrückt werden.
Zunächst muss der Ast der Länge nach halbiert werden. Aus der einen Hälfte wird das Bohrbrett herausgespaltet. Es sollte maximal fingerdick und möglichst gerade, also nicht verzogen sein. Anschließend wird mit dem Messer an einer Seite ein ca. 5 mm tiefes Loch gebohrt. Der Abstand zur Außenkante sollte dem Durchmesser des Bohrers entsprechen. Besteht das Bohrbrett aus einem schmaleren Stück Holz, wird die Bohrung einfach in der Mitte gesetzt.

Oben links: An diesem Querschnitt ist zu erkennen, wie die einzelnen Teile herausgearbeitet werden.

E. Bohrer

Der Bohrer wird aus der übrigen zweiten Hälfte des Astes oder aus einem anderen Stück Holz der gleichen Sorte wie das Bohrbrett gefertigt. Er sollte so dick sein wie der kleine Finger und eine Länge von 20 bis 30 cm haben. Beide Enden werden nun mit dem Messer angespitzt, bis sie etwa bleistiftspitz sind. Bei der Herstellung ist darauf zu achten, dass der Bohrer schön rund ist. Ist er oval oder stehen die Spitzen und die Lauffläche der Sehne exzentrisch zueinander, beeinträchtigt dies das Drehverhalten auf negative Weise.

F. Unterlage

Die Unterlage wird direkt unter die Bohrung gelegt und dient dazu, den Holzstaub und somit auch den Glutkern aufzufangen. Hierfür kann ein Stück Birkenrinde, ein Blatt oder ein flaches Holzstück verwendet werden. Achte darauf, dass es trocken ist.

G. Zundernest

In das Zundernest wird der Glutkern gelegt, der beim Bohren entsteht. Bereite es wie weiter oben beschrieben vor. Lege gegebenenfalls noch etwas Rohrkolben in die Mitte des Zundernests. Dadurch kann sich die Glut besser ausbreiten und es entsteht ein großer heißer Glutkern.

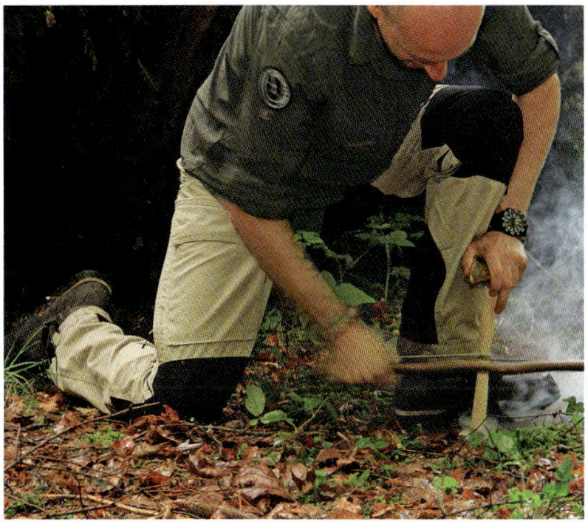

Körperhaltung

So wird's gemacht:

1. Bohrer einsetzen

Er sollte so in den Bogen gespannt werden, dass die Sehne ihn zweimal umwickelt. Um die komplette Länge des Bogens nutzen zu können, muss sich der Bohrer außerhalb der Sehne, also nicht zwischen Sehne und Bogen befinden. Er sollte so fest eingespannt sein, dass ein Durchrutschen in der Sehne ausgeschlossen werden kann. Zur Überprüfung wird der Bohrer festgehalten und mit mittlerer Kraft am Bogen gezogen. Rutscht die Sehne nicht über den Bohrer, ist die Spannung ausreichend. Falls doch, muss sie nachgespannt werden.

S. 132 oben rechts: Hier wurde der Bohrer aus der Spitze einer Fichte gefertigt. Die Sehne wird zweimal drumgewickelt.

2. Körperhaltung

Das Bohrbrett wird auf einer freien, trockenen und ebenen Fläche platziert. Im nahen Umkreis darf sich nichts befinden, das beim Bohren stören könnte, zum Beispiel Pflanzen, Steine oder Wurzeln. Zuerst wird der linke Fuß auf das Bohrbrett gestellt, das rechte Bein kniet auf dem Boden mit einem schulterbreiten stabilen Abstand. Der linke Mittelfuß sollte sich möglichst nah an der Bohrung befinden, während der Unterschenkel genau senkrecht steht. Nun kann der eingespannte Bohrer in das vorgebohrte Loch des Bohrbretts gesetzt werden. Das obere Ende des Bohrers wird mittels des Druckstücks gelagert, welches mit der linken Hand gehalten wird. Um die Reibung zwischen Druckstück und Bohrer so gering wie möglich zu halten, können zur Schmierung grüne Pflanzenteile wie Blätter dazwischen gelegt oder das Bohrerende mit Fett (eigenes, tierisches oder pflanzliches) eingerieben werden. Das linke Handgelenk wird am Schienbein abgestützt, um mehr Stabilität zu erhalten. Die rechte Hand umschließt fest das Ende des Bogens (oben links).

PRAXIS-TIPP

Die meisten Probleme treten bei der Körperhaltung auf. Der Erfolg ist mindestens zu 50 % davon abhängig, da sich diese sehr auf die Ausdauer auswirkt. Befolge genau die Anleitung und achte besonders darauf, das Handgelenk am Druckstück am Schienbein abzustützen!

3. Vorbohren

Der Bogen wird nun in seiner ganzen Länge in einem gleichmäßigen Tempo (etwa einmal pro Sekunde) vor und zurück bewegt. Dabei wird die rechte Hand jedes Mal knapp am rechten Oberschenkel vorbeigeführt. Die linke Hand drückt mit mittlerer Kraft auf das Druckstück. Die Sehne sollte sich während des gesamten Bohrvorgangs in der Mitte des Bohrers befinden. Wenn der Durchmesser

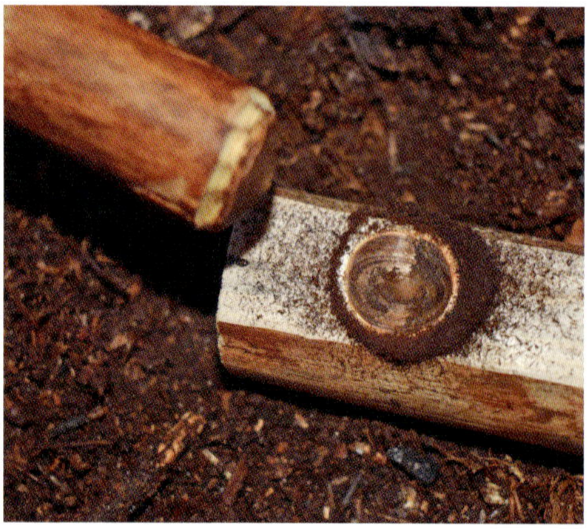

Bohrbrett mit Vorbohrung

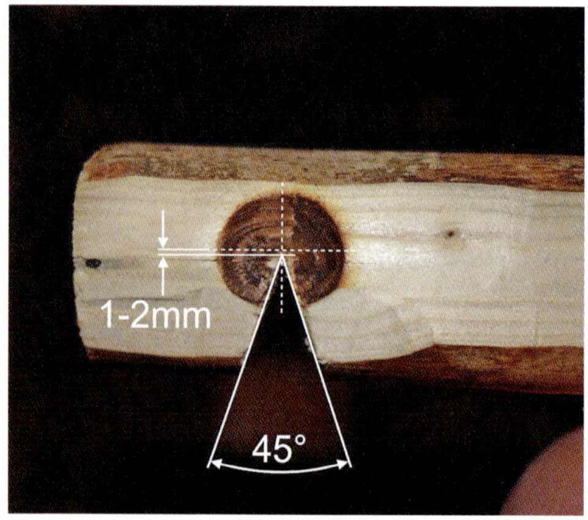

Kerbe schnitzen

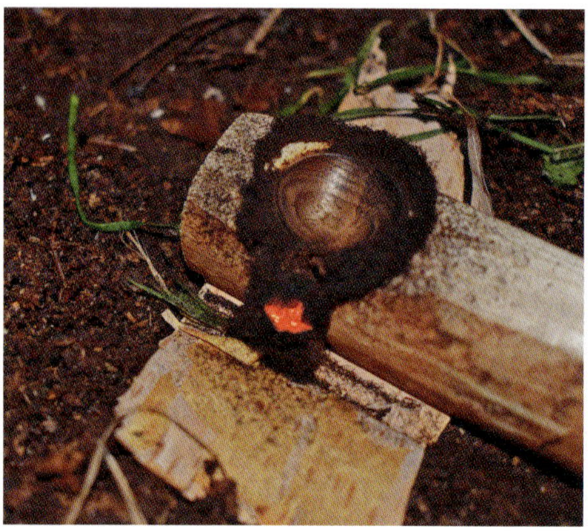

Feuer bohren

der Bohrung etwa dem des Bohrers entspricht, kann das Vorbohren beendet werden. Der Bohrer wird danach an einer trockenen, geschützten Stelle abgelegt.

Oben links: Das Bohrbrett besteht in diesem Beispiel aus einem etwa 5 cm dicken Fichtenstamm. In diesem Fall wird die Vorbohrung direkt in der Mitte des Bretts gemacht.

4. Kerbe schnitzen

In einer Kerbe soll sich später der Holzstaub sammeln, der beim Bohren entsteht. Durch die Reibung nimmt die Hitze mehr und mehr

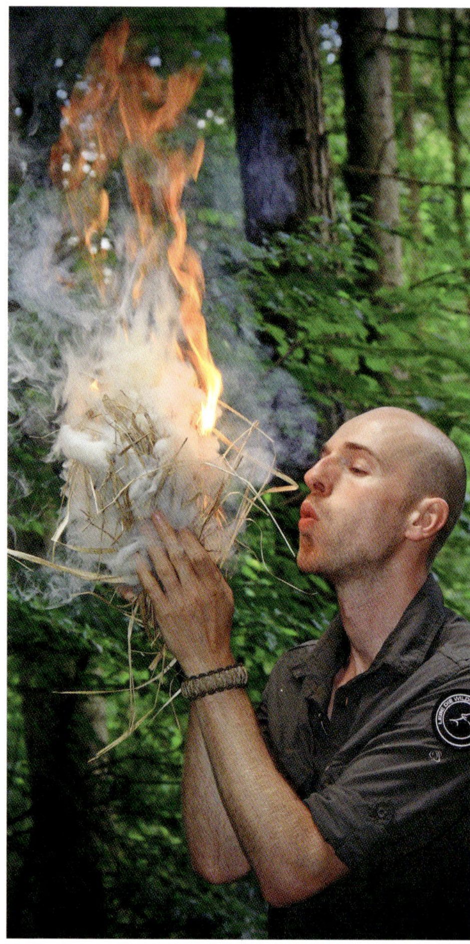

Zundernest anblasen

zu. Ab einer Temperatur von mehreren Hundert Grad Celsius wird sich darin ein Glutkern bilden.
Die Kerbe muss mit dem Messer fein säuberlich herausgeschnitzt werden. Sie sollte einen Winkel von 45° aufweisen. Die Spitze endet etwa 2 mm vor dem Zentrum der Bohrung, damit der Bohrer seine Führung nicht verlieren und beim Bohren nicht verlaufen kann. Bei diesem Schritt muss sehr sorgfältig gearbeitet werden! Ist die Kerbe zu klein, kommt nicht genug Sauerstoff an die Glut. Ist sie zu groß, kühlt die Stelle zu schnell aus oder der Bohrer verläuft. Daher ist davon abzuraten, das Holz mit einer Säge herauszutrennen. Am besten funktioniert es mit dem Messer im Grobschnitt mit Auflage. Setze das Brett also auf einer festen Unterlage auf und schneide die Kerbe heraus (oben rechts).

PRAXIS-TIPP

Hier ist ein scharfes Messer nötig! Viele meiner Teilnehmer versuchen, die Kerbe mit einer Säge herauszusägen, doch das funktioniert nur selten richtig gut. Oft wird dabei zu tief gesägt oder die Kerbe wird zu breit. Arbeite sauber und halte den vorgegebenen Winkel ein!

5. Feuer bohren

Sind alle Vorbereitungen abgeschlossen, wird alles wieder wie vorher beschrieben zusammengesetzt. Zusätzlich muss unter die Kerbe des Bohrbretts eine trockene Unterlage gelegt werden, worauf der Holzstaub mit dem Glutkern gesammelt werden kann. Diese Unterlage kann ein Stück Rinde oder ein großes Blatt sein. Der Bohrvorgang wird mit mittlerem Druck und normaler Geschwindigkeit begonnen. Nach ca. 30 Sekunden sollte sich Rauch entwickeln. Nach ca. 90 Sekunden können der Druck und die Geschwindigkeit erhöht werden. Halte diesen Zustand für weitere 60 Sekunden oder länger, wenn nötig! In der Kerbe sollte sich nach insgesamt zwei bis drei Minuten viel dunkelbrauner bis schwarzer Holzstaub gebildet haben. Nun kann der Bohrvorgang beendet und der Bohrer vorsichtig vom Bohrbrett weggenommen werden. Steigt aus dem Abrieb konstant Rauch auf, befindet sich Glut darin. Damit der Glutkern nicht zerfällt, wird das Bohrbrett mit der Hand gegen den Boden gedrückt. Der Fuß kann jetzt weggenommen werden. Nun besteht Zeit zum Durchatmen. Je nach Größe kann die Glut mehrere Minuten lang anhalten, sie sollte jedoch vor Wind geschützt werden. Trotzdem muss mit der flachen Hand hin und wieder Luft zugefächelt werden, damit sie nicht erlischt. Ziehe das Bohrbrett nach hinten weg und transportiere den Glutkern mit der Messerspitze in das Innere des Zundernests. Dabei ist darauf zu achten, dass die Glut nicht zerfällt. Behandle sie vorsichtig (unten links)!

6. Zundernest anblasen

Damit die entfachte Glut nicht auskühlen kann, muss sie tief in das Zundernest eingeschlossen werden. Du solltest sie trotzdem glühen sehen und Sauerstoff zuführen können. Das Zundernest wird nun mit beiden Händen auf Kopfhöhe gehalten. Drehe den Kopf zur Seite, damit der Rauch beim Luftholen nicht eingeatmet wird. Puste danach ganz sanft Luft in das Nest, sodass sich der Glutkern ausbreiten und Hitze aufbauen kann. Nach etwa 20 bis 30 Sekunden, wenn der Glutkern groß und heiß genug ist, kann noch mal feste hineingepustet werden. Danach sollte das Zundernest in Flammen aufgehen. Dreht man sich mit dem Rücken zum

Wind, kann man diesen für sich arbeiten lassen. Außerdem bekommt man den entstehenden Qualm so nicht ins Gesicht (S. 134 unten links).

Wenn's nicht klappt

Kein Reibungswiderstand

Hin und wieder kommt es vor, dass die Oberfläche des Bohrers und der Bohrung verglasen. Das erkennt man daran, wenn sie glatt und glänzend ist und keinen Reibungswiderstand bietet. Kratze die Flächen einfach mit dem Messer ab und versuche es noch mal mit mehr Druck und Geschwindigkeit. Geschieht dies zwischen Bohrer und Druckstück, muss nichts getan werden. Das ist ideal, da zwischen diesen Teilen die Reibung so gering wie möglich sein soll.

Der Bohrer springt aus dem Bogen

Überprüfe die Lage und Bohrungstiefe des Druckstücks. Es muss genau rechtwinklig zum Bohrer stehen. Dieser wiederum steht rechtwinklig zum Bohrbrett. Die Bohrungen sollten nicht zu flach sein, ebenso wie die Spitzen des Bohrers, da sonst die Führung fehlt. Die Sehne sollte sich während des gesamten Bohrvorgangs in der Mitte des Bohrers befinden. Läuft sie am oberen Ende, wird der Zug auf das Druckstück zu groß.

Die Sehne rutscht über den Bohrer

Ziehe die Knoten der Sehne nach. Umwickle den Bohrer immer zweimal! Überprüfe die Spannung der Sehne, indem du den Bohrer festhältst und mit mittlerer Kraft am Bogen ziehst. Rutscht die Sehne über den Bohrer, muss sie nachgespannt werden.

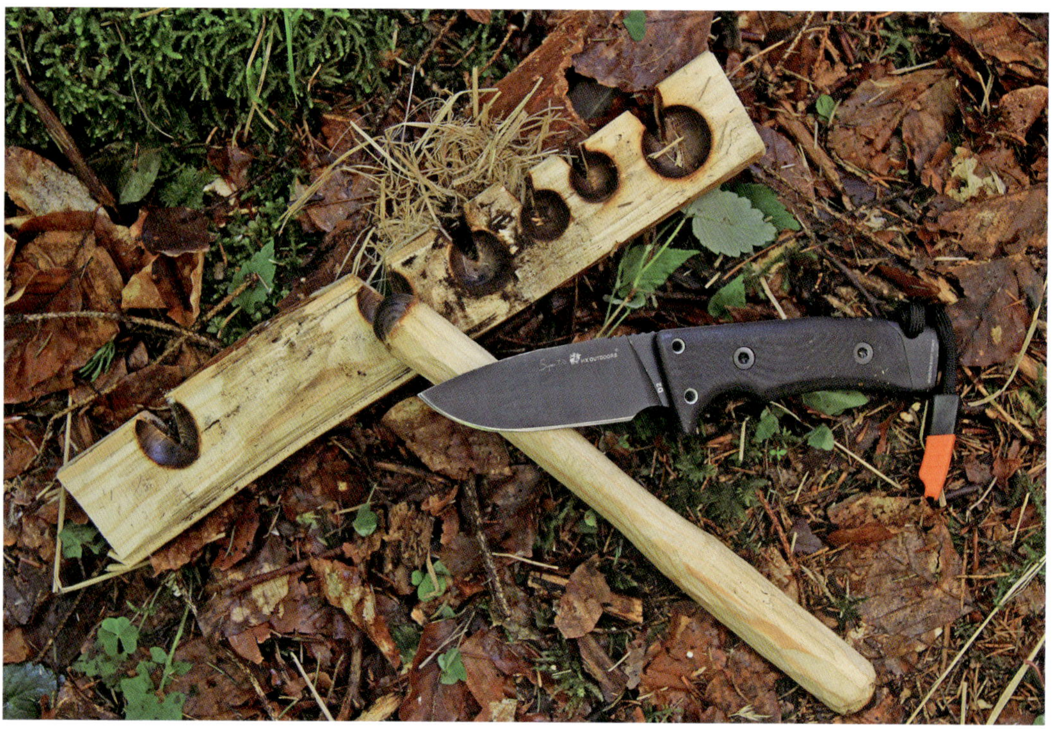

Das Bohr-Set kann mehrfach verwendet werden.

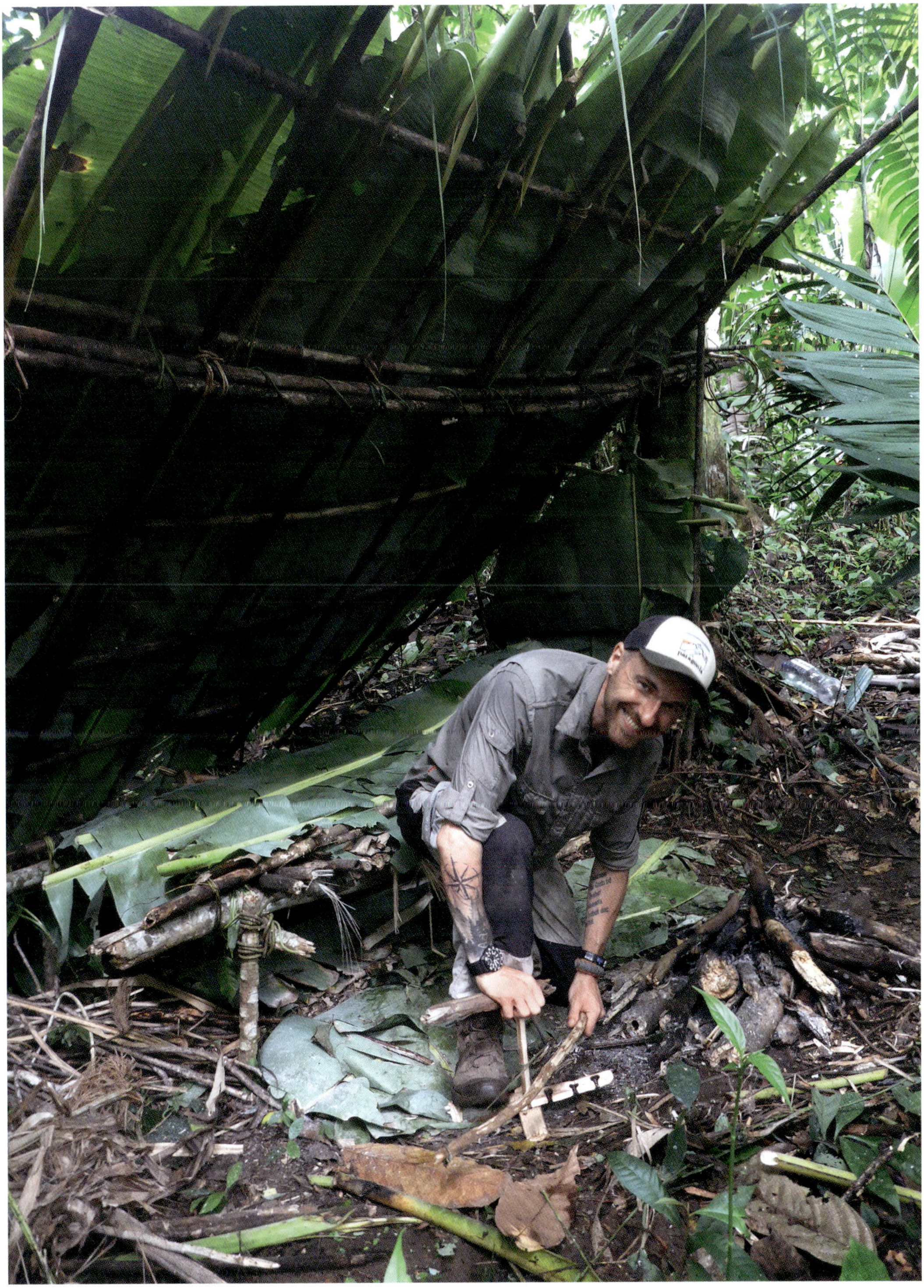

Feuer bohren im Dschungel von Costa Rica

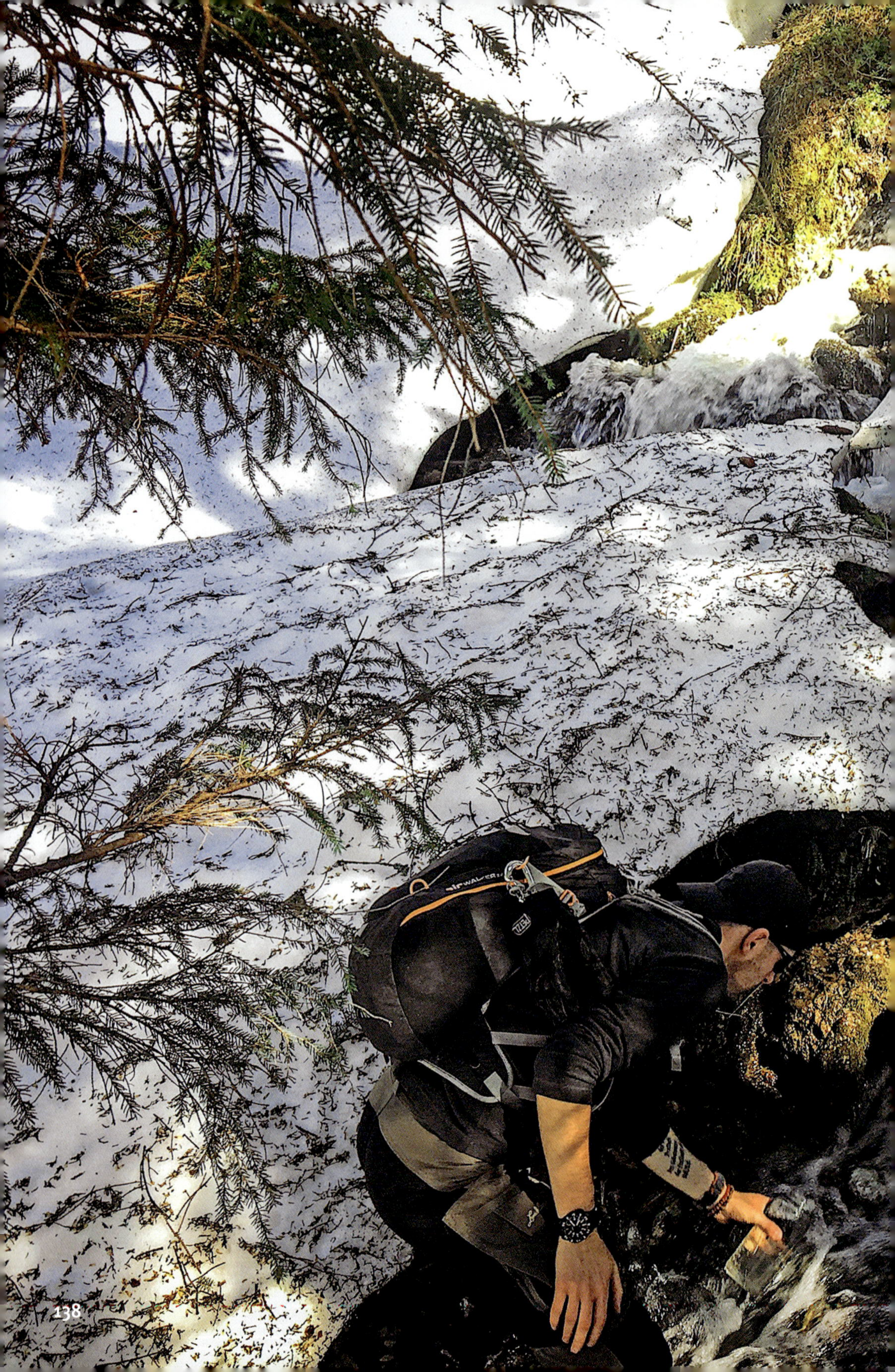

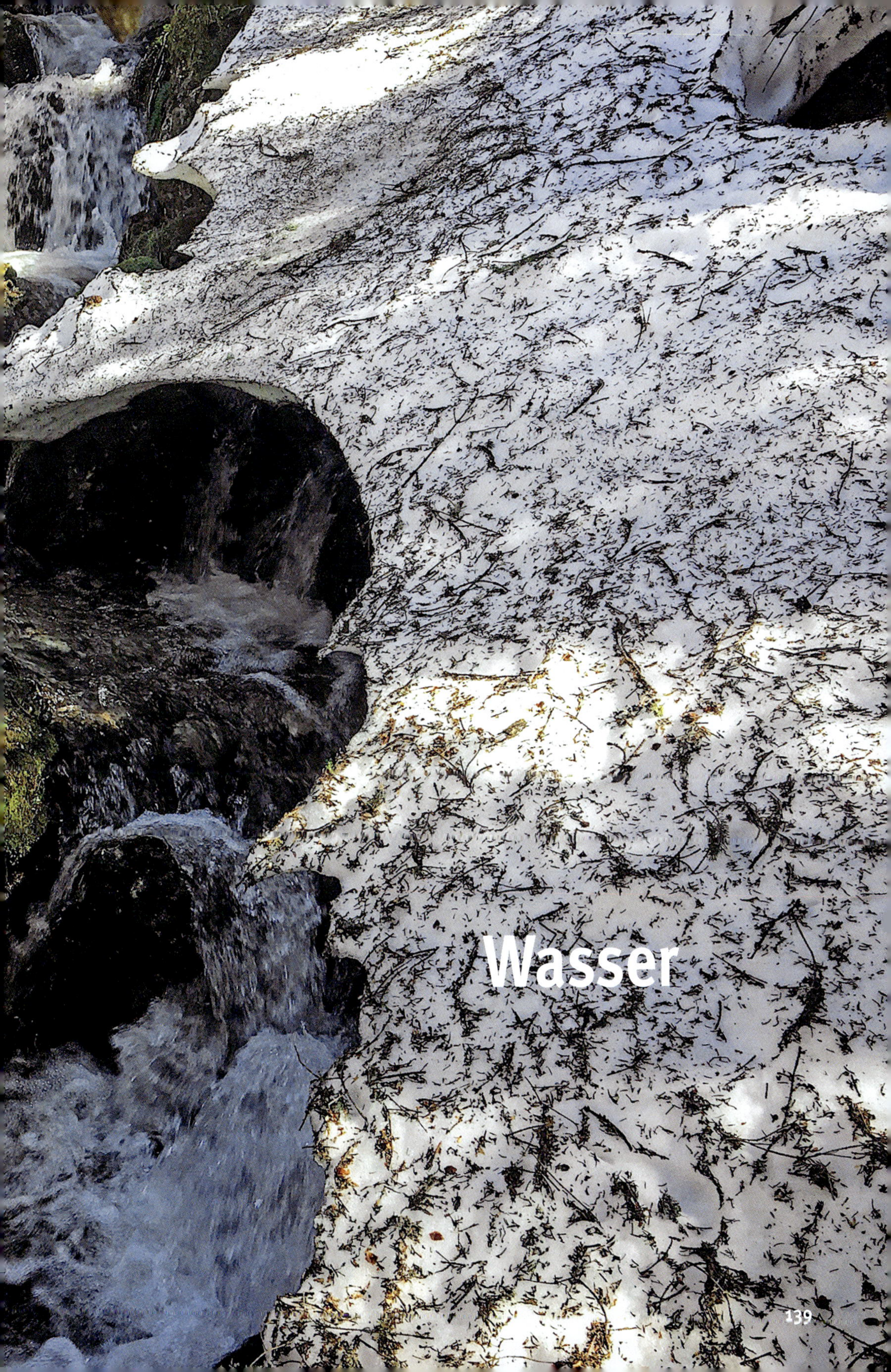

Wasser

Unser Körper besteht zu 75 % aus Wasser. Der Wasserverbrauch eines Erwachsenen liegt bei etwa drei Litern pro Tag. Bei besonders viel Aktivität oder hohen Temperaturen kann er sogar doppelt so hoch sein. Damit in einer Notsituation die lebenserhaltenden Funktionen des Körpers beibehalten werden können, muss dem Körper mindestens ein halber Liter Wasser täglich zugeführt werden, um einem lebensbedrohlichen Flüssigkeitsmangel, der sogenannten Dehydrierung, vorzubeugen.

Unser Körper benötigt Wasser zur Blutbildung und zur Bildung anderer wichtiger Körperflüssigkeiten. Aber auch, um Nährstoffe zu transportieren, Vitamine nutzen zu können, als Baumaterial für Körperzellen sowie zur Temperaturregulierung. Bereits ab einem Mangel von 2 % des Wassers im Körper werden die geistigen Fähigkeiten verringert. Bei einem trockenen Mund kann der Mangel schon doppelt so hoch sein. Erste Anzeichen sind Kopfschmerzen, Müdigkeit, Schwindel, Konzentrationsschwäche und stark gefärbter Urin. Bei einem Mangel von 12 % kann es bereits zu Schock oder Koma kommen. Bei einem anhaltenden Flüssigkeitsmangel (Exsikkose) treten als äußerliche Anzeichen zusätzlich Begleitsymptome wie stehende Hautfaltung durch die Austrocknung des Körpers auf. Es kann verstärkt zu Infektionen kommen, die Urinmenge nimmt weiter ab, was zu Rückenschmerzen führt. Des Weiteren kommt es zu Verstopfung, Muskelkrämpfen und Krampfanfällen. Durch die verringerte Blutmenge nimmt der Blutdruck ab, wodurch sich Blutgerinnsel (Thromben) bilden, die zur Blockierung des Blutflusses (Thromboembolie) in den Blutgefäßen führen können. Dies kann letztlich den Tod herbeiführen.

Der Nachschub von sauberem Trinkwasser ist bei Aktivitäten in der Natur also überlebenswichtig. Anders als bei der Nahrung kann die benötigte Wassermenge unmöglich mitgetragen werden, sollte die Tour länger als zwei Tage dauern. Man ist also auf eine oder mehrere Wasserquellen angewiesen. Besteht während der Tour nicht die Möglichkeit, den Vorrat in der Zivilisation aufzufüllen, muss man in der Lage sein, genügend Wasser in der Natur zu finden.

SURVIVAL-TIPP

Sammle Wasser nicht erst dann, wenn du keines mehr hast! Es ist sehr wichtig, sich immer nach Wasser umzusehen und es zu sammeln oder zu trinken, wenn man die Möglichkeit dazu hat.

Rohwasser einschätzen

Wasser, das wir unbehandelt aus der Natur entnehmen und aufbereiten müssen, um es trinkbar zu machen, bezeichnen wir als Rohwasser. Darin können sich viele Krankheitserreger wie Viren, Bakterien, Algen, Pilze, Tiere oder deren Larven befinden. Bei einem geschwächten Immunsystem (z. B. durch Nahrungs- oder Schlafmangel, Krankheit, Dehydrierung oder Klimawechsel) sind viele Erreger in der Lage, einen krank zu machen, obwohl sie an sich nicht als potenziell krankmachend gelten. Sie alle sind unterschiedlich groß. Ihre Größe reicht von wenigen Nanometern bis hin zu einem halben Millimeter. Die Größe der wichtigsten Krankheitsauslöser beträgt meist jedoch mindestens 1 µm, das heißt, sie sind in der Regel größer als 0,001 mm.

Diese Kriterien helfen dir dabei, Rohwasser einzuschätzen. Unter Berücksichtigung aller genannten Punkte kann das Wasser als *unbedenklich*, *bedenklich* und *roh nicht trinkbar* eingestuft werden und muss nicht, nur leicht oder sicher aufbereitet werden.

1. Das Gewässer sollte fern menschlicher Siedlungen und damit menschlicher Verschmutzungen liegen. Notfalls tut es auch der Bach, der oberhalb einer Siedlung liegt. Auch Vieh kann Wasser verunreinigen. Also immer darauf achten, dass das Wasser auch oberhalb von Weiden etc. entnommen wird.
2. Das Wasser sollte kalt sein, schnell fließen und mit viel Sauerstoff durchsetzt sein. In langsam fließenden warmen Gewässern können mehr Bakterien und Viren leben als in kalten, da sie sich unter diesen Bedingungen besser ausbreiten können. Deswegen niemals unaufbereitetes Wasser aus stehenden Gewässern trinken! Kaltes Wasser aus Gebirgsbächen oberhalb von Siedlungen ist, zumindest in Europa, in der Regel bedenkenlos trinkbar.
3. Je klarer, umso besser. Trübes Wasser ist ein geeigneter Tummelplatz für Viren und Bakterien. Einzige Ausnahme sind reißende Gebirgsbäche, die Sedimente enthalten. Wer aber einen empfindlichen Magen hat, sollte auch hier besser die Finger davon lassen.
4. Außerhalb Europas sollte man jedoch etwas vorsichtiger sein, denn hier können alle vier bislang genannten Faktoren dennoch täuschen. In Nordamerika beispielsweise gibt es den Guardia-Erreger, der durch den Kot von Bibern übertragen wird und den menschlichen Darm oder auch verseuchtes Wasser befällt. Im Zweifelsfall sollte das Wasser immer durch Filtern oder Abkochen aufbereitet werden.
5. Kann der Eintrag von Fäkalkeimen und chemischen Stoffen oder die Kontaminierung durch einen Kadaver nicht ausgeschlossen werden oder riecht das Wasser stark vermodert, kann es als Wasserquelle nicht in Betracht gezogen werden. In diesem Fall muss nach einer anderen Quelle gesucht werden.
6. In saurem Wasser ist die Belastung mit Nitrat und Nitrit geringer und je weniger davon im Wasser enthalten ist, desto besser. Es sollte also einen möglichst niedrigen pH-Wert haben. Nadelbäume und ein unbewachsenes Bachbett mit Kies und Steinen deuten auf saures Wasser hin. Gewässer mit Algenbewuchs und schlammigem Grund sind hingegen zu meiden.

Wasser finden

Nicht an jeder Ecke trifft man auf Oberflächenwasser. Manchmal kann die Suche danach sogar Tage andauern. Dies ist abhängig von der Region, in der man sich befindet, und dem aktuellen Klima. Irgendwo ist meist jedoch immer Wasser zu finden. Um eine längere Suche zu vermeiden, kann die Landschaft gelesen werden. Sie gibt Aufschluss darüber, wo sich Wasser befinden könnte. Es muss jedoch nicht immer Oberflächenwasser sein. Oft liegt es nur unterirdisch im Boden verborgen und es muss danach gegraben werden. Nachfolgend werden mehrere Indikatoren für Wasser beschrieben.

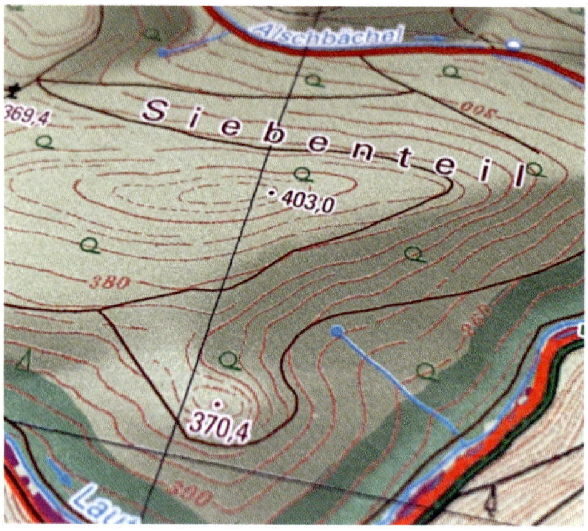

Quelle

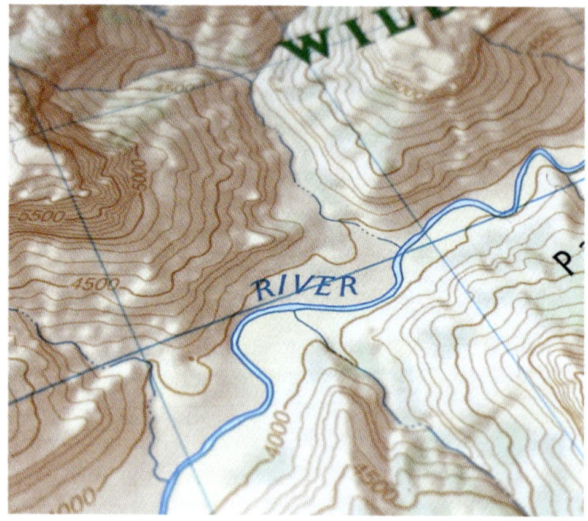

Bach/Flusslauf

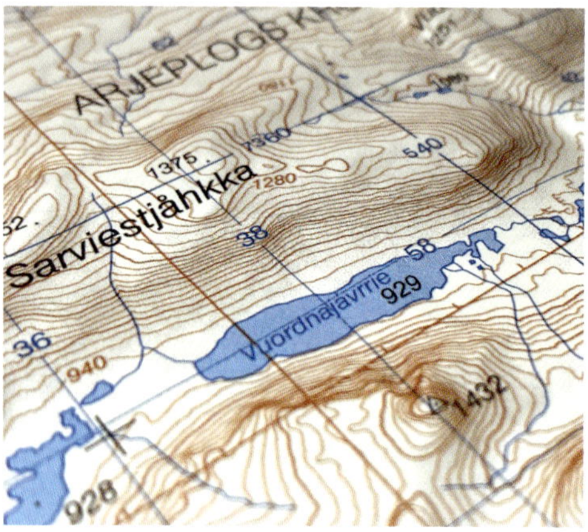

See

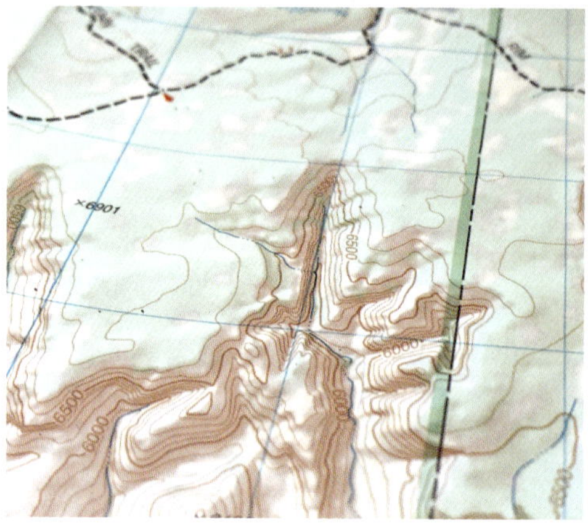

Höhenschichtlinien

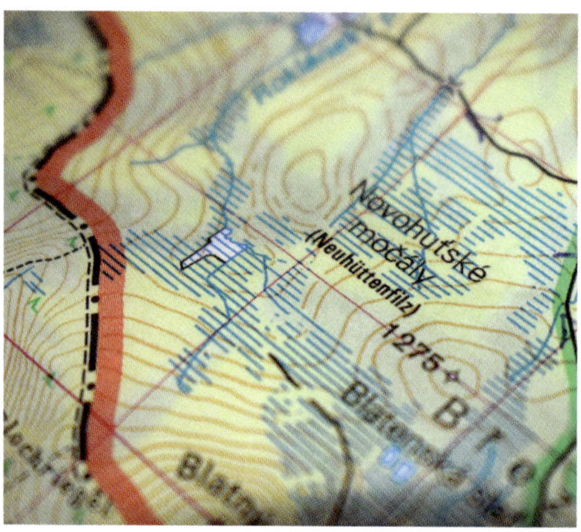

Feuchtgebiet

Indikatoren in der Wanderkarte

Quelle

Dieses Symbol beschreibt eine Quelle. Achte darauf, dass sich oberhalb keine Siedlung befindet, die das Wasser verunreinigen könnte (oben links).

Bach/Flusslauf

Bäche und Flüsse werden mit einer durchgezogenen blauen Linie dargestellt. Je breiter diese Linie, umso breiter das Fließgewässer (oben rechts).

See

Ein See kann über eine Wanderkarte sehr gut ausfindig gemacht und angepeilt werden (Mitte links).

Höhenschichtlinien

Durch diese Linien kann die Topografie der Landschaft gelesen werden. In engen Schluchten und tiefen Tälern ist die Chance, auf Wasser zu stoßen, größer als in flachem Gelände (Mitte rechts).

Feuchtgebiet

Bei Feuchtgebieten und Sümpfen ist nicht immer ein Wasseraustausch gegeben. Riecht es nicht faulig oder modrig, sollte es dennoch sicherheitshalber immer aufbereitet werden (unten links).

SURVIVAL-TIPP

Anhand einer topografischen Wanderkarte kann herausgefunden werden, ob sich oberhalb der Quelle Häuser, Siedlungen, Industrieanlagen, Autobahnen, Felder etc. befinden, die das Wasser verunreinigen können.

Indikatoren in der Vegetation

In einer kargen und trockeneren Gegend sind Pflanzen ein Anzeichen für Wasser. Wie wir Menschen benötigen auch sie Wasser, und wo es welches gibt, können sie wachsen. Weist also ein Gelände besonders üppigen Pflanzenbewuchs auf oder gedeihen Pflanzen in einem dicht bewachsenen Gebiet mehr, kann von einem größeren Wasservorkommen ausgegangen werden. Dabei muss es sich jedoch nicht zwangsläufig um Oberflächenwasser handeln. Bestimmte Pflanzenarten können ein Anzeichen für hohes Wasservorkommen sein. Können diese in der Landschaft ausgemacht werden, muss sich dort auch Wasser befinden.

Binsengras

Es wächst nur an sehr feuchten Stellen. Durch seine Farbe, seine Wuchsform und seinen Blütenstand kann es nicht mit anderen Gräsern verwechselt werden.

Schilf

Schilf wächst überwiegend an sehr feuchten Stellen, meist an stehenden Gewässern.

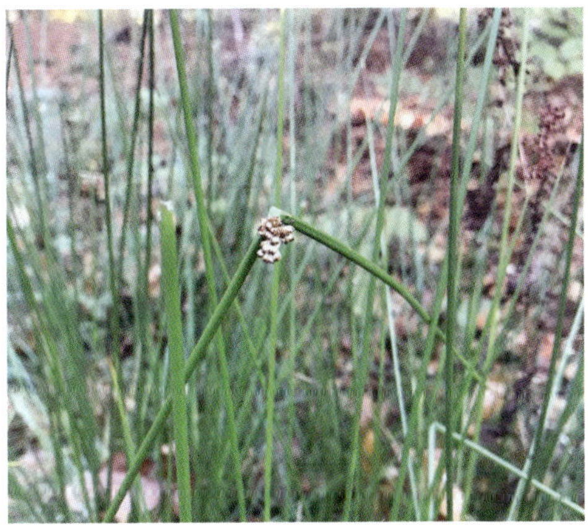

Binsengras

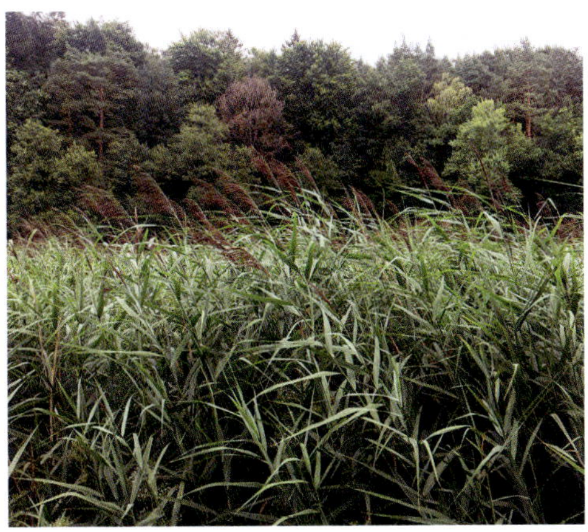

Schilf

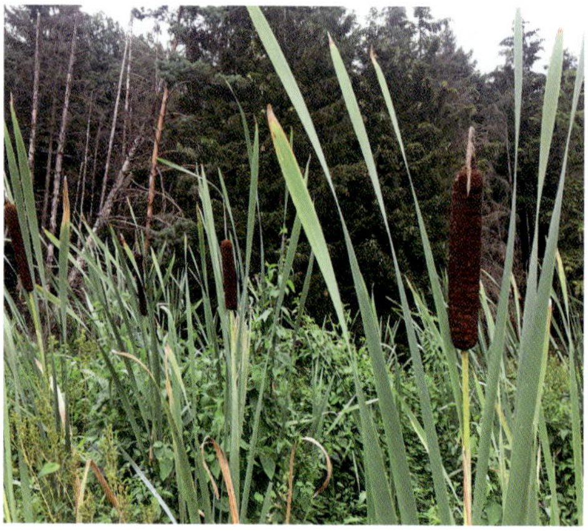

Rohrkolben

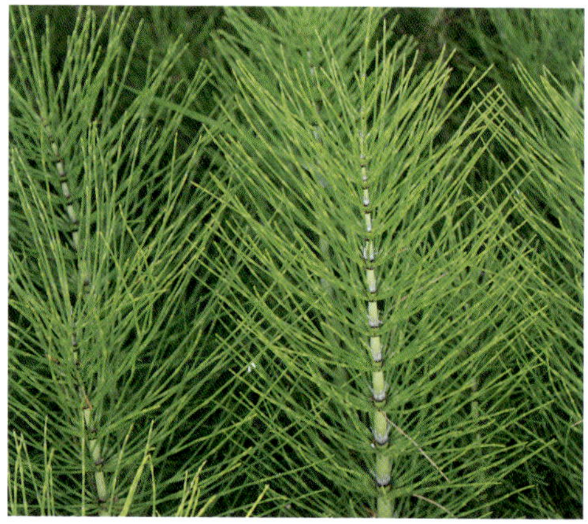

Schachtelhalm

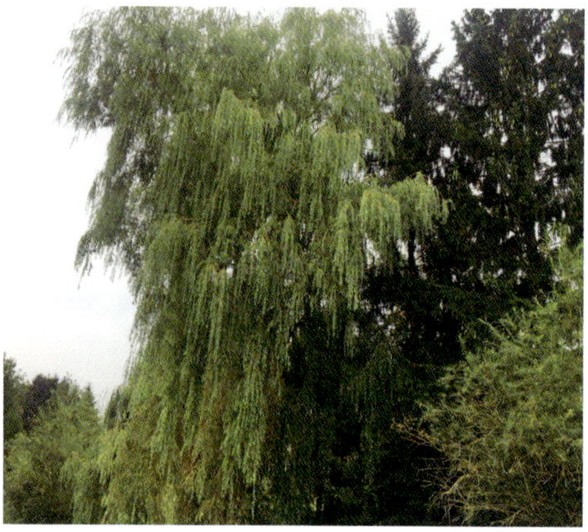

Weide

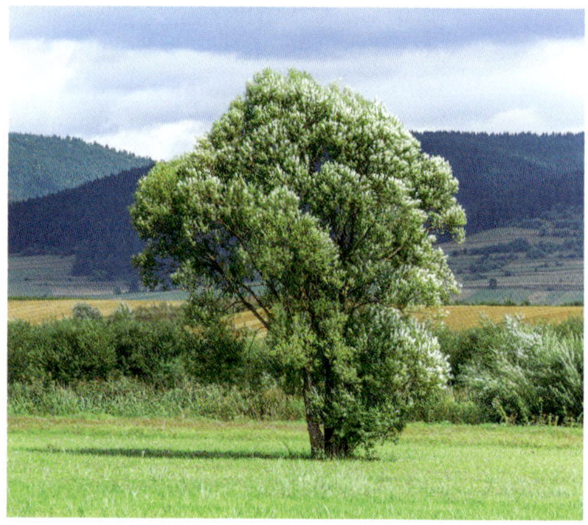

Pappel

Dort kommt es gewöhnlich in großen Mengen vor.

Rohrkolben

Wo Rohrkolben zu finden ist, gibt es auch Oberflächenwasser. Durch sein markantes Aussehen ist er bereits von Weitem zu erkennen.

Schachtelhalm

An besonders feuchten Stellen kommt er in großer Menge vor und ist kaum zu übersehen.

Weide

In der Natur wachsen Weiden meist an Fließgewässern. Sie können schon aus großer Entfernung ausgemacht werden.

Pappel

Pappeln wachsen ebenfalls an Fließgewässern. Durch ihr silbern glänzendes Laub sind sie schon von Weitem erkennbar.

Indikatoren in der Topografie

Klammen und Schluchten

Sie dienen als Ablauf von bergigen Regionen. Nach starken Niederschlägen kann einem ausgetrockneten Flusslauf bis an eine quer stehende Barriere gefolgt werden. Dort könnte ein unterirdischer Wasserspeicher vorhanden sein.

Abbruchkanten und überlappende Felsen

Durch wasserundurchlässige Gesteinsschichten können an den Schnittpunkten von Felsen und Abbruchkanten oberirdische Flussverläufe oder kleine Tümpel vermutet werden.

Hügel und Berghänge mit Einschnitt (Kerbtäler)

Ein Einschnitt in einem hügeligen Gelände ist der einzige Ablauf des Wassers. Es wird dorthin fließen, da es immer den Weg des geringsten Widerstands nimmt. In diesem Bereich kann ein ober- oder unterirdischer Abfluss vermutet werden.

Bergsattel

Wo mehrere Berge oder Hügel aufeinandertreffen, könnte sich Wasser sammeln. Kleine Rinnsale sind sehr wahrscheinlich, besonders in schroffem Gelände. Unter Umständen kann sich unterhalb sogar ein Bergsee gebildet haben.

Tiefe Täler

Niederschlag aus dem gesamten umliegenden Gelände fließt bergab, sammelt sich und kommt dann als Bach oder Fluss zum Vorschein. Je tiefer und länger das Tal, desto größer die Wahrscheinlichkeit von Oberflächenwasser.

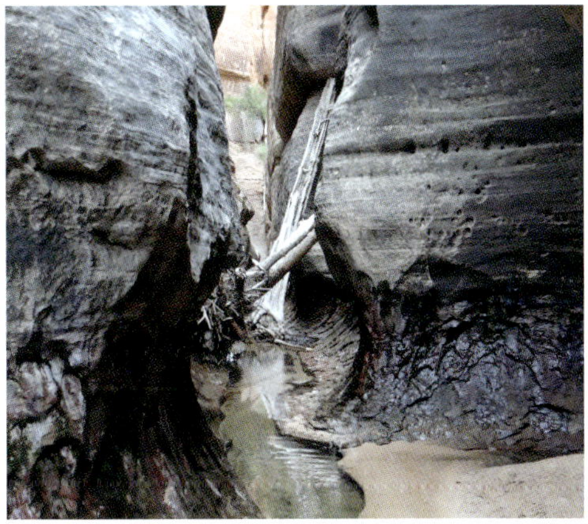

Klammen und Schluchten

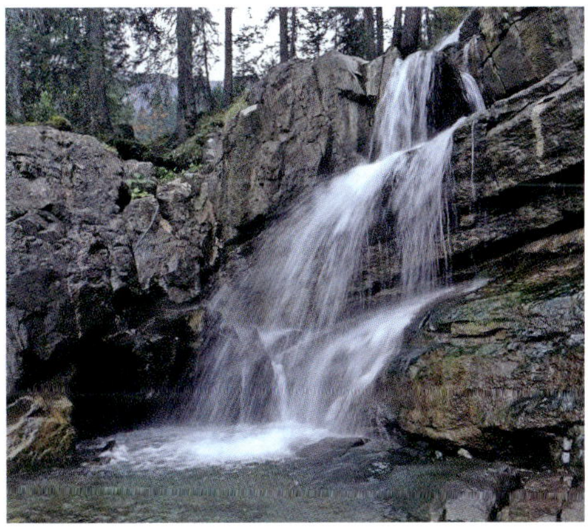

Abbruchkanten

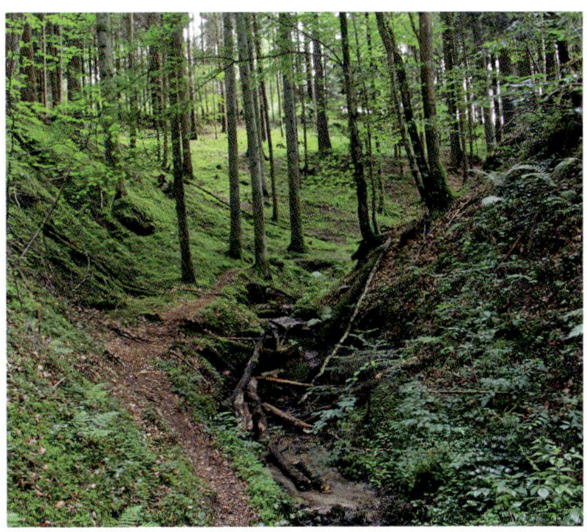

Kerbtal

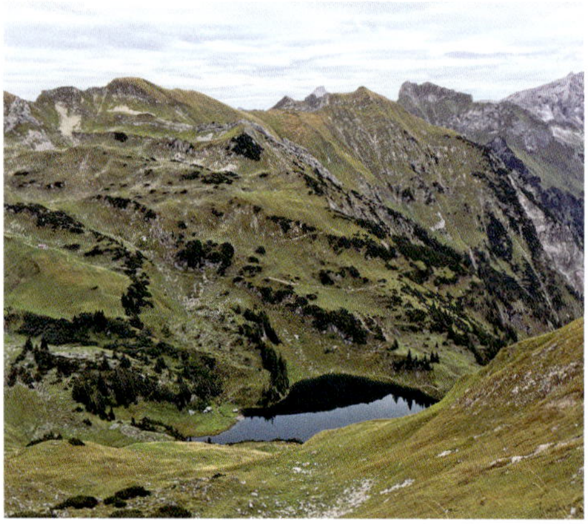

Bergsattel

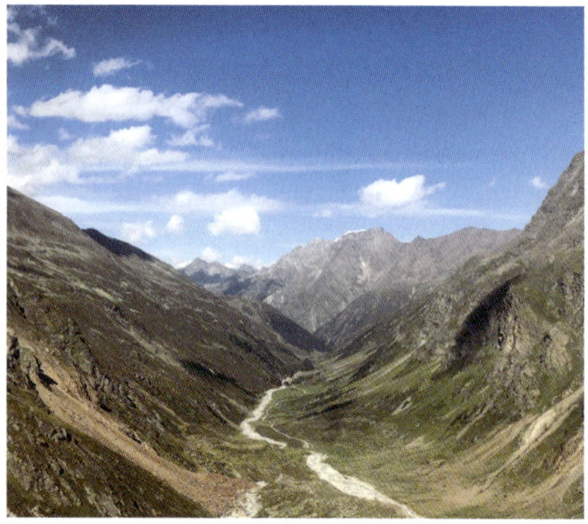

Tiefe Täler

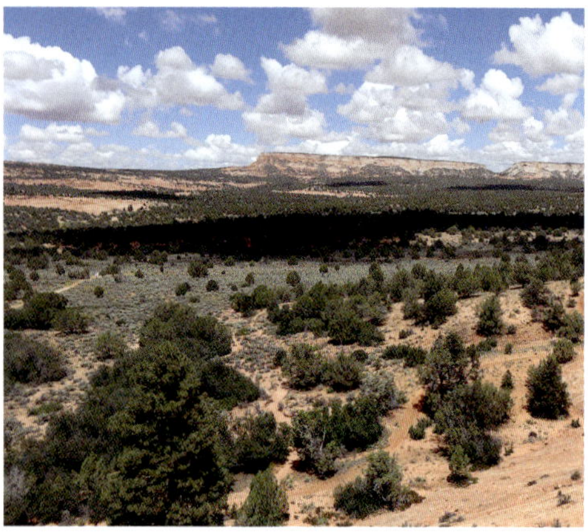

Senke

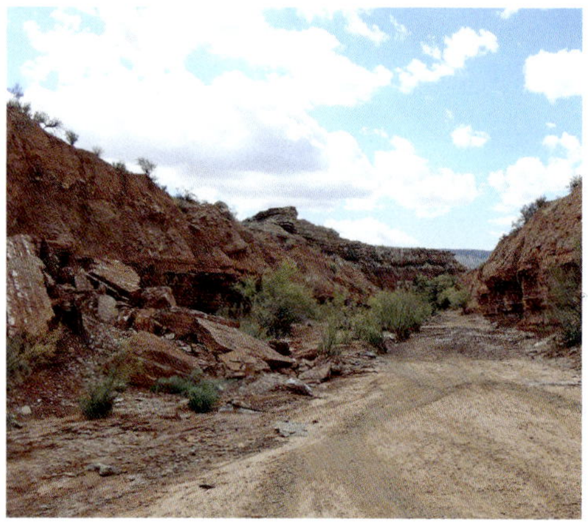

Ausgetrocknetes Flussbett

Senke in flachem offenem Gelände

Sollte Wasser in einer weiten Ebene vorhanden sein, dann ist es vermutlich an der tiefsten Stelle zu finden. Boden mit Wassergehalt ist daran zu erkennen, dass dort mehr Pflanzen wachsen oder der Ort einen üppigeren Bewuchs aufweist.

Ausgetrocknete Flussbetten

Diese sind leicht zu erkennen. Auch wenn sie momentan kein Wasser führen, kann unterirdisch Wasser vorhanden sein. An tiefliegenden schattigen Stellen und unterhalb großer Steine oder Felsen hat man die größten Chancen, auf Wasser zu stoßen.

Wasser sammeln

Wasser, das an der Erdoberfläche vorkommt, nennt man Oberflächenwasser. Dies sind die einfachsten und schnellsten Möglichkeiten, um an Trinkwasser zu gelangen. Meistens kann es direkt abgefüllt und getrunken werden, ohne es vorher aufbereiten zu müssen. Für die richtige Einschätzung sollten die oben genannten Kriterien zur Entnahme von Rohwasser beachtet werden. Im Zweifelsfall sollten keine Risiken eingegangen werden!

See

Seen dienen hervorragend als Trinkwasserquelle. Man muss jedoch sehr aufpassen, da das Gewässer an einer nicht einsehbaren Stelle verunreinigt werden kann. Zudem kann es durch zu viel Hitze und zu wenig Sauerstoff kippen. Du solltest daher sichergehen, dass der See einen Zulauf für Frischwasser hat. Dies gilt generell für stehende Gewässer. Da nur ein sehr geringer bis kein Wasseraustausch stattfindet, können sich schnell viele Erreger darin ausbreiten. Je länger das Wasser steht und je wärmer es ist, desto schlechter ist die Wasserqualität einzustufen. Gehe also auch hier die Kriterien zum Einschätzen von Rohwasser durch. Du solltest das Wasser aus einem See wenn möglich vorfiltern und mit einem Wasserfilter reinigen oder abkochen.
Einstufung: bedenklich bis unbehandelt nicht trinkbar

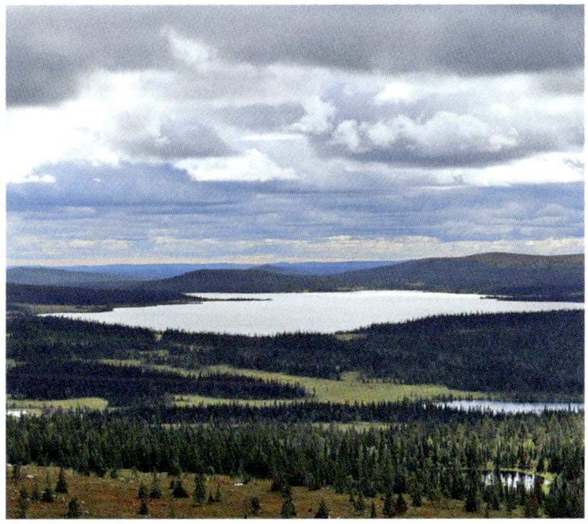

See

Bäche und Flüsse

Unter Berücksichtigung der Kriterien für die Einschätzung von Rohwasser kann das Wasser aus Flüssen und Bächen ohne Aufbereitung getrunken werden. Folge wenn möglich einem Bach immer bis zur Quelle oder verwende für die Einschätzung der Wasserqualität eine Landkarte, um herauszufinden, wo es herkommt. Im Zweifelsfall muss das Wasser abgekocht oder zumindest durch einen Sediment-Filter aufbereitet werden.
Einstufung: bedenklich bis unbehandelt nicht trinkbar

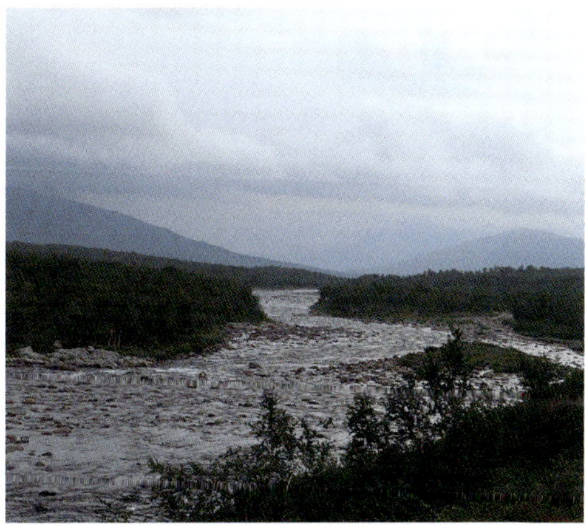

Bäche und Flüsse

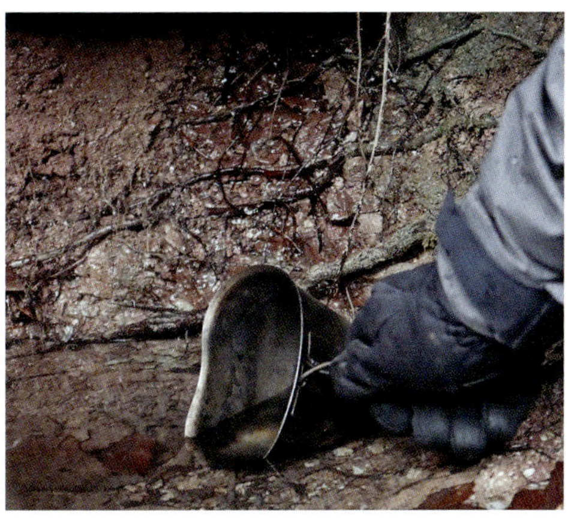

Quelle

Quelle

Eine Quelle ist Grundwasser, das durch eine natürliche Barriere im Erdreich nach oben gedrückt wird bzw. über undurchdringliche Sedimentschichten an die Oberfläche läuft. Kann eine Verschmutzung des Wassers oberhalb der Quelle ausgeschlossen werden, kann das Wasser bedenkenlos ohne Aufbereitung getrunken werden (S. 147 unten).
Einstufung: unbedenklich

Regen und Schnee

Hierbei handelt es sich um in der Luft kondensiertes Wasser, das in flüssiger oder gefrorener Form vom Himmel fällt. Es kann ohne Aufbereitung getrunken werden. In Felsspalten, Mulden, Baumhöhlen und Moosen sammelt sich frisches Regenwasser. Es ist Tage danach noch trinkbar, wenn es nicht verunreinigt wurde. Schnee kann ohne Aufbereitung getrunken werden, sobald er geschmolzen ist. Das funktioniert am einfachsten in einem Topf über dem Feuer.
Einstufung: unbedenklich

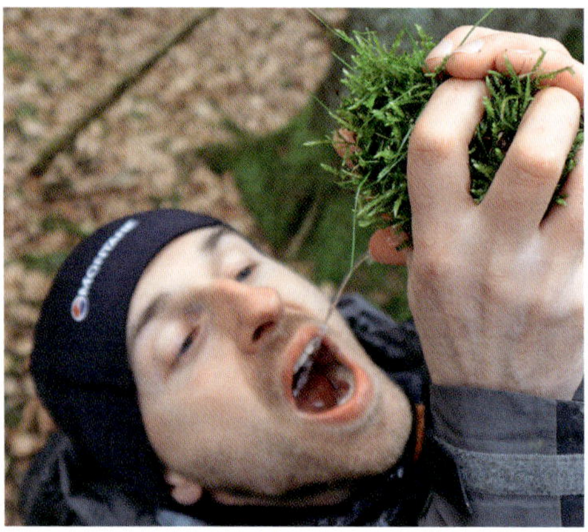

Regen und Schnee

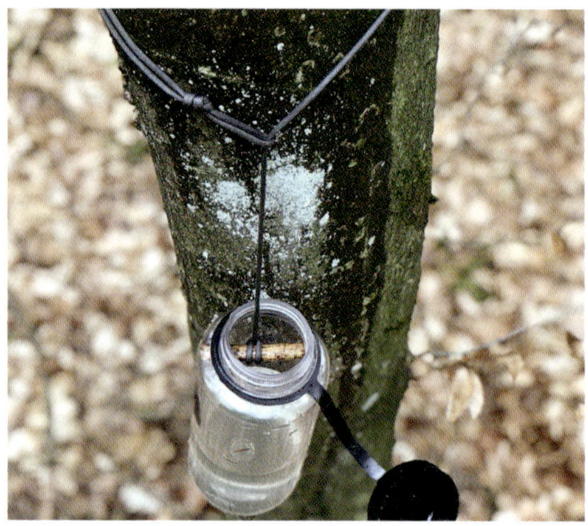

Regenschnur

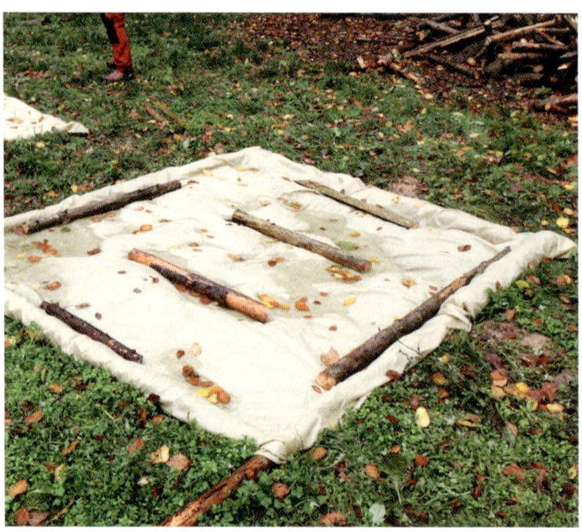

Regenfänger

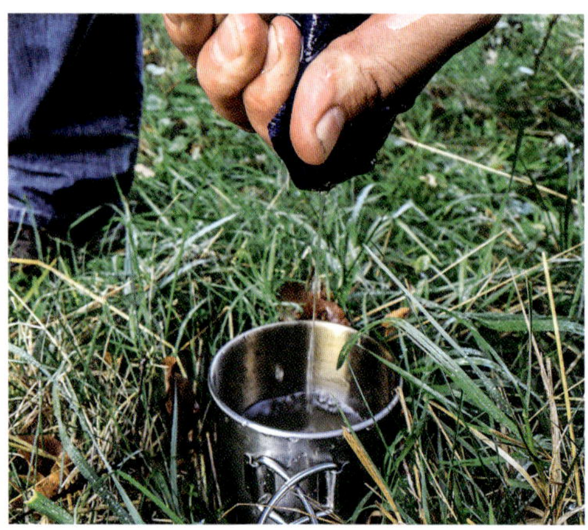

Morgentau

Regenschnur

Regenwasser kann gesammelt werden, indem man es über eine Schnur von einem Baum in einen Behälter leitet. Bringe dazu einen Sackstichknoten am Ende einer Schnur an und lege sie in einer Schlinge um einen Baum mit einer glatten Rinde. Am anderen Ende wird ein kleines Stück Holz mit einem Mastwurf befestigt, es sollte nur minimal länger sein als der Hals deiner Wasserflasche. Stecke das Holzstück mit der Schnur in die Flasche. Bei Regen läuft das Wasser den Stamm hinunter und wird über die Schnur in den Behälter geleitet. Bei frei stehenden Laubbäumen funktioniert diese Methode besonders gut. Leicht abgewandelt kann sie auch an Felswänden und Tarp-Sheltern angewendet werden.

Einstufung: unbedenklich

Regenfänger

Mit einem Regenfänger kann sehr effektiv Wasser gesammelt werden. Dieser besteht aus einem Rahmen und einer wasserdichten Plane. Er sollte an einer freien Fläche errichtet werden, damit der Regen nicht von Bäumen abgehalten werden kann. Mit Baumstämmen oder Steinen wird ein etwa 10 cm hoher Rahmen improvisiert, dessen Grundfläche etwas kleiner ist als die verwendete Plane. Natürliche Vertiefungen erfüllen ebenso den Zweck. Die Plane wird nun darübergelegt, ausgerichtet, damit eine Vertiefung entsteht, und mit weiteren Gegenständen fixiert. Statt einer Plane können auch Tarps, Ponchos, Rettungsdecken oder Jacken verwendet werden.

Einstufung: unbedenklich

Morgentau

Tau ist ebenfalls aus der Luft kondensiertes Wasser. Es entsteht, wenn die kalte Nachtluft auf die aufgewärmte und somit wasserhaltigere Luft am Boden trifft. Durch den Temperaturwechsel kühlt die warme Luft ab und Wasser schlägt sich nieder. Da dieser Vorgang am Boden geschieht, bilden sich Wassertropfen auf den Pflanzen, Tau genannt. Dieses Wasser kann einfach und ohne große Anstrengung und Aufwand mit einem Tuch oder Ähnlichem aufgefangen werden. Am besten geeignet ist ein kleines Mikrofaser-Handtuch, da es viel Flüssigkeit aufnehmen und wieder abgeben kann. Es kann um das Bein gewickelt werden, während man am frühen Morgen über eine feuchte Wiese wandert. Morgentau kann bedenkenlos ohne Aufbereitung getrunken werden. Es ist allerdings möglich, dass Staub, der sich aus der Luft auf den Pflanzen abgelagert hat, das Wasser trübt, doch das ist nicht schlimm. Zudem könnte es geschmacklich durch das Handtuch beeinflusst werden.

Einstufung: unbedenklich

Unten rechts: In einer halben Stunde kann man einen halben Liter und mehr sammeln. Das ist aber von vielen Faktoren wie Standort, Luftfeuchtigkeit und dem verwendeten Material abhängig.

Wasserbrunnen

Steht kein Oberflächengewässer in Form eines Sees oder Baches zur Verfügung, wird aber das Vorkommen von unterirdischem Wasser vermutet, muss gegraben werden. Als Wasserbrunnen bezeichnen wir ein künstlich ausgehobenes Loch im Boden, wodurch das Grundwasser erreicht werden soll. Es ist stark von der Gegend abhängig, wo gegraben werden kann. Geeignete Stellen sind daher wie oben beschrieben aufzusuchen. Um effizienter zu sein und Energie sowie Zeit zu sparen, können Probebohrun-

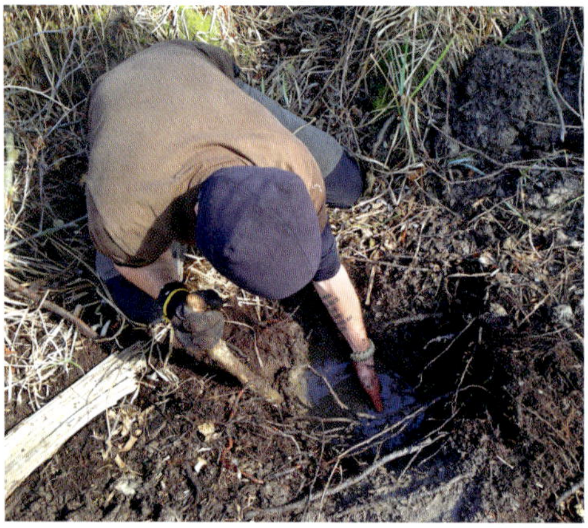

Brunnen graben

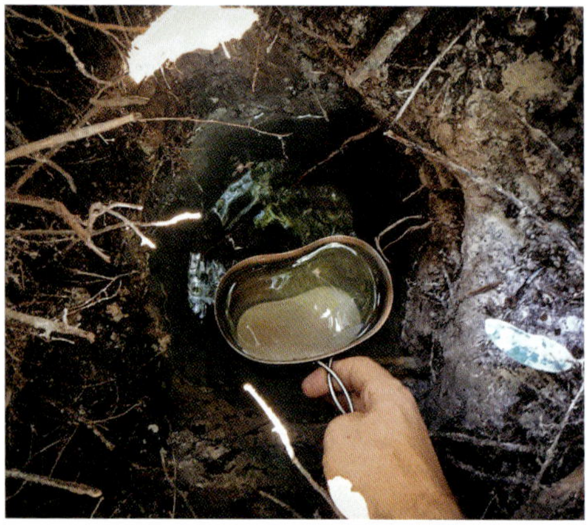

Abschöpfen der Schwebstoffe

gen mit einem Stock durchgeführt werden. Ist die Spitze des Stocks nass, müsste die Stelle zum Graben geeignet sein. Das Loch sollte mindestens 20 cm unter den Wasserspiegel reichen. Nachdem der Brunnen fertiggestellt ist, sollte man das Wasser etwas ruhen lassen, damit sich die schweren Stoffe am Boden absetzen können.

Liegt der Wasserspiegel zu tief, kann der nasse Aushub in ein Tuch gewickelt und ausgepresst werden. Das Prinzip des Wasserbrunnens kann auch mehrere Meter von einem Gewässer entfernt zur Wasseraufbereitung angewendet werden. Das Wasser sickert durch das dazwischenliegende Erdreich in den Brunnen und wird dadurch gefiltert.

Das Wasser sollte nicht modrig oder faulig riechen. Ist das der Fall, muss nach einer anderen Stelle gesucht werden!

Einstufung: unbedenklich

Oben links: Der Brunnen muss so tief gegraben werden, bis er sich mit Wasser füllt.

Oben rechts: Schon nach kurzer Zeit setzen sich die Sedimente ab und Schwebstoffe können an der Oberfläche abgeschöpft werden. Was übrig bleibt, ist trinkbar.

Wasser generieren

Pflanzen-Transpiration

Genau wie wir Menschen benötigen auch Pflanzen Wasser. Dieses wird von den Wurzeln aufgenommen. Einen Teil dieses Wassers scheiden sie durch das Laub wieder aus – sie transpirieren. Das geschieht allerdings nicht wie bei uns in Tropfenform, sondern die Wassermoleküle werden gasförmig über sehr feine Spaltöffnungen in den Blättern abgegeben. Um nicht zu viel Wasser zu verlieren, haben sich die Pflanzen an die unterschiedlichen Umgebungen und Temperaturen angepasst und transpirieren zu unterschiedlichen Tageszeiten. In unseren gemäßigten Zonen geschieht dies tagsüber. Ein ganzer ausgewachsener Baum kann so über den Tag bis zu 500 Liter Wasser abgeben.

Nun ist es nicht möglich, gleich einen ganzen Baum in Folie zu verpacken, um das Wasser aufzufangen. Man kann jedoch viele Äste mit möglichst viel Laub einer unbeschädigten Pflanze mit einer Zeltplane, dem Tarp oder einer Mülltüte so luftdicht wie möglich einschließen. Je länger die Pflanze

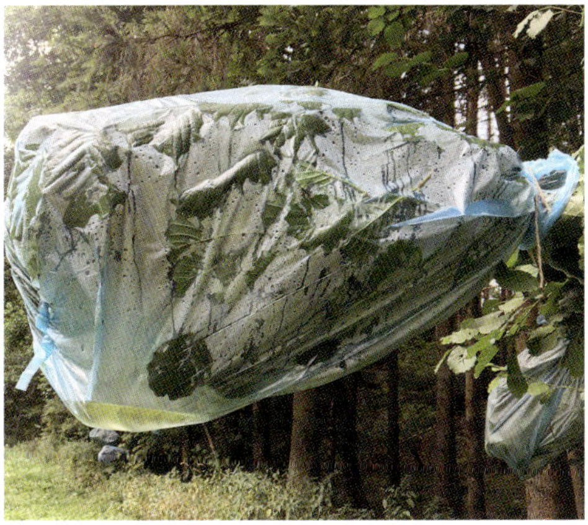

Pflanzen-Transpiration

transpirieren kann, desto mehr Wasser kann gesammelt werden. Bei Temperaturen ab 30 °C und höher spart der Baum Wasser und verringert deshalb die Abgabe. Je nach Standort und Baumart können mit einem 100-Liter-Müllsack in 24 Stunden bis zu 40 ml Wasser generiert werden.

Pflanzen mit wachsartigen, bereiften, silbrig behaarten oder ledrigen Blättern sind zu meiden, da diese an die Hitze angepasst sind und nachts bei niedrigen Temperaturen transpirieren. Auch giftige Pflanzen dürfen nicht verwendet werden, da die Giftstoffe an das Wasser abgegeben werden können.

Oben: Hier ist zu sehen, wie viel Wasser ein Haselstrauch in 24 Stunden transpiriert hat.

Grubendestille

Mit der Grubendestillation kann sowohl Wasser generiert als auch stinkendes Schmutz- oder Salzwasser aufbereitet werden (Vorsicht, es gibt auch flüchtige Giftstoffe!). Dazu muss eine möglichst große Grube an einem sonnigen Platz ausgehoben werden. Sie sollte je nach Größe 30 bis 40 cm tief sein. In diese Grube kommen sehr wasserhaltige, noch grüne Pflanzenteile, Laub, Gräser, feuchte Erde, Moos, Salzwasser etc. Das vergrößert den Effekt. In der Mitte wird ein offener Behälter platziert, der das Kondensat auffangen soll. Anschließend wird die Grube komplett mit einer Plane bedeckt, die idealerweise transparent ist. Sie muss am Rand mit Steinen, Sand oder Holz beschwert werden, sodass keine Luft entweichen kann. Im Zentrum der Plane direkt über dem Behälter wird nun ein kleiner Stein platziert, durch dessen Gewicht eine Vertiefung entsteht. Die Sonneneinstrahlung heizt mit der Zeit das Innere der Grube auf und es entsteht ein Treibhauseffekt. Das Wasser darin und in den Pflanzenteilen verdunstet, wodurch die Luftfeuchtigkeit zunimmt. Je gesättigter die Luft ist, desto geringer muss der Temperaturunterschied nach außen sein, damit Wasser an der Unterseite der Plane kondensieren kann. Durch die deutlich kühlere Nachttemperatur wird dieser Effekt sogar noch verstärkt und es sammelt sich noch mehr Wasser. Schon nach kurzer Zeit bilden sich die ersten Tropfen, die durch die Schwerkraft nach unten zur Mitte der Plane hin laufen. Dort tropft das Wasser dann in den Behälter. Damit die Tropfen leicht die Folie hinunterlaufen können, sollte diese eine Neigung von mind. 20° aufweisen. Das muss beim Ausheben der Grube unbedingt mit eingeplant werden!

Diese Methode zur Wassergewinnung wird eher in trockenen Gegenden mit weichem Boden wie Wüsten oder Küstenregionen angewendet. In den gemäßigten Zonen funktioniert es natürlich auch, doch es kostet sehr viel Schweiß und Energie, um im harten Boden eine Grube auszuheben. Zudem gibt es genügend Oberflächenwasser, das aufbereitet werden kann.

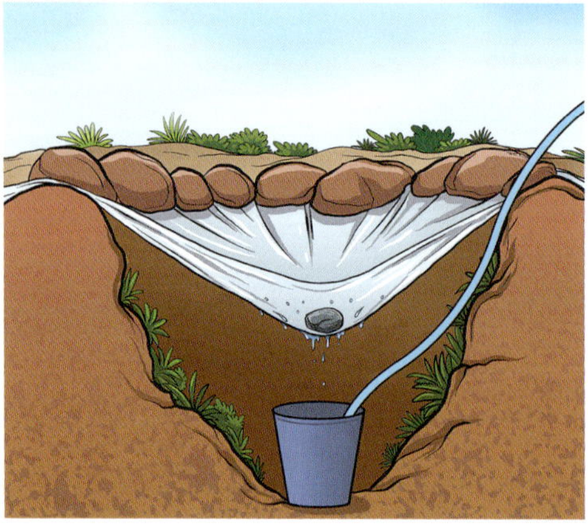

Funktionsprinzip

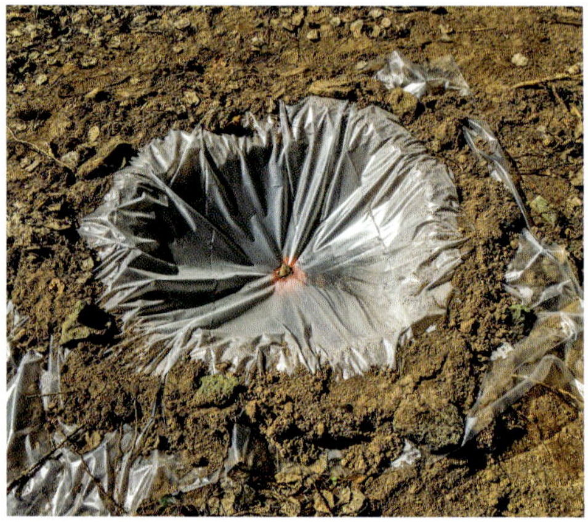

Absetzen von Wasser

Oben links: Das Funktionsprinzip ist simpel. Wasser kondensiert an der Unterseite und läuft zum tiefsten Punkt. Dort tropft es nach unten in ein Behältnis. Mit einem Schlauch kann das Wasser abgesaugt werden, ohne die Konstruktion auseinandernehmen zu müssen.
Oben rechts: Hier hat sich bereits sehr viel Wasser abgesetzt, das zur Mitte hin fließt.

SURVIVAL-TIPP

Bei längerem Genuss von generiertem Wasser, Regenwasser oder geschmolzenem Schnee müssen dem Wasser Mineralien durch Steine, Sand, Asche oder Pflanzen zugeführt werden! Sollten über die Nahrung auch nicht ausreichend Mineralien eingenommen werden, kann es zur Entkräftung des Körpers kommen.

Wasser aufbereiten

Wasser kann noch so klar sein, trotzdem kann es dich krank machen. Um die Sauberkeit richtig einschätzen zu können, ist sehr viel Erfahrung nötig. Trotzdem kann nicht jedes Wasser einfach so getrunken werden. Auch wenn es optisch sauber ist und alle genannten Kriterien zum Einschätzen der Qualität erfüllt sind, sollte es trotzdem aufbereitet werden, wenn Zweifel bestehen. Bei der Wasseraufbereitung und Wasserentkeimung werden die darin enthaltenen Krankheitserreger entfernt oder abgetötet, um das Wasser genießbar zu machen.

Achtung!

Chemische Stoffe können weder herausgefiltert noch durch Abkochen zerstört werden. Das Vorhandensein von chemischen Stoffen sollte daher von vornherein ausgeschlossen werden können!

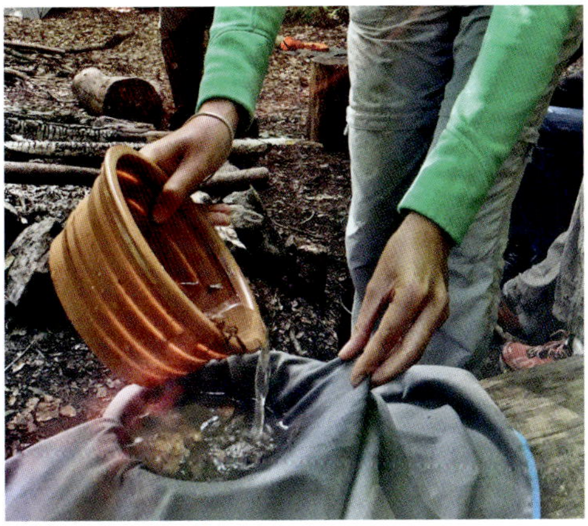

Stoff-Vorfilter

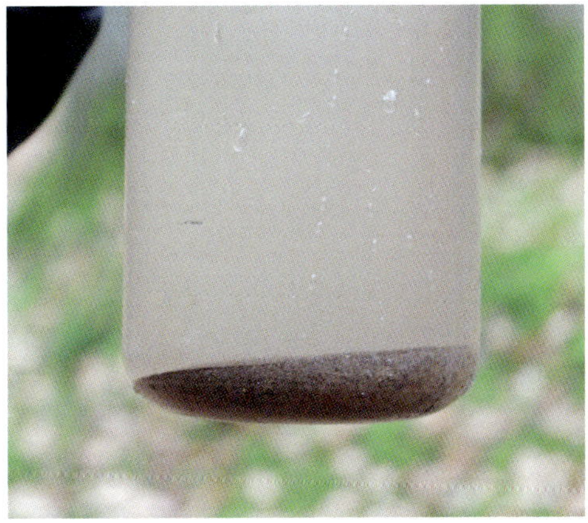

Ablagern des Sediments

Methoden zum Vorbehandeln

Stoff-Vorfilter

Um grobe sichtbare Schwebstoffe wie diverse Pflanzenteile, Erde und Sand entfernen zu können, muss das Rohwasser vorgefiltert werden, damit beispielsweise der Wasserfilter nicht verstopft wird. Hierzu lässt man das Wasser durch ein Stück Stoff fließen. Am besten geeignet sind Mikrofaser-Handtücher oder Fleecestoffe, da diese eine besonders feine Struktur aufweisen. Baumwollstoff ist sehr viel gröber und sollte daher mehrlagig verwendet werden, sofern nichts anderes verfügbar ist. Anschließend kann das Wasser weiter aufbereitet werden.
Mögliche Methoden zum Aufbereiten: Outdoor-Wasserfilter, Abkochen, Holzfilter (oben links)

Ablagern des Sediments

Wird Rohwasser aus einem See oder einem anderen Gewässer entnommen, können dadurch oder durch die vorhandene Strömung Sediment und abgestorbenes pflanzliches, tierisches und bakterielles Material, sogenannter Detritus, vom Gewässerboden aufgewirbelt werden. Durch weiteres Abschöpfen gelangt es zusammen mit dem Wasser in das Gefäß. Unter Umständen kann es uns krank machen, weshalb diese Verunreinigung wieder entfernt werden sollte, bevor das Wasser getrunken oder weiter aufbereitet wird. Um den Detritus wieder zu entfernen, wird das Gefäß für eine Weile in den Schatten gestellt. So setzen sich die schweren Teilchen auf dem Boden ab und leichtes Material wie schwimmende Einzeller und Algen steigen auf an die Oberfläche. Aktiv schwimmende Lebewesen versammeln sich meist auf der lichtzugewandten Seite oder im dunkleren Bereich des Gefäßes. Durch das Ruhen des Wassers können die Anzahl der Keime reduziert und aggressive Keime geschwächt werden. Nachdem sich das Sediment abgelagert hat, muss das Wasser vorsichtig abgegossen werden, was im nächsten Schritt erklärt wird.

Oben rechts: Deutlich ist die Ablagerung zu sehen. Jetzt darf das Behältnis nicht mehr geschüttelt werden.

Vorsichtiges Abgießen

Durch Abgießen werden die abgelagerten Bestandteile (Sand und Detritus) abgetrennt, indem das Gefäß mit dem Rohwasser einfach schräg gehalten wird. Dabei werden vorsichtig die an der Oberfläche treibenden Stoffe weggeschüttet und die klare Mittelschicht des Wassers im Anschluss aufgefangen, um sie weiter zu verwenden. Ein großzügiger Rest des Wassers über der am Boden angesammelten Sedimentschicht bleibt zurück und wird weggeschüttet. Während vorsichtig das Wasser abgegossen wird, um es vom Sediment zu trennen, muss darauf geachtet werden, dass das Gefäß während der ganzen Zeit schräg gehalten wird. Wird es nur einmal aufgerichtet oder gestoßen, kann es zu Verwirbelungen kommen und das Wasser muss durch Ablagern erneut aufbereitet werden.

Mögliche Methoden zum Aufbereiten:
Outdoor-Wasserfilter, Abkochen, Holzfilter, Sediment-Filter

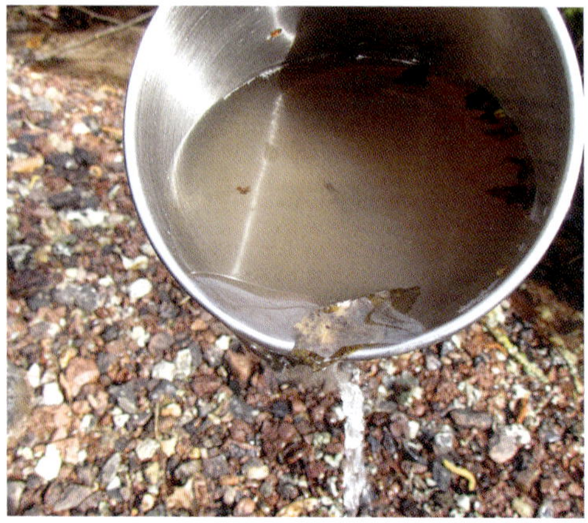

Abziehen von Schwebstoffen

Oben rechts: Schwebstoffe, die sich nicht abgießen lassen, können mit einem Zweig abgezogen werden.

Sediment-Vorfilter

Um grobe sichtbare Schwebstoffe wie diverse Pflanzenteile, Erde und Sand zu entfernen, kann Rohwasser durch einen Sediment-Vorfilter vorbereitet werden. Dadurch kann beispielsweise das Verstopfen des Outdoor-Wasserfilters verhindert werden. Benötigt wird dazu ein Gehäuse, zum Beispiel eine PET-Flasche. Bohre mit der Messerspitze ein etwa 2 mm großes Loch in den Deckel und schneide den Boden der Flasche ab. Fülle sie mit feinen Pflanzenfasern wie Rohrkolbenfasern oder Distelflaum. Nun wird sie bis knapp unter den Rand mit feinem Sand auf-

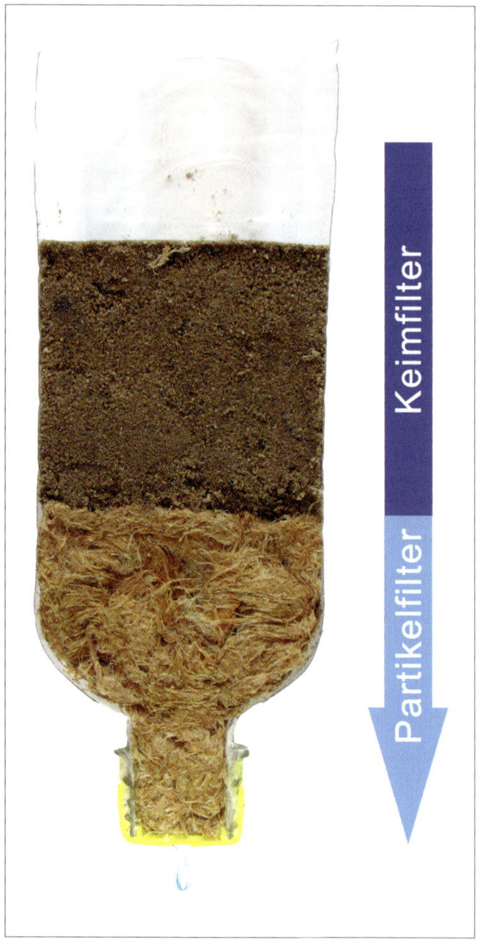

Sediment-Vorfilter

gefüllt und verdichtet. Das Rohwasser wird durch die große Öffnung in den Vorfilter gekippt und läuft langsam durch die dicke Sandschicht. Diese reduziert die Anzahl des Sediments um ein Vielfaches. Auch viele Keime können so herausgefiltert werden, weshalb die Sandschicht möglichst groß sein sollte.
Der Vorfilter sollte nach der Fertigstellung nicht mehr horizontal gelagert oder gestoßen werden, da sonst Lücken in der Filterschicht entstehen können.
Mögliche Methoden zum Aufbereiten: Outdoor-Wasserfilter, Abkochen, Holzfilter

Unten: Füllung oben: feiner Sand; Füllung unten: feine Pflanzenfasern

SURVIVAL-TIPP

Der Sand für die unterschiedlichen Filterstufen sollte nicht nass aus einem Bach verbaut werden. Er muss vorher gut in der Sonne trocken werden, um die Erreger und Keime darin unschädlich zu machen. Normale Bodenbakterien und Keime, die im trockenen Sand vorhanden sind, stellen für unseren Magen keine Gefahr als Krankheitserreger dar. Achte jedoch darauf, dass sich keine Fäkalien darin befinden!

Methoden zum Aufbereiten

Outdoor-Wasserfilter

Durch Outdoor-Wasserfilter werden die wichtigsten Krankheitserreger herausgefiltert. Sie verfügen meist über mehrere Filterstufen mit unterschiedlicher Filtergröße. Pumpt man das Rohwasser aus der Natur hindurch, bleiben die Erreger darin hängen. Je nach Feinheit des Filters können mehr oder weniger verschiedene Erreger herausgefiltert werden. Er sollte eine Feinheit von mindestens 0,1 µm aufweisen, das entspricht 0,0001 mm. Damit werden alle gängigen und für uns relevanten Krankheitserreger entfernt. Mit dem richtigen Filter ist dies eine sehr sichere Methode, Wasser aufzubereiten. Er sollte jedoch nach jedem Einsatz gesäubert werden. Geschieht dies nicht, können sich Erreger und Schimmel darin ausbreiten. Außerdem muss der Filter unbedingt vor Temperaturen unter dem Gefrierpunkt geschützt werden. Gefriert das verbliebene Wasser im Filter, dehnt es sich aus und bringt die feinen Kanäle und Leitbündel im Inneren der Filtereinheit zum Platzen. So kann Wasser ungefiltert hindurchfließen. Eventuell macht sich dieser Fall durch einen geringeren Widerstand beim Betätigen des Filters bemerkbar.
Für die Aufbereitung von **bedenklich bis unbehandelt nicht trinkbarem** Rohwasser (S. 56 oben links).
Mögliche Methoden zum Vorbehandeln: Stoff-Vorfilter, Ablagern des Sediments und vorsichtiges Abgießen, Sediment-Vorfilter

Abkochen

Beim Abkochen wird das Rohwasser kurz auf die Siedetemperatur erhitzt. Dies ist durch das Aufsteigen von Luftblasen zu erkennen. Dadurch sterben die biologischen Krankheitserreger ab, wodurch das Wasser bedenkenlos getrunken werden kann. Es ist eine sehr sichere Methode, um Wasser aufzubereiten. Es muss jedoch beachtet werden, dass chemische Stoffe nicht durch Abkochen unschädlich gemacht werden können. Zudem ist es nicht ratsam, Wasser abzukochen, wenn Brennmaterial nur begrenzt zur Verfügung steht. Unternimmt man also beispielsweise eine Tour über mehrere Tage durch eine nahezu baumfreie Region, sollte

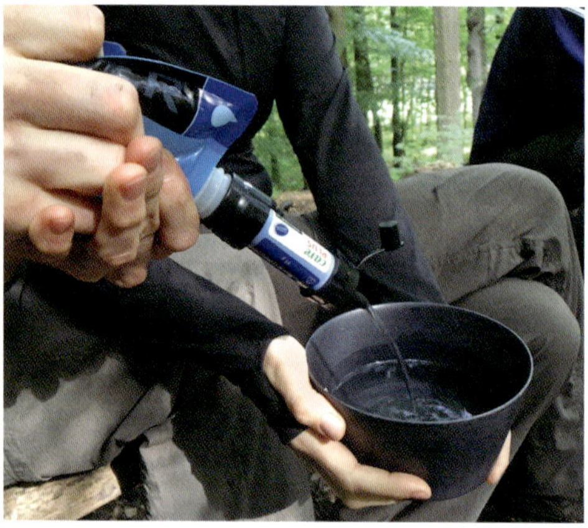

Outdoor-Wasserfilter

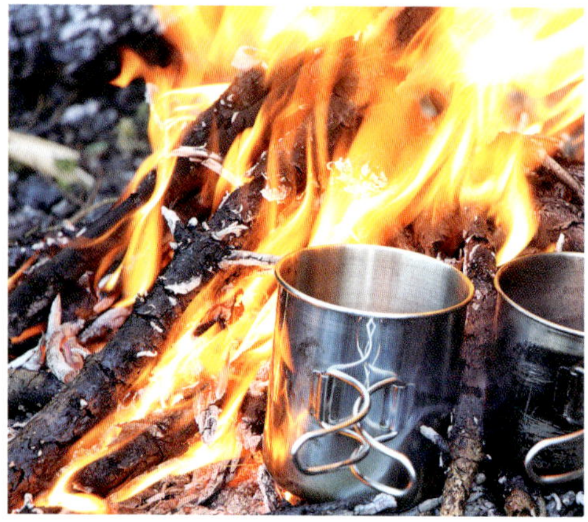

Abkochen

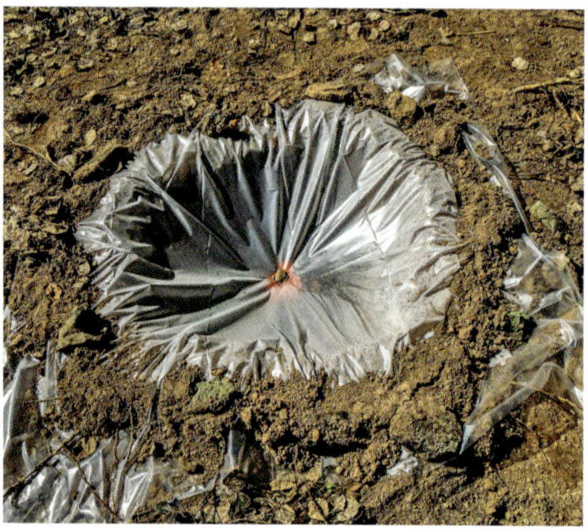

Gruben-Destille

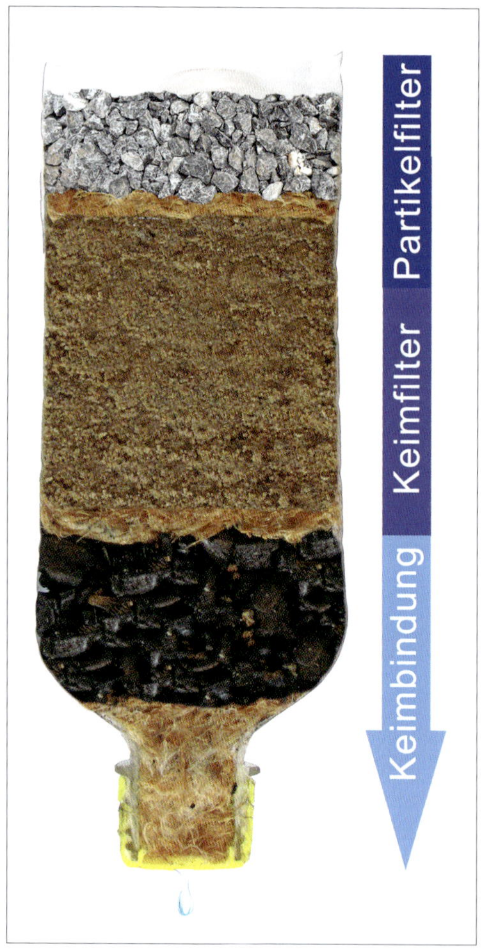

Sediment-Filter

ein Wasserfilter mitgeführt werden, statt Wasser mit dem Gaskocher abzukochen. Dies sind wichtige Bestandteile der Tourenplanung.

Für die Aufbereitung von bedenklich bis unbehandelt nicht trinkbarem Rohwasser (oben rechts).

Mögliche Methoden zum Vorbehandeln: Stoff-Vorfilter, Ablagern des Sediments und vorsichtiges Abgießen, Sediment-Vorfilter

Grubendestille

Mit der Grubendestille kann nicht nur Wasser generiert werden, Rohwasser kann damit auch aufbereitet werden, egal ob es aus einem Fluss oder See stammt oder es sich um Salzwasser handelt. Doch Vorsicht, es gibt auch flüchtige chemische Stoffe. Stelle also sicher, dass das Rohwasser frei von Chemikalien ist. Wie die Grubendestille hergestellt wird und funktioniert, wird unter dem Punkt »Wasser generieren« genau erklärt.
Für die Aufbereitung von **bedenklich bis unbehandelt nicht trinkbarem** Rohwasser (unten links).
Mögliche Methoden zum Vorbehandeln: nicht nötig

Sediment-Filter

Mit diesem selbst hergestellten Filter kann bedingt trinkbares Rohwasser gefiltert und somit genießbar gemacht werden. Dabei fließt das Rohwasser langsam durch die verschiedenen Sedimentschichten des improvisierten Filters, wo Keime zurückgehalten und gebunden werden. Unten kommt anschließend in einzelnen Tropfen das trinkbare Wasser heraus. Dazu ist ein zylindrisches, im Umfang geschlossenes Gehäuse nötig. Am besten geeignet ist eine Plastikflasche, da diese mittlerweile schon fast als natürliche Ressource angesehen werden kann und nahezu überall zu finden ist. Sie bildet das Gehäuse des Filters. Ein solches kann aber auch anderweitig improvisiert werden, wie du bereits gelernt hast.

Unten rechts: Füllung: ganz unten: feine Pflanzenfasern; darüber: Kohlegranulat, darüber: feiner Sand; ganz oben: feiner Kies

Der Flaschenboden wird abgeschnitten und in den Flaschendeckel wird mit der Messerspitze ein etwa 1 mm großes Loch gebohrt. In die Flasche kommt zuerst eine Schicht feine Pflanzenfasern (z. B. Rohrkolbenfasern oder Distelflaum). Sie trennt die unterschiedlichen Filterstufen voneinander und filtert gelöste Partikel der Kohle heraus. Darauf kommt eine Schicht Holzkohle-Granulat, die knapp ein Drittel der Flasche ausmacht. Kohle besitzt durch ihre große Oberfläche die Eigenschaft, Erreger und Keime im Rohwasser großteils zu binden. Mit einem Holzstößel können große Stücke vorher zerkleinert werden. Das Granulat, das der Größe von Rollsplitt gleichen soll, kann nun in das Filtergehäuse gegeben und verdichtet werden. Nach einer weiteren Schicht Pflanzenfasern kommt abschließend eine Schicht feiner Sand. Diese Schicht ist besonders wichtig, da im Sand bereits viele Keime herausgefiltert werden. Sie nimmt knappe zwei Drittel des Volumens der Flasche ein. Nach einer weiteren Schicht feiner Pflanzenfasern kommt eine dünnere Schicht feiner Kies, der dazu dient, grobe Verschmutzungen zu entfernen. Am Ende sollte noch etwas Platz bis zum oberen Rand sein, damit der Filter nicht überläuft.
Beim Zusammensetzen muss man mit großer Sorgfalt vorgehen. In und zwischen den Schichten dürfen keine Lücken entstehen, durch die das Wasser ungefiltert hindurchlaufen kann. Aus diesem Grund darf der Filter nach dem Zusammenbau nicht mehr hingelegt oder geschüttelt werden. Nach der Fertigstellung muss der Filter »durchgespült« werden. Dabei setzen sich alle Schichten noch mal und lose Sedimentteile werden gelöst. Deshalb sollte das Wasser aus dem ersten Durchgang nicht getrunken werden. Die Schichten müssen so zusammengesetzt werden, dass alle 2 bis 3 Sekunden ein Tropfen herauskommt. Ist das nicht

der Fall, müssen die Schichten noch etwas verdichtet werden. Beim Einfüllen des Rohwassers in den Filter ist Vorsicht geboten, da es nicht in das Gefäß mit dem gefilterten Wasser tropfen darf. Gefäße, die mit ungenießbarem Rohwasser in Kontakt waren, müssen vor der Benutzung durch heißes Wasser oder Trocknen in der Sonne gereinigt werden.
Für die Aufbereitung von **bedenklich trinkbarem** Rohwasser.
Mögliche Methoden zum Vorbehandeln:
nicht nötig

Holzfilter

Holz verfügt über sogenannte Leitbündel. Das sind dünne Leitungsbahnen für den Wassertransport, die sehr fein verästelt und teilweise sogar durch feinste Poren miteinander verbunden sind. Die effiziente Porengröße dieser Leitbündel beträgt bei Laubgewächsen maximal 5 µm und bei Nadelgewächsen maximal 0,2 µm. Dadurch werden praktisch alle tierischen Zellen oder einzelligen Erreger und viele Bakterien zurückgehalten.

Unten: Je mehr Volumen die Tüte hat, desto höher ist der Druck auf dem Filter und umso höher ist auch der Durchfluss. Das Filterstück muss fest mit einer Schnur in die Tüte eingesetzt werden, damit kein Bypass entstehen kann.

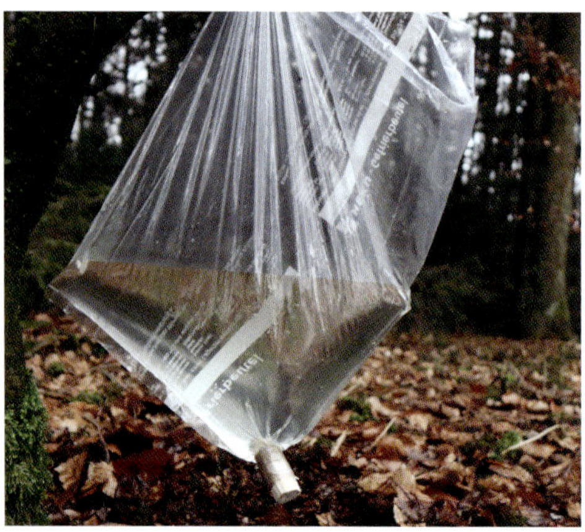

Holzfilter

Für den Holzfilter wird ein mindestens daumengroßes Stück von einem noch lebendigen Ast eines ungiftigen Baumes benötigt. Dieses muss fein säuberlich bis auf das Splintholz geschält werden, sodass die Oberfläche schön glatt ist und keine Rillen aufweist. Damit die Oberfläche für den Durchfluss erhöht wird und der Filter nicht so schnell verstopft, wird ein Ende abgerundet. Eine Plastiktüte dient als Gehäuse. Eine der Ecken wird abgetrennt und das Holzstück mit der Rundung nach innen eingesetzt. Anschließend wird beides fest miteinander verschnürt, sodass kein Bypass zwischen Filter und Tüte entstehen kann. Hänge den fertigen Filter auf, um ihn mit Wasser zu befüllen. Die Filtergeschwindigkeit liegt je nach Holz bei etwa 100 ml pro Tag, doch es werden zuverlässig alle relevanten Erreger und Keime entnommen.
Kletter- und Schlingpflanzen sollten nicht verwendet werden, da diese oft viel größere Leitbündel besitzen. Der Holzfilter kann auch in Drybags, Rucksackhüllen, Jackenärmel oder Plastikflaschen eingesetzt werden.
Für die Aufbereitung von **bedenklich trinkbarem** Rohwasser.
Mögliche Methoden zum Vorbehandeln:
Stoff-Vorfilter, Ablagern des Sediments und vorsichtiges Abgießen, Sediment-Vorfilter

Bei Zweifeln gibt es keine Zweifel! Koche das Wasser lieber ab, um dir ganz sicher zu sein.

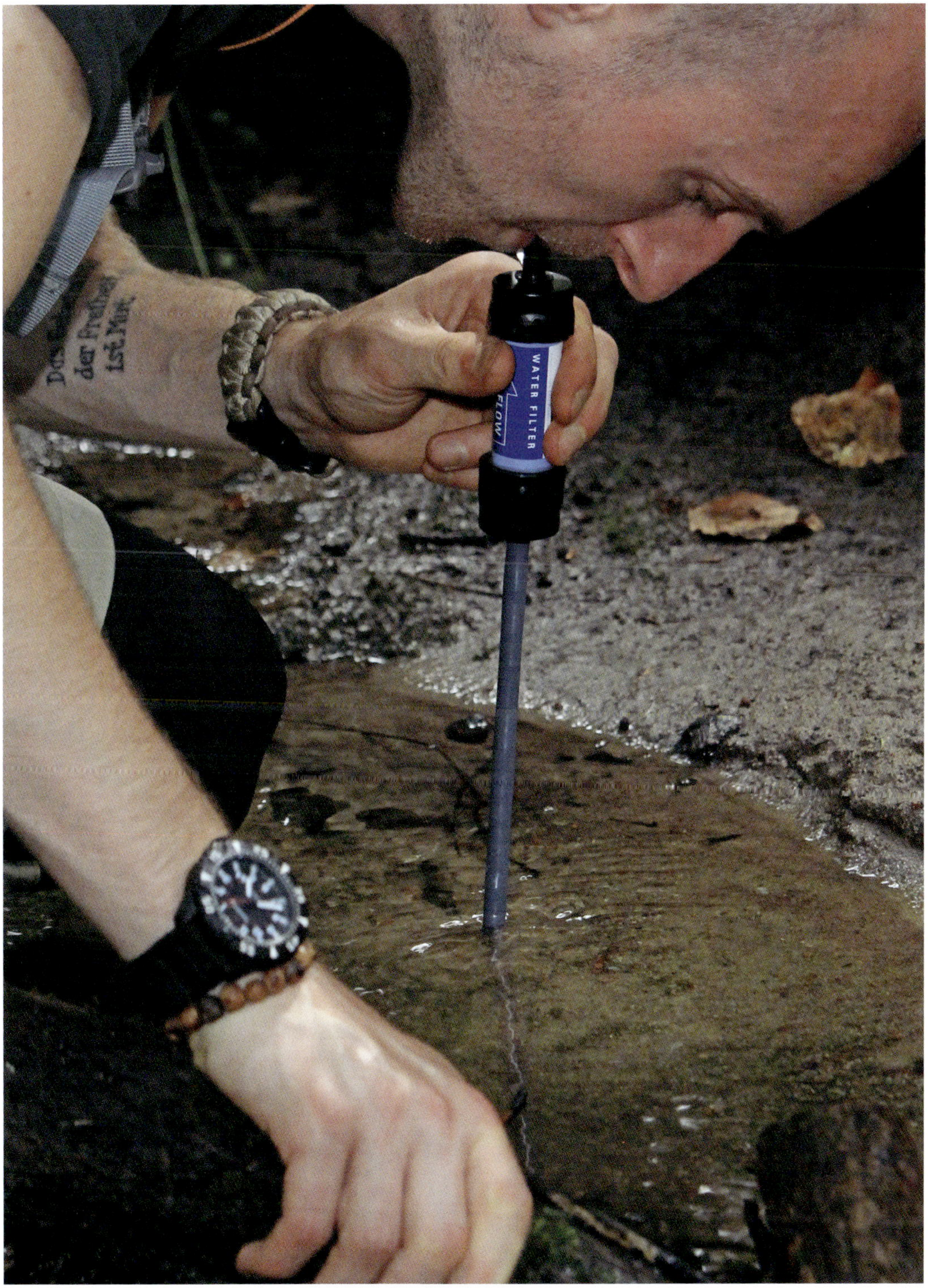

Wasser zur Sicherheit immer filtern

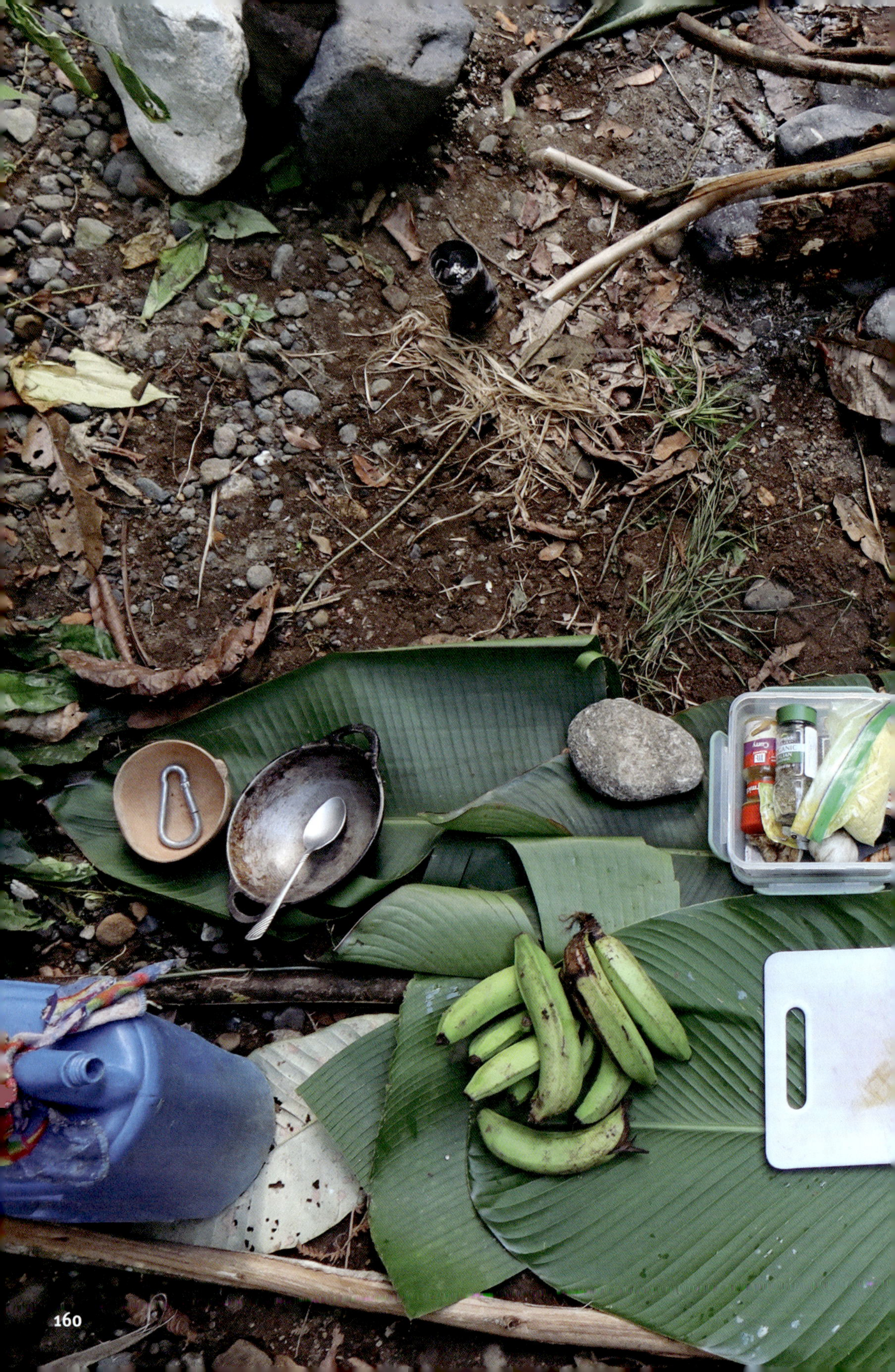

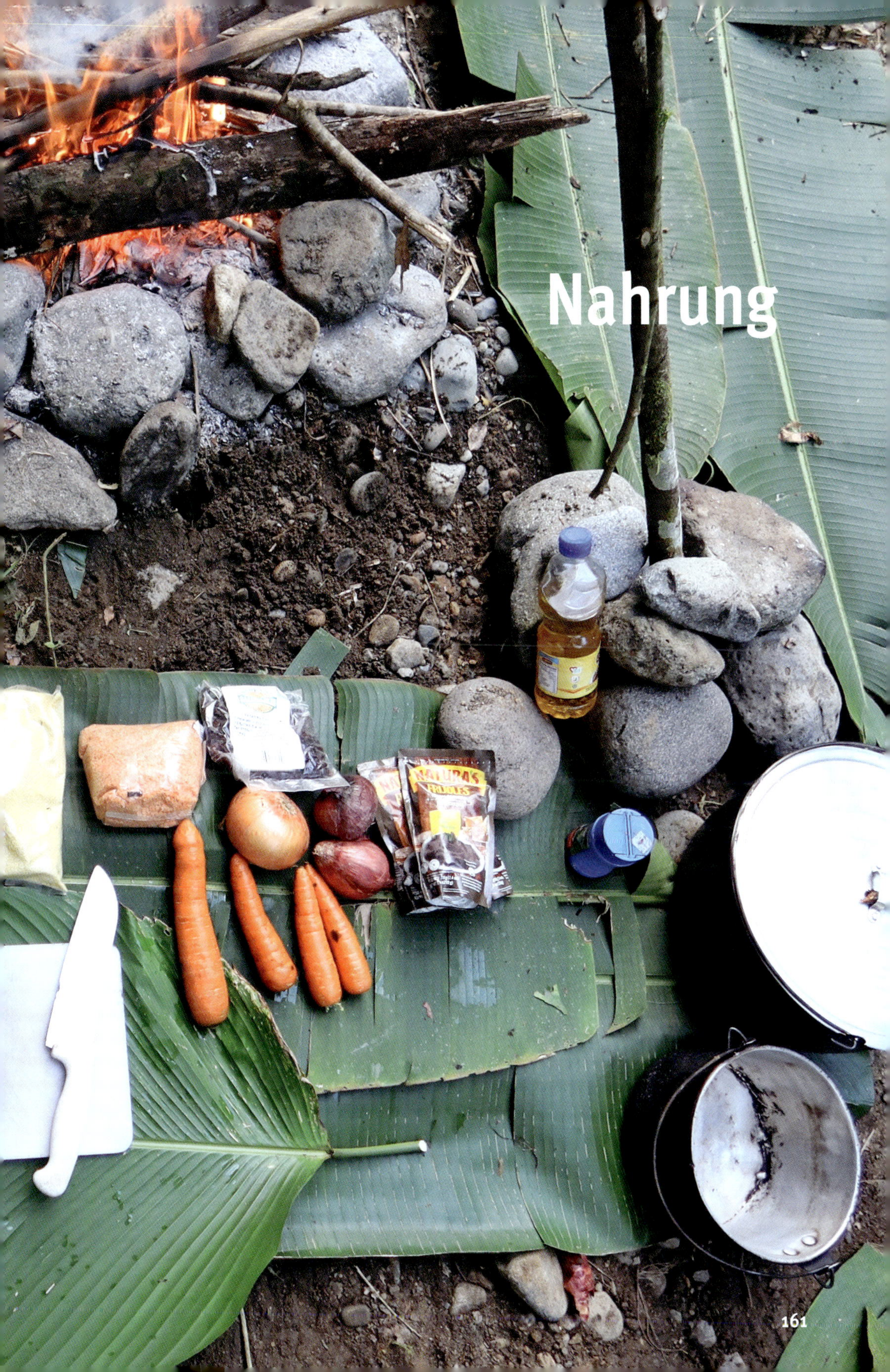

Nahrung

Um dauerhaft leistungsfähig zu bleiben, muss man seinem Körper genügend Energie zuführen. Eine erwachsene Person hat einen Grundumsatz von bis zu 2000 kcal. Der Großteil davon wird von Herz, Gehirn, Kreislauf und Organen beansprucht. Je nach Aktivität, Klima und Temperatur kann er auch ein Vielfaches höher sein, denn es kostet sehr viel Energie, den Körper bei kalten Temperaturen warm zu halten. Bei einer ausgedehnten Wanderung wird somit locker das Doppelte benötigt. Man sollte also in der Lage sein, seinem Körper genügend Nahrung mit ausreichend Energie zuführen zu können. Da besonders unser Gehirn einen hohen Verbrauch hat, muss man in einer Survival-Situation bereits sehr früh mit dem Nachschub an Nahrung beginnen, bevor die geistige Leistung nachlässt. Auch andere wichtige Entscheidungen und Planungen sollten möglichst früh erledigt werden. Bei allen Arbeiten und Aktivitäten ist darauf zu achten, sie möglichst energiesparend durchzuführen. Lange anstrengende Umwege und überflüssige Arbeiten sowie Auskühlung sollte man also, so gut es geht, vermeiden.

Tipps zur Outdoor-Verpflegung

Als Nahrung für unterwegs kommen hauptsächlich Lebensmittel infrage, die nicht gekühlt werden müssen, ein geringes Gewicht aufweisen, viel Energie liefern und mit wenig Energie und Aufwand zubereitet werden können. Hauptsächlich nutzt man hier sehr kohlenhydratreiche Nahrungsmittel, da diese schnell Energie liefern.

Es gibt zahlreiche Angebote von Fertignahrung auf dem Markt. Diese beinhalten jedoch sehr oft Zusatzstoffe wie Geschmacksverstärker, Farbstoffe, Konservierungsmittel, Fleisch oder Milchprodukte von Tieren aus schlechter Haltung oder Palmöl. Doch mit etwas Zeit und Mühe kann man sich leicht selbst seine Menüs nach seinem Geschmack zusammenstellen. Mögliche Bestandteile dieser Menüs werden unten aufgeführt. Um die richtige Menge für sich selbst herauszufinden, muss man die jeweilige Mahlzeit einmal Probe kochen und dabei die Zutaten vorher abwiegen. Wurden die gewünschte Menge und der Geschmack ermittelt und dokumentiert, können danach so viele Menüs wie nötig vorgefertigt werden. Die miteinander vermischten Zutaten werden dabei einfach vakuumiert, damit sie platzsparend und haltbar sind.

PRAXIS-TIPP

Viele Drogeriemärkte führen mittlerweile ein relativ großes Sortiment an Fertiggerichten, die in Bioqualität und ohne Geschmacksverstärker oder künstliche Farbstoffe hergestellt wurden. Überprüfe vor deiner Tour, ob die Portionsangaben stimmen und für dich ausreichend sind. Du kannst dir ganz leicht eigene Menüs zusammenstellen. Die nachfolgenden Nahrungsmittel sollen dir eine Idee geben, was du für deine Mahlzeiten verwenden könntest.

Dehydrierte Zutaten

Frühstück

- Feine Haferflocken, Dinkelgrieß, Couscous
- Hafer- oder Kokosmilchpulver, Wasser
- Nüsse, Samen, fertige Trockenfrüchte oder dehydriertes Obst jeglicher Art, Rohr- oder Birkenzucker, Zimt, Kakao

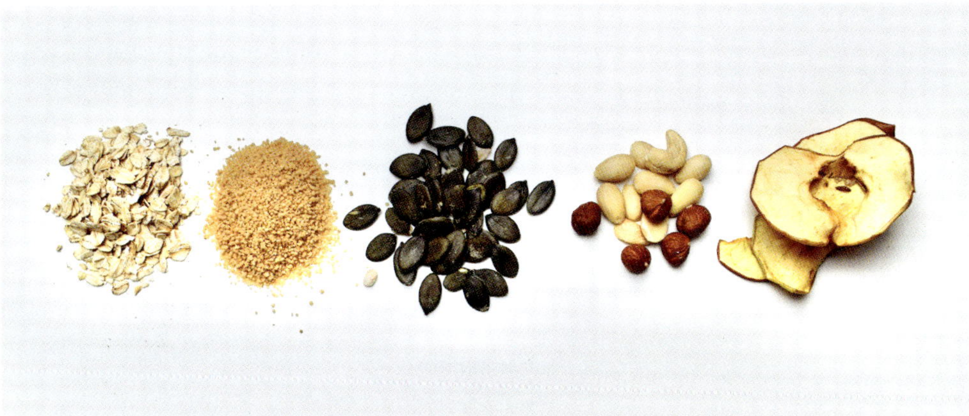

Frühstück

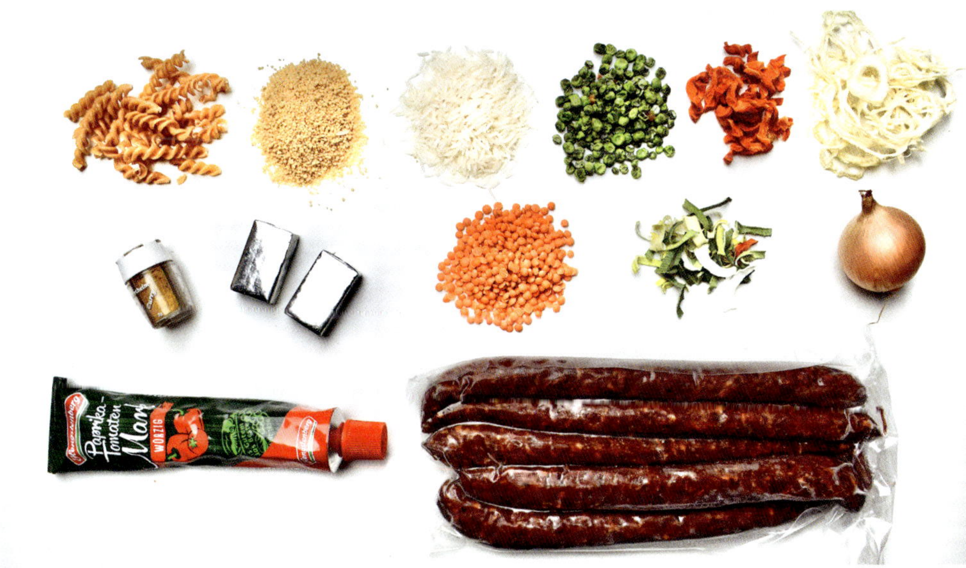

Mittag-/Abendessen

Mittag-/Abendessen

- Couscous, schnell kochende Nudeln oder Reis, Kartoffelpüree zum Anrühren, Mehl für Brot (Bannock), Sonnenblumen- oder Sojahack
- Frisches Gemüse wie Zwiebeln, Lauch, Karotten, Kartoffeln
- Fertiges Trockengemüse oder dehydriertes Gemüse jeglicher Art, Röstzwiebeln, rote Linsen (geringe Kochzeit)
- Gemüsebrühwürfel, Tomaten-Paprikamark aus der Tube, Tomatenpulver, diverse Gewürze
- Eingeschweißte Pfefferbeißer oder geräuchertes Wildfleisch direkt vom Jäger (anders als herkömmliche Fleischprodukte belastet es nicht die Umwelt)
- Pflanzenöl (Sonnenblume, Distel)

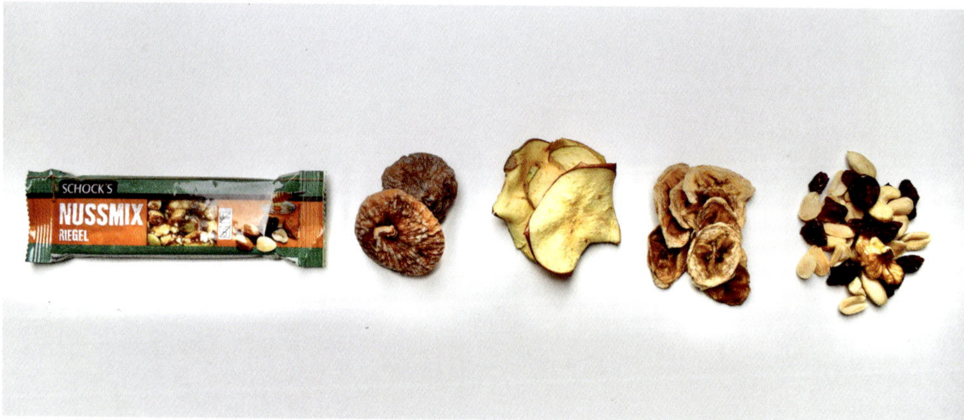

Zwischendurch

Zwischendurch

- Müsli-, Hafer-, Früchte- oder Nussriegel, Trockenobst, Studentenfutter, Nüsse, Schokolade

Rezept

Bannock-Brot (für 2 bis 3 Personen) (unten rechts)

1. 250 g Dinkelvollkornmehl (etwas Mehl übrig lassen), 1/2 Pck. Backpulver, 1/4 Esslöffel Salz in einer Schüssel zusammen mit frischen oder getrockneten Kräutern vermengen
2. Mit Wasser nach eigenem Ermessen vermischen
3. Unter Rühren Wasser und übriges Mehl hinzugeben, bis der Teig eine dicke, nicht tropfende Konsistenz erreicht hat und nicht mehr am Topf kleben bleibt
4. Einen Fladen mit einer Dicke von ca. 1 cm formen und in einer Pfanne in heißem Öl von beiden Seiten backen, bis das Brot eine goldbraune Farbe hat. Am einfachsten wird es in einer großen Pfanne auf dem Feuer gebacken. Es ist aber auch möglich, das Brot im Kochtopf auf dem Gaskocher zuzubereiten. Die Größe des Fladens muss man dabei natürlich an die jeweilige Topf- oder Pfannengröße anpassen.

PRAXIS-TIPP

Das Bannock schmeckt auch sehr lecker als süße Variante zum Frühstück oder als Nachtisch. Dabei werden Salz einfach durch Zucker, Kräuter durch Obst oder Beeren und Wasser durch pflanzliche Milch ersetzt.

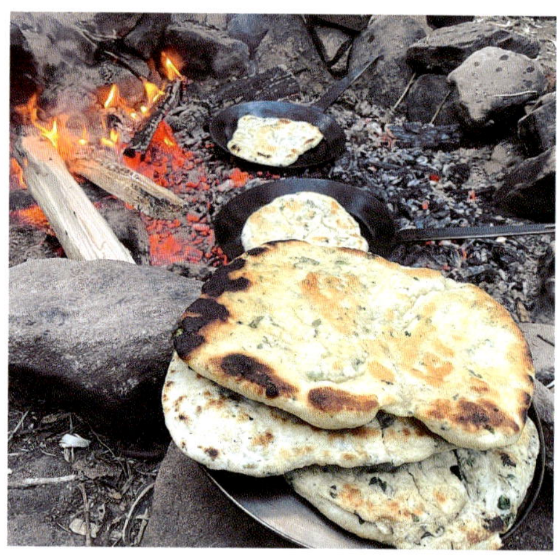

Bannock-Brot

Notnahrung aus der Natur

Bei der Nahrungsbeschaffung in einer Notsituation in der Wildnis ist es wichtig, dass diese nicht mehr Energie verbraucht, als sie einem liefert. Wenn es ums kurzfristige Überleben geht, ist es aus diesem Grund für den Nahrungssuchenden sinnvoll, sich auf kleinere Snacks zu konzentrieren. Pflanzen und Insekten können sich nicht so stark wehren und können im Vergleich zu Wild leichter und mit weniger Aufwand gefangen und zubereitet werden. Im Vergleich dazu liefern sie trotzdem ausreichend Energie und Nährstoffe. Der Bestand von Pflanzen und Insekten ist so enorm, dass es sich lohnt, sich auf diese Nahrungsquellen zu konzentrieren. Am besten ist auch hier eine ausgewogene Ernährung, die etwa zu 60 % aus grünen Pflanzenteilen, 30 % aus Samen, Nüssen, Wurzeln und Beeren und 10 % aus tierischer Notnahrung besteht.

Unten: Ausgewogene Survival- Mahlzeit aus Pflanzen, Nüssen, Samen, Pilzen und Larven

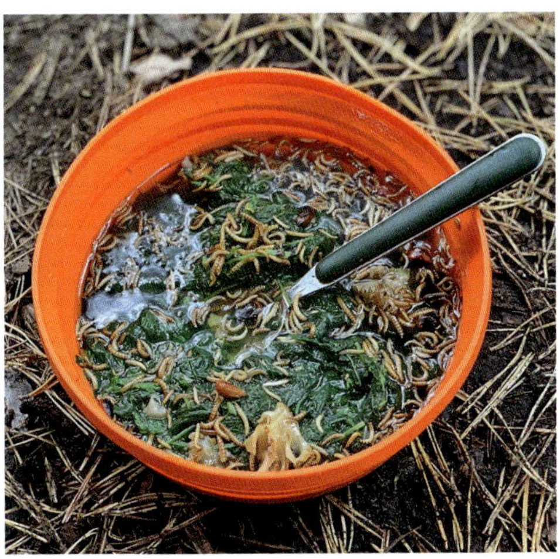

Survival-Mahlzeit

PRAXIS-TIPP

Unter Notnahrung aus der Natur ist genau das zu verstehen, was der Name sagt. Geschmacklich unterscheidet sie sich sehr stark von der Nahrung, die wir gewohnt sind. Doch wenn man die Inhaltsstoffe betrachtet, sind sie oft um ein Vielfaches reichhaltiger. Durch diverse Wildkräuter und Zubereitungsmethoden kann die Nahrung geschmacklich aber auch sehr aufgewertet werden. Dennoch geht es in erster Linie darum, dem Körper Energie zuzuführen.

Symbol-Erklärung

Symbole für die jeweiligen Verfügbarkeiten und Verarbeitungsmethoden, um die Nahrung genießbar zu machen.

	Essbare Pflanzenteile sind in der Frühlingszeit verfügbar.
	Essbare Pflanzenteile sind in der Sommerzeit verfügbar.
	Essbare Pflanzenteile sind in der Herbstzeit verfügbar.
	Essbare Pflanzenteile sind in der Winterzeit verfügbar.
365	Ganzjährig sind essbare Pflanzenteile verfügbar.
Wa	Wasserlösliche Giftstoffe können mit Wasser ausgewaschen werden.
Rö	Giftstoffe können durch Rösten unschädlich gemacht werden.
Ga	Giftstoffe werden durch Garen in feuchter Hitze unschädlich gemacht.

Pflanzliche Notnahrung

Pflanzenfamilien

Die folgenden Pflanzenfamilien sind zum Teil in den subtropischen, gemäßigten und subpolaren Zonen sehr weit verbreitet, sie können sogar weltweit vorkommen. Sie sind alle essbar und stellen daher eine sehr große Nahrungsquelle dar. Wenn man in der Lage ist, Pflanzen ihrer Familie zuzuordnen, und weiß, dass alle Vertreter dieser Familie essbar sind, ist es nicht zwangsläufig nötig, die einzelne Art zu kennen.

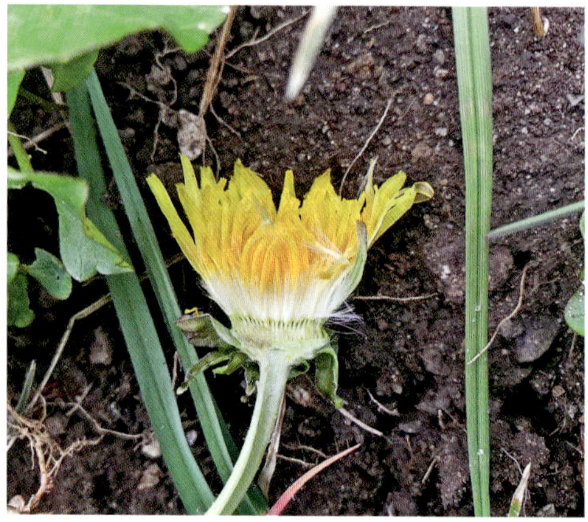

Asteraceae – Korbblüte

Asteraceae (Korbblütler)

Zur Familie der Korbblütler gehören bekannte Vertreter wie Löwenzahn, Disteln, Sonnenblumen und Gänseblümchen. Fast alle Arten dieser Familie sind essbar. Sie können eine sehr große Wurzel ausbilden, die sehr gut als Notnahrung geeignet ist. Die Blätter stammen meist aus einer bodenständigen Blattrosette. Sie sind manchmal tief eingeschnitten, gesägt oder mit einem Stachelrand versehen. Wichtige Inhaltsstoffe sind unter anderem ätherische Öle und Inulin. Die Pflanzen haben zudem einen hohen Anteil an Gerbstoffen und riechen daher sehr bitter, wenn man sie zerreibt. Nicht essbare Korbblütler haben einen unangenehmen »schweren« Geruch.

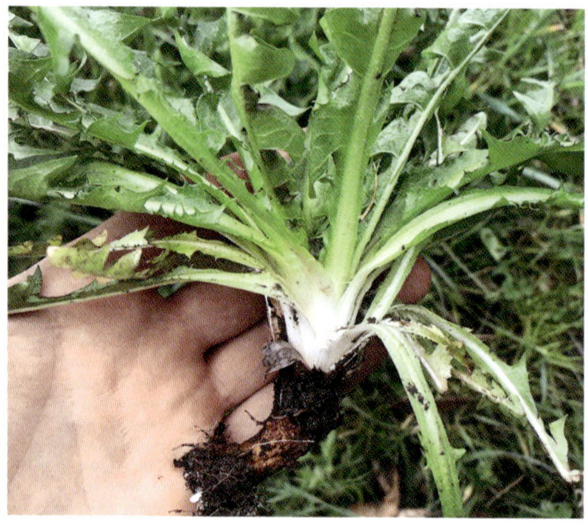

Asteraceae – Pfahlwurzel

Alliaceae (Lauchgewächse)

Alle Lauchgewächse sind essbar. Sie besitzen eine Zwiebel, die jedoch auch mit anderen giftigen Arten verwechselt werden kann. Beim Sammeln ist also darauf zu achten, dass die Pflanze einen typischen starken, scharfen Zwiebelgeruch verströmt. Dieser kommt von darin enthaltenen schwefelhaltigen Verbindungen, die der Pflanze als Fraßschutz und Insektenschutzmittel die-

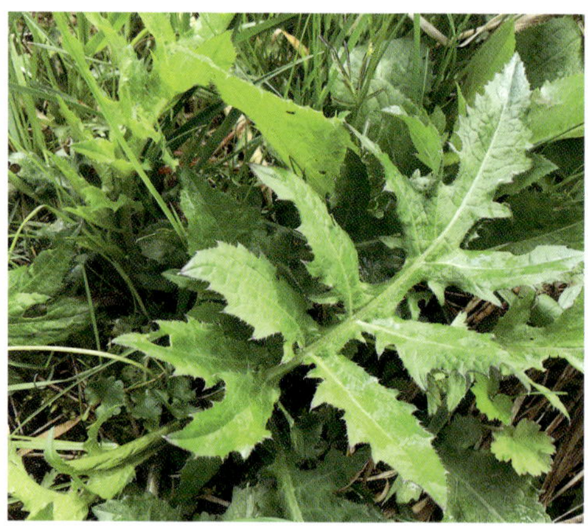

Asteraceae – Blatt

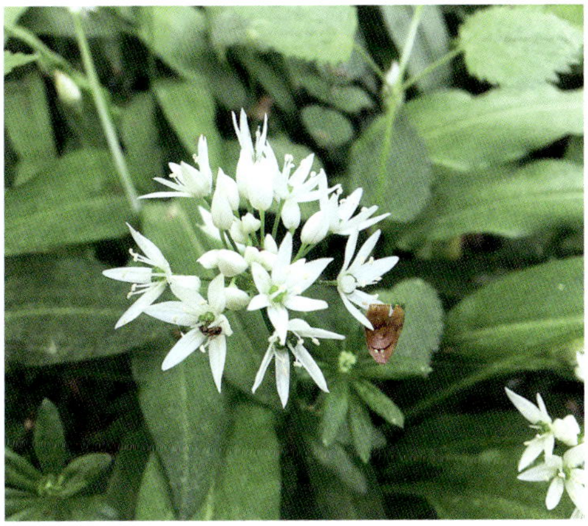

Alliaceae – Blüten

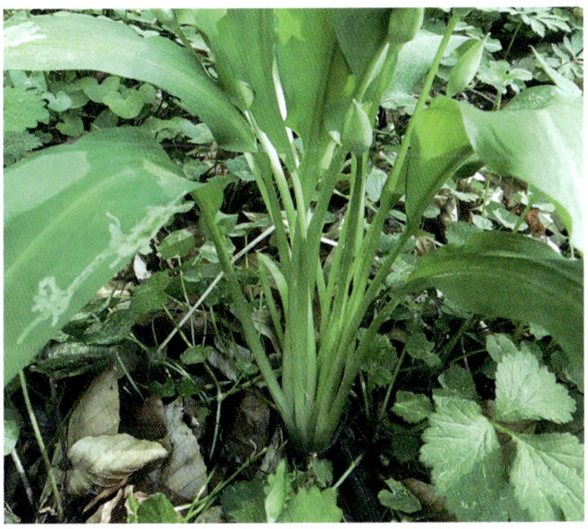

Alliaceae – Stängel

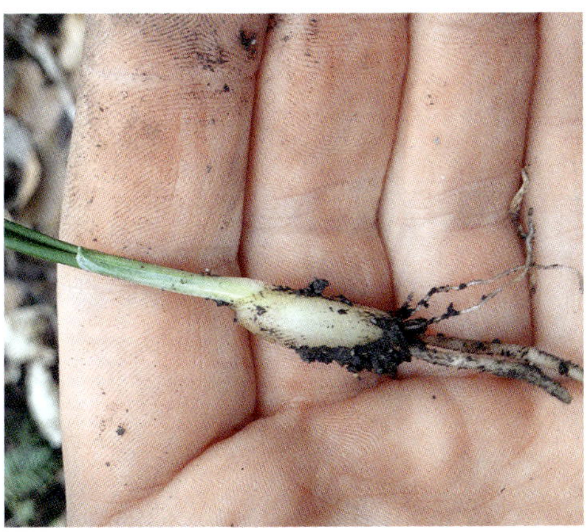

Alliaceae – Zwiebel

nen. Das Laub ist teilweise sehr langgezogen, mit sichtbaren Nerven. Manche Arten besitzen röhrenförmiges Laub, das hohl ist, z. B. Schnittlauch. Die Blüte ist anfangs mit einem Hüllblatt verschlossen, welches später aufreißt. Dann stehen Hunderte Einzelblüten kugelförmig zusammen. Bekannte Arten dieser Familie sind Bärlauch und Schnittlauch.

Poaceae (Süßgräser)

Süßgräser sind weltweit vertreten und umfassen eine Vielzahl an Unterarten, die alle genießbar sind. Es gibt nur sehr wenige leicht giftige Ausnahmen. Hierzulande kennst du Süßgräser von Wegrändern und Wiesen. Alle Getreidesorten oder auch das Schilfrohr zählen dazu. Sie verfügen über einen runden, dünnen, hohlen Stängel, der meist mehrere Verknotungen aufweist. Dieser sowie die Blätter sind jedoch nicht essbar. Zum einen haben sie keinen großen Nährwert, zum anderen lagern sie Silikate als strukturhaltendes Molekül ein. Beim Verzehr würden sich die Backenzähne stark abnutzen. Sehr stärkereiche Teile sind Rhizome (Wurzeln) und Samen. Letztere können zermahlen und getrocknet als Mehl verwendet werden. Die ährenförmigen Samenstände befinden sich am oberen Ende des Stängels.

Achtung!

Bei Gräsern ist unbedingt auf Pilzbefall zu achten! Dieser ist an kleinen, blaugrauen bis violetten Fremdkörpern an den Ähren zu erkennen, die sehr giftig sein können (S. 168 unten rechts).

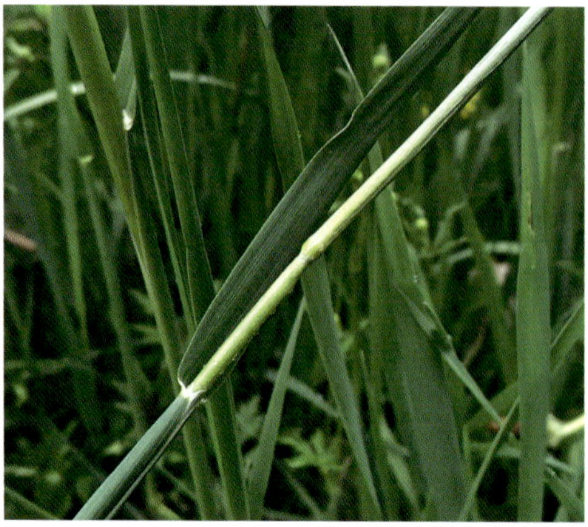

Poaceae – Knoten

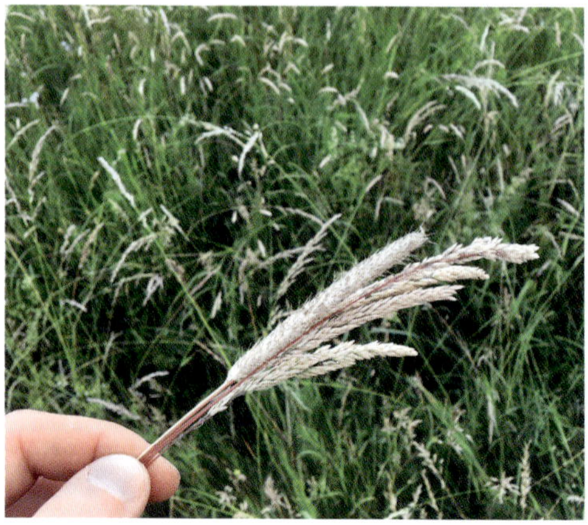

Poaceae – Ähren

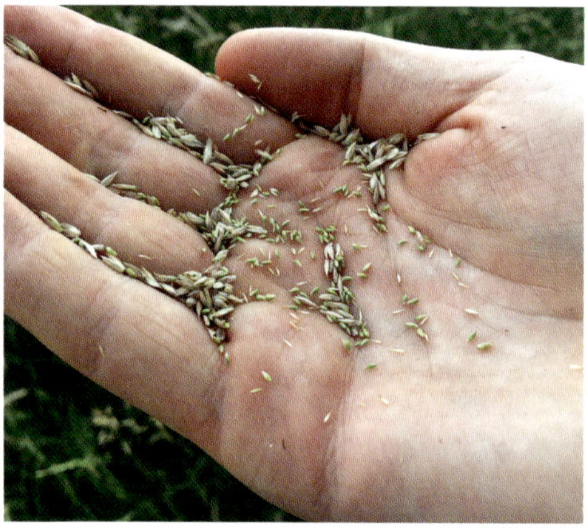

Poaceae – Samen

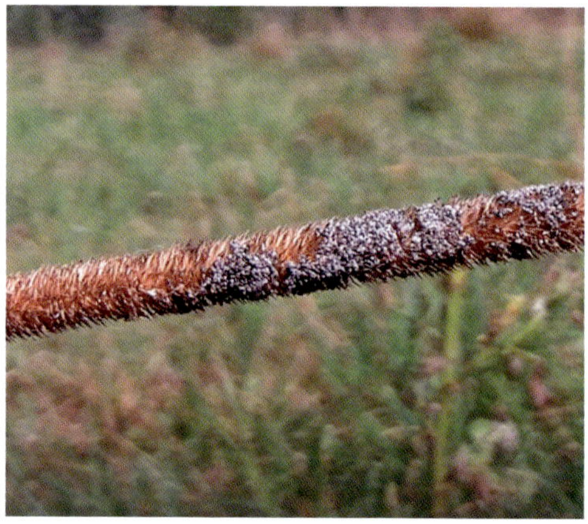

Poaceae – Pilzbefall

Pinaceae (Kieferngewächse)

Alle Arten dieser Familie sind ohne Ausnahme als Nahrungsquelle geeignet. Dazu gehören z. B. die in den gemäßigten und subpolaren Zonen weit verbreitete Fichte, Tanne und Kiefer. Sie sind in der Regel immergrüne Pflanzen und werfen auch im Winter ihr Laub nicht ab. Die einzige Ausnahme ist die Lärche, die wie ein Laubbaum im Herbst seine Nadeln abwirft. Die energiereichsten Teile sind die Samen, die in den Zapfen stecken. Man kennt sie als Pinienkerne. Um an sie heranzukommen, wird der reife Zapfen am Feuer getrocknet. Anschließend klopft man die Samen einfach heraus. Aus den Nadeln aller Kieferngewächse kann ein leckerer Tee zubereitet werden. Ihr Holz ist sehr harzhaltig, weshalb es sehr gut für die Herstellung von Zunder oder als Anzünder zum Feuermachen geeignet ist. Weist ein Baum die drei typischen Erkennungsmerkmale auf, handelt es sich dabei um ein Kieferngewächs.

1. Typische Zapfen
2. Typische Nadeln
3. Typischer Zitrusduft oder -geschmack

Achtung!

Trifft nur eines dieser Merkmale nicht zu, handelt es sich nicht um ein Kieferngewächs! Das bedeutet nicht zwangsläufig, dass die Pflanze giftig ist, aber man kann sich auch nicht zu 100 % sicher sein, dass sie genießbar ist.

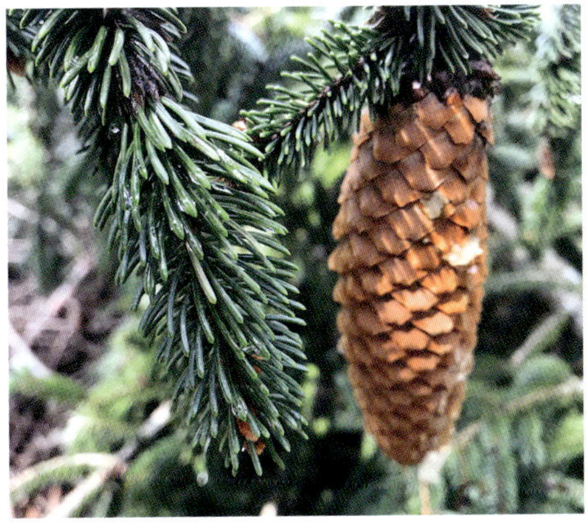

Pinaceae – Zapfen

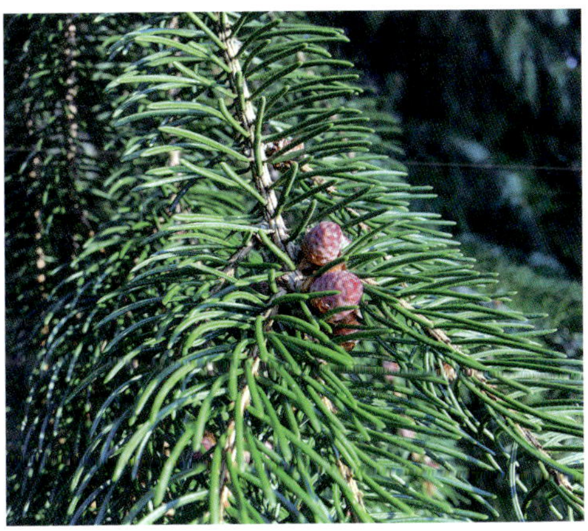

Pinaceae – Nadeln

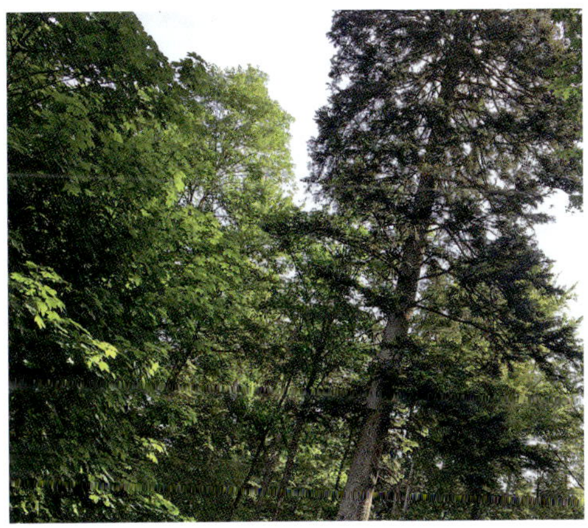

Pinaceae – Wuchsform

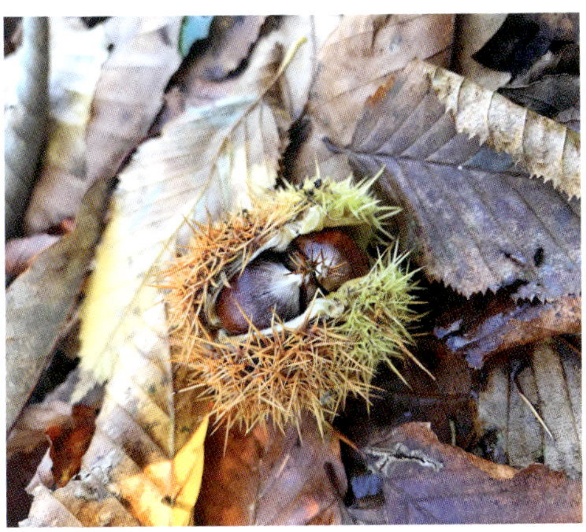

Fagaceae – Esskastanie

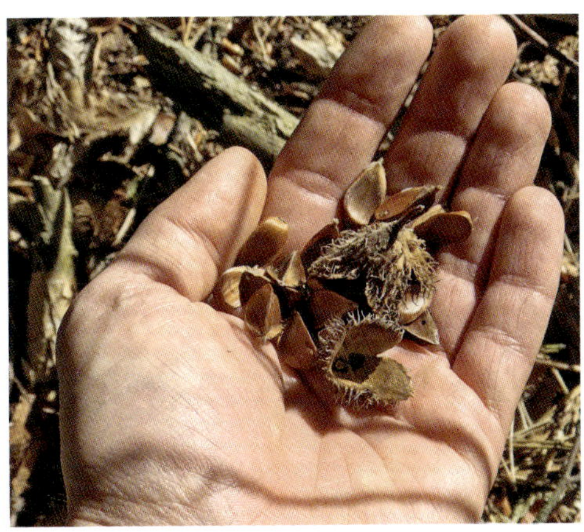

Fagaceae – Bucheckern

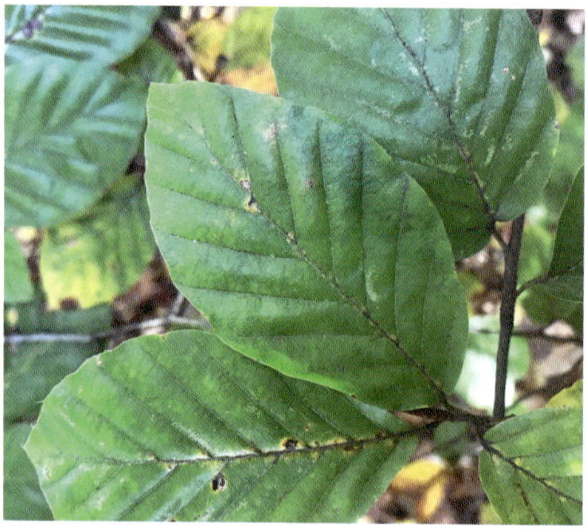

Fagaceae – Blatt

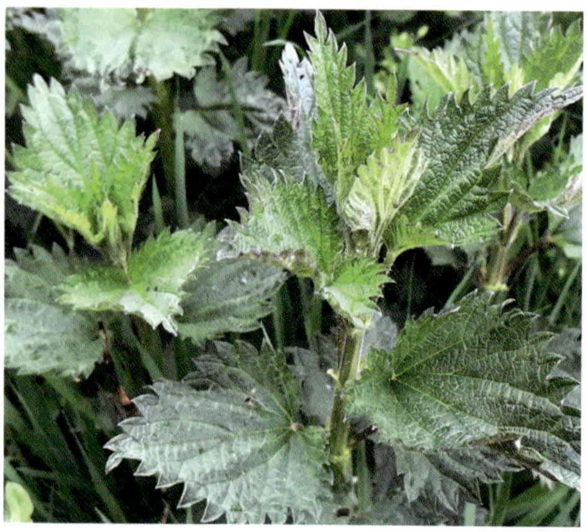

Brennnessel – Blätter

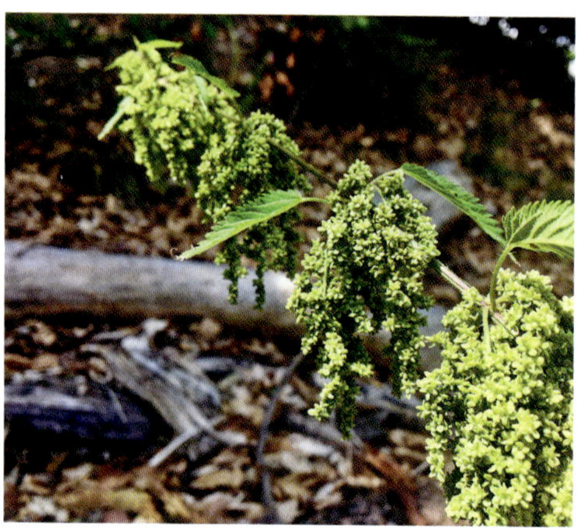

Brennnessel – Samen

Fagaceae (Buchengewächse)
In den gemäßigten Zonen ist diese Familie besonders verbreitet. Zu ihr gehören viele Hartholzgewächse wie Edelkastanie, Eiche und Rot-Buche. Die Hain- bzw. Weißbuche ist keine »echte« Buche und gehört den Birkengewächsen an. Die Pflanzen verfügen über sehr nahrhafte und energiereiche Nussfrüchte. Jedoch enthalten sowohl Bucheckern als auch Eicheln Giftstoffe, die in Übermaßen zu leichten Vergiftungen führen können. Diese sind Fagin sowie Tanin bzw. Gerbstoffe, die besonders in Eicheln vorkommen. Doch die Stoffe sind sehr gut wasserlöslich bzw. hitzelabil, weshalb sie gut entfernt oder unschädlich gemacht werden können.

Essbare Wildpflanzen

Brennnessel (Urtica dioica)

Gattung: Brennnessel (Urtica)
Familie: Brennnesselgewächse (Urticaceae)
Essbare Teile: Blätter, Samen, Stängel

Ga

Sie wächst an nährstoffreichen Standorten an Waldrändern und in Auenwäldern und ist an den Blättern mit dem typischen gesägten Blattrand und den Brennhaaren zu erkennen. Streift man mit der geschlossenen Hand die Pflanze von der Wurzel hoch zur Spitze ab, werden die Brennhaare außer Gefecht gesetzt, da sie mit der Wuchsrichtung abgestreift werden. Auch durch Kochen kann man sie genießbar machen. Die grünen und zarten Stängel sowie die Samen können im Frühjahr bis Frühherbst gesammelt werden. Blätter sind zum Teil ganzjährig verfügbar. Alle Teile können als eine Art Spinat gekocht werden. Die Brennnessel hat eine harntreibende Wirkung, weshalb sie nicht bei aku-

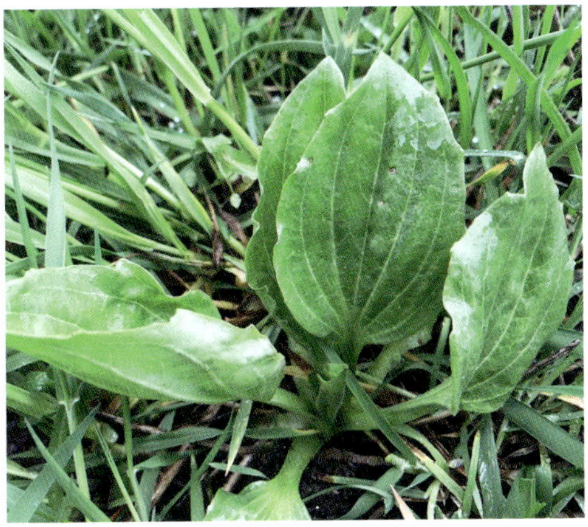

Breitwegerich – Blätter

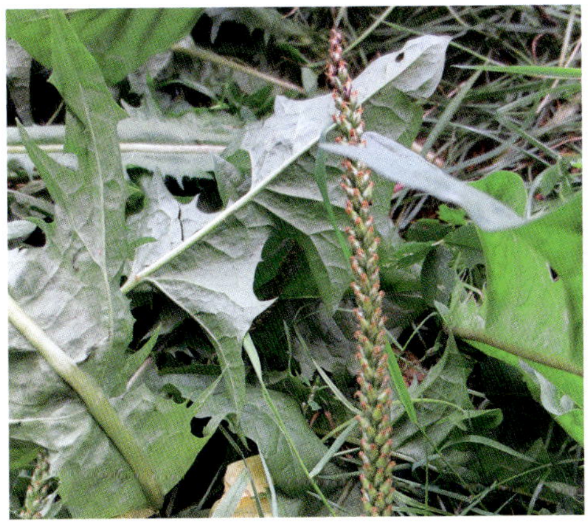

Breitwegerich – Samenstängel

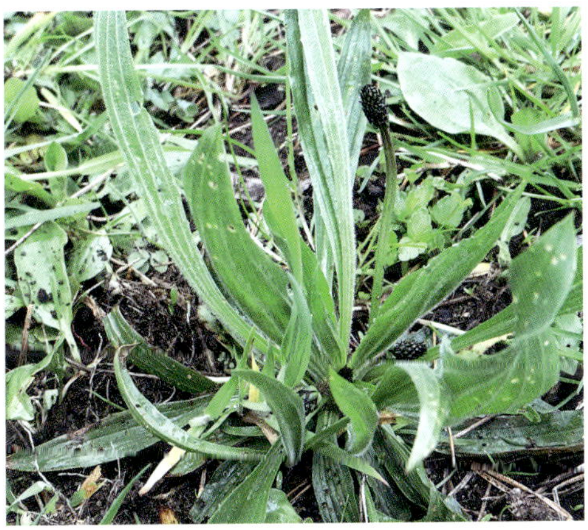

Spitzwegerich – Blätter

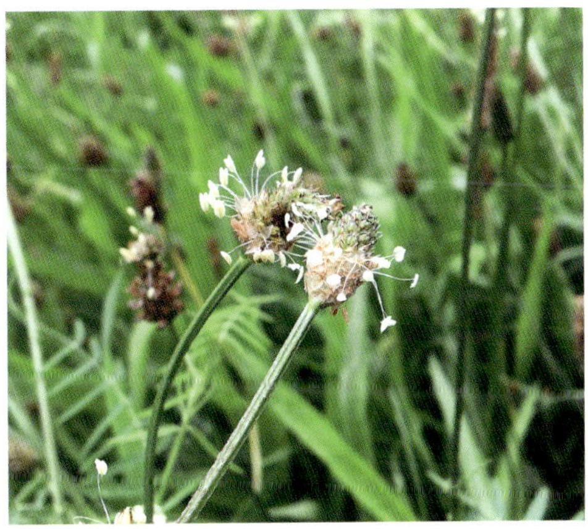

Spitzwegerich – Samenstängel

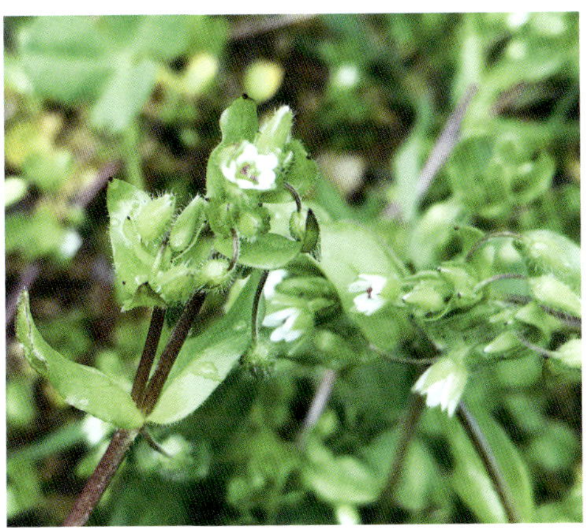

Vogelmiere – Blüten

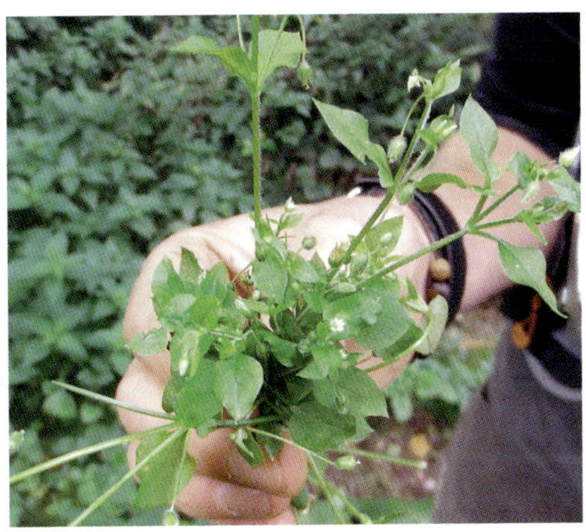

Vogelmiere – Stängel

tem Wassermangel verzehrt werden sollte.

Breitwegerich (Plantago major)
Gattung: Wegeriche (Plantago)
Familie: Wegerichgewächse (Plantaginaceae)
Essbare Teile: Blätter, Samen, Wurzel

Den Breitwegerich findet man auf verdichteten Ton- und Lehmböden bis in eine Höhe von 2400 m. Er ist gleich zu behandeln wie der Spitzwegerich, jedoch unterscheiden sich seine Blätter darin, dass sie breiter und rundlicher sind. Der Samenstand reicht teilweise bis zur Mitte des Stängels und die Samen sind größer.

Spitzwegerich (Plantago lanceolata)
Gattung: Wegeriche (Plantago)
Familie: Wegerichgewächse (Plantaginaceae)
Essbare Teile: Blätter, Samen, Wurzel

Der Spitzwegerich wächst bevorzugt auf Wiesen und an Wegrändern auf Lehmböden bis auf eine Höhe von 1900 m. Die Wurzeln sind ganzjährig verfügbar und können auch roh verzehrt werden. Die Samen wachsen im Spätsommer als eine Ähre am Ende des Stängels. Sie können im Ganzen roh gegessen werden und bieten viel Energie. Die Blätter wirken gegen Bakterien und können als Tee bei Halsschmerzen und Entzündungen im Mund getrunken oder fest zerrieben auf Stiche, Schwellungen, Druckstellen und Schürfungen aufgetragen werden.

Vogelmiere (Stellaria media)
Gattung: Sternmieren (Stellaria)
Familie: Nelkengewächse (Caryophyllaceae)
Essbare Teile: Blätter, Blüten, Früchte, Stängel

Sie ist zu finden auf Kultur- und Brachflächen und nährstoffreichen Lehmböden bis auf 1900 m und kommt meist in großer Menge vor. Ganze Büschel können gesammelt und Stängel samt Blättern, Blüten und Früchten roh oder als Eintopf gekocht verzehrt werden. Die wohlschmeckende Vogelmiere enthält sehr viel Wasser, weshalb sie auch bei Wassermangel gegessen werden kann.

Knoblauchsrauke (Alliaria petiolata)
Gattung: Knoblauchsrauke (Alliaria)
Familie: Kreuzblütler (Brassicaceae)
Essbare Teile: Blätter, Blüten, Wurzel, Samen

Zu finden an Waldrändern, Lichtungen, Wegen und Hecken auf nährstoffreichen, lockeren und humosen Lehmböden. In Gebirgslagen bis auf 1100 m Höhe. Die Blätter werden ab Frühling gesammelt und roh oder als Eintopf verzehrt. Im Spätsommer werden sie sehr bitter und unbrauchbar. Die Samen reifen in Hülsen. Sie haben einen senfartigen Geschmack, können ab Sommer bis in den Spätherbst gesammelt und auch roh verzehrt werden.

Kohldistel (Cirsium oleraceum)
Gattung: Kratzdistel (Cirsium)
Familie: Korbblütler (Asteraceae)
Essbare Teile: Blätter, Blüten, Samen, Stängel, Wurzel

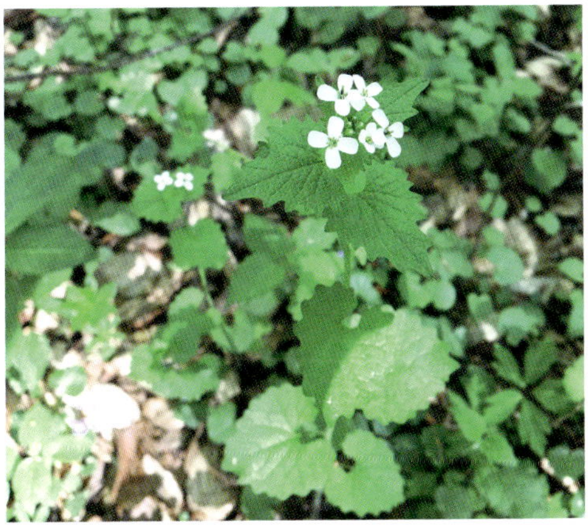

Knoblauchsrauke – Blüten

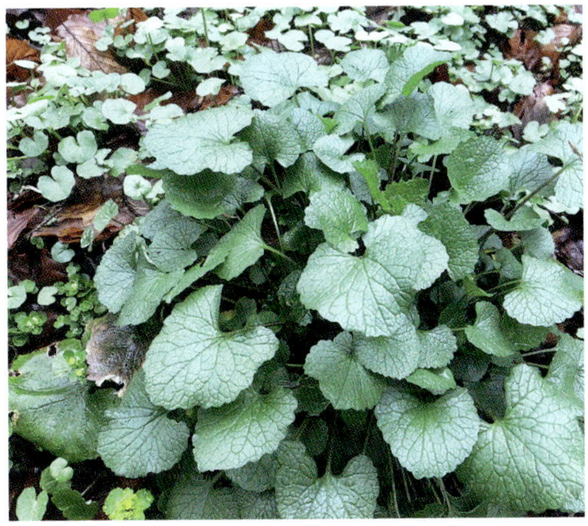

Knoblauchsrauke – Blätter

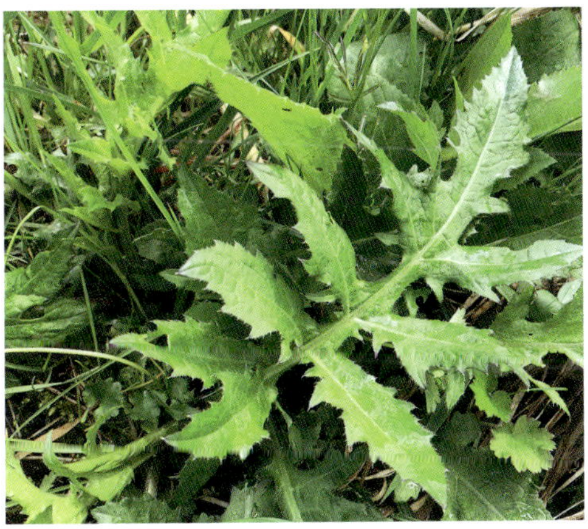

Kohldistel – Blatt

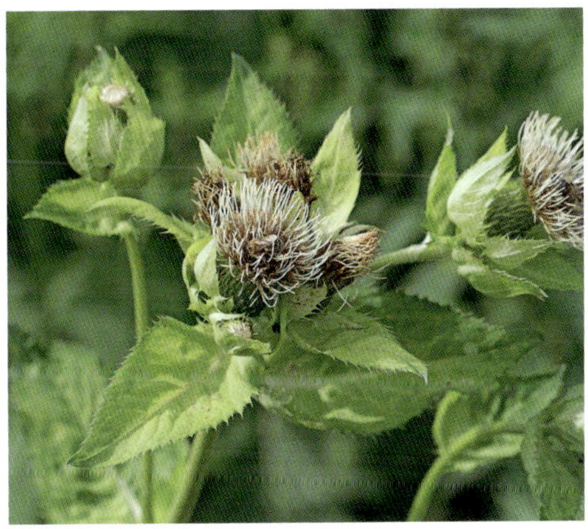

Kohldistel – Blüte

Sie wächst an Bachufern und an feuchten Gräben auf tonigen Böden bis 2000 m. Wie alle Distelarten ist sie komplett roh essbar. Die Wurzel kann von September bis in den Winter roh oder gegart gegessen werden. Von Frühling bis Sommer werden Stängel und junge Blätter als Eintopf verkocht. Vor allem die Blätter sind sehr ergiebig aufgrund ihrer Größe. Im Spätsommer kann der Boden des Blütenkopfes geerntet werden.

Hagebutte (Rosa canina)
Gattung: Rosengewächse (Rosa)
Familie: Rosengewächse (Rosaceae)
Essbare Teile: Früchte, Samen

Rö

Die Hagebutte ist an Waldrändern, Wiesen und Hecken zu finden. Ihre Stängel verfügen über viele Dornen, weshalb beim Sammeln Vorsicht geboten ist. Die Früchte können im Spätsommer bis in den Winter gesammelt werden. Selbst wenn sie schon weich sind, können sie noch gegessen werden. Sollte

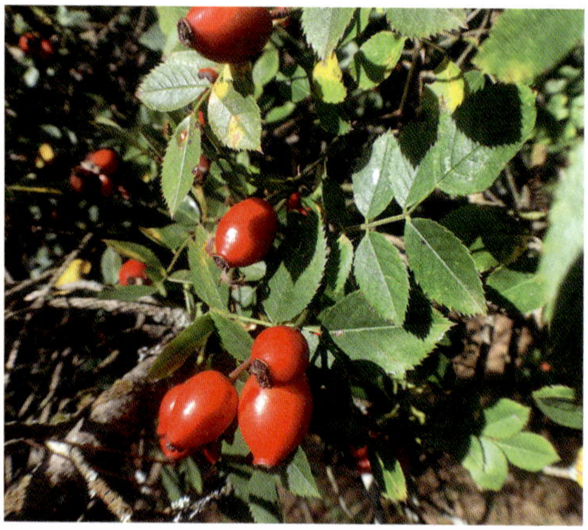

Hagebutte – Früchte

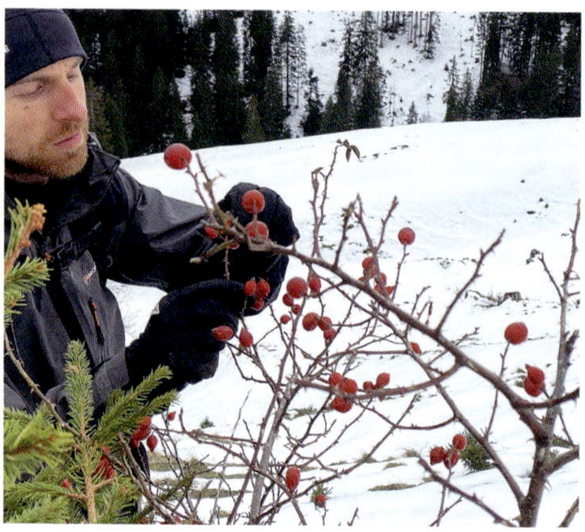

Hagebutte – Busch

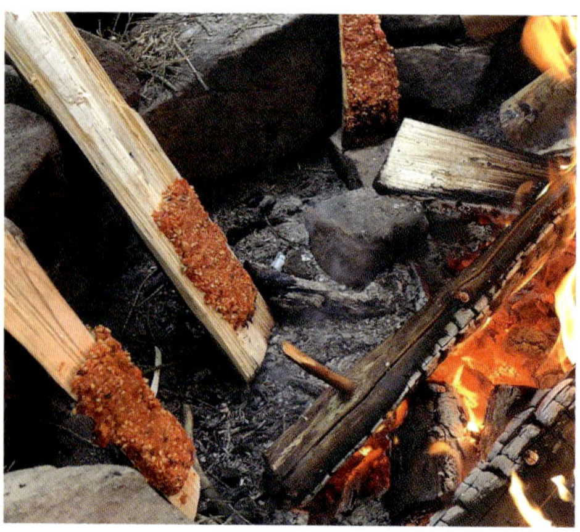

Hagebutte – Riegel

die Frucht verdorben sein, kann man die Samen noch bis zum Ende des Winters verwenden. Sie verfügen jedoch über viele feine Härchen, die den Rachen reizen. Um sie zu entfernen, sollten die Samen geröstet oder gebacken werden.

Hagebuttenriegel herstellen: Koche die noch festen Früchte eine Viertelstunde. Gieße das Wasser ab oder trinke es und zerstampfe die Früchte samt Samen. Streiche den Brei dünn auf ein Holzbrettchen und backe ihn am Feuer oder forme dünne Riegel und backe sie auf einem heißen Stein.

Giersch (Aegopodium podagraria)

Gattung: Giersch (Aegopodium)
Familie: Doldenblütler (Apiaceae)
Essbare Teile: Blätter, Blüten, Samen

Er wächst an feuchten und schattigen Plätzen, bevorzugt an Waldrändern bis in eine Höhe von 1300 m. Die essbaren Teile sind zum Teil ganzjährig zu finden und sind roh verzehrbar. Vor allem junge Blätter und deren Stiele schmecken sehr gut in Eintöpfen und Brot. Die Pflanze ist durch die 3er-Regel leicht identifizierbar: Ein 3-kantiger Stängel teilt sich in 3 Stiele, jeder Stiel hat 3 Blätter.

Große Klette (Arctium lappa)

Gattung: Kletten (Arctium)
Familie: Korbblütler (Asteraceae)
Essbare Teile: junge Blätter und Blattstiele, Blüten, Samen, Wurzel

365

Zu finden an Wegen, Ufern und Brachlandschaften, auf lockeren und nährstoffreichen Lehmböden, in den Alpen bis auf 1100 m. Im Frühjahr können die jungen Blätter und deren Stiele als Gemüse zubereitet werden.

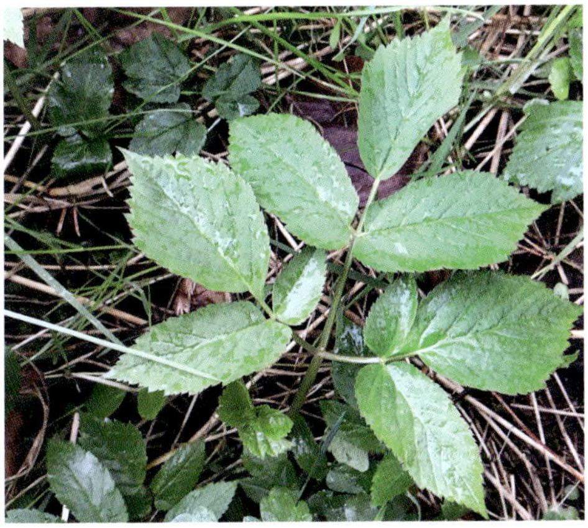

Giersch – Wuchsform

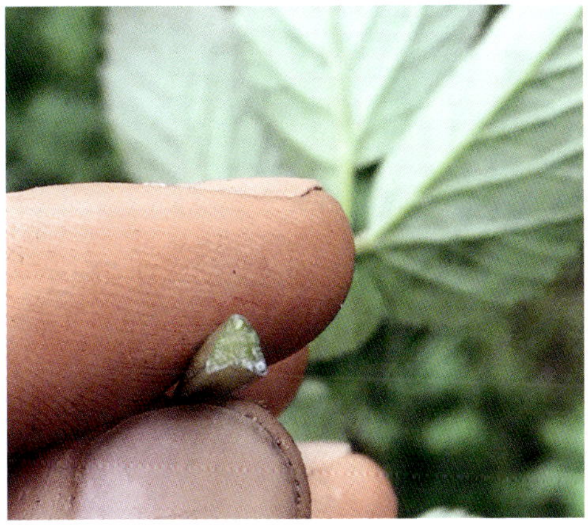

Giersch – Stängel

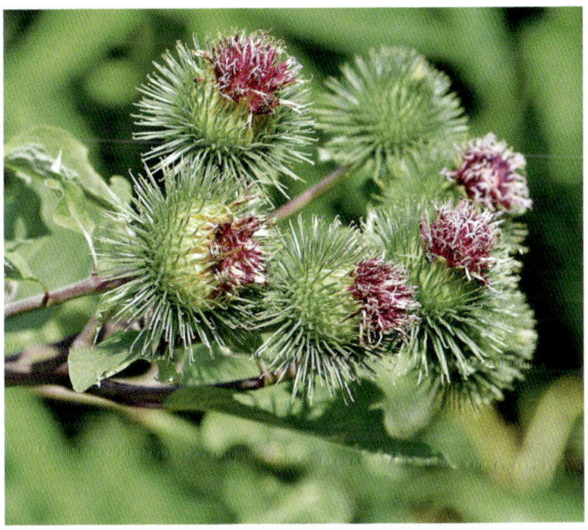

Große Klette – Blüten

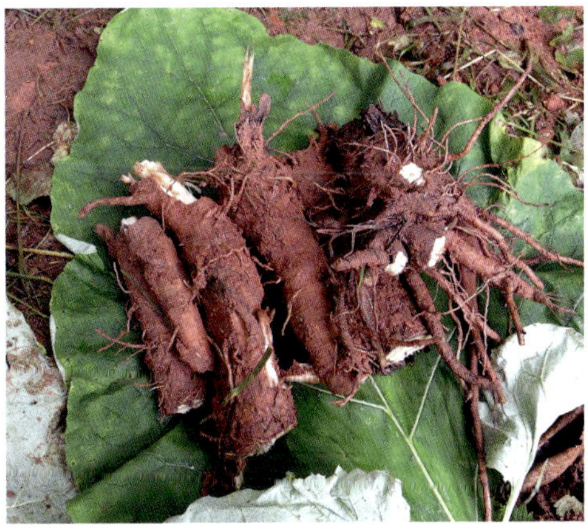

Große Klette – Pfahlwurzel

Am besten kocht man sie, da sie etwas zäh sind. Im Spätsommer können die ölhaltigen Samen gesammelt werden. Die große Pfahlwurzel dient von Herbst bis in den Winter als Notnahrung. Sie muss ausgegraben werden, da sie beim Herausziehen abbricht.

Indisches oder Drüsiges Springkraut (Impatiens glandulifera Royle)

Gattung: Impatiens (Springkräuter)
Familie: Balsamiengewächse (Balsaminaceae)
Essbare Teile: Blätter, Blüten, Samen, Wurzel

365 Ga

Du findest es in Auenwäldern, an feuchten Stellen und Ufern von Waldbächen auf nährstoffreichen Waldböden. Von September bis Oktober können die nussigen energierei-

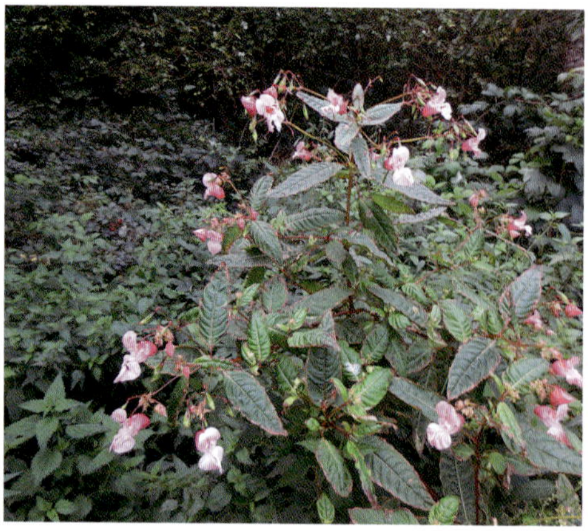

Indisches Springkraut – Blüten

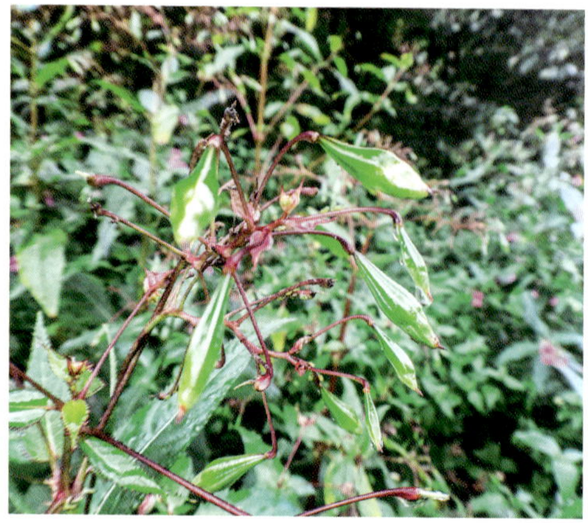

Indisches Springkraut – Samenkapseln

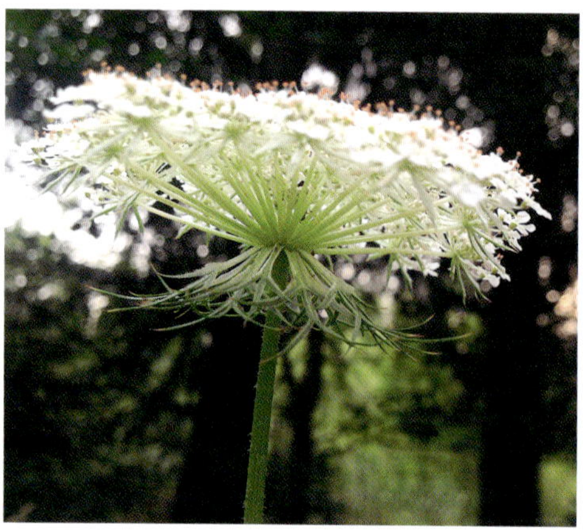

Wilde Möhre – Blüte

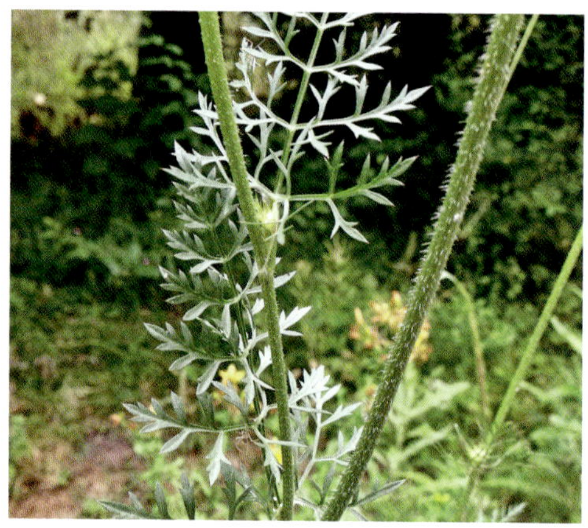

Wilde Möhre – Stängel und Blatt

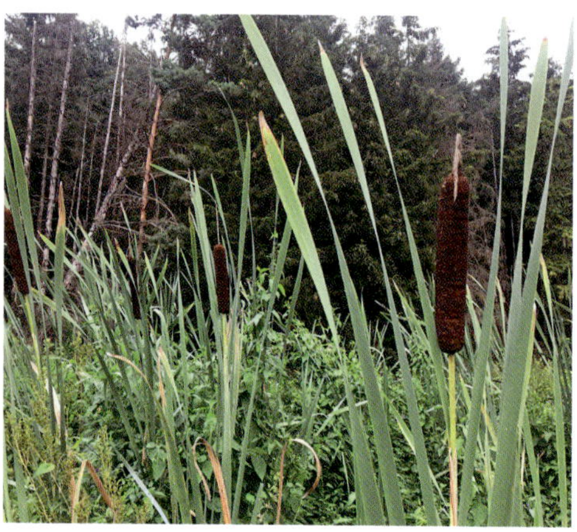

Rohrkolben – Blütenkolben

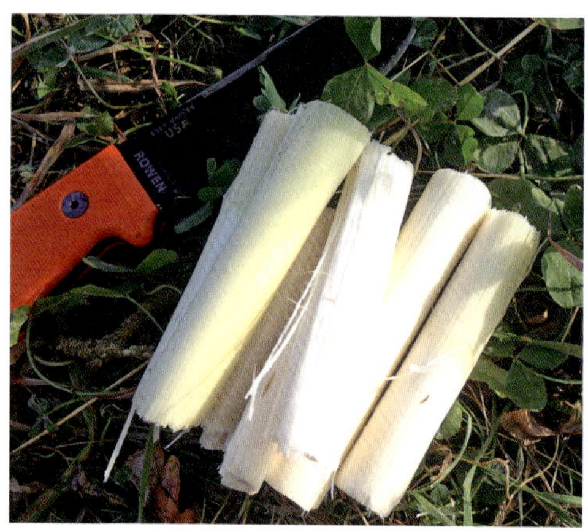

Rohrkolben – Spross

chen Samen gesammelt werden. Sie befinden sich in Kapseln, die aufspringen und die Samen herausschleudern, sobald sie reif sind. Die energiereiche Wurzel ist ganzjährig verfügbar. Alle essbaren Teile der Pflanze müssen vor dem Verzehr gegart werden, da sie sonst sehr stark abführend wirken.

Wilde Möhre (Daucus carota)
Gattung: Möhren (Daucus)
Familie: Doldenblütler (Apiaceae)
Essbare Teile: Blätter, Blüten, Samen, Wurzel

365

Die Wilde Möhre wächst auf Grasflächen und in Wildkrautgesellschaften an Wegen und Freiflächen auf Ton- und Lehmböden bis 1000 m Höhe. Der energiereichste Teil der Pflanze ist deren Wurzel, die ganzjährig gesammelt werden kann. Die meiste Zeit des Jahres ist sie verholzt. Um trotzdem an das Inulin in der Wurzel zu kommen, wird sie zerschnitten und ausgekocht. Sie kann mit vielen anderen sehr giftigen Doldenblütlern verwechselt werden. Doch nur die Wilde Möhre hat in ihrer Dolde ein schwarzes Einzelblatt und an der Unterseite befinden sich sehr dünn verzweigte Blätter. Zudem besitzt nur sie den sehr starken Geruch nach Möhre.

Rohrkolben (Typha latifolia)
Gattung: Typha (Rohrkolben)
Familie: Rohrkolbengewächse (Typhaceae)
Essbare Teile: Wurzel, Blätter, Spross

365 Ga

Zu finden im Bewuchs von nährstoffreichen stehenden oder langsam fließenden Gewässern. Zu erkennen ist die Pflanze an ihrem Stängel, der an der Basis röhrenartig ineinanderliegt. Er ist gegart essbar. Der braune Blütenkolben ist ebenfalls ein sicheres Indiz. Die reifen Blüten können als Zunder verwendet werden. Die große Wurzel ist sehr stärkehaltig und schmeckt nach Kartoffel. Sie muss vor dem Verzehr gegart werden und ist ganzjährig verfügbar.

Gewöhnliche Fichte (Picea abies)
Gattung: Fichte allgemein (Picea spec.)
Familie: Kieferngewächse (Pinaceae)
Essbare Teile: Blätter, Samen, Rinde

365

Vorkommen bis in eine Höhe von über 800 m auf Ton- und Lehmböden in winterkalter Klimalage. Die Fichte ist an ihren kurzen spitzen Nadeln zu erkennen. Sie wachsen um den Ast herum. Zieht man sie rechtwinklig dazu ab, bleibt ein kleines Füßchen an der Nadel hängen. »Füßchen – Fichte« kann hier als Eselsbrücke genutzt werden. Aus den Nadeln kann ganzjährig Tee gekocht werden. Sie enthalten ätherisches Öl, in jungen essbaren und zarten Trieben befindet sich sogar Vitamin C. Die jungen rötlichen Zapfen, die Samen und das zarte Kambium unter der Borke können ebenfalls verzehrt werden. Letzteres darf nur von umgestürzten oder gefällten Bäumen entnommen werden.

Waldkiefer (Pinus sylvestris)
Gattung: Kiefern allgemein (Pinus spec.)
Familie: Kieferngewächse (Pinaceae)
Essbare Teile: Blätter, Samen, Rinde

365

Sie bevorzugt trockene Standorte und kann bis zu 40 m hoch werden. Man erkennt sie an ihren sehr langen spitzen, paarweise angeordneten Nadeln und der rötlichen blättrigen Borke. Die jungen Triebspitzen können

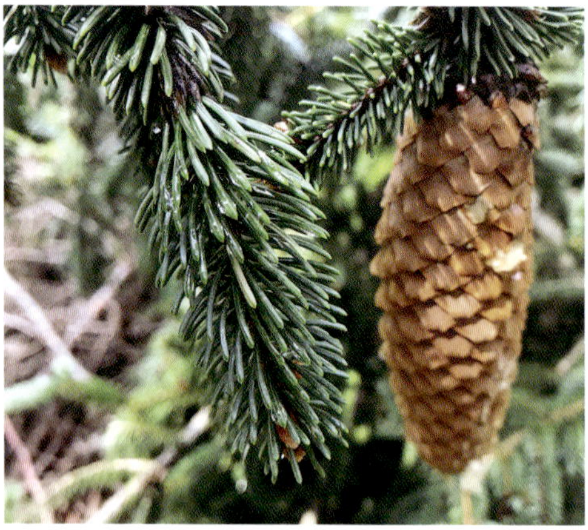

Gewöhnliche Fichte – Zapfen

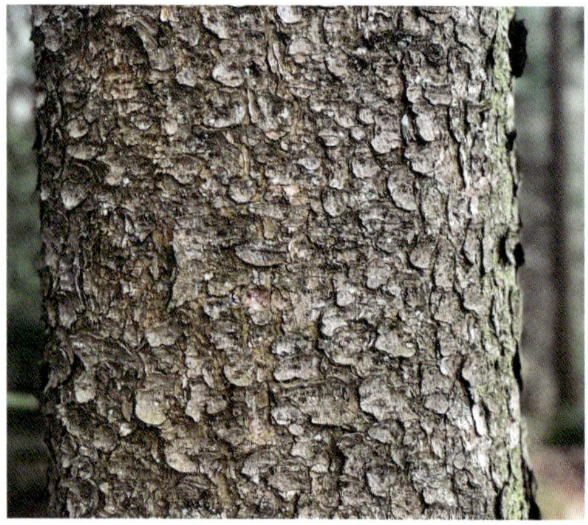

Gewöhnliche Fichte – Borke

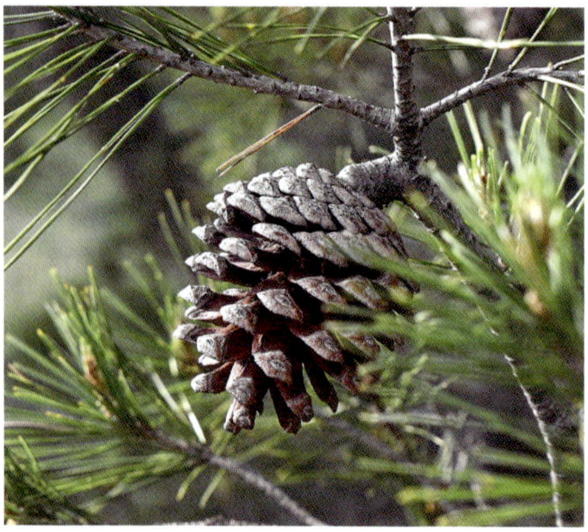

Waldkiefer – Zapfen

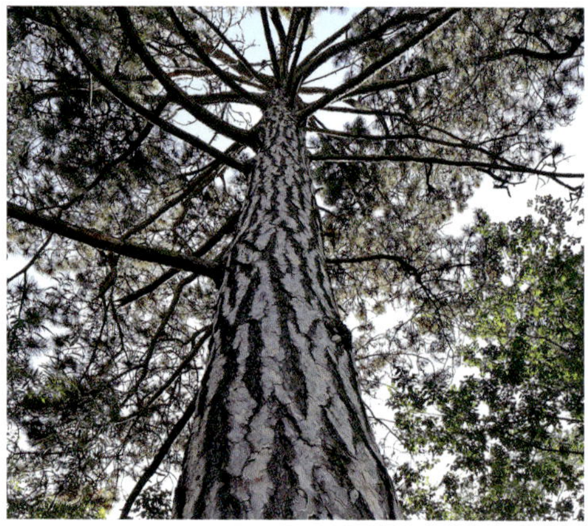

Waldkiefer – Borke

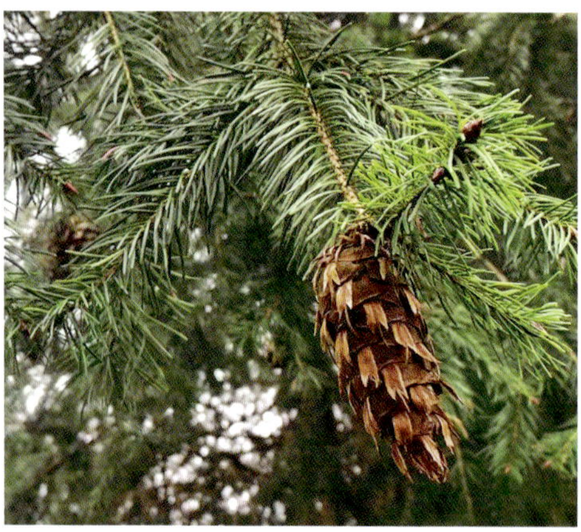

Gewöhnliche Douglasie – Zapfen

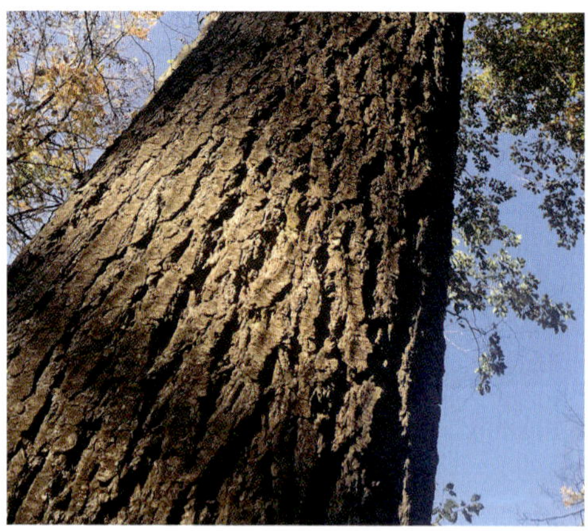

Gewöhnliche Douglasie – Borke

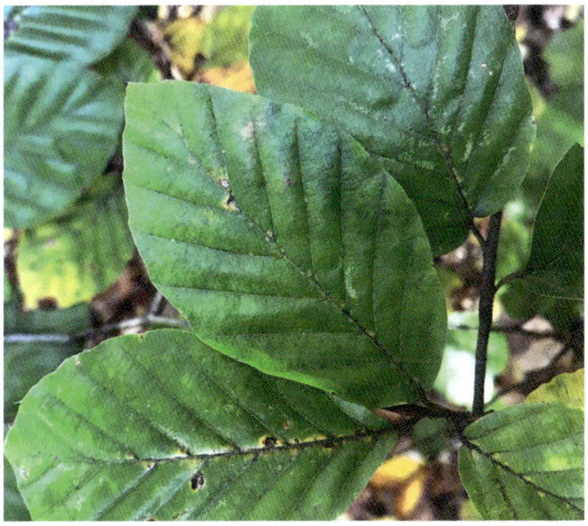

Rotbuche – Blatt

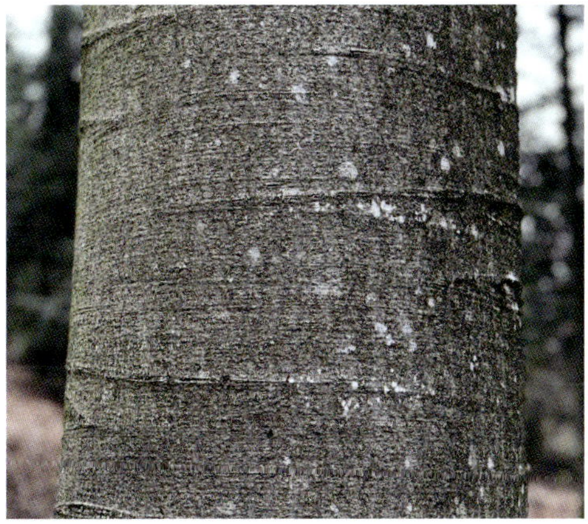

Rotbuche – Borke

verzehrt, die Nadeln als Tee gekocht werden. Sie liefern ätherisches Öl, Bitter- und Gerbstoffe und Vitamin C. Am Ende des Winters kann das zarte Kambium gegessen werden, das sich unter der Borke befindet. Doch wichtig ist, nur das Kambium von gefällten Bäumen zu verwenden, da der Baum sonst absterben kann. Die Pinienkerne, die sich im Zapfen befinden, sind nicht so groß wie die der Mittelmeerkiefer, doch sind sie sehr schmackhaft und liefern viel Energie. Der Zapfen kann als Anzünder verwendet werden.

Gewöhnliche Douglasie (Pseudotsuga menziesii)

Gattung: Douglasie allgemein (Pseudotsuga spec.)
Familie: Kieferngewächse (Pinaceae)
Essbare Teile: Blätter, Samen, Rinde

365

Sie wächst in wintermilden und sommerwarmen Lagen in Buchenmischwäldern. Da die Douglasie zur Familie der Kieferngewächse gehört, ist sie gleich zu behandeln wie die Gewöhnliche Fichte (Picea abies) und alle anderen Arten innerhalb dieser Familie. Im Vergleich zu anderen Kieferngewächsen besitzt sie einen sehr starken zitrusartigen Geruch, was einen sehr leckeren Tee ergibt. Eine junge Douglasie kann jedoch mit der sehr giftigen Eibe (Taxis baccata) verwechselt werden. Achte immer auf die drei Anzeichen von Kieferngewächsen (S. 168)!

Rotbuche (Fagus sylvatica)

Gattung: Buchen (Fagales)
Familie: Buchengewächse (Fagaceae)
Essbare Teile: Samen, Blätter

Rö

Die Rotbuche, zu finden in Laub- und Mischwäldern, erkennt man an ihrer glatten gräulichen Borke. Die Blätter haben einen glatten Rand im Vergleich zur Weißbuche (Carpinus betulus), die keine echte Buche ist und zu den Birkengewächsen (Betulaceae) zählt. Junge Blätter der Rotbuche können verzehrt werden, haben aber kaum Nährwerte. Die energiereichen Samen, die sogenannten Bucheckern, können im Herbst zuhauf gesammelt werden. Vor dem Verzehr müssen sie geröstet werden, um das darin enthaltene Fagin unschädlich zu machen.

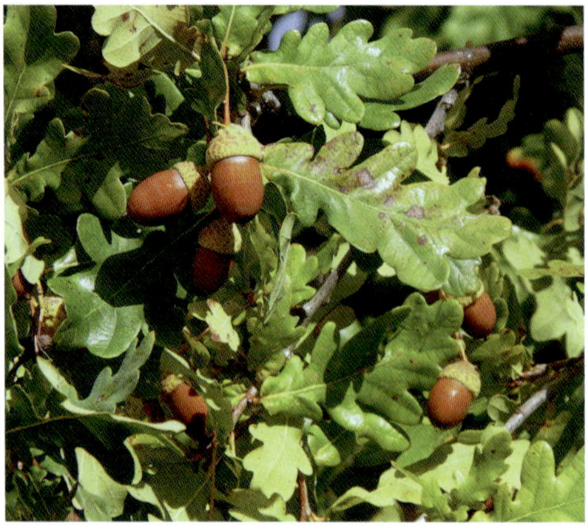

Stieleiche – Samen

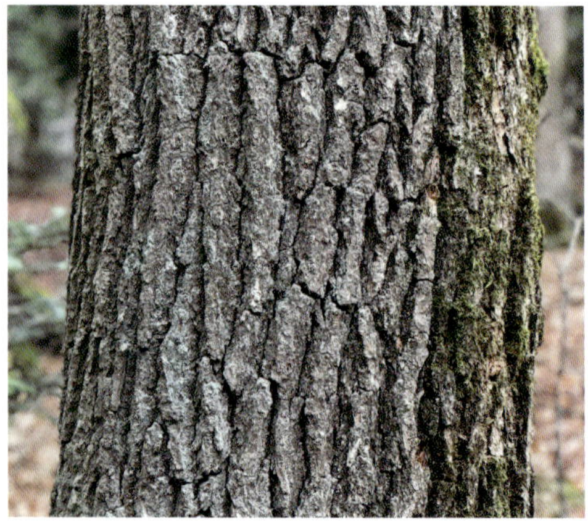

Stieleiche – Borke

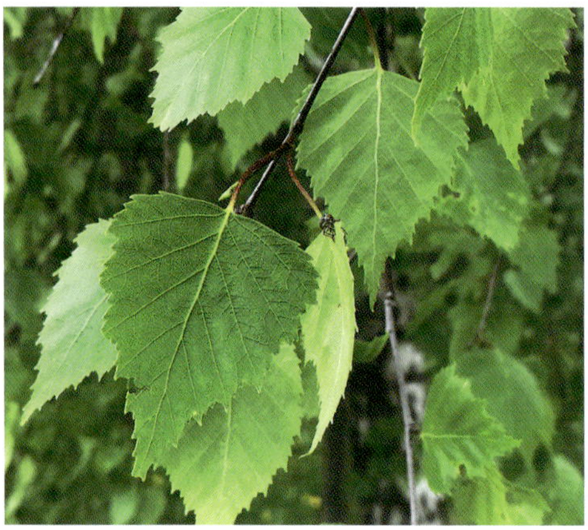

Hängebirke – Blätter

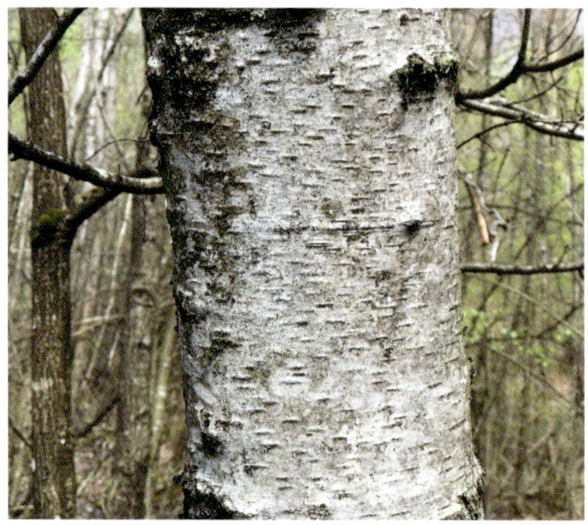

Hängebirke – Borke

Stieleiche (Quercus robur)
Gattung: Eichen (Quercus spec.)
Familie: Buchengewächse (Fagaceae)
Essbare Teile: Samen

Auf nährstoffreichen tiefgründigen Ton- und Lehmböden bis auf 1000 m Höhe in den Alpen. Sie ist sehr anpassungsfähig und kann auch auf wechselfeuchten sowie nährstoffarmen, trockenen Sandböden wachsen. Ihre großen Samen können im Herbst bis in den Winter als energiereiche Nahrungsquelle genutzt werden. Vorher muss das darin enthaltene Tannin, die Bitterstoffe, ausgewaschen werden. Hierzu werden die Samen klein gehackt und im Wasser ausgekocht, wobei das Wasser mehrmals gewechselt werden muss. Eine weitere Möglichkeit besteht darin, die fein zerhackten Samen in einem Strumpf o. Ä. für 24 Stunden in ein Fließgewässer zu hängen. Danach können sie gegessen oder getrocknet und zu Mehl verarbeitet werden.

Hängebirke (Betula pendula Roth)
Gattung: Birken (Betula spec.)
Familie: Birkengewächse (Betulaceae)
Essbare Teile: Saft, Blätter, Blüten

Die Hängebirke ist gegenüber dem Boden anspruchslos und besiedelt vor allem Brach-, Trümmer- und Kahlflächen. Sie wächst auch auf sauren und trockenen Böden, obwohl vor allem der junge Baum einen hohen Wasserverbrauch hat. Sie kann sich jedoch gut adaptieren. Die im Stamm verlaufenden Leitungsbahnen enthalten einen zuckerhaltigen Saft. Von März bis April kann diese Flüssigkeit durch ein kleines Loch im Stamm oder das Abbrechen eines Zweiges gesammelt werden. Die Rinde enthält ätherisches Öl und kann als Zunder verwendet werden. Doch große Verletzungen der Rinde führen dem Baum erheblichen Schaden zu.

PRAXIS-TIPP

Essbare Wildpflanzen sind ein sehr spannendes Thema. Bei vielen Arten besteht auch die Möglichkeit, an einen ungenießbaren Vertreter zu geraten. Um dies zu vermeiden, solltest du dich intensiv mit dem Thema beschäftigen und es auch üben. Anfangs ist die Wiese noch einfach nur grün, doch mit der Zeit und etwas Übung erkennt man schnell den Unterschied der einzelnen Pflanzen. Gehe achtsam mit dem Thema um, um einen gesundheitlichen Schaden zu vermeiden!

Tierische Notnahrung

Larven

Als Larve wird die Zwischenform eines Insekts in der Entwicklung vom Ei zum Erwachsenenstadium bezeichnet. Man unterscheidet zwischen drei Larvenarten:

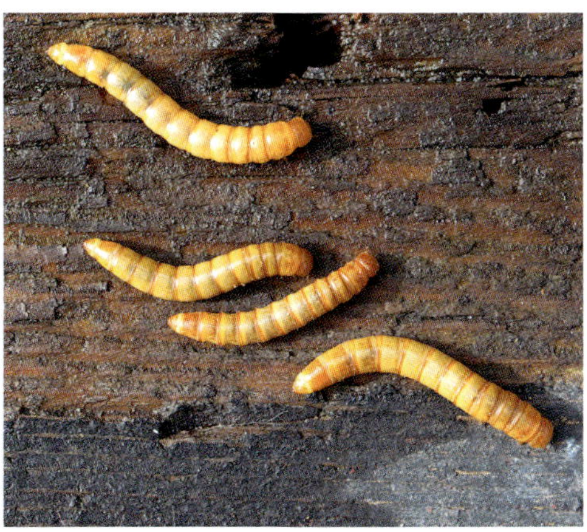

Maden

Maden

- Larven von Zweiflüglern (Fliegen, Mücken)
- Kauwerkzeuge als Haken im oberen Segment versenkt
- Keine Beine
- Keine Kopfkapsel
- Ernährung: Aas, tote Tiere oder Pflanzenteile
- Vorkommen: Aas, im Körper verwesender Tiere

365 Rö

Verwendung: Nach dem Auflesen müssen die Maden mehrere Tage ohne Nahrung gehalten werden. Dabei wird der giftige Mageninhalt in verwertbares Fett und Eiweiß umgewandelt. Danach röstet man sie auf einem heißen Stein oder in einer Pfanne. **Achtung: Maden aus toten Tieren (Aas) dürfen nicht sofort verzehrt werden!**

Raupen

- Larven von Schmetterlingen besitzen Brustbeine und Afterfüße.
- Verpuppte Raupen sind zumeist allesamt essbar.
- Ernährung: frische Pflanzen, feine Wurzeln und Holzfasern
- Vorkommen: Wiesen, Pflanzen, manche Arten in Totholz

Rö

Verwendung: Der Mageninhalt der Raupe sollte vor dem Verzehr entfernt werden. Das ist besonders wichtig, wenn dieser möglicherweise aus Giftpflanzen besteht. Streife dazu die Raupe vom Kopf zum After hin ab. Bist du dir sicher, dass sie sich ausschließlich von ungiftigen Pflanzen ernährt hat, kannst du den nahrhaften Pflanzenbrei mitessen. **Achtung: Sammle keine stacheligen oder pelzigen Raupen, die bei Reizung unangenehm riechen oder auf Giftpflanzen sitzen.**

Engerlinge, Engerlingsartige

- Larven von Blatthornkäfern (z. B. Maikäfer, Bockkäfer)
- Große Kopfkapsel mit großem Mundwerkzeug, Mandibel genannt
- Drei Beinpaare in der Nähe des Kopfes
- Keine Beine am Ende
- Ernährung: feine Wurzeln, versch. Pflanzenteile, grobe Humusstoffe und Totholz
- Vorkommen: in morschen, nicht zu feuchten, am besten trockenen, lockeren, toten Holzstämmen

Rö

Verwendung: Der Engerling kann roh oder geröstet verzehrt werden. Vorher sollten jedoch die Kauwerkzeuge entfernt werden. Bei großen Exemplaren solltest du auch den Darminhalt, das dunkle Ende der Larve, entfernen. Drücke es aus oder schneide es ab.

Insekten

Heuschrecken

- Heuschrecken besitzen große Sprungbeine für weite Sprünge.
- An den Füßen befinden sich kleine Häkchen.
- Sie besitzen ein großes Mundwerkzeug, Mandibel genannt.
- Ernährung: Pflanzenfresser
- Vorkommen: auf Wiesen und trockenen Böden

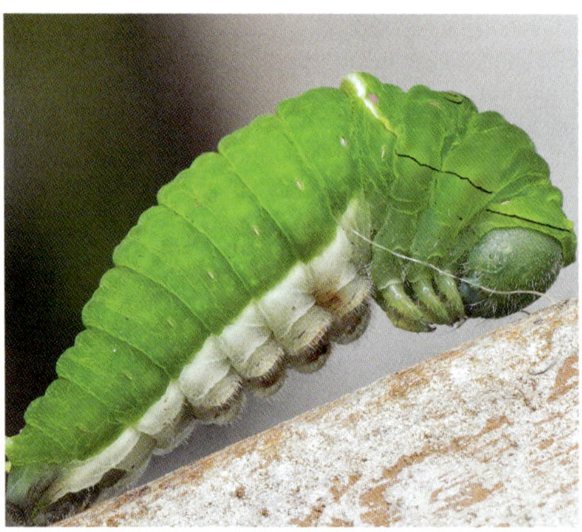

Raupenpuppe

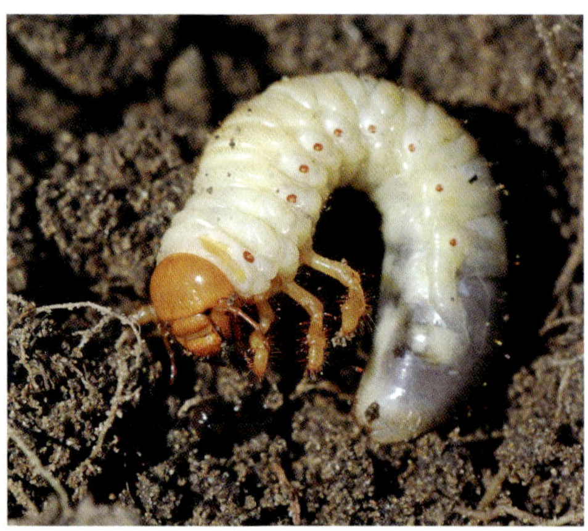

Engerling

Rö

Verwendung: Fange die Heuschrecke mit einer schwingenden Bewegung deiner Hand gegen ihre Flugrichtung. Halte sie fest, indem du ihre Sprungbeine zusammendrückst. Schleudere sie auf den harten Boden, um sie zu töten oder ziehe ihren Kopf heraus. Dadurch wird auch gleich der Darm mit den verdauten Pflanzenresten beseitigt. Entferne danach auch die Beine und Flügel. Diese bestehen aus dem schwer verdaulichen Chitin und besitzen keinen großen Nährwert. Die Heuschrecke sollte vor dem Verzehr geröstet werden.

Achtung: Es gibt Arten, die eine reizende Substanz absondern können. Intensiv gefärbte Tiere sollten daher vermieden werden!

Kleinkrebse

Asseln

- Sie gehören zu den Kleinkrebsen und atmen durch paarweise angeordnete Kiemen am Körperende.
- Ein Großteil besteht aus einem Chitinpanzer, der nur schwer vom Körper zu trennen ist.
- Sie können auch im Winter gesammelt werden.
- Ihr Nährwert hält sich in Maßen, da sie zum Großteil aus dem schwer verdaulichen Chitin bestehen.
- Vorkommen: unter Baumstämmen und Steinplatten an feuchten Stellen

365

Verwendung: Sie können roh oder geröstet verzehrt werden.

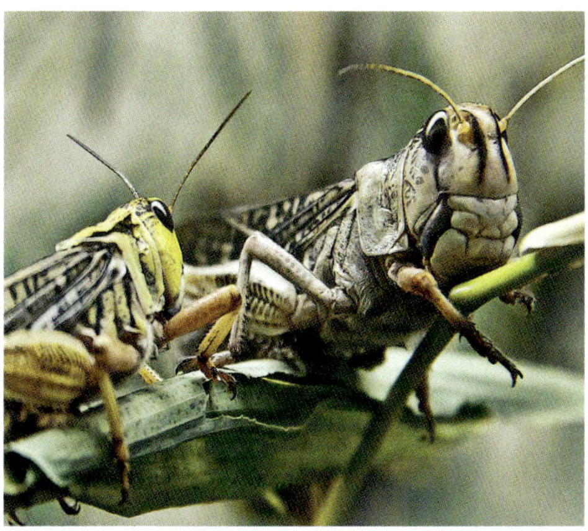

Heuschrecken

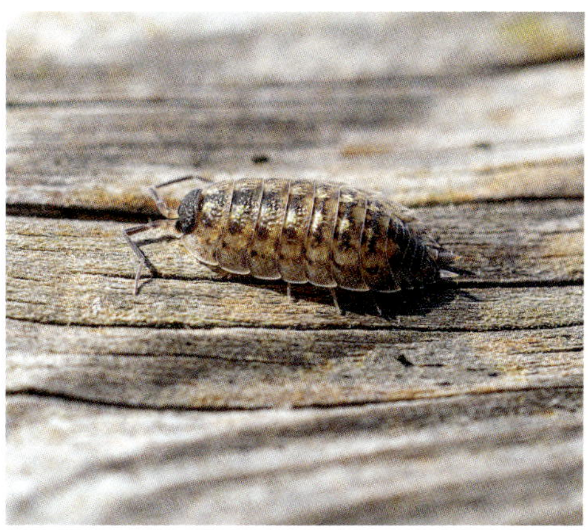

Assel

Bachflohkrebse

- Sie leben wie alle Krebstiere (ausgenommen Asseln) im Wasser.
- Unter Steinen und Holzstücken versammeln sie sich dort in größeren Gruppen.
- Ihr Nährwert hält sich in Maßen, da sie zum Großteil aus dem schwer verdaulichen Chitin bestehen.
- Vorkommen: in kalten Bächen mit guter Wasserqualität

365 Rö Ga

Verwendung: Gesammelt werden Bachflohkrebse, indem man Steine und Holzstücke aus dem Wasser nimmt und diese über einem Gefäß abtropfen lässt. Damit fallen die Krebstiere ebenfalls in das Gefäß. Danach können sie einfach abgesiebt werden. Getötet und zubereitet werden sie, indem man sie in kochendes Wasser gibt.

Schnecken

Landlungenschnecken

- Der bekannteste Vertreter ist die Weinbergschnecke.
- Ein aus Kalk bestehendes Gehäuse schützt die Schnecke vor Fraßfeinden.
- Sie besteht aus einem Kopf mit zwei Fühlern, einem muskulösen Fuß und einem Eingeweidesack.
- Ernährung: Hauptsächlich Pflanzenfresser, aber auch Aas und Kot
- Vorkommen: an Land, auf Wiesen und in Wäldern

Rö Ga

Verwendung: Da die Schnecke sehr langsam ist, kann sie nicht weglaufen. Vor allem bei Regen und feuchter Witterung sind sie zahlreich zu sammeln. Sie werden durch Kochen in heißem Wasser zubereitet. Dadurch löst sich die Schnecke vom Gehäuse und der Eingeweidesack kann entfernt werden. Danach wird sie noch für ein paar Minuten weiter gekocht. Alternativ kann sie auch auf einem heißen Stein oder mit der Öffnung nach oben direkt in der Glut geröstet werden. Schnecken können als Zwischenwirt für Parasiten dienen und müssen daher immer gut durchgegart oder -geröstet werden! In Deutschland, Österreich und der Schweiz stehen sie unter Schutz.

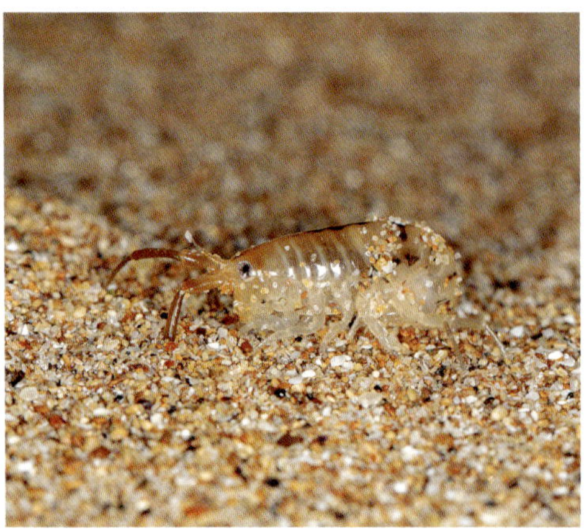

Bachflohkrebs

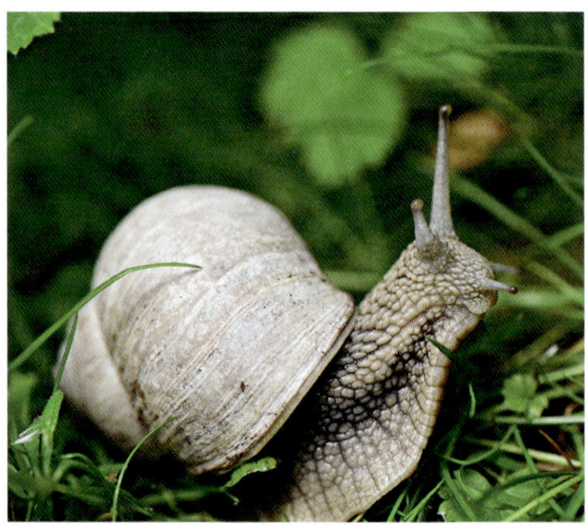

Landlungenschnecke

Napfschnecken

- Napfschnecken besitzen ein flaches, einschaliges Gehäuse.
- Im Aussehen ähneln sie eher einer Muschel.
- Größe des Gehäuses je nach Art zwischen 1 und 10 cm
- Ernährung: Algen
- Vorkommen: an Felsen in der Brandungszone der Meeresküsten

365 Rö Ga

Verwendung: Mit ihrem Saugfuß hält sie sich an den Felsen der Meeresküsten fest und kann ohne Werkzeug kaum abgelöst werden. Am einfachsten geht es, wenn man mit der Messerspitze unter die Schale geht und sie leicht anhebt. So geht die Saugwirkung verloren und die Schnecke fällt ab. Zubereitet wird sie durch Kochen, Rösten auf einem heißen Stein oder mit der Schale nach unten direkt in der Glut.

Fische

- Hervorragende Möglichkeit der Ernährung
- Sehr energiereich und wohlschmeckend
- Alle Süßwasserfische sind essbar.
- Ernährung: Allesfresser, artenabhängig
- Vorkommen: in Meeren, Seen und Flüssen

365 Rö Ga

Verwendung: Beim Anfassen von Fischen sollte man immer vorsichtig sein. Viele Arten haben überaus wirksame Waffen zur Verteidigung. Besonders bei Salzwasserfischen können diese Schutzmechanismen sehr ausgeprägt sein, aber auch Süßwasserfische wissen sich zu wehren. Welsartige Fische beispielsweise verfügen über lange Stacheln an den Bauchflossen und an der Rückenflosse. Die Stacheln mancher Arten sind sogar giftig und mit Widerhaken besetzt. Andere Raubfische sind ausgestattet mit messerscharfen Zähnen und können im Bruchteil einer Sekunde zubeißen. Um Verletzungen zu vermeiden, kann der Fisch auch sehr vorsichtig mit dem Fuß zu Boden gedrückt werden, um ihn zu fixieren. Natürlich sollte man dabei Schuhe tragen. Danach kann er wie weiter beschrieben getötet werden.

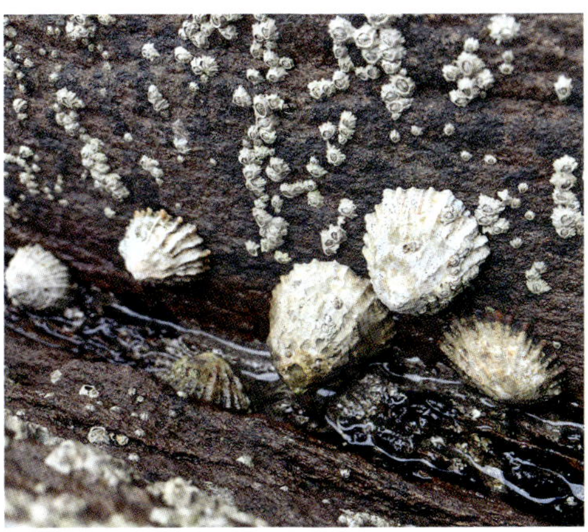

Napfschnecke

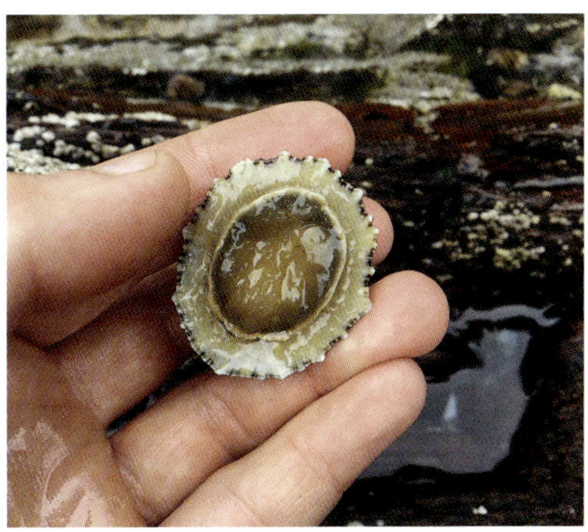

Napfschnecke – Saugfuß

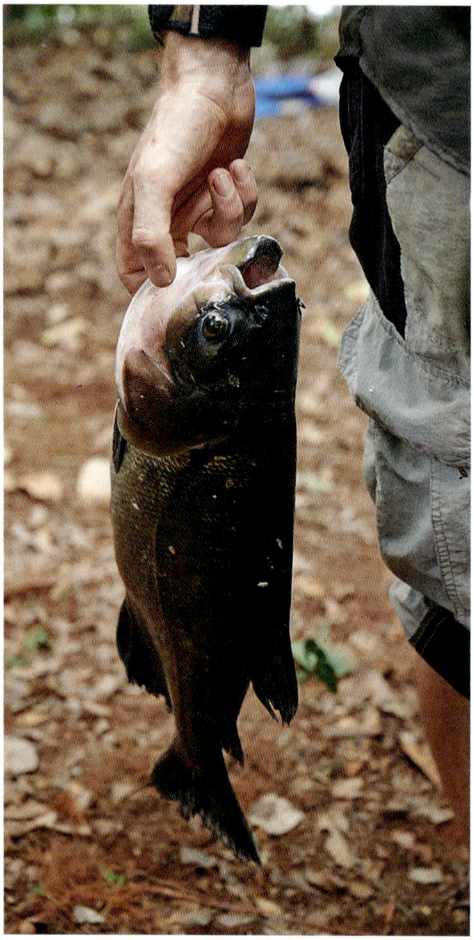

Tambaqui-Fisch

Unten links: Dieser Piranha hat viele kleine messerscharfe Zähne und kann blitzschnell zubeißen.

Tötung

In der Regel schlägt ein Angler einen Fisch immer ab. Das heißt, er verpasst dem Fisch mehrere feste Schläge mit einer kleinen Keule zwischen Kopf und Rumpf. Dabei wird er am Rumpf mit einer Hand frei weg vom Körper gehalten. Eine weitere Möglichkeit besteht darin, den Fisch aufrecht am Boden zu halten und dort abzuschlagen. Sollte er Stacheln besitzen, musst du dich mit Handschuhen schützen oder den Fisch vorsichtig mit dem Schuh auf den Boden drücken. Bei größeren Fischen sollte ein Kiemenbogenschnitt durchgeführt werden. Hierbei werden die Kiemenarterien, die zum Herz führen, durchtrennt und der Fisch blutet sofort aus (unten rechts).

Entfernen der Schuppen

Bei vielen Fischen kann die Haut mitgegessen werden, dazu muss man jedoch zuvor die Schuppen entfernen. Mit dem Messer schabt man die Schuppen gegen den Strich, also von hinten nach vorne, ab. Die Überres-

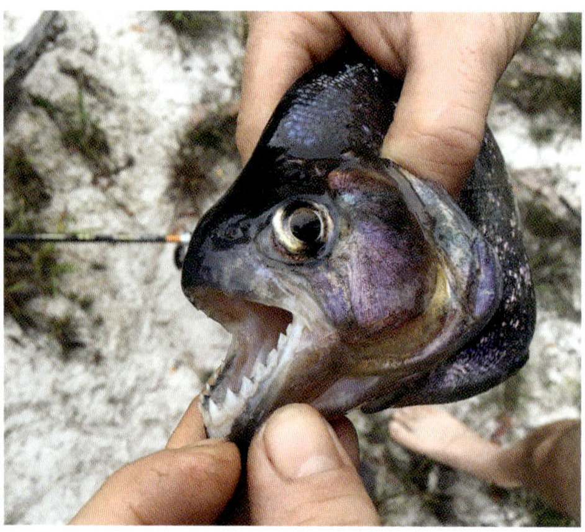

Schwarzer Piranha

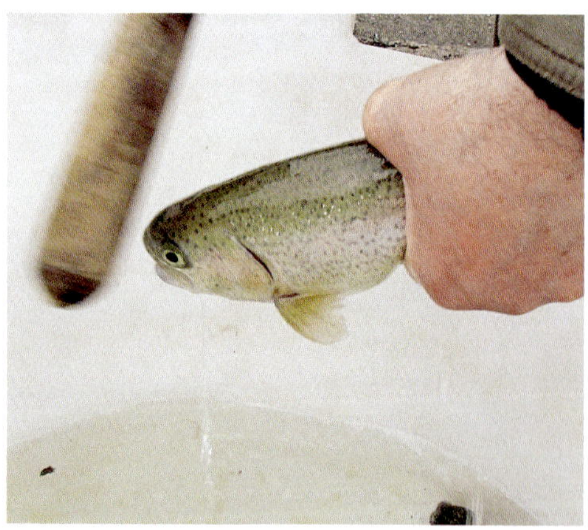

Abschlagen

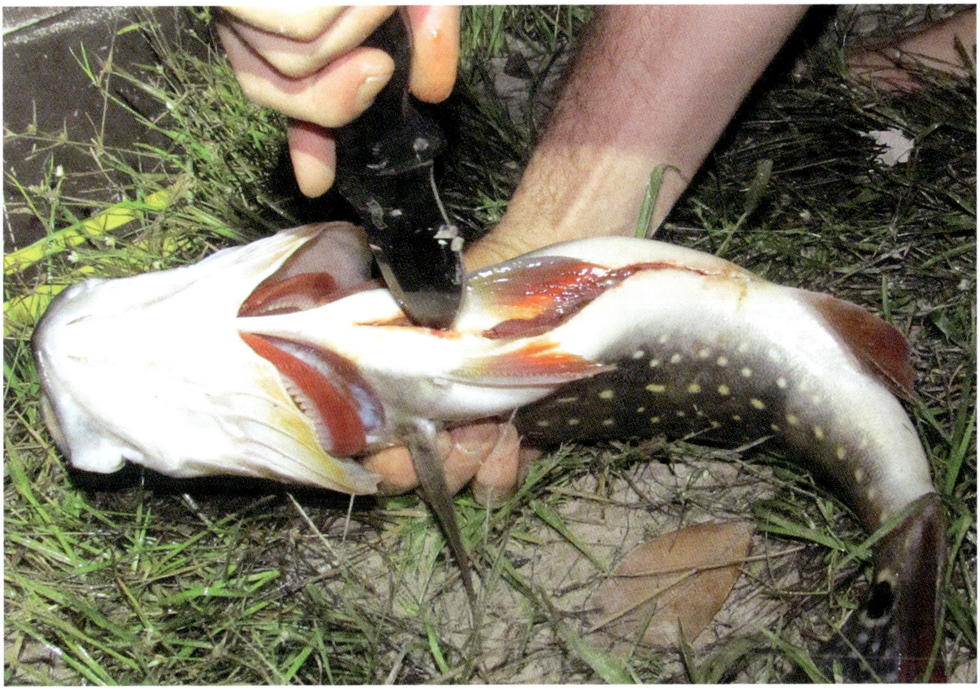

Aufschneiden

te werden danach im Wasser einfach abgespült. Ist die Außenhaut bereits etwas trockener, lassen sich die Schuppen nur mühsam entfernen. Dazu muss der Fisch einfach wieder frisch befeuchtet werden.

Ausnehmen

Der Fisch wird mit dem Bauch nach oben in der Hand gehalten. Beim After beginnend wird die Bauchhöhle nach vorne hin aufgeschnitten. Steche dabei nicht zu tief, um keine Organe oder die Gallenblase zu verletzen. Sollte sie trotzdem platzen, kann der Fisch ausgewaschen werden, da die Gallenflüssigkeit wasserlöslich ist. Nun können alle Innereien aus dem Bauchraum entfernt werden. Das geht sehr leicht, da sie lose darin liegen. Lediglich die Speiseröhre muss möglichst nah am Kopf durchtrennt werden. Anschließend entfernt man noch die Niere. Sie liegt bei Fischen auf der gesamten Länge der Bauchhöhle unterhalb der Wirbelsäule. Sie hat eine tiefrote Farbe und kann mit einem Messer oder dem Fingernagel herausgekratzt werden. Danach wird der Fisch im Wasser ausgewaschen.

1. Greife den Fisch fest mit der einen Hand und schneide ihn vom After bis zum Kopf auf (siehe oben).
2. Durchtrenne den Darm am After und die Speiseröhre am Kopfansatz und ziehe die Innereien heraus (S. 188 oben links).
3. Die Niere verläuft unterhalb der Wirbelsäule. Kratze sie mit der Oberseite des Daumennagels vom Kopf Richtung Schwanzflosse heraus (S. 188 unten links).

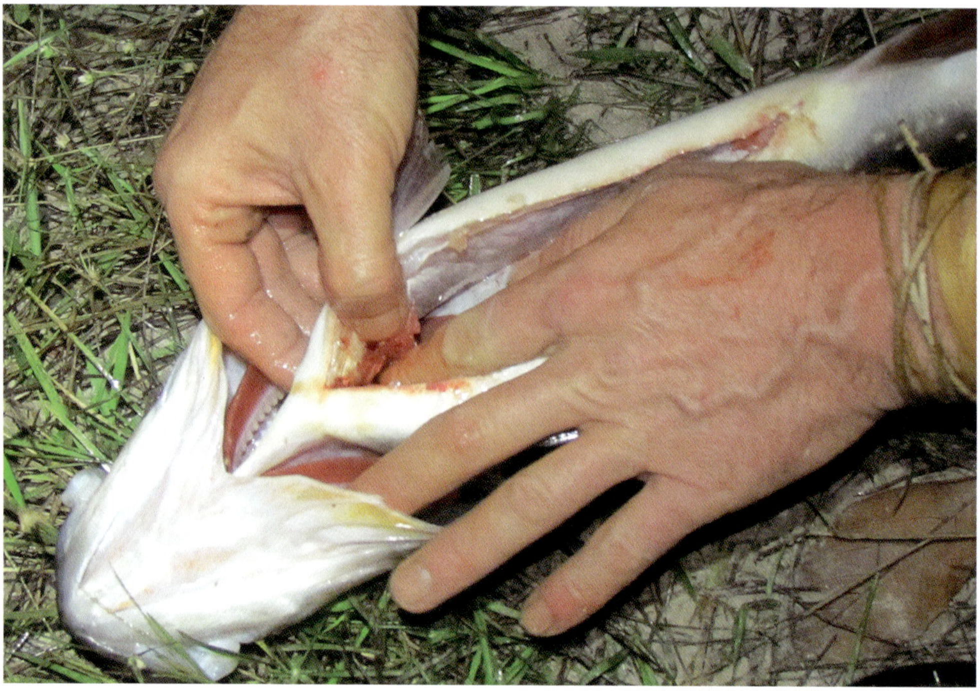

Innereien herausziehen

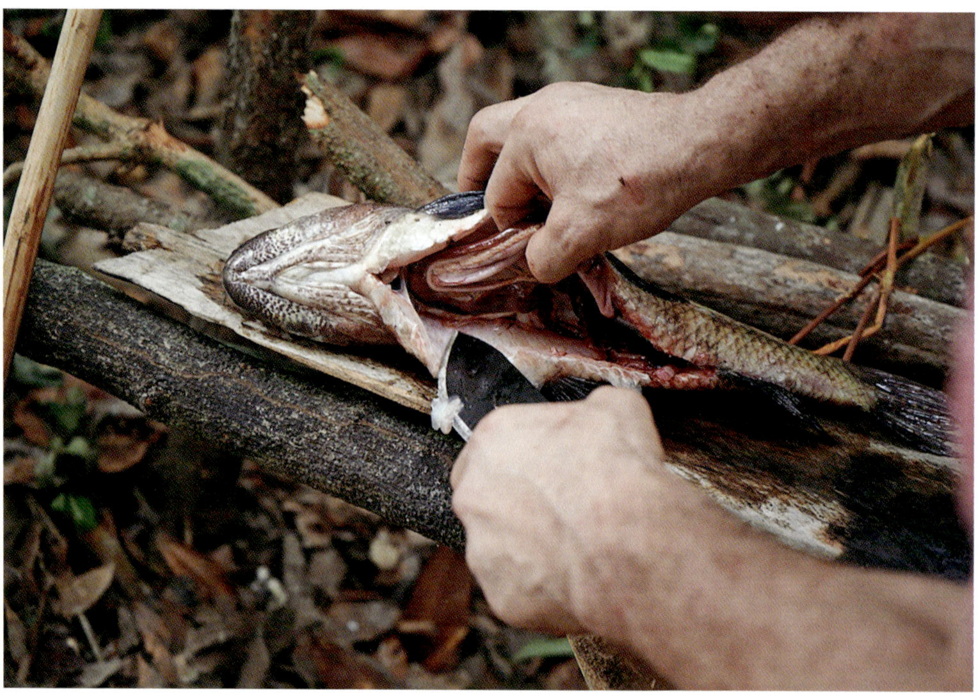

Niere herausholen

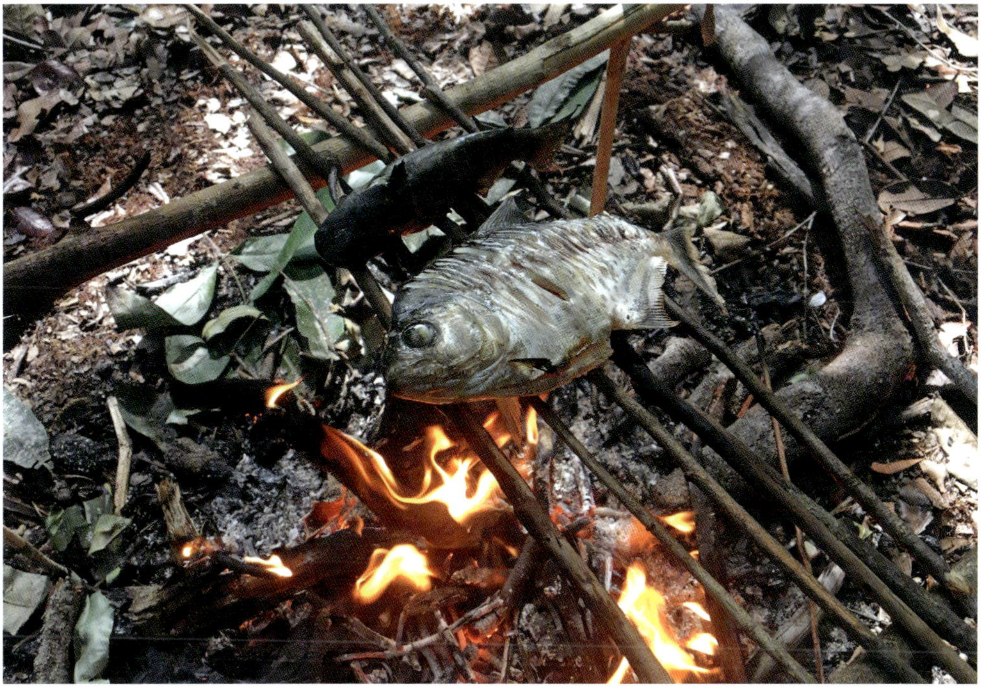

Fisch grillen

Zubereitung

Ein dünner gerader Stock wird an beiden Enden angespitzt und durch das Maul des Fisches bis in die Schwanzflosse gesteckt. Dabei ist darauf zu achten, dass die Spitze des Stocks so nah wie möglich an der Wirbelsäule entlangläuft, damit das Fleisch an der Schwanzflosse nicht ausreißt. Das andere spitze Ende kann nun neben das Feuer in den Boden gesteckt werden. Drehe den Fisch immer wieder, damit er gleichmäßig erhitzt wird. Das Fleisch ist durch, wenn es schön weiß und nicht mehr glasig ist. Bei dieser Zubereitungsmethode gehen allerdings viele Nährstoffe verloren. Durch die Hitze gelöstes Fett tropft beispielsweise einfach in das Feuer und wird so verschwendet. Auskochen ist immer die bessere Zubereitungsmethode, auch wenn ein gegrillter Fisch wesentlich leckerer ist. Im Sud bleiben jedoch die Nährstoffe enthalten und können so aufgenommen werden. Was von einem gegrillten Fisch übrig bleibt, kann auch noch mal in Wasser ausgekocht werden. Mit Wildpflanzen kombiniert, ergibt sich so ein sehr nahrhafter Eintopf.

Oben: Wenn auch das Grillen über dem Feuer die besser schmeckende Methode ist, ist das Kochen dem vorzuziehen. Dabei gehen wichtige Nährstoffe wie Fett in den Sud über und können getrunken werden.

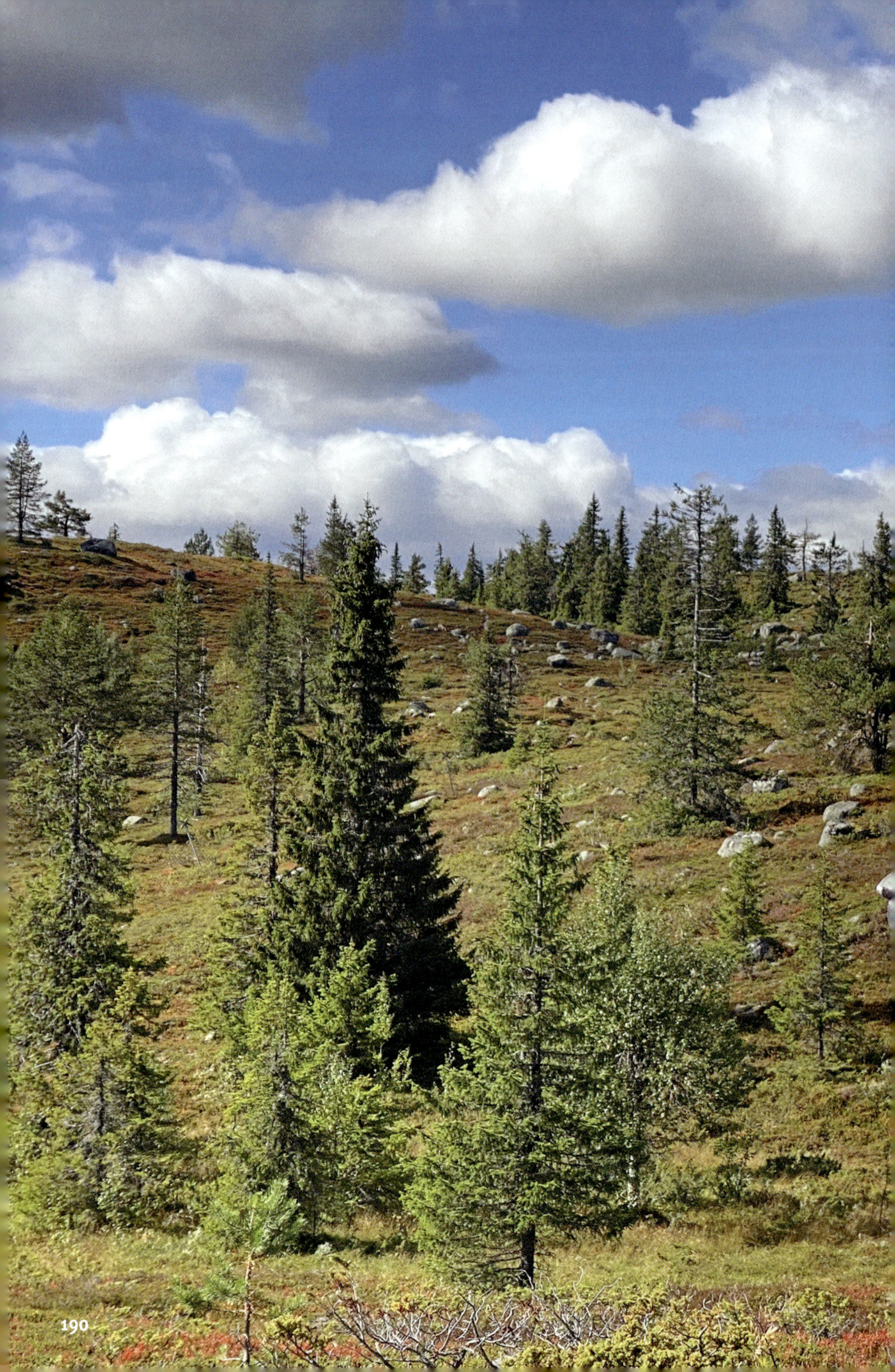

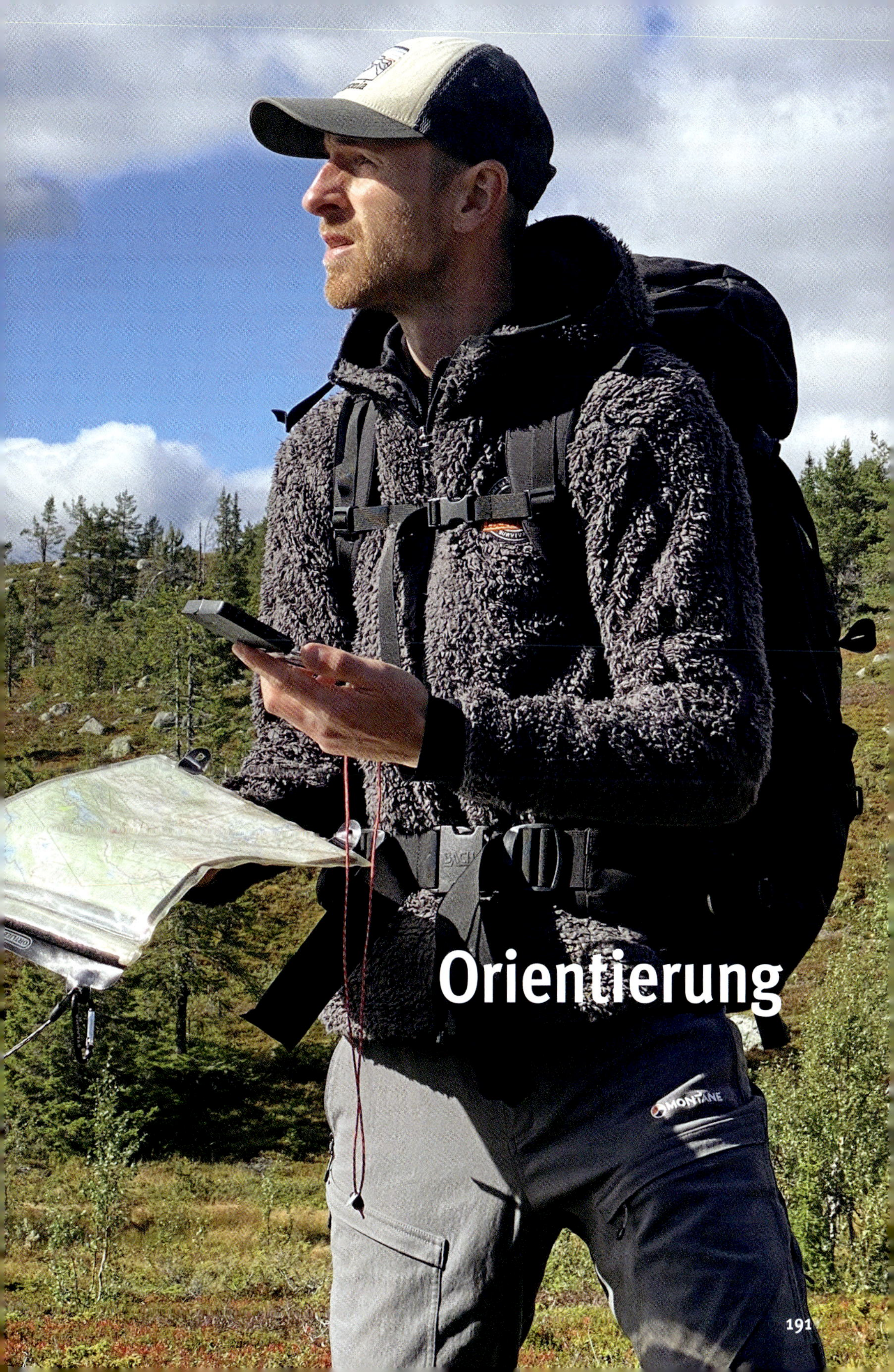

Orientierung

Du hast bereits gelernt, dass mangelhaftes Material zur Orientierung und Navigation oder eine schlechte Ausarbeitung der Wegstrecke eine subjektive Gefahr darstellt und unter Umständen zu einer Notfallsituation führen kann. Aus diesem Grund ist es überaus wichtig, sich bereits vor Antritt der Reise mit der Orientierung zu beschäftigen und die Techniken auch unter Druck zu beherrschen. Denn auch wenn man mitten in einer Regenfront steckt und einem kalt ist, muss man trotzdem in der Lage sein, sich zu orientieren und mit seinem Kompass zur nächsten Hütte zu navigieren. Egal welche Mittel zur Verfügung stehen, bei der Orientierung spielen folgende drei Fragen eine sehr große Rolle:

- **Wo komme ich her?**
- **Wo bin ich?**
- **Wo will ich hin?**

Erklärung von Karte und Kompass

Mit einer topografischen Karte und einem Kompass ist die Orientierung und Navigation relativ einfach und sicher. Aus der Karte können alle nötigen Informationen entnommen werden und in Kombination mit einem Kompass findet man jedes Ziel. Auch die Standortbestimmung ist fast überall möglich. Schwieriger wird es im dichten Wald oder bei Nacht. Doch auch hierfür gibt es geeignete Techniken, die aber gelernt und geübt werden müssen. Beherrscht man diese und kann in einer Karte lesen wie in einem Buch, hat man hervorragende Orientierungshilfen, die bei der richtigen Bedienung und Pflege sehr zuverlässig sind und denen niemals der Strom ausgeht.

Topografische Karten

Grundlagen

Eine topografische Karte zeigt eine genaue Abbildung der Geländeformen (Topografie) und anderer sichtbarer Details. Das Gelände wird durch Höhenlinien dargestellt, ergänzt um markante Höhenpunkte (Gipfel, Sattel usw.) und den Verlauf der Gewässer. Zum Inhalt gehören außerdem auch Objekte aus der Zivilisation wie Straßen, Bahnlinien, größere Gebäude, die Umrisse von Ortschaften und andere technische Sachverhalte wie Grenzen, Wasser- oder Stromleitungen. All diese Objekte werden lagerichtig und maßstabsgetreu durch kartografische Zeichen dargestellt.

Aufbau und Inhalt

Die Bestandteile einer topografischen Karte sind das Kartenfeld (eigentliche Karte), der Kartenrahmen (mit Koordinaten) und der Kartenrand mit der Zeichenerklärung (Legende) (unten).

A. Das Kartenfeld zeigt die Darstellung des Geländes (Höhenschichtlinien, Schummerung, Höhenpunkte), der Gewässer, der Siedlungen und des Verkehrsnetzes, die

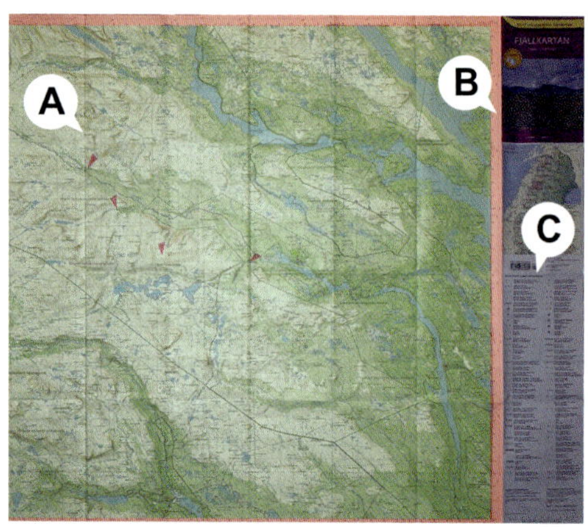

Aufbau der Karte

Bodenbedeckung (Wald, Wiesen etc.), große Gebäude, wichtige Leitungen und die Verwaltungsgrenzen. Viele topografische Objekte wie Gemeinden, Gewässer, Berge und Landschaften sind mit Namen versehen.

B. Der Kartenrahmen begrenzt den Blattschnitt der Landkarte. Er zeigt das Koordinatensystem der Karte an.

C. Der Kartenrand trägt die Bezeichnung des Kartenwerks und den Namen des Kartenblattes sowie Maßstab, eine Maßstabsleiste und weitere Angaben. In der Regel beinhaltet er auch eine Zeichenerklärung, die sogenannte Kartenlegende. Sie erläutert den Inhalt und Zeichensatz (Signaturen).

Kartenmaßstab

Unter dem Kartenmaßstab wird allgemein das lineare Verkleinerungsverhältnis der Karte gegenüber der Natur verstanden. Je größer der Maßstab ist, umso weniger wurde die abgebildete Landschaft verkleinert. Es sind also auch umso mehr Details erkennbar, dafür werden bei längeren Wanderstrecken mehrere Karten benötigt, da weniger Fläche auf ein Kartenblatt passt.

Je kleiner der Maßstab ist, umso mehr wurde die abgebildete Landschaft verkleinert. Folglich passt also eine größere Fläche auf ein Kartenblatt, wodurch aber Details eingebüßt werden. Überlege dir bei deiner Tourenplanung vor dem Kauf einer Karte, wie detailreich diese sein muss.

- Große Maßstäbe – 1:10 000 und größer
- Mittlere Maßstäbe – 1:10 000–1:300 000
- Kleine Maßstäbe – 1:300 000 und kleiner

Merkhilfe: Eine Karte in einem großen Maßstab stellt einen Geländeabschnitt groß dar – »detailliert«.

Die Himmelsrichtungen und der wahre Norden

Es gibt vier Himmelsrichtungen, die im Uhrzeigersinn verlaufen. Norden, Osten, Süden und Westen. In der Schule hat man schon den Satz »Nie Ohne Seife Waschen« gelehrt bekommen. Dieser dient beim Einprägen der Reihenfolge. Auf einer Karte ist oben immer Norden. Genau genommen ist sie nach Geografisch Nord ausgerichtet. Man unterscheidet zwischen drei Nordrichtungen.

1. **Geografisch Nord** (Ng oder auch TN – True North)
Geografischer Nordpol

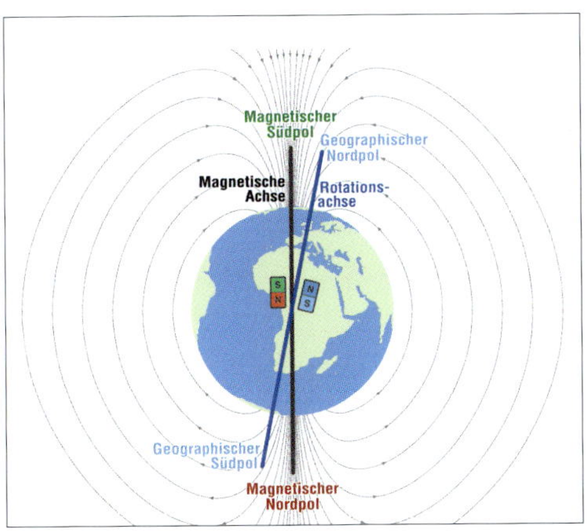

Rotationsachse der Erde

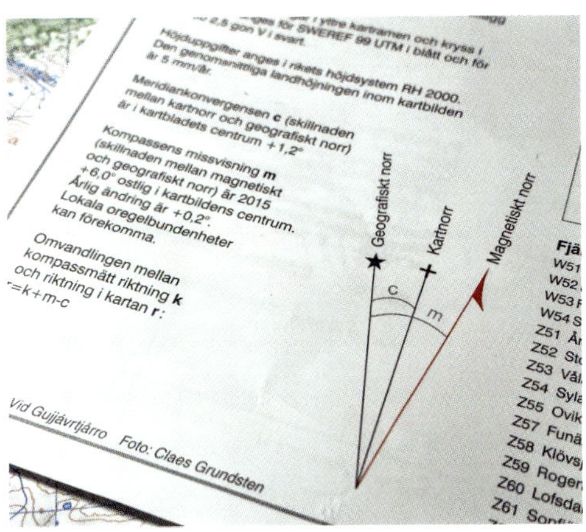

Abweichung der Ausrichtung (Meridiankonvergenz)

2. Magnetisch Nord (Nm)
Örtliche Richtungen der magnetischen Feldlinien (ist nirgendwo auf der Welt gleich!)
3. Gitter-Nord (GN – Grid North)
Senkrechte Linien des geografischen Gitters, in Karten Geografischer Nordpol

S. 193 unten links: Hier erkennt man die Rotationsachse der Erde mit dem Geografischen Norden (Ng) und die magnetische Achse (Nm). Die Kompassnadel wird vom magnetischen Südpol angezogen, der im Norden liegt, weshalb der Ausdruck Magnetisch Nord verwendet wird. Die Missweisung, also die Abweichung zwischen Magnetisch und Geografisch Nord, nennt man Deklination.
S. 193 unten rechts: Das Geografische Gitter basiert in der Regel auf UTM-GPS-Koordinaten, womit die Erde in viele kleine Quadrate eingeteilt wird. Da sie jedoch rund ist, entsteht auch hier eine Abweichung der Ausrichtung, je mehr man sich den Polen nähert. Die Abweichung zwischen Geografisch und Gitter-Nord wird Meridiankonvergenz genannt. In vielen Karten werden die drei Nordrichtungen sowie die aktuelle Abweichung angegeben, wie im Beispiel zu sehen ist.

Der Kartenrand ist nach Geografisch Nord ausgerichtet, ebenso wie Ortsnamen sowie Bezeichnungen anderer sehr markanter und wichtiger Punkte. Sie liegen auf dem geografischen Ost-West-Band. Die senkrechten Linien des geografischen Gitters zeigen nach Gitter-Nord, dein Kompass weist dir den magnetischen Norden.

Ausgleich der Deklination

Die Deklination ist nirgendwo auf der Welt gleich. Sie verändert sich sehr langsam und beträgt in Deutschland derzeit etwa 3° östlich. Das ist ein sehr geringer Wert, der in der Regel in Messtoleranzen untergeht. In Deutschland muss die Deklination also nicht berücksichtigt werden. Je näher man aber dem Norden kommt, umso größer kann die Abweichung jedoch werden, auch abhängig davon, auf welchem Längengrad man sich befindet. Sie kann der jeweiligen Karte entnommen werden und muss bei der Navigation mit einberechnet werden.
Bei einer östlichen Deklination weist das Magnetfeld der Erde in eine Richtung, die sich östlich am Nordpol befindet, während eine westliche Deklination einer Abweichung im Westen entspricht. Beträgt die Deklination beispielsweise 6° östlich, ist sie +6°. Dieser Wert muss somit von der ermittelten Marschkompasszahl abgezogen werden. Liegt die Deklination westlich, muss der entsprechende Wert dazugezählt werden.

Unten: Hochwertige Kompasse verfügen über eine Deklinationskorrektur. Dabei wird der Nordpfeil auf dem Boden der Kompassdose auf den Winkel gestellt, der der lokalen Deklination entspricht. Danach kann der Kompass ganz normal verwendet werden.

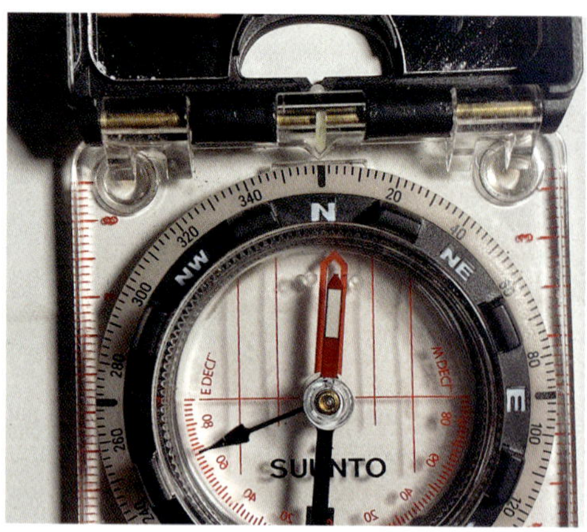

Deklinationskorrektur

Topografie

Durch die Höhenschichtlinien werden Berge und Täler sowie deren Form dargestellt. So kann die Topografie des Geländes genau abgelesen werden und für die Planung einer Tour können wichtige Schlüsselstellen wie ein Bergsattel oder steil abfallendes Gelände erkannt werden. Dabei stellt jede Höhenschichtlinie eine bestimmte Höhe dar. Besondere Punkte, deren Höhe exakt bekannt sind, zum Beispiel Berggipfel, werden auf Karten angegeben. Der senkrechte Abstand zwischen den einzelnen Linien kann meist der Legende entnommen werden – in der Regel sind es zehn oder zwanzig Meter. Dieser Abstand wird Äquidistanz genannt. Anhand der Höhenschichtlinien kann man ebenfalls sehr gut navigieren, indem man die Topografie der Karte mit der des Geländes vergleicht (unten links).

1. Höhenschichtlinien
2. Höhenangaben (die Oberseite der Zahl zeigt immer bergauf)
3. Je größer der Abstand zwischen den Höhenlinien ist, desto flacher ist das Gelände.
4. Je geringer der Abstand zwischen den Höhenlinien ist, desto steiler ist das Gelände.
5. Bergsattel
6. Berggipfel

> **PRAXIS-TIPP**
>
> Achte beim Kartenlesen auch auf kleine Details. Vor allem in sehr wegreichem Gelände sollte genauer hingeschaut werden. Schnell wird bei einem nur kurzen Blick in die Karte ein wichtiger Punkt wie ein Weg übersehen oder falsch wahrgenommen.

Geländelinien

Standlinie

Als Standlinie wird eine Linie (A) bezeichnet, auf der man sich gerade irgendwo befindet. Das kann ein einfacher Weg sein, aber zum Beispiel auch ein Fluss, Waldrand, Grat oder Ähnliches (unten rechts).

Leitlinie

Sie ist eine Linie (A), die ungefähr in Kursrichtung (B) verläuft. Sie kann der Grob-Orientierung dienen. Leitlinien können Flüsse, Wege, Stromleitungen, Bergkämme oder Schluchten sein (S. 196 oben).

Auffanglinie

Dies ist eine Geländelinie (A), die quer zum Kurs (B) verläuft und in der Nähe des Zielorts

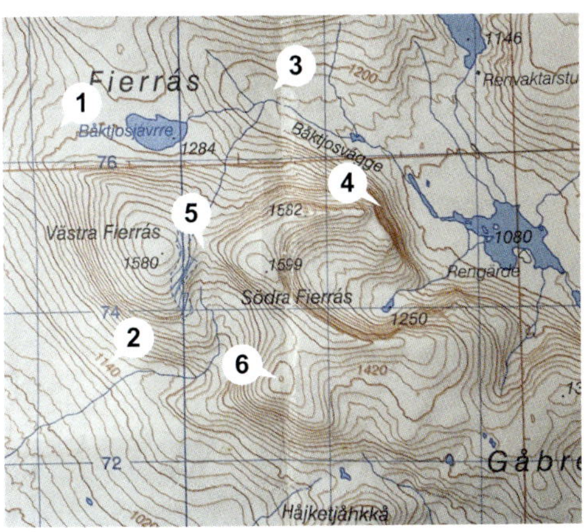

Topografie

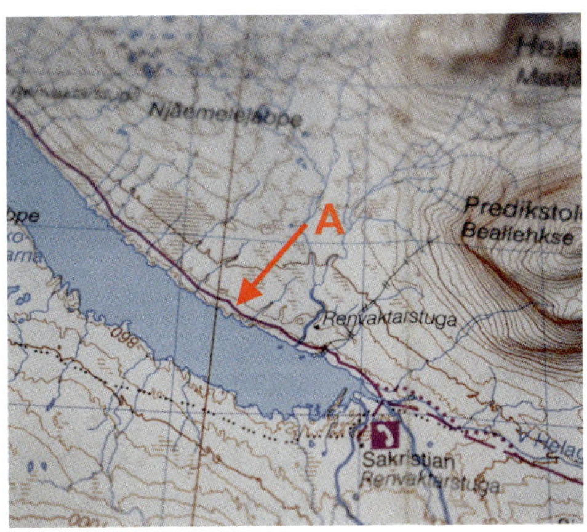

Standlinie

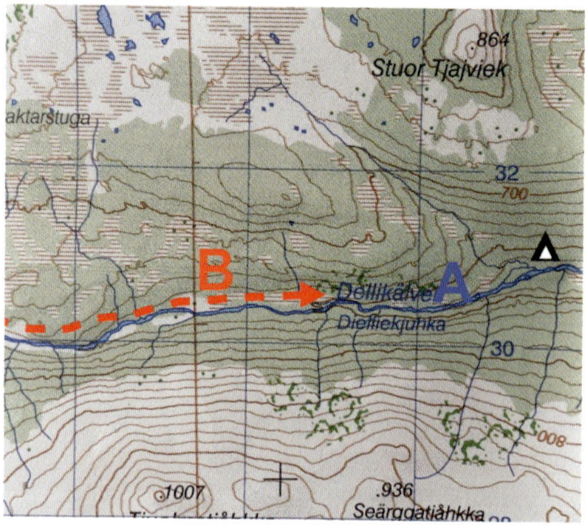

Leitlinie

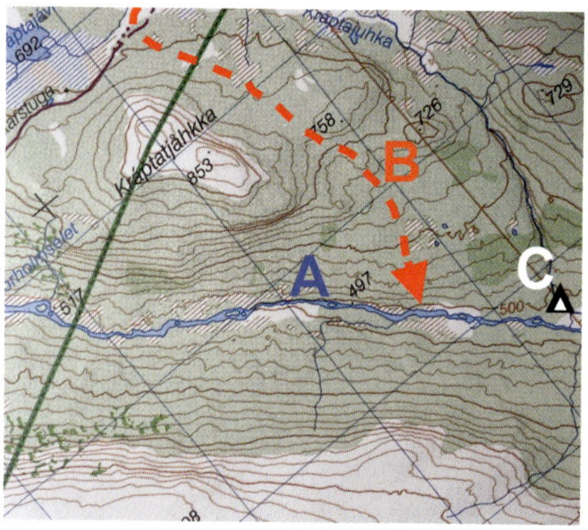

Auffanglinie

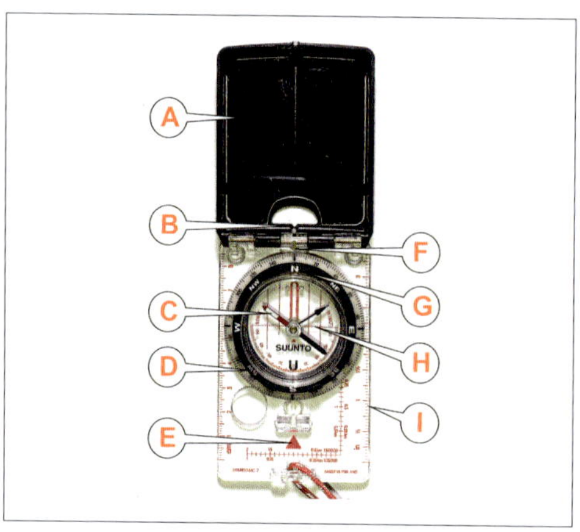

Kompass – Bezeichnungen

oder Zwischenziels (C) liegt. Sie kann der Groborientierung dienen. Nach dem Erreichen kann mit der Feinorientierung begonnen werden. Auffanglinien können unter anderem Flüsse, Wege, Stromleitungen, Bergkämme oder Schluchten sein (Mitte links).

Kompass

Ich empfehle bei der Kombination aus Kartenarbeit und Einsatz im Gelände immer, einen Spiegelkompass zu verwenden. Die Übertragung der Marschrichtung und das Anpeilen eines markanten Landschaftspunktes fallen durch die Kimme und den Spiegel um ein Vielfaches leichter. Zudem kann der Spiegel im Ernstfall als Notsignal dienen. Nachfolgend werden die einzelnen Bestandteile eines Spiegelkompasses aufgeführt (unten links).

- A Spiegel
- B Kimme
- C Kompassnadel (zeigt immer nach Magnetisch Nord)
- D Kompassdose (auf der Kompassdose ist die Skalierung 0° bis 360° eingefräst)
- E Richtungspfeil (er legt die Arbeitsrichtung/Marschrichtung des Kompasses fest)
- F Ablesemarke (an ihr werden Peilungswinkel/Marschkompasszahl fixiert)
- G Nordmarke (N auf der Kompassdose)
- H Ost-West-Linie
- I Lineal und Anlegekante (beidseitig, an ihr werden Kurse und Peilungen auf die Karte übertragen und umgekehrt)

Störfaktoren eines Kompasses

- Alle batteriebetriebenen Geräte
- Messer, Äxte, Schaufeln und andere metallische Gegenstände
- Fahrzeuge (bis 50 m Abstand)

- Eisenbetonbauten, Gittermaste (bis 200 m Abstand)
- Elektrische Anlagen und Gleichstrombahnen
- Magnetisch wirksames Gestein (Eisenerz, Basalt)
- Von Funk- und Mobilfunkgeräten sowie Sendern Abstand halten
- Den Kompass immer waagerecht halten, damit die Nadel frei schwingen kann

Orientierung mit Karte und Kompass

Einnorden der Karte

Beim Einnorden der Karte wird diese gedreht, bis ihre Nordrichtung mit der des Geländes übereinstimmt. Hier in Deutschland muss dabei die Deklination nicht zwingend berücksichtigt werden, da sie relativ gering ist. Beträgt sie fünf Grad und mehr oder muss sehr genau gearbeitet werden, sollte man sie mit einberechnen. Und so wird die Karte mit dem Kompass eingenordet: Stelle die Kompassdose so ein, dass ihre Nordmarkierung und die Ablesemarke übereinstimmen.

Lege nun deinen Kompass mit der Anlegekante an die linke oder rechte Außenkante der Karte an und drehe die Karte so lange, bis die Magnetnadel auf Norden zeigt. Die Karte ist jetzt eingeordnet. Alternativ kann der Kompass mit der Ost-West-Linie der Dose zu einem Orts- oder Geländenamen der Karte ausgerichtet werden.

Marschrichtung bestimmen

Um die Marschrichtung bestimmen zu können, müssen Stand- und Zielort bekannt sein. Die ermittelte Richtung wird an der Ablesemarke des Kompasses in Grad (0°–360°) angezeigt. Diese Zahl wird Marschkompasszahl, kurz MKZ, genannt. Sie sollte bei längeren Strecken für eine Kontrolle notiert werden im Falle, dass die Kompassdose aus Versehen verstellt wird.

Vorwärts einschneiden – mit eingenordeter Karte

1. Lege den Kompass mit der Anlegekante an Stand- und Zielort auf der eingenordeten Karte an. Dabei ist immer die Marschrichtung zu beachten!

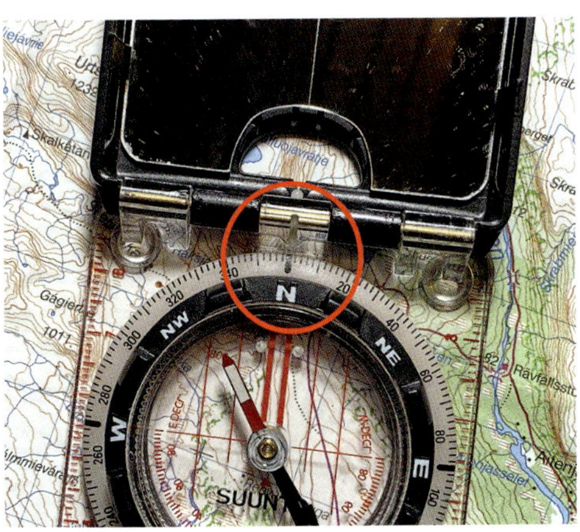

Einnorden 1

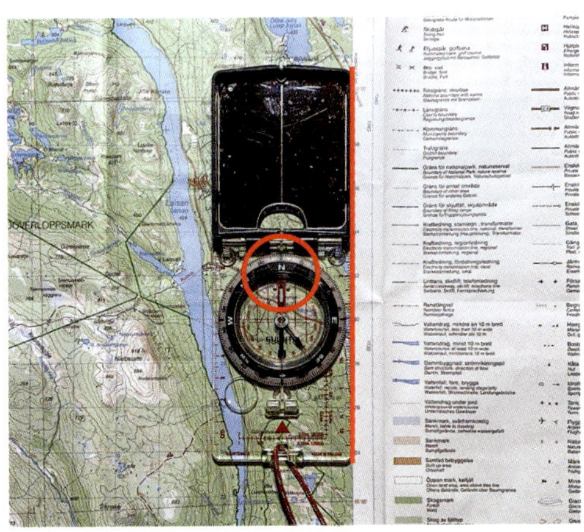

Einnorden 2

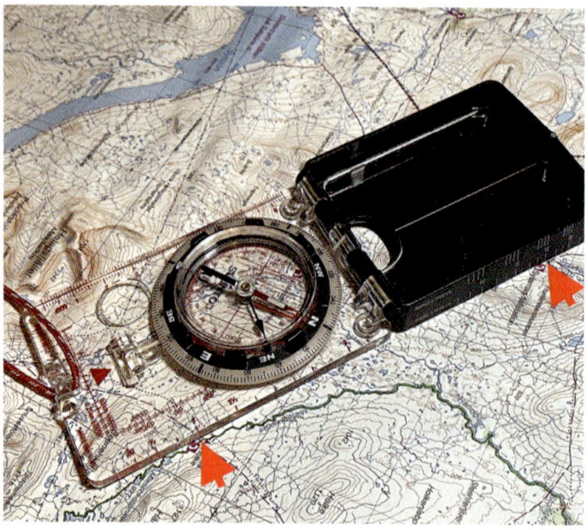

Mit eingenordeter Karte 1

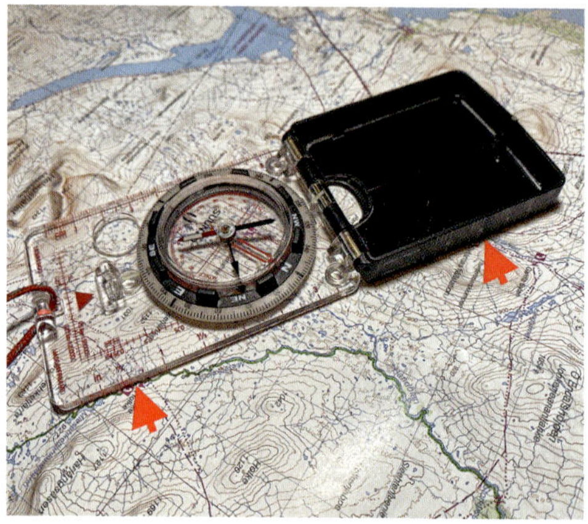

Mit Ost-West-Band 1

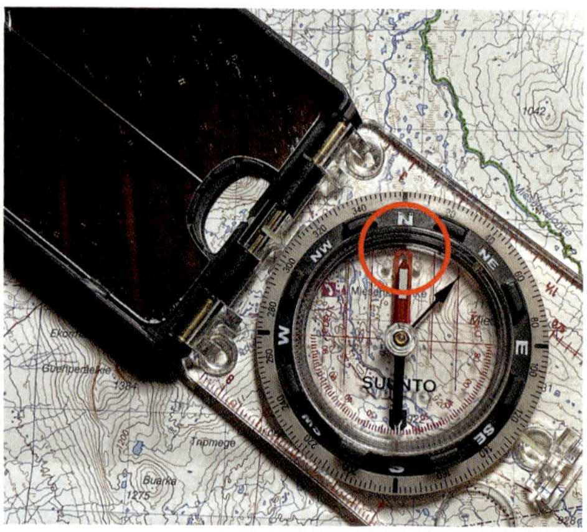

Mit eingenordeter Karte 2

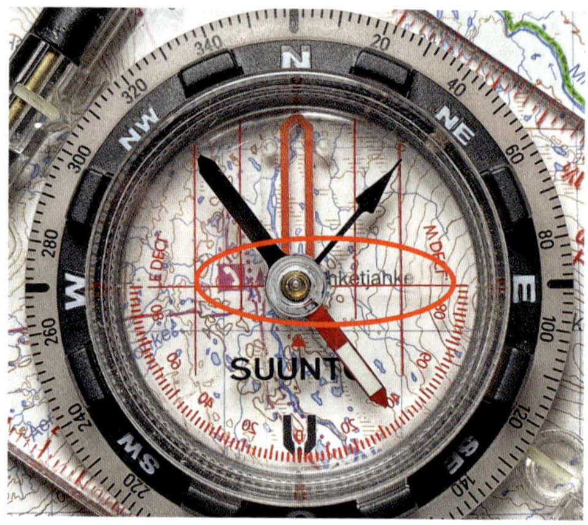

Mit Ost-West-Band 2

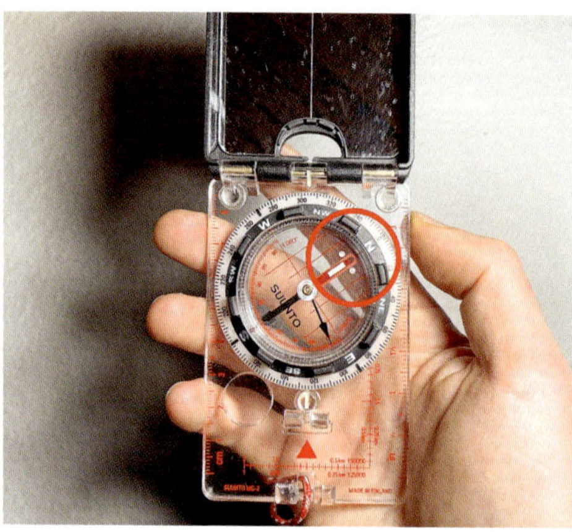

Mit eingenordeter Karte 3

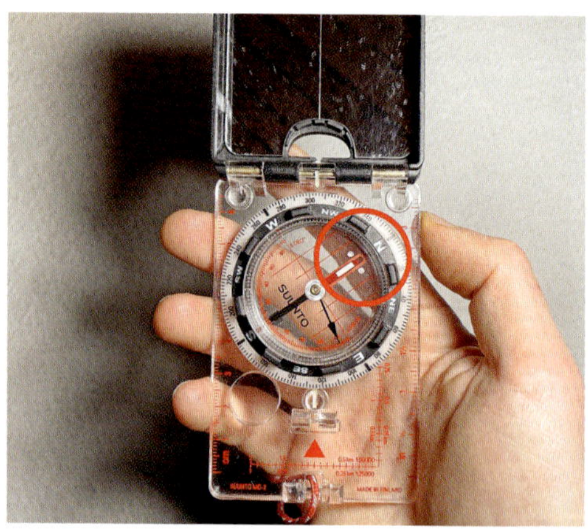

Mit Ost-West-Band 3

2. Drehe nun die Kompassdose so, dass die Nordmarke mit dem Nordzeiger der Kompassnadel übereinstimmt.
3. Halte den Kompass in Marschrichtung vor dir in deiner Hand und drehe dich mit ihm, bis die Nordmarke der Dose an dem Nordzeiger der Kompassnadel steht. Der Kompass zeigt nun in Richtung des ermittelten Ziels.

Vorwärts einschneiden – mit Ost-West-Band

1. Lege den Kompass mit der Anlegekante in Marschrichtung an Stand- und Zielort an. Die Karte muss hierzu nicht eingenordet sein.
2. Drehe nun die Kompassdose so, dass deren Ost-West-Linie mit dem Ost-West-Band der Karte, also z. B. einem Ortsnamen, übereinstimmt. Dabei ist auf die Himmelsrichtungen zu achten. Die Ablesemarke zeigt nun die Marschkompasszahl (bspw. 304°) an.
3. Halte deinen Kompass vor dir in Marschrichtung und drehe dich mit ihm, bis die Nordmarke der Dose an dem Nordzeiger der Kompassnadel steht. Der Kompass zeigt nun in Richtung des ermittelten Ziels.

MKZ in Landschaft übertragen – Ziel anpeilen

Wurde die gewünschte MKZ ermittelt, kann nun mit dem Spiegelkompass die Marschrichtung angepeilt werden. Dazu wird der Spiegel auf 45° gestellt und der Kompass auf Augenhöhe gehalten. Mit einem Auge wird nun über den Spiegel die eingestellte Marschrichtung angepeilt. Am Horizont merkt man sich einen markanten Punkt, der möglichst genau auf der Navigationslinie liegt. Mit der Kimme kann er genau bestimmt werden. Nun bewegt man sich zu diesem Punkt und navigiert erneut.

Umgehen von Hindernissen

Es ist nahezu unmöglich, in der Natur nicht auf ein Hindernis zu stoßen. Wird der Weg durch einen See versperrt, muss dieser umgangen werden. Die angepeilte Navigationslinie wird vor dem Hindernis verlassen, man umgeht das Hindernis in einer parallelen Marschrichtung, begibt sich wieder zurück auf die Linie und setzt die ursprüngliche Marschrichtung fort.

1. Du navigierst nach Marschkompasszahl und bewegst dich auf einer angepeilten Navigationslinie.

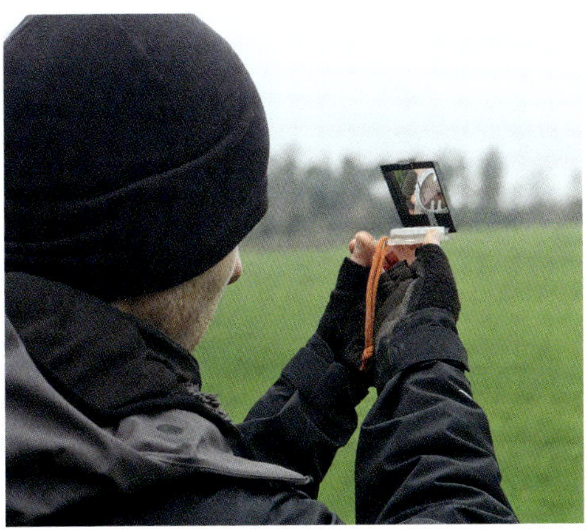

Ziel anpeilen

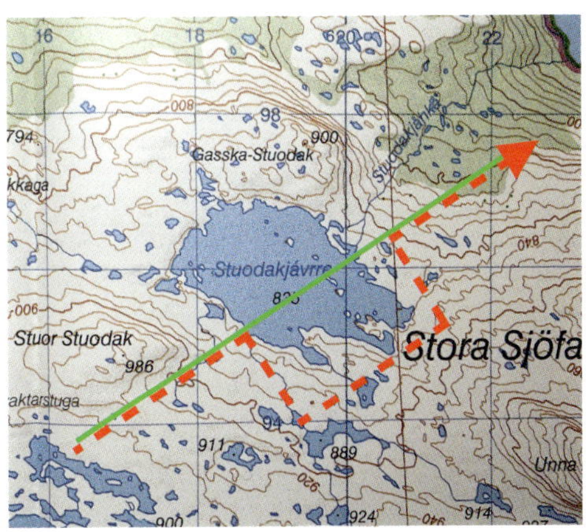

Umgehen von Hindernissen

2. Bei einem Hindernis verlässt du die Linie um 90° nach links oder rechts.
3. Zähle die Schritte, die nötig sind, um das Hindernis zu umgehen.
4. Drehe dich wieder um 90° zurück und setze die ursprüngliche Marschrichtung fort, bis du an dem Hindernis vorbei bist.
5. Sobald du an dem Hindernis vorbei bist, drehe dich um 90° in Richtung der ursprünglichen Navigationslinie und laufe die gezählte Schrittzahl zurück, bis du diese erreicht hast. Nun kannst du deine ursprüngliche Marschrichtung wieder aufnehmen.

Punkt-zu-Punkt-Navigation

In einer freien flachen Landschaft ohne Bewuchs ist die Orientierung einfach. Man kann mit dem Kompass die Marschrichtung bestimmen und im Gelände einen geeigneten Orientierungspunkt suchen, auf den man zuläuft. Doch was macht man im Wald, bei Nebel, in der Dunkelheit oder im bergigen Gelände? Unter diesen Bedingungen funktioniert dies leider nicht ganz so einfach, da die benötigte Weitsicht fehlt. Doch hier hilft eine andere Technik.

Mit Karte und Kompass wird, wie zuvor beschrieben, die benötigte Marschrichtung zum Zielort oder einem Zwischenziel bestimmt. Peile diese mit dem Kompass an und suche dir einen möglichst weit entfernten, aber markanten Punkt auf der Navigationslinie. Im Wald wird es wahrscheinlich ein Baum sein. Achte in diesem Fall darauf, dass du ihn von den anderen Bäumen unterscheiden kannst. Begebe dich nun zu diesem Punkt. Dort angekommen wird der Vorgang so lange wiederholt, bis du dein Ziel erreicht hast. In Begleitung einer anderen Person kann diese in beliebiger Entfernung platziert und so als Navigationspunkt genutzt werden. Mit einer Taschenlampe ausgestattet kann so vor allem bei Nacht schnell eine große Strecke zurückgelegt werden, da das Licht über eine weite Distanz zu sehen ist.

Unten links: Im Wald wird ein Baum als Navigationspunkt verwendet. Er sollte nicht zu weit entfernt sein, da man ihn sonst sehr schnell verliert.

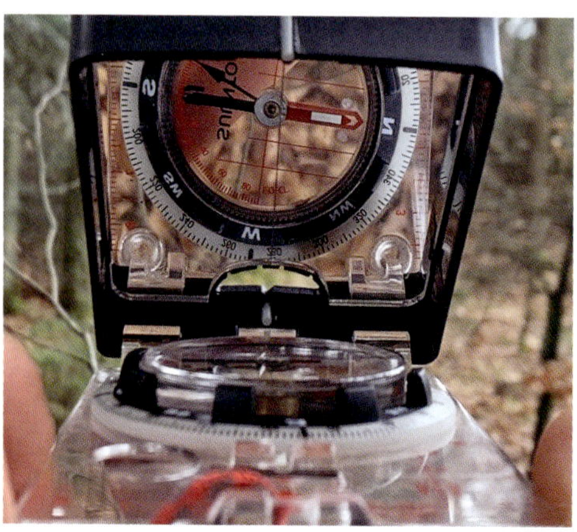

Navigation im Wald

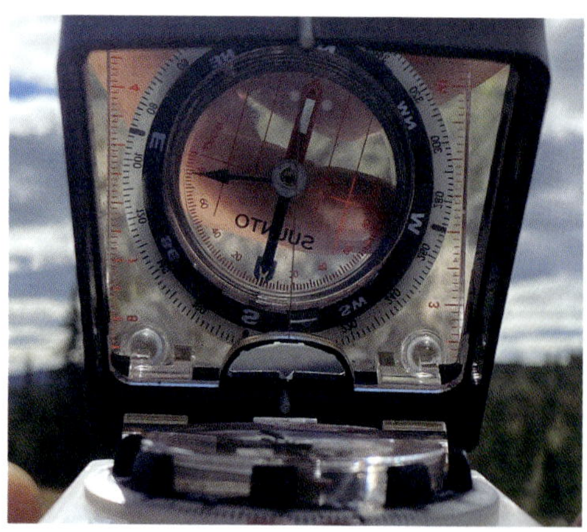

Peilungswinkel ermitteln

Standort bestimmen

Peilungswinkel aus dem Gelände ermitteln

1. Der Kompass wird in Marschrichtung gehalten und mit der Kimme die Richtung eines Weges oder eines Objektes wie beispielsweise ein markanter Berggipfel etc. angepeilt, die bestimmt werden soll (S. 200 unten rechts).
2. Die Kompassdose so drehen, dass sich Nordmarke der Kompassdose und Nordspitze der Kompassnadel überdecken. Dies ist über den Spiegel zu sehen, während über die Kimme gepeilt wird.
3. An der Ablesemarke kann nun der Peilungswinkel abgelesen werden.

Seitlich einschneiden

Zum seitlichen Einschneiden muss man die eigene Höhe oder Standlinie kennen. Die Standlinie kann beispielsweise ein langer Gipfelgrat, ein Fluss oder Weg sein, auf dem man sich irgendwo befindet. Ebenfalls benötigt man einen Punkt im Gelände, der ebenso wie diese Standlinie auf der Karte zu erkennen ist. Man nimmt den Peilungswinkel zu diesem Punkt auf und überträgt ihn in die Karte. Dort, wo sich diese Linie und die Standlinie oder Höhenschichtlinie, auf der man sich befindet, kreuzen, ist der aktuelle Standort.

1. Zunächst muss der Peilungswinkel aus dem Gelände ermittelt werden.
2. Die Anlegekante des Kompasses wird nun an den angepeilten Punkt auf der Karte angelegt. Der Richtungspfeil muss zu diesem Punkt hinweisen.
3. Der Kompass muss nun so lange um den angepeilten Punkt gedreht werden, bis sich die Ost-West-Linie der Kompassdose mit dem Ost-West-Band der Karte überdecken. Dabei ist zu beachten, dass die Himmelsrichtungen der Dose mit denen der Karte übereinstimmen. Es darf nur der Kompass auf der Karte gedreht werden, aber keinesfalls die Kompassdose.
4. An der Anlegekante liegt jetzt die Peilung an. Zeichne mit einem Bleistift die Linie in die Karte ein.
5. Dort, wo sich diese Linie mit der Standlinie kreuzt, ist der aktuelle Standort.

Unten rechts: Der Kompass wird auf der Karte in Marschrichtung an den angepeilten Punkt angelegt.
Unten links: Standlinie in der Karte

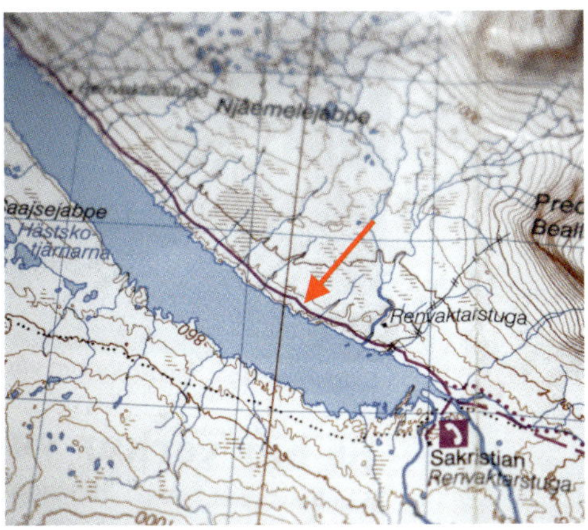

Standlinie in der Karte

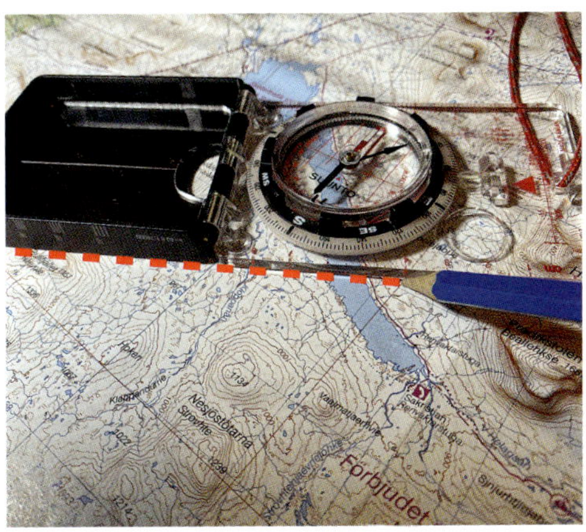

Positionierung des Kompasses auf der Karte

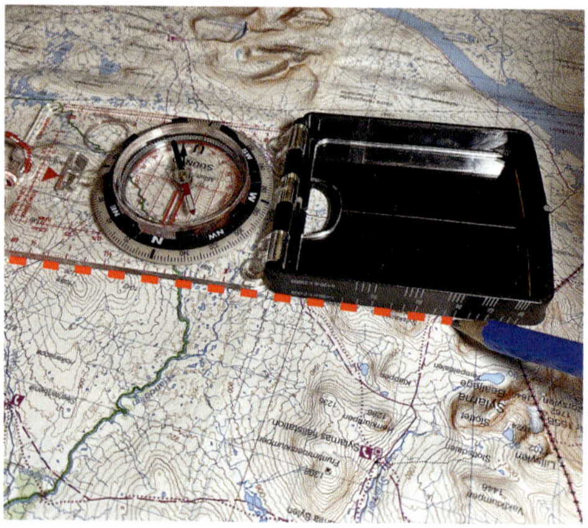

Kreuzpeilung 1

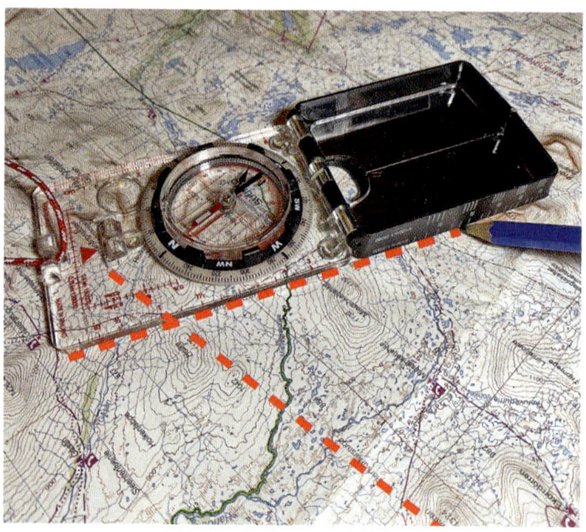

Kreuzpeilung 2

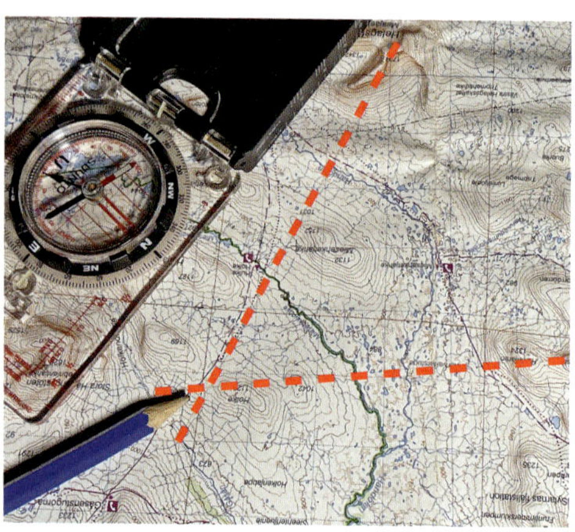

Kreuzpeilung 3

Rückwärts einschneiden – Kreuzpeilung

Unter rückwärts einschneiden oder auch Kreuzpeilung versteht man das Ermitteln des eigenen Standortes, indem man mit dem Kompass mindestens zwei im Gelände und auf der Karte zu erkennende Punkte anpeilt und die ermittelten Peilungswinkel mit einem Bleistift in die Karte überträgt. Im Schnittkreuz der Linien liegt der eigene Standort.

1. Zunächst muss ein Peilungswinkel aus dem Gelände ermittelt werden.
2. Die Anlegekante des Kompasses wird an den angepeilten Punkt auf der Karte angelegt. Der Richtungspfeil muss zu diesem Punkt hinweisen.
3. Der Kompass muss nun so lange um den angepeilten Punkt gedreht werden, bis sich die Ost-West-Linie der Kompassdose mit dem Ost-West-Band der Karte überdeckt. Dabei ist darauf zu achten, dass die Himmelsrichtungen der Dose mit denen der Karte übereinstimmen. Es darf nur der Kompass auf der Karte gedreht werden, aber keinesfalls die Kompassdose.
4. An der Anlegekante liegt jetzt die Peilung an. Zeichne mit einem Bleistift die Linie in die Karte ein.
5. Wiederhole den Vorgang mit dem Peilungswinkel eines weiteren Punktes.
6. Dort, wo sich die eingezeichneten Linien in der Karte kreuzen, ist dein Standort.

Oben: Der Kompass wird auf der Karte in Marschrichtung an den ersten angepeilten Punkt angelegt. Mit einem Bleistift wird nun der erste Peilungswinkel eingezeichnet.
Mitte: Dieser Vorgang wird mit mindestens einem weiteren Punkt wiederholt.
Unten: Dort, wo sich die beiden Linien kreuzen, befindet sich der aktuelle Standort.

Durch Ungenauigkeiten bei der Anpeilung und Übertragung entsteht in der Regel eine Abweichung. Je weiter die angepeilten Punkte entfernt sind, desto genauer können sie angepeilt werden. Um den aktuellen Standort besser eingrenzen zu können, kann man auch drei Punkte anpeilen und in die Karte übertragen. Dort, wo sich die Linien überschneiden, entsteht ein Dreieck. Es wird Fehlerdreieck genannt. Darin befindet sich der Standort.

Improvisierte Orientierungsmittel

Mithilfe eines Kompasses kann man die Himmelsrichtungen bestimmen und gerade auf sein Ziel zusteuern. Ohne dieses geradezu überlebenswichtige Hilfsmittel kann es passieren, dass man sich im Kreis bewegt. Damit dies nicht geschieht, muss man in der Lage sein, die Himmelsrichtungen anderweitig zu bestimmen. Dazu gibt es zahlreiche Möglichkeiten und Methoden, wie einen Kompass zu improvisieren oder die Himmelsrichtung an der Natur abzulesen. Doch zuvor sollte man wissen, wohin man will. Du solltest dir deshalb, wenn du weder Karte noch Kompass besitzt, drei wichtige Fragen stellen:

Woher komme ich?

Versuche deinen letzten Orientierungspunkt zu finden. Falls dies nicht gelingt, solltest du versuchen, deinen gegangenen Weg zum jetzigen Standort so gut wie möglich zu rekonstruieren. Notiere es dir, wenn möglich.

Wo bin ich?

Falls du deinen Standort nicht bestimmen kannst, halte Ausschau nach markanten und bekannten Landschaftspunkten. Diese können Berge, Hügel, Wasserfälle oder auch Bäume sein. Von einem erhöhten Punkt aus hast du eine bessere Sicht über die Umgebung und kannst dich so besser orientieren. Vielleicht können aber auch Zivilisationsgeräusche dabei helfen.

Wohin will ich?

Versuche dich an mögliche Punkte auf deiner Route zu erinnern, wo du Hilfe bekommen könntest. Dies kann ein Dorf oder eine Hütte sein. Straßen sind länger und können sich durch große Gebiete ziehen. Sie zu treffen ist wesentlich einfacher als eine kleine Hütte. Stelle dir die Karte, die du für die Planung verwenden möchtest, bildlich vor. Finde heraus, in welcher Richtung dein Ziel ungefähr liegt. Findest du einen Bach, folge diesem. Er wird dich zu einem Fluss führen, und dort wird es irgendwann auch Menschen geben.

SURVIVAL-TIPP

Falls du Stift und Papier dabei hast, ist es ratsam, eine möglichst detaillierte Karte der Gegend anzufertigen. Zur Not kannst du sie auch auf den Boden in den Sand zeichnen oder mit Erde nachbilden. Das hilft dir auch dabei, dein Ziel mehr zu visualisieren. Konzentriere dich bei der Orientierung und achte mit allen Sinnen auf deine Umgebung. Dabei ist es sehr wichtig, sich nicht unterkriegen zu lassen und seinen Plan, sobald er mal steht, zu verfolgen!

Improvisierte Orientierungsmittel

Schattenstab

Mit der Sonne und einem etwa 50 cm langen, möglichst geraden Stock kann sehr leicht die Himmelsrichtung ermittelt werden. Der Stock wird dazu senkrecht 10 cm tief in die Erde gesteckt. Durch die Sonne wirft er einen Schatten, dessen Ende mit einem Stein markiert wird. Nach mindestens einer Viertelstunde wird eine weitere Markierung gesetzt. Zieht man nun eine gerade Linie über beide Markierungen, erhält man eine Ost-West-Linie. Dabei zeigt der erste gelegte Stein Richtung Westen und der Letzte Richtung Osten. Im 90°-Winkel dazu kann anschließend noch die Nord-Süd-Linie eingefügt werden. Diese Methode funktioniert überall auf der Welt gleich (unten links).

Armbanduhr

Mit der Sonne und einer analogen Uhr lässt sich ganz simpel bestimmen, wo Süden liegt. Besitzt man eine Uhr mit einer digitalen Anzeige, muss man sich das analoge Ziffernblatt einfach vorstellen. Wichtig ist, dass man die aktuelle Uhrzeit kennt. Die Uhr wird so gehalten, dass der Stundenzeiger zur Sonne zeigt. Der halbe Winkel zwischen dem Stundenzeiger und der Zwölf weist nach Süden. Im Sommer muss bei dieser Methode immer eine Stunde abgezogen werden, da sich die Winterzeit nach der Sonne richtet. Auf der Südhalbkugel muss die Zwölf zur Sonne zeigen. Der halbe Winkel zwischen der Zwölf und dem Stundenzeiger weist dort jedoch nach Norden (unten rechts)!

SURVIVAL-TIPP

Über den Sonnenstand kannst du übrigens auch ermitteln, wann die Sonne untergehen wird. Dies ist zum Beispiel beim Shelterbau sehr nützlich. Strecke dazu deine Hand aus und zähle, wie viele Finger zwischen Sonne und Horizont passen. Pro Finger zählt man 15 Minuten (oben rechts).

Impro-Kompass

Mit wenigen Handgriffen lässt sich ganz einfach und schnell ein Kompass improvisieren. Dazu wird eine magnetisierbare Nähnadel,

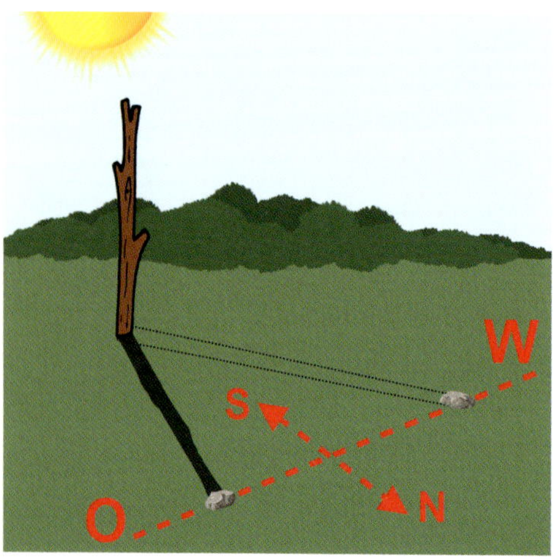

Schattenstab

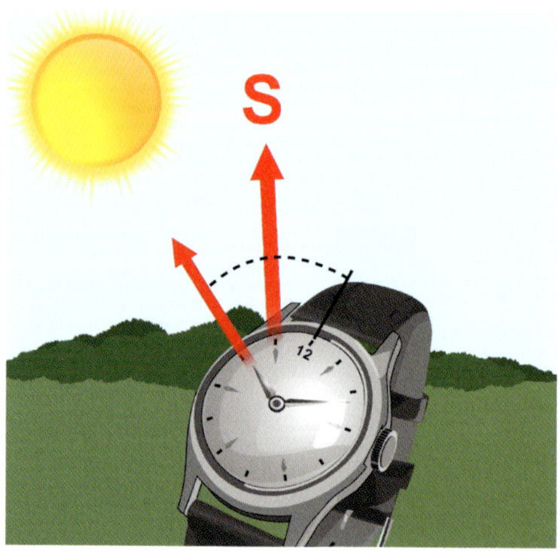

Armbanduhr

Büroklammer oder Ähnliches benötigt. Ein Ende dieser Nadel wird mehrere Hundert Male von ihrer Mitte zur Spitze hin in einem weiten Bogen über den Pluspol einer Batterie gezogen. Wichtig dabei ist, dass dies immer in eine Richtung geschieht. Anschließend wird die Nadel auf einen schwimmenden Gegenstand gelegt. Damit sie sich frei drehen kann, sollte der Gegenstand möglichst klein und leicht sein und auf Wasser in einem nicht metallischen Gefäß schwimmen. Ein kleines Blatt ist hervorragend geeignet. Die improvisierte Kompassnadel richtet sich nun nach der Nord-Süd-Achse aus. Mittels der Sonne oder der Vegetation muss nun noch bestimmt werden, wo Norden und wo Süden liegt. Mit einem Magneten kann die Nadel auf die gleiche Weise magnetisiert werden. Etwa einhundert Wiederholungen reichen dabei schon aus. Diese Methode geht schneller und ist wesentlich sicherer.

Mitte rechts: Ziehe die Nadel mehrere Hundert Male von der Mitte zur Spitze hin. Unten rechts: Je leichter der Schwimmkörper ist, desto leichter dreht er sich. Die Nadel richtet sich nach der Nord-Süd-Achse aus.

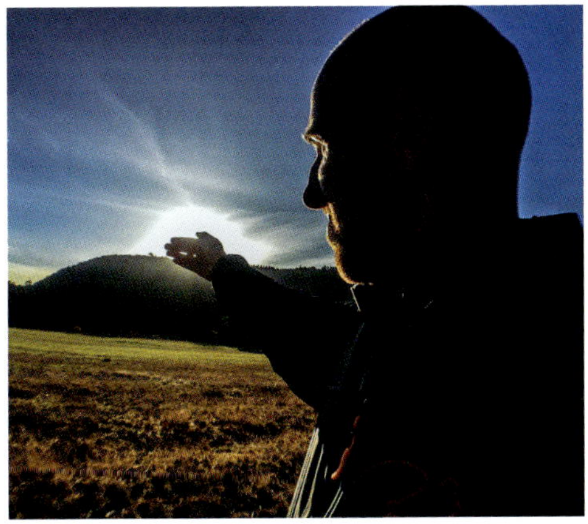

Sonnenstand prüfen

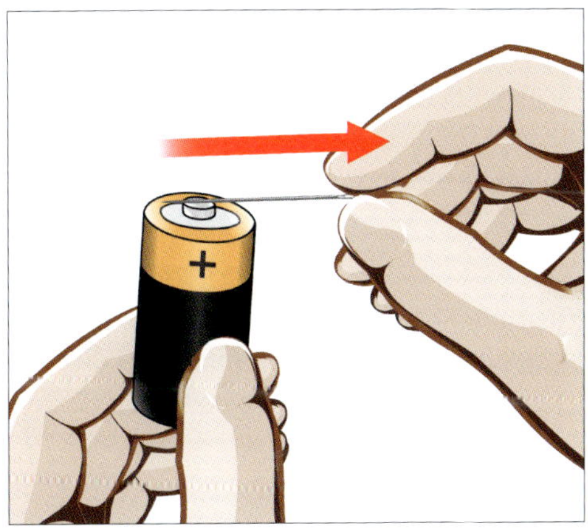

Impro-Kompass 1

Natürliche Orientierungsmittel

Die Natur wird durch das Wetter, also durch Wind, Regen und Sonne, beeinflusst und geformt. Überall sind Hinweise auf die unterschiedlichen Einwirkungen durch das Wetter zu sehen. Daraus lassen sich Rückschlüsse auf die jeweiligen Richtungen ziehen, aus denen die Einwirkung stattgefunden hat. Anhand dessen kann die Himmelsrichtung mit einer Genauigkeit von bis zu 45°, teilweise sogar genauer, bestimmt werden. Das klingt zunächst sehr ungenau,

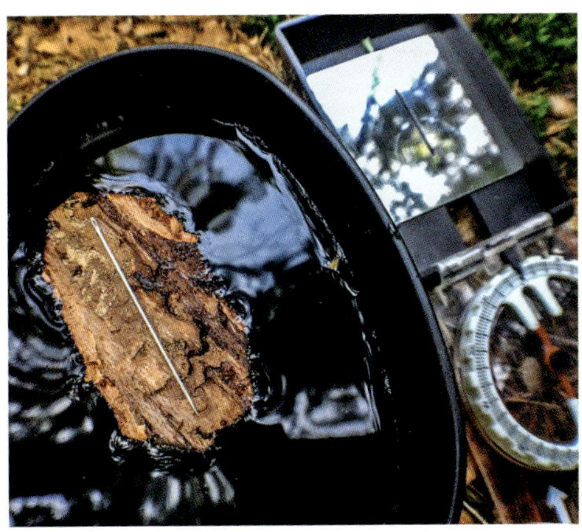

Impro-Kompass 2

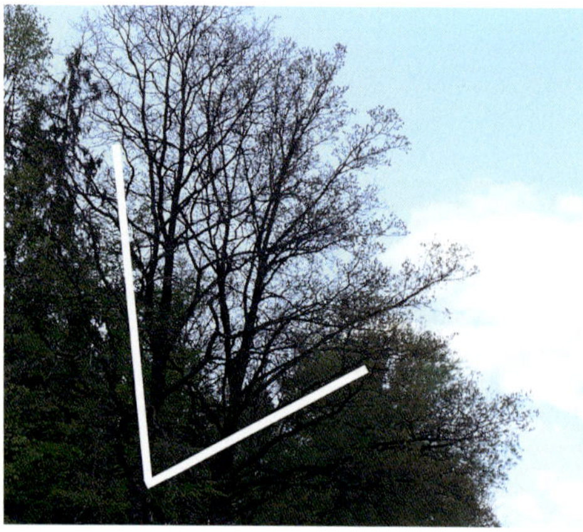

Haken-Effekt

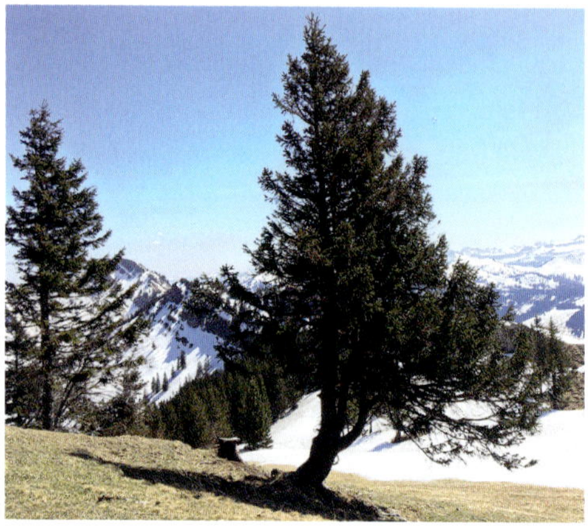

Bewuchs

ist jedoch vollkommen ausreichend, betrachtet man die Vielfalt an Möglichkeiten und die kleinen Details, die eine große Auswirkung auf die Bestimmung der Himmelsrichtungen haben. Zudem soll es lediglich dazu dienen, nicht im Kreis zu gehen und eine bestimmte Richtung einschlagen zu können. Eine Auffanglinie kann somit alle Male erreicht werden, was vollkommen ausreichend ist.

Schatten

Auf der Nordseite von Objekten gibt es am meisten Schatten. Zusammen mit der Hauptwindrichtung, also der Wetterseite, die zusätzlich Feuchtigkeit bringt, ergibt sich ein idealer Lebensraum für schatten- und feuchtigkeitsliebende Pflanzen wie z. B. Moos.

Hauptwindrichtung

Aus dieser Richtung kommt der Wind zur meisten Zeit des Jahres. Dabei beeinflusst und formt er den pflanzlichen Bewuchs, kurz- und mittelfristig aber auch eine durch Schnee bestimmte Landschaft. Um hier eine Aussage über die Himmelsrichtung machen zu können, muss man allerdings wissen, wo der Wind in der jeweiligen Region herkommt.

Sonnenlicht

Die Sonne wandert von Osten über Süden nach Westen. Am meisten Kraft hat sie gegen die Mittagszeit. Das entspricht auf der Nordhalbkugel etwa der südöstlichen bis südlichen Richtung. Da Pflanzen immer zum Sonnenlicht streben, weisen sie daher meist Richtung Südosten bis Süden.

Sonnenlicht

Haken-Effekt

Je näher man den Polen kommt, desto flacher steht die Sonne. In den Gemäßigten Zonen erreicht sie im Sommer einen Winkel von etwa 60°, abhängig vom Standort. Wenn Pflanzen zum Licht wachsen, werden sie sich zwangsläufig dem Stand der Sonne über dem Horizont anpassen. An Laubbäumen lässt sich dadurch die Himmelsrichtung an dem Haken-Effekt erkennen. Dieser entsteht, weil die Äste des Baumes auf der Südost- bis Südseite nahezu waagerecht wachsen. Auf der gegenüberliegenden Seite hingegen ragen sie fast senkrecht in die Luft, da sie nicht um den Baum herumwachsen können. Bei in Wäldern wachsenden Bäumen kann

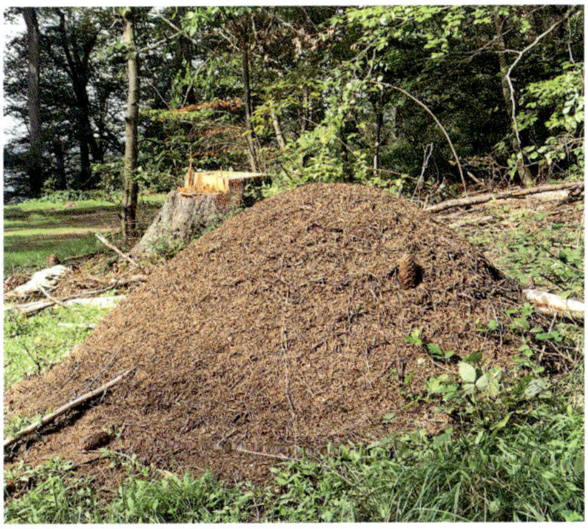

Ameisenbau

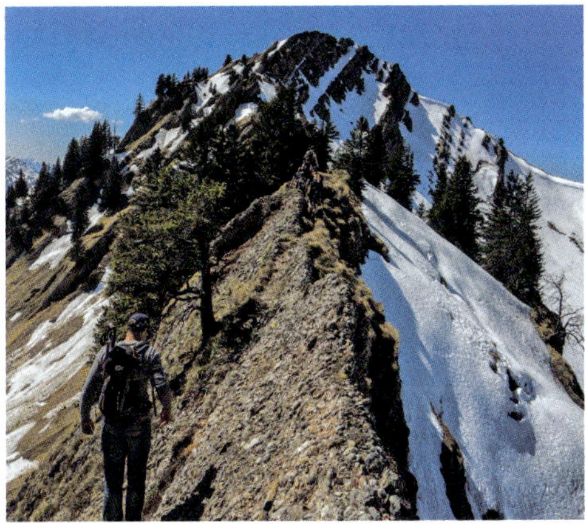

Landschaft

der Haken-Effekt bestenfalls an den Baumwipfeln ausgemacht werden. Vorsicht bei Bäumen, die an Lichtungen stehen. Sie haben eine Tendenz zur Lichtung, auch wenn diese in einer ganz anderen Himmelsrichtung liegt. Am zuverlässigsten kann die Wuchsrichtung bei frei stehenden Bäumen in flachem Gelände ausgemacht werden. Je näher man dem Äquator kommt, desto mehr nimmt dieser Effekt ab. Auf der Schattenseite ist auch das Laub größer, um mehr Licht einfangen zu können, was einen weiteren Hinweis auf die Himmelsrichtung gibt.

S. 206 oben links: In dem Bild ist eine eindeutige Tendenz zu erkennen. Sieht man es nicht, hilft es, die Augen etwas zusammenzukneifen, um nicht die einzelnen Äste zu fokussieren.

Bewuchs

Die meisten Pflanzen streben nach Licht. Manche mehr, manche weniger. An vielen ist dadurch eine Tendenz zu erkennen. Sie wachsen in die Richtung, aus der am meisten Licht kommt, also auf der Nordhalbkugel nach Südosten bis Süden. Auf dieser Seite ist bei vielen Bäumen und Büschen ein üppigerer Bewuchs zu erkennen. Das bedeutet, die Pflanze wächst dichter auf der zur Sonne gewandten Seite.

S. 206 oben rechts: Rechts liegt etwa Südost bis Süden.

Tiere

Auch die Tiere richten ihr Leben nach der Umwelt und dem Wetter aus. Ameisen bauen ihren Bau so, dass die größere flachere Seite nach Südosten bis Süden zeigt, um mehr Wärme einfangen zu können. Sie errichten ihren Bau auch immer auf der sonnigeren Seite eines Baumes, also auf der Südseite. Dies ist aber sehr stark vom Standort abhängig. An Lichtungen trifft es zum Beispiel nicht zwingend zu. Verlasse dich daher nie auf nur ein Anzeichen!

Oben links: Blick aus Südosten

Landschaft

Man kann die Himmelsrichtung nicht nur an einzelnen Pflanzen erkennen. Ein Blick aus der Ferne ermöglicht einem, die gesamte

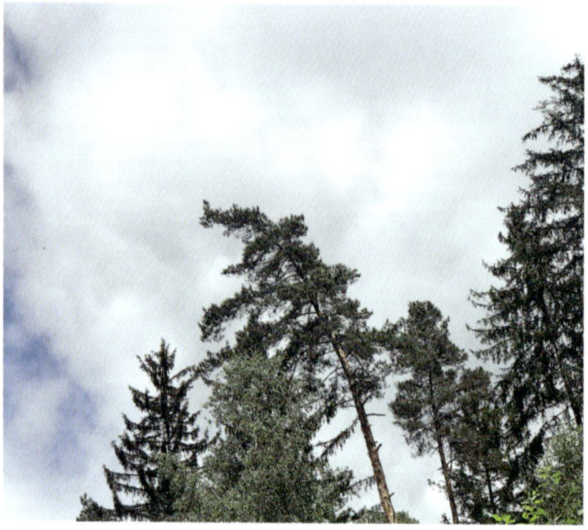

Windflüchter

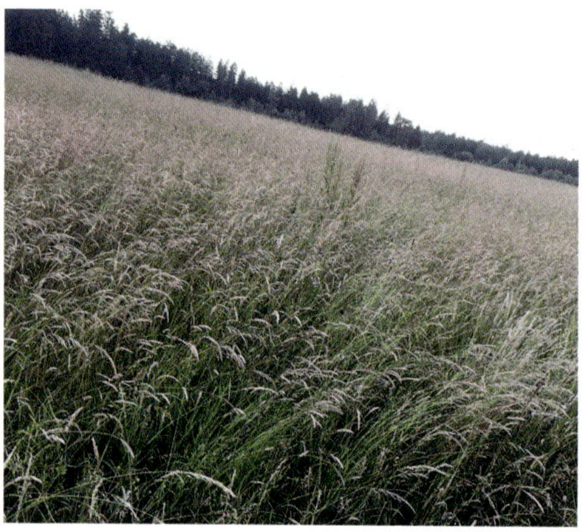

Gräser

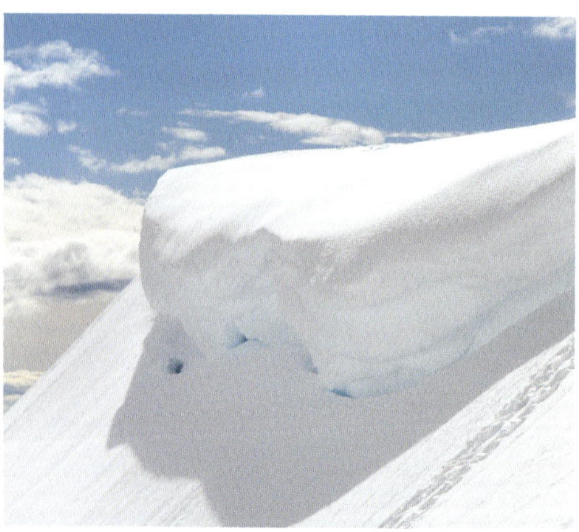

Schneewechten

Landschaft zu lesen. In den Bergen sind Südhänge meist an reichlichem Bewuchs mit Gräsern, Büschen und Bäumen zu erkennen, während die Nordseite hingegen schroff und kahl ist. Dort hält sich nach dem Winter auch der Schnee länger.

S. 207 oben rechts: Blick in Richtung Westen

Wind

Windflüchter

Da Bäume, Büsche und Gräser ein Leben lang dem Wind ausgesetzt sind, werden sie von ihm in eine Richtung gedrückt. Pflanzen, die an exponierten Stellen oder an Waldrändern wachsen, sind besonders betroffen, da sie weniger geschützt sind. Sie neigen sich weg vom Wind. Liegt die Hauptrichtung wie hier in Deutschland also im Südwesten, lehnen sich die Pflanzen nach Nordosten. Besonders häufig ist dies an Fichten und Kiefern zu sehen. Bäume, die in ihrer Wuchsform so durch den Wind beeinflusst wurden, nennt man auch Windflüchter.

Oben links: Der Wind kommt von rechts, Südwesten. Blick Richtung Südosten.

Gräser

Gräser sind weniger widerstandsfähig. Ihre Neigung wird leichter durch den vorherrschenden Wind verändert. An ihnen kann man also eher die aktuelle Windrichtung, aber nicht zwangsläufig die langfristige Hauptwindrichtung erkennen. Doch auch hier sollte man die Windrichtung nicht an einem einzelnen Grashalm festmachen. Ein ganzes Feld ist ein viel sichereres Indiz.

Mitte links: Auf dem Bild kommt der Wind von links. Evtl. kurzfristige Windrichtung.

Schneewechten
Dabei handelt es sich um sehr stark verdichtete Schneeablagerungen. Sie kommen in Mittel- und Hochgebirgen an Graten und Kämmen vor. Durch Schneeverfrachtung entsteht auf der windabgewandten, meist steileren Seite ein ausladender Überhang.

S. 208 unten links: Der Wind kommt von rechts, wahrscheinlich die Hauptwindrichtung.

Sastrugi
Stromlinienförmige Erhebungen im Schnee, die durch den Wind entstehen, werden Sastrugi genannt. Sie können sehr hart werden und kommen vor allem im Gebirge und in Polarregionen vor. Die flachere Seite eines Sastrugi ist die windabgewandte, also die Leeseite. Die steile Seite ist die Luvseite. Sie ist dem Wind zugewandt.
Unten links: Auf dem Bild kommt der Wind von links. Evtl. kurzfristige Windrichtung.

Dünen
Als Düne wird eine Erhebung bezeichnet, die durch vom Wind angewehten und abgelagerten Sand entsteht. Sie kommt in trockenen Klimazonen der Erde vor. Bei den am weitesten verbreiteten Sicheldünen ohne Pflanzenbewuchs, auch Barchan genannt, ist die flachere Seite die Luvseite mit etwa 15°, die steilere ist die Leeseite mit etwa 30°. Die sichelförmige Düne verliert zu ihren Enden hin an Höhe, die Innenseite der Sichel ist die Leeseite.

Unten rechts: Auf dem Bild kommt der Wind von rechts. Längerfristiges Anzeichen durch Hauptwindrichtung.

Schatten

Moos
Die Sonne strahlt hauptsächlich aus südöstlicher bis südlicher Richtung am meisten Wärme ab. Aus Südwesten kommt in Deutschland durch den Wind am meisten Feuchtigkeit durch Regen. Somit erweist sich hierzulande die nordwestliche Seite von Objekten in der Natur als schattigere, feuchte Seite; sie bietet dadurch Moosen, Algen und anderen Schatten liebenden Pflanzen den idealen Lebensraum. Moos wächst auf der Nordwestseite von Bäumen, da es dort am feuchtesten ist. Dies ist jedoch sehr stark

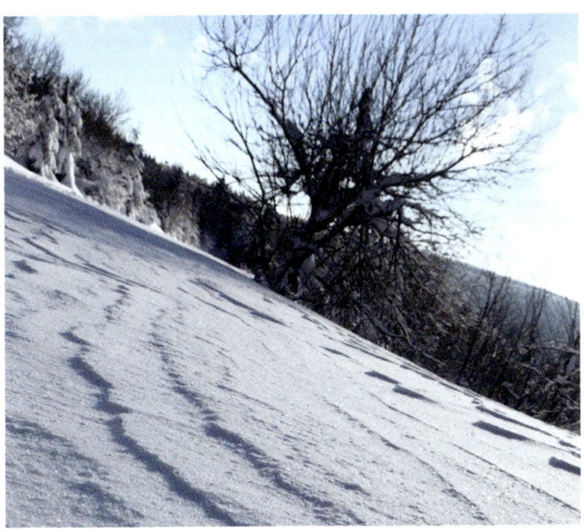

Sastrugi

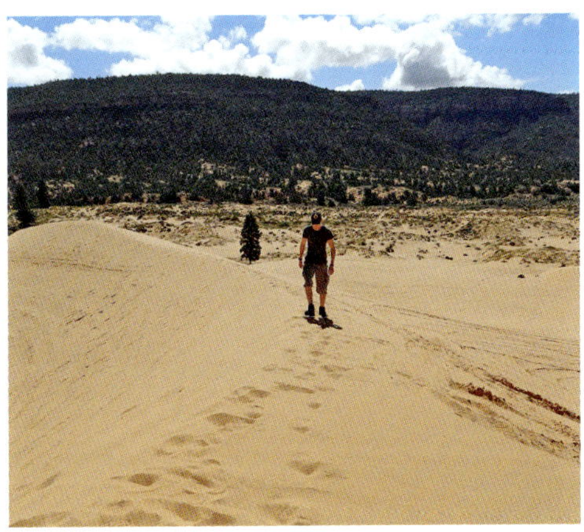

Dünen

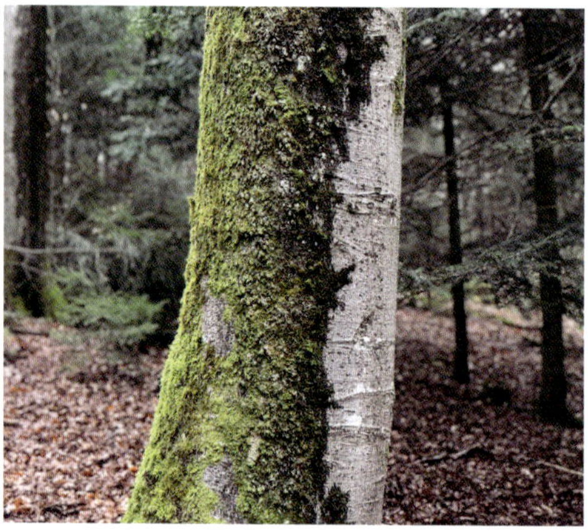

Moos

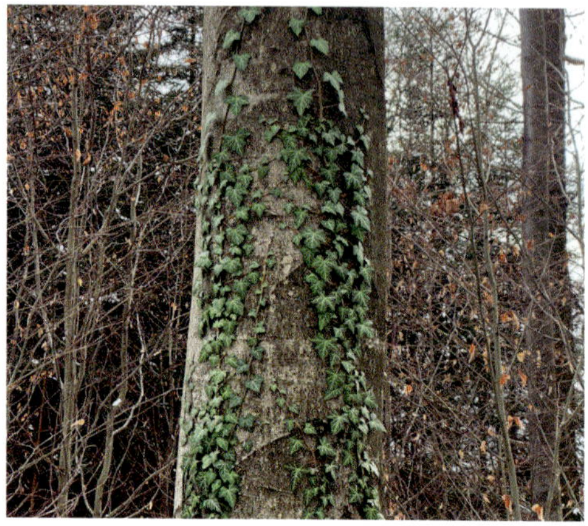

Efeu

vom Standort des Baumes abhängig. In weiten und flachen Ebenen ist dieses Anzeichen relativ zuverlässig, in einem feuchten und engen Tal jedoch nicht.

Oben links: Blick Richtung Nordosten bis Osten

Efeu

Efeu beispielsweise gedeiht in der Regel auf der Südseite eines Baumes. Da er Schatten bevorzugt, orientiert er sich sehr schnell auf dessen Schattenseite, also auf der Nordwestseite. Nach etwa zehn Jahren wird er phototroph, das bedeutet, er wächst wieder zum Licht und wechselt somit die Seite erneut.

Oben rechts: Blick Richtung Südosten bis Süden

SURVIVAL-TIPP

Verlasse dich bei der natürlichen Orientierung niemals auf nur ein Anzeichen. Die erklärten Methoden sind von sehr vielen Faktoren abhängig und du solltest unbedingt nach mehreren Hinweisen Ausschau halten, um die Himmelsrichtung so zuverlässig wie möglich bestimmen zu können!

Sonne

Auf der ganzen Welt kann mithilfe der Sonne die genaue Himmelsrichtung bestimmt werden. Auf der Nordhalbkugel geht sie um 6 Uhr im Osten auf, um 12 Uhr steht sie im Süden und um 18 Uhr geht sie im Westen unter. Dies ist jedoch auch abhängig von der Jahreszeit. Sonnenaufgang und Sonnenuntergang sind überall gleich. Auf der Südhalbkugel steht die Sonne mittags jedoch im Norden. Oberhalb des nördlichen Polarkreises geht sie im Winter gar nicht auf, trotzdem kann ihre Position um die Mittagszeit am hellen südlichen Horizont ausgemacht werden, auch wenn sie nicht direkt sichtbar ist. Während des Sommers ist sie hingegen ständig zu sehen, weshalb sie zu dieser Jahreszeit besser für die Orientierung genutzt werden kann. Unsere Winterzeit richtet sich nach dem Sonnenstand. Zur Sommerzeit erreicht die Sonne erst etwa um 13 Uhr ihren höchsten Stand. Dies sollte bei der Orientierung berücksichtigt werden.

Nachthimmel

Nordpolarstern

Die Sterne bieten uns sehr viele Möglichkeiten der Orientierung. Es gibt zahlreiche Sternbilder und Hinweise, wodurch sich die Himmelsrichtung bestimmen lässt. Wir konzentrieren uns auf den großen und kleinen Wagen und das Himmels-W, Kassiopeia genannt. Sie zeigen uns den Nordpolarstern. Er steht immer im geografischen Norden und verändert seine Position nie, während sich die drei Sternbilder im Gegenuhrzeigersinn um ihn herum bewegen. Deshalb ist es gut, mehrere Sternbilder zu kennen. Je nach Standort kann es sein, dass nur einer der Anzeiger vom Horizont oder von Wolken verdeckt wird (unten).

Sternenbahn verfolgen

Die Himmelsrichtung kann auch sehr leicht durch die Bewegung der Sterne ermittelt werden. Diese haben nämlich die gleiche Laufbahn wie die Sonne, sie wandern von Osten nach Westen. Mit dieser Methode kannst du die Laufbahn der Sterne mit nur einem einzelnen Stern verfolgen und so die Himmelsrichtung ermitteln.

1. Suche dir irgendeinen Stern am Himmel, den du von allen anderen unterscheiden kannst. Nahezu jeder Stern ist dafür geeignet, aber am leichtesten funktioniert es mit dem hellsten. Er sollte möglichst hoch am Himmel stehen.
2. Stecke anschließend zwei fingerdicke Stöcke in einem Abstand von ca. 1 m in den Boden, sodass die Enden dieser in einer Linie zu deinem Stern ausgerichtet sind.
3. Warte bis der Stern seine Position zu den Stockspitzen verändert. An der Veränderung zu seiner ursprünglichen Position, kannst du nun die Himmelsrichtung ablesen. Im Bild auf S. 212 ist er nach oben gewandert.

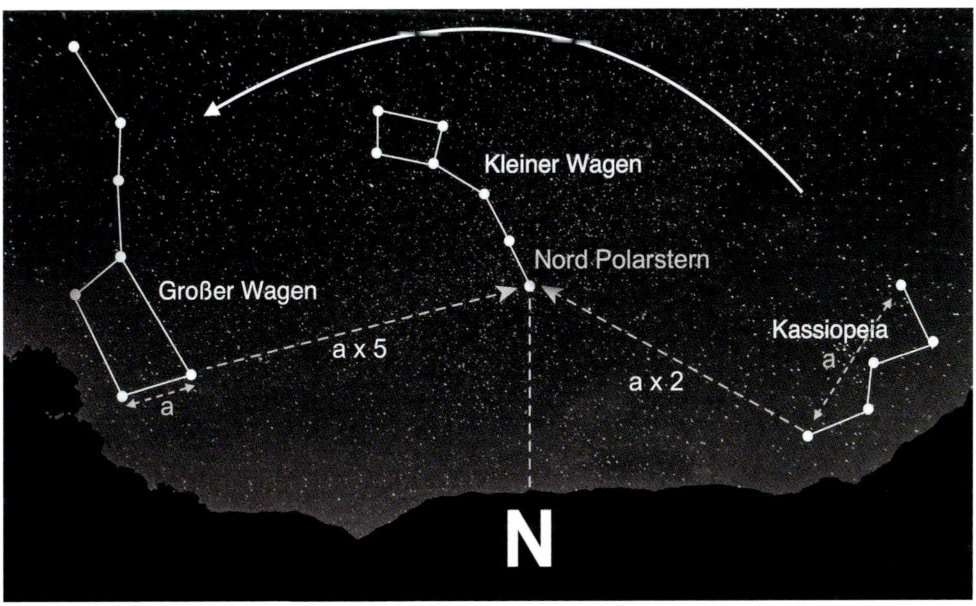

Nordpolarstern

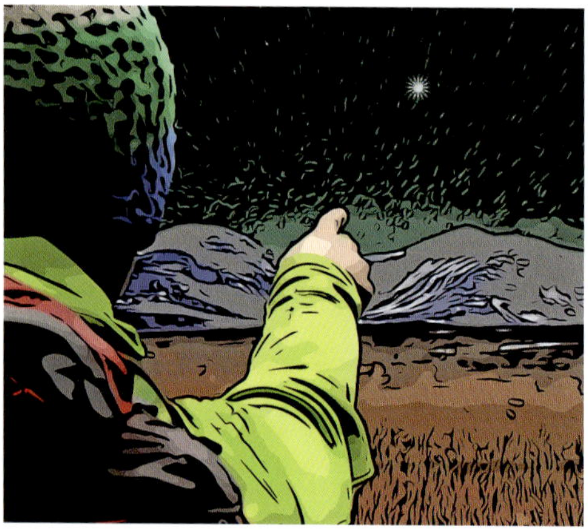

Sternenbahn 1

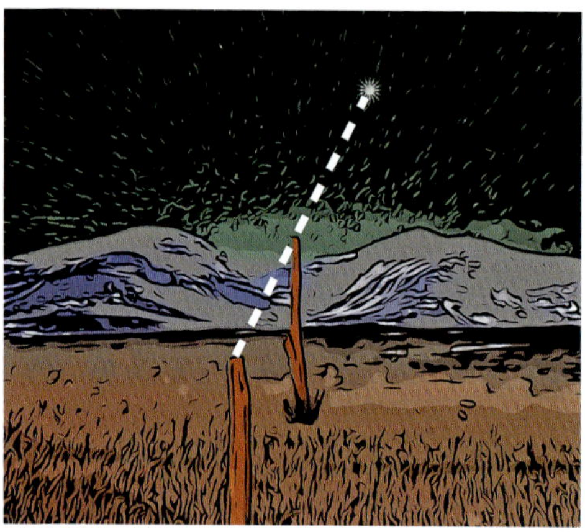

Sternenbahn 2

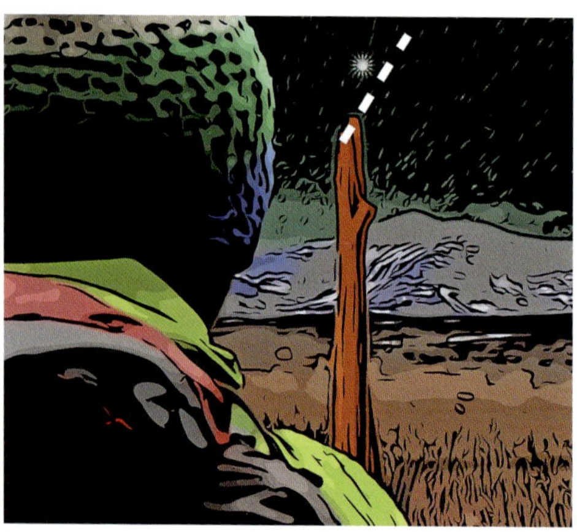

Sternenbahn 3

- **Ist der Stern nach oben gewandert, blickst du Richtung Osten.**
- **Ist der Stern nach unten gewandert, blickst du Richtung Westen.**
- **Ist der Stern nach links gewandert, blickst du Richtung Norden.**
- **Ist der Stern nach rechts gewandert, blickst du Richtung Süden.**

Mond

Der Vollmond hat die gleiche Laufbahn wie die Sonne, nur um 12 Stunden versetzt. Er befindet sich nachts um 12 Uhr also genau im Süden. Ist er ab- oder zunehmend und besitzt nur eine Sichelform, können seine Spitzen gedanklich mit einer Linie verbunden und diese bis zum Horizont verfolgt werden. Dort liegt ungefähr Süden.
Die genaue Position des Mondes kann aber auch in jeder seiner Phasen errechnet werden. Dazu wird die Mondscheibe in Zwölftel eingeteilt. Ein Vollmond entspricht somit 12/12, ein Dreiviertelmond 9/12 und ein Halbmond 6/12. Nun muss zunächst festgestellt werden, ob er gerade ab- oder zunehmend ist. Der Schatten wandert von rechts nach links. Ist also rechts der Rand des Mondes zu sehen, ist er gerade zunehmend (siehe Bild). Ist sein linker Rand zu sehen, nimmt er gerade ab. Nimmt der Mond zu, muss von der derzeitigen Uhrzeit die Anzahl der Zwölftel abgezogen werden. Bei abnehmendem Mond wird sie dazugezählt. Daraus ergibt sich eine neue Uhrzeit, die dem Sonnenstand am Tag entspricht, wodurch sich die Himmelsrichtung z. B. mit der Armbanduhr-Methode bestimmen lässt.

S. 213 oben links: Auf dem Bild ist der Mond zunehmend. Folgendes hilft beim Merken: Klammer zu) entspr. zunehmend, Klammer auf (entspr. abnehmend.

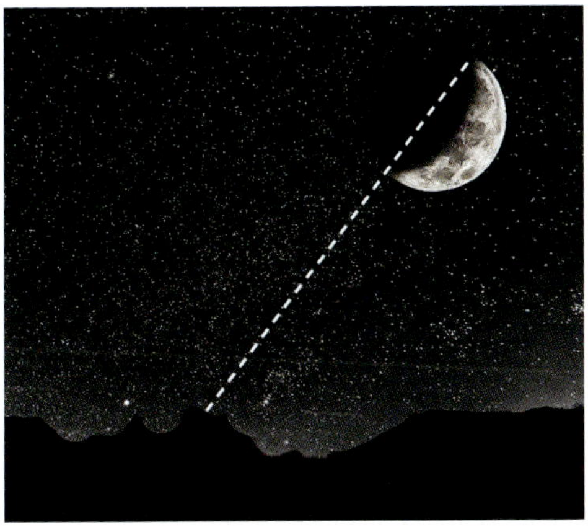

Mond

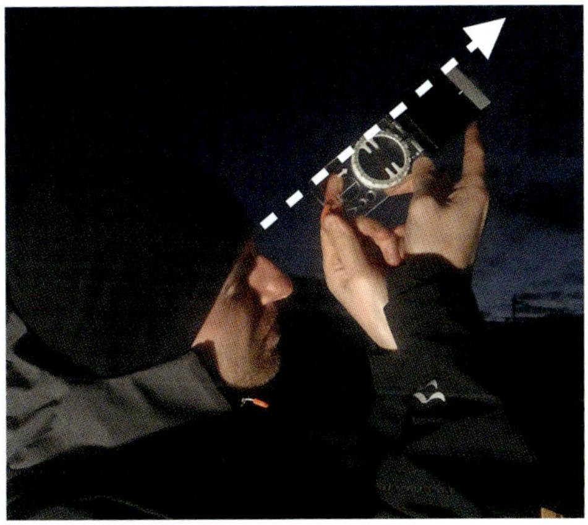

Breitengrad bestimmen

Beispiele:

1. Zunehmender Halbmond (6/12) um 20 Uhr. Von 20 werden 6 abgezogen (da der Mond zunehmend ist), ergibt 14. Der Mond steht gerade dort, wo die Sonne am Nachmittag um 14 Uhr stehen würde – kurz, im Süden.
2. Abnehmender Viertelmond (3/12) um 3 Uhr nachts. Zu 3 werden 3 addiert (da der Mond abnehmend ist), ergibt 6. Der Mond steht gerade dort, wo die Sonne am Morgen um 6 Uhr stehen würde – genau im Osten.
3. Vollmond (12/12) um 24 Uhr. Von 24 werden 12 abgezogen (oder addiert, das macht beim Vollmond keinen Unterschied), ergibt 12. Der Mond steht gerade dort, wo die Sonne am Mittag um 12 Uhr stehen würde – genau im Süden.

Breitengrad bestimmen

Mit dem Nordpolarstern kann sogar der Breitengrad bestimmt werden, auf dem man sich gerade befindet. Dazu muss der Winkel des aktuellen Standortes zum Polarstern ermittelt werden. Der Kompass wird in Marschrichtung seitlich gehalten. Über eine der beiden Anlegekanten wird der Polarstern angepeilt. Am Neigungswinkelmesser in der Kompassdose wird nun der Winkel angezeigt. Hierzulande entspricht dies 49°, also genau unserem Breitengrad. Hat man keinen Kompass, kann der Winkel, so gut es geht, geschätzt werden.

Oben rechts: Über die Anlegekante des Kompasses wird der Nordpolarstern angepeilt.

SURVIVAL-TIPP

Markiere dir in der Nacht zur Sicherheit die Nordrichtung mithilfe des Nachthimmels, um dich auch am nächsten Tag bei Bewölkung oder Nebel noch orientieren zu können.

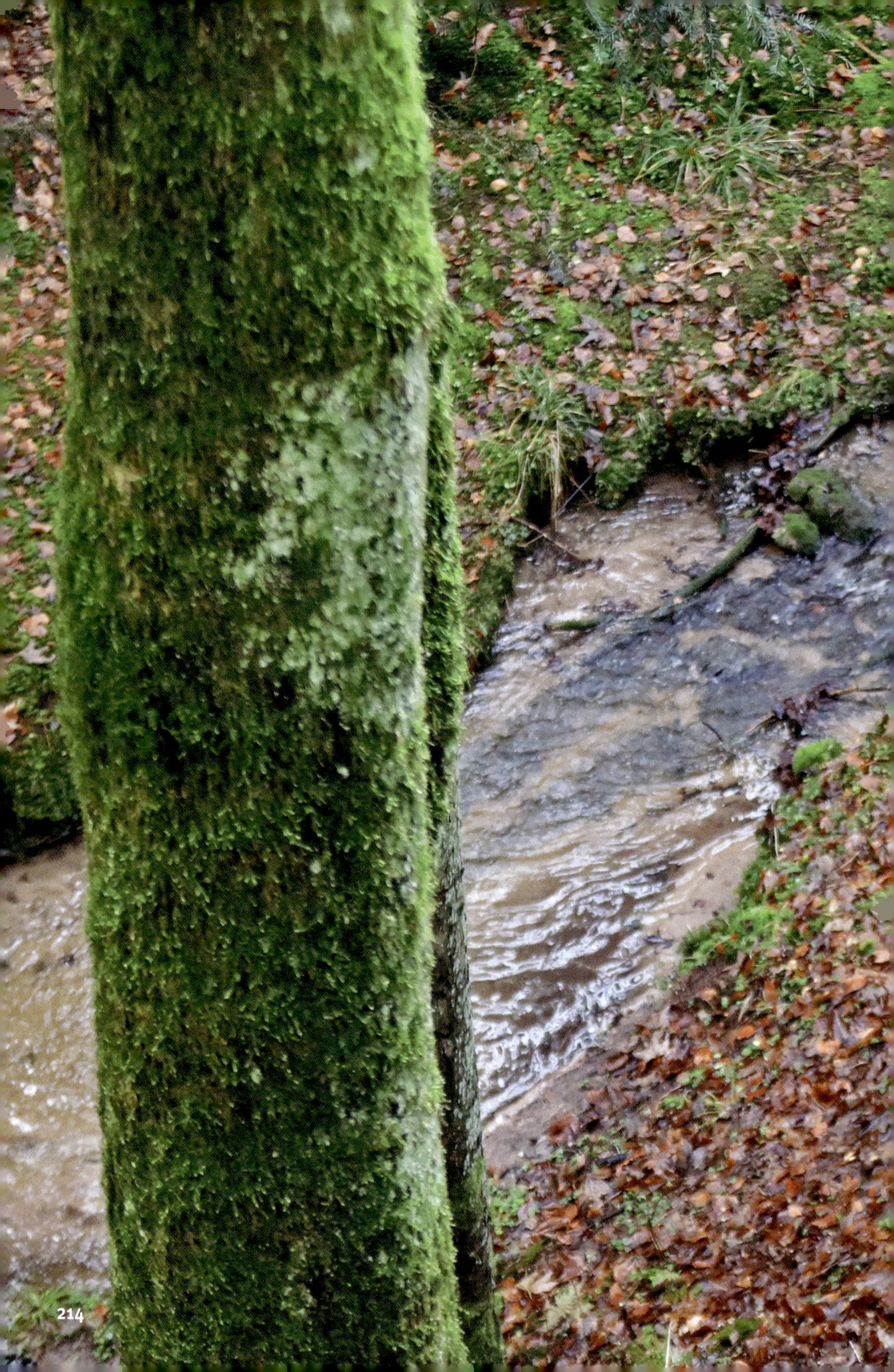

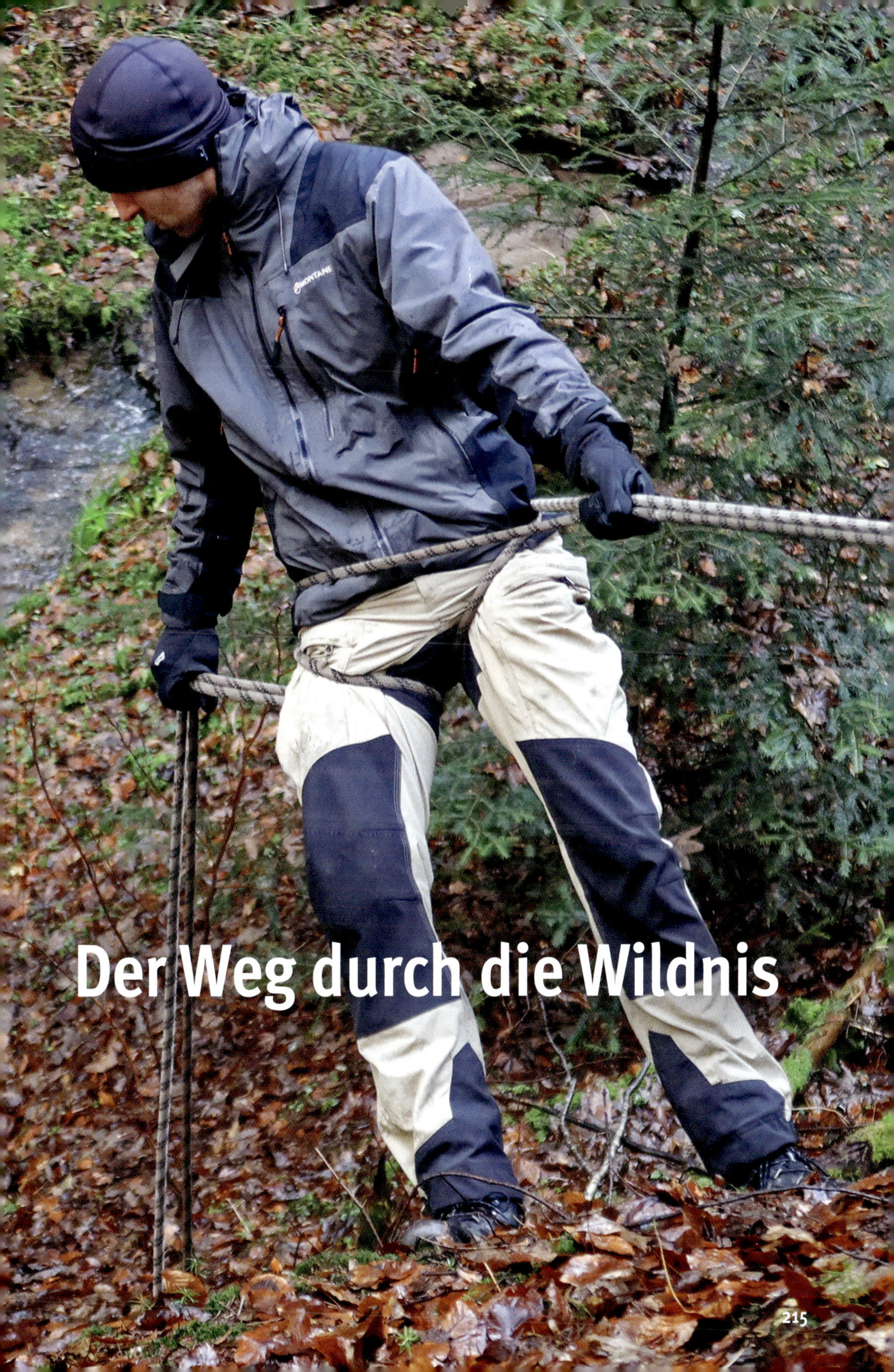

Der Weg durch die Wildnis

In der wilden Natur, abseits von Wegen, kann das Vorankommen sehr schwer sein. Nicht immer ist die Landschaft flach, überschaubar und einfach zu durchqueren. In der Wildnis wartet eine etwas andere Natur als die, die wir in unserer kultivierten Landschaft gewohnt sind. Dichte Wälder, Dschungel, meterhoher Schnee, Sümpfe oder felsiges Gelände erschweren das Vorankommen. Dies solltest du bei deiner Planung beachten! Bedenke, dass du im dichten Dschungel, in tiefem Schnee oder mit sehr viel Gepäck deutlich langsamer vorankommst. Hier sollten etwa 50 bis 75 % der eigentlichen Wegzeit zusätzlich mit eingeplant werden. Zudem kommt es vor, dass einem der Weg von hohen Bergen, tiefen Schluchten oder reißenden Flüssen versperrt wird. Solange die Möglichkeit besteht, einen sicheren Umweg um solche Hindernisse zu nehmen, solltest du dies tun. Wäge deine Möglichkeiten genau ab und versuche, das Risiko einzuschätzen, welches beim Überwinden eines Hindernisses entsteht. Falls das Umgehen nicht möglich ist, wird nachfolgend erklärt, wie du heil auf der anderen Seite ankommst.

Durchqueren von Gewässern

Gewässer sind in der Wildnis häufig anzutreffen. Aus vielen Gründen sollten sie von einem verirrten Wanderer als ernst zu nehmendes Hindernis wahrgenommen werden, da eine Durchquerung zunächst nicht wirklich bedrohlich erscheinen mag. Vom Ufer aus können jedoch nicht sofort alle Gefahrenquellen erkannt werden. Daher sollte die Situation genau beobachtet und analysiert werden, um sich im Vorfeld über das mögliche Gefahrenpotenzial bewusst zu werden. Mögliche Gefahren von stehenden und fließenden Gewässern sind unter anderem eine niedrige Wassertemperatur, gefährliche Tiere oder Fische im Wasser, die Strömung, Felsen und spitze Gegenstände am Grund, tiefer schlammiger Untergrund, worin man versinken könnte, Totholz unter Wasser, woran sich die Kleidung verfangen kann, oder unter der Wasseroberfläche treibendes Totholz, das einen mitreißt.

Stehende Gewässer

Ein stehendes Gewässer, also ein See, muss in der Regel durchschwommen werden, sollte es nicht möglich sein, ihn zu umgehen. Dabei gilt besonders bei kalten Temperaturen möglichst wenig seiner Kleidung nass zu machen. Um sich am anderen Ufer schnell wieder aufwärmen zu können, kann Zunder vorbereitet und wasserdicht in der Jackentasche oder in einem Drybag verstaut werden. Versuche, wenn nötig, zu erspähen, ob am anderen Ufer Brennmaterial zur Verfügung steht, bevor du ins Wasser gehst. Lege deine Kleidung ab und packe alles in deine wasserdichte Hardshell-Jacke ein, wenn nichts anderes zur Verfügung steht. Verschließe alle Öffnungen der Jacke und stecke das Paket in deinen Rucksack. Alternativ kann die gesamte Ausrüstung auch in einen Müllsack oder dem Tarp verpackt werden. Egal welche Variante gewählt wird, es wird definitiv schwimmen, da viel Luft zusammen mit der Kleidung eingeschlossen wird. Wenn das Wasser sehr kalt und der Weg weit ist, kannst du dein Shirt und deine Unterhosen anbehalten, um eine schützende Barriereschicht gegen das Wasser zu haben. Am anderen Ufer angekommen, streifst du das Wasser von deinem Körper ab, ziehst deine nasse Kleidung aus und die trockene wieder an. Im Winter kannst du dich zuvor kurz im

Schnee wälzen, dieser saugt das Wasser auf. Einige Kniebeugen mit etwas Zusatzgewicht in den Händen regen den Kreislauf an, um schnell wieder warm zu werden. Trockne die nasse Kleidung wenn möglich über dem Feuer oder in der Sonne. Sie kann auch am Körper getrocknet werden, darf aber nicht direkt auf der Haut getragen werden. Dadurch würde man weiter auskühlen. Stecke sie stattdessen zwischen die Kleidungsschichten (Mitte links).

Schwimmpaket mit einem Tarp schnüren

1. Breite das Tarp auf dem Boden aus und lege deine komplette Ausrüstung in die Mitte (Mitte rechts).
2. Klappe zunächst zwei gegenüberliegende Seiten hoch und rolle sie ineinander ein (unten links).
3. Zum Schluss werden die beiden übrigen Enden übereinandergelegt und miteinander verschnürt. Sie dienen auch als Tragegriff. Durch die Rolltechnik kann kein Wasser eindringen (unten rechts).

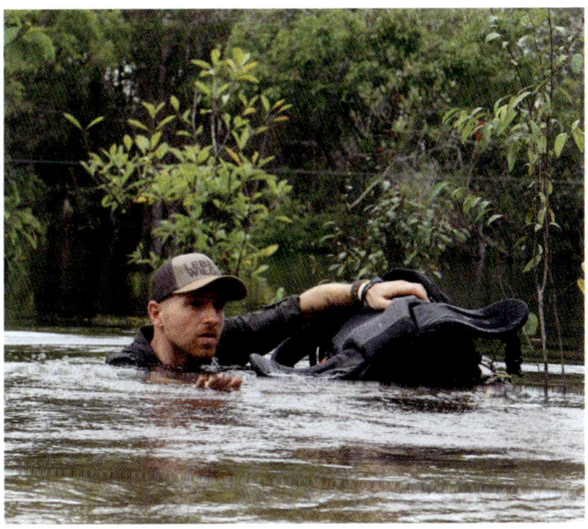

Stehendes Gewässer durchschwimmen

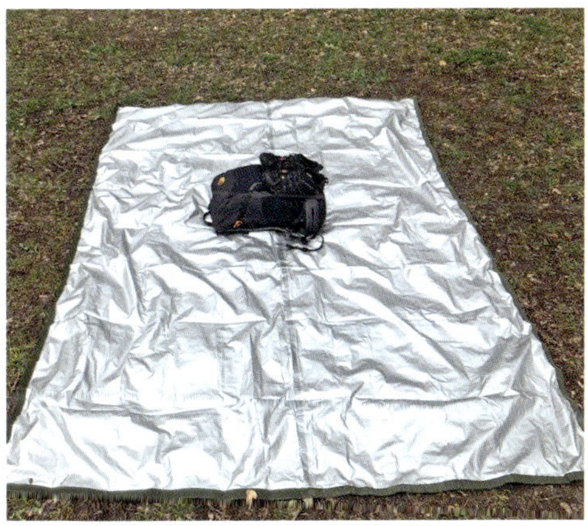

Schwimmpaket schnüren 1

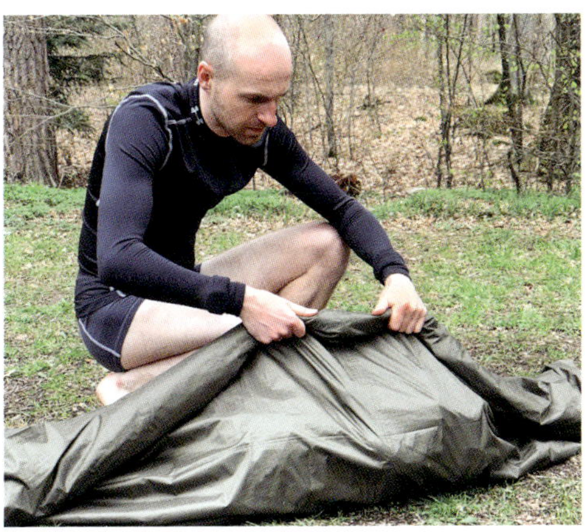

Schwimmpaket schnüren 2

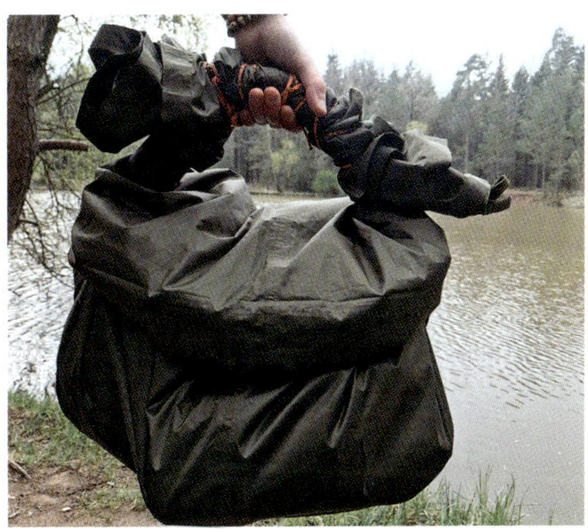

Schwimmpaket schnüren 3

Fließende Gewässer

Fließende Gewässer aus den Bergen sollten wenn möglich früh am Tag durchquert werden. Der Fluss kann von Gletschern und Schneefeldern gespeist werden, weshalb der Wasserpegel im Laufe des Tages durch steigende Temperaturen zunehmen kann. Engstellen sind für die Durchquerung weniger geeignet, da das Wasser dort schneller fließt und die Strömung somit wesentlich kräftiger ist. Suche dir eine seichte Stelle, die gegebenenfalls durch kleine Inseln oder Felsen in mehrere Teile eingeteilt werden kann. Bei der Auswahl der Stelle ist zu beachten, dass das Wasser an der Außenseite einer Flussbiegung immer tiefer und das Ufer steiler ist, da dort die Strömungsgeschwindigkeit höher ist. Auf der langsamer fließenden Innenseite dagegen lagert sich Kies ab, wodurch sich ein flaches Ufer bildet. Suche dir zum Durchwaten des Flusses einen zwei Meter langen stabilen Stock. Er dient als Standhilfe im Wasser. Auch hier gilt es, die Kleidung möglichst trocken zu halten. Verfahre also wie oben bereits beschrieben. Zum Durchwaten eines Gewässers müssen jedoch immer Schuhe getragen werden, sollte der Untergrund nicht einschätzbar sein, da das Vorankommen damit wesentlich sicherer ist. Solltest du ein weiteres Paar Schuhe oder Sandalen haben, nutze sie! Ein guter Freund von den Gebirgsjägern der Bundeswehr hat mir mal einen guten Tipp gegeben – die Einlegesohlen aus den Schuhen nehmen und in die Ersatzsocken stecken. Das funktioniert sehr gut und trocknet sehr viel schneller als ein Wanderstiefel. Der Rucksack wird nur mit gelockertem Schultergurt umgehängt. Auf keinen Fall darf er fest an den Oberkörper geschnallt werden. Hüft- und Brustschnallen müssen geöffnet bleiben, damit der Rucksack im Falle eines Sturzes abgeworfen werden kann. Ansonsten kann er einen unter Wasser drücken. Trage dein Survivalkit und Messer immer bei dir, falls der Rucksack davontreiben sollte.

Unten links: Breite Stellen im Fluss sind in der Regel seichter und fließen langsamer.

Ein Fließgewässer wird immer mit dem Blick gegen die Strömung durchquert. Zum einen damit man sieht, ob Treibgut auf einen zukommt, zum anderen um sich besser gegen die Strömung lehnen zu können. Bewege dich seitlich und setze einen Fuß voran. Er-

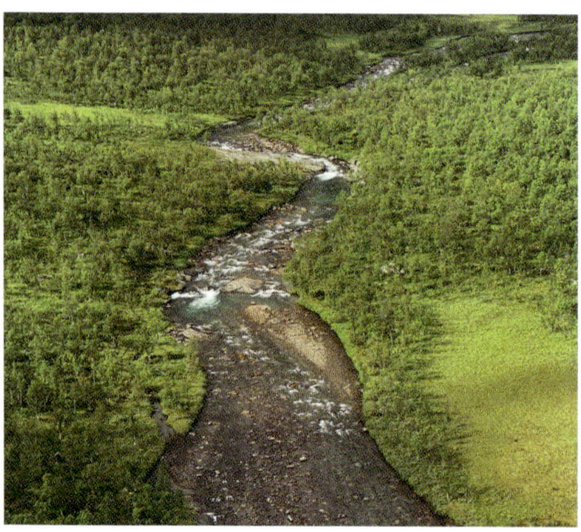

Breite Stelle im Fluss

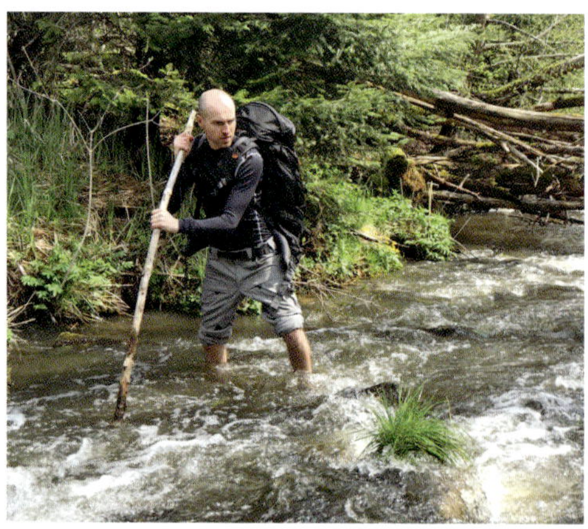

Blick gegen die Strömung richten

fühle vor dem Auftreten den Untergrund auf seine Standfestigkeit, danach kommt der Watstock, dann der andere Fuß. Die Beine dürfen sich nie überkreuzen, da sonst der Stand zu instabil wird. Je tiefer das Wasser ist, desto schwieriger ist es, den Fluss zu durchqueren, doch man merkt sehr schnell, wo die Grenzen liegen. Bereits knietiefes Wasser kann schon so stark sein, dass das Durchwaten nicht möglich ist. In diesem Fall ist nur Schwimmen die Lösung. Suche dir dazu eine möglichst sichere Stelle ohne viele Felsen. Um dort anzukommen, wo du möchtest, solltest du bei einer stärkeren Strömung so viele Meter flussaufwärts starten wie der Fluss breit ist, da dich die Strömung flussabwärts treibt. Am besten ist es, auf der Innenseite einer Flussbiegung zu starten und sich von den unterschiedlichen Strömungsgeschwindigkeiten nach außen treiben zu lassen.

S. 218 unten rechts: Der Blick ist gegen die Strömung gerichtet und alle Schnallen des Rucksacks bleiben offen.

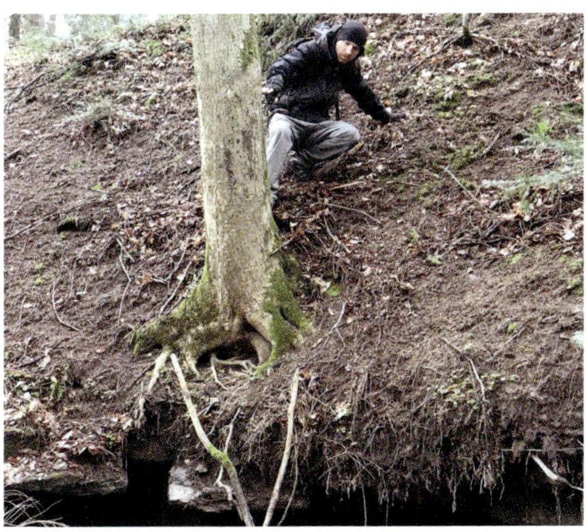

Steilhang

Hänge, Böschungen und Schluchten

Steilhänge

Diese Geländeart scheint zunächst nicht besonders bedrohlich zu sein. Doch auch im dichten Wald kann sich unterhalb einer Böschung ein tiefer Abgrund verbergen. Deshalb sollte man beim Begehen von Hängen und Böschungen in unübersichtlichem Gelände sehr aufmerksam sein, denn ist man durch eine Laub- oder Kiesschicht erst einmal ins Rutschen gekommen, kann man nur sehr schwer wieder stoppen. Indem man bergabwärts immer auf Bäume oder Felsen zuläuft, hat man eine sichere Bremse vor sich, die ein unkontrolliertes Abrutschen verhindert.

Unten: Am Ende einer rutschigen Böschung kann sich schnell ein Abgrund auftun.

Impro-Eispickel

Dieses Werkzeug hat sich für mich schon bei vielen Abenteuern als überaus nützlich erwiesen – vor allem, was die Sicherheit angeht. Ein Eispickel dient dazu, einem Halt zu geben, wo eigentlich keiner ist. An einem vereisten Hang oder bei Gipfelbesteigungen in verharschtem Schnee bewahrt er einen vor dem Absturz und dient als Notfall-Anker, wenn man ins Rutschen gerät.

Doch man hat nicht immer einen Eispickel dabei, schon gar nicht, wenn man außerhalb der Wintersaison unterwegs ist. Ein Pickel kann auch beim Auf- und Absteigen in steilem Gelände überaus behilflich sein, wie zum Beispiel an einem steilen, mit Gras bewachsenen Hang ohne Griffe zum Festhalten. Am besten funktioniert es mit zwei Pickeln, aber auch nur mit einem ist man be-

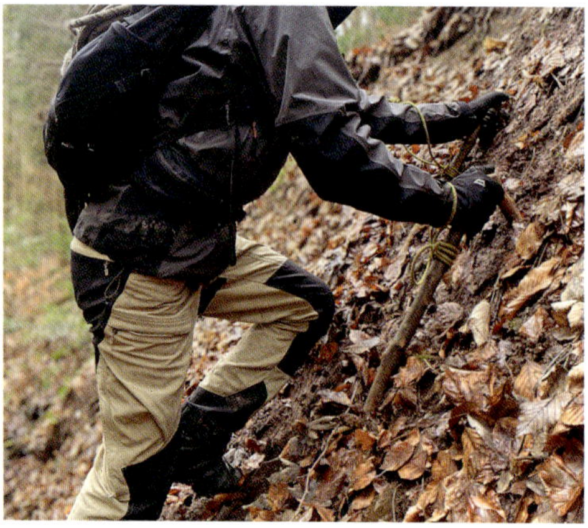

Gebrauch des Pickels

reits viel sicherer unterwegs. Dabei wird der Pickel fest in den Hang geschlagen und auf Halt geprüft. Dann tritt man mit den Füßen nach. Einer nach dem anderen, werden die Fußspitzen fest in den Hang gestoßen. Erst wenn man an drei Punkten Halt hat, wird der Pickel versetzt. Der Pickel selbst sollte aus einer zweifingerdicken Astgabel bestehen. Es kann auch Totholz verwendet werden. Es muss vorher aber unbedingt auf Stabilität geprüft werden! Der kleine Schenkel sollte ca. 10 bis 15 cm lang sein und in einem 60° bis 80°-Winkel vom 40 bis 50 cm langen Schaft abstehen. Beide Enden sollten flach angespitzt werden, damit sie stabil bleiben und sich leichter in die Erde oder den Schnee rammen lassen.

Links: Vor dem Gebrauch sollte der Pickel auf seine Stabilität getestet werden.
Unten: Mit einem Prusikknoten kann zusätzlich eine Handschlaufe angebracht werden, die bis zum Schaftende reicht.

Improvisiertes Abseilen

Kletterstange

Dein Weg wird von einer Felswand versperrt. Ein Seil zum Abseilen ist nicht verfügbar und ein Umweg würde Tage dauern. Mit einer Kletterstange kann in einer solchen Notsituation improvisiert werden. Hierzu wird ein Baumstamm, ein Ast oder ein Bambusrohr benötigt, das ungefähr armdick ist und dessen Länge etwas mehr als die zu überwindende Höhe beträgt. Dieser Gegenstand wird an die Felswand angelehnt und gegen ein Wegrutschen mit einer Schnur gesichert. Sollte die Stange nicht lang genug sein, kann sie auch mit einer Reepschnur oder Paracord aufgehängt werden. Dazu wird die

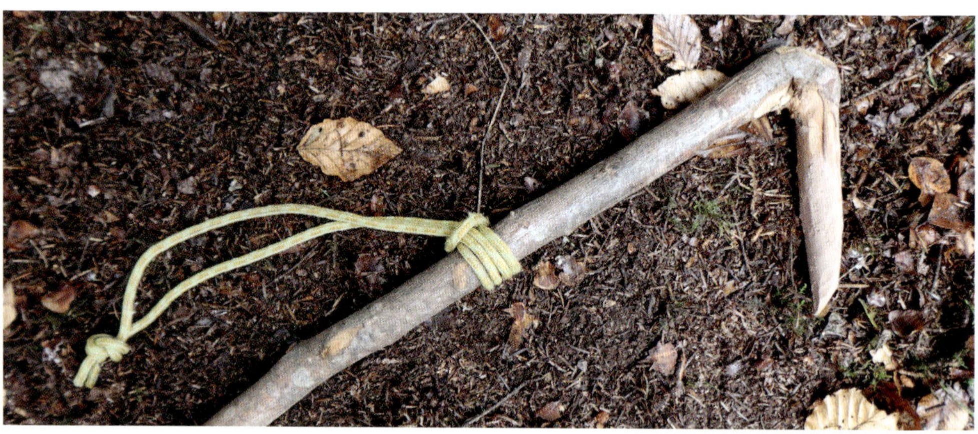

Handschlaufe am Pickel

Schnur mit einem Prusikknoten am oberen Ende der Stange befestigt. Die beiden offenen Enden werden nun um einen stabilen Fixpunkt wie einen Baum oder Ast gelegt und mit einem Sackstich verbunden. An der Stange kann nun hinuntergeklettert werden. Umklammere dabei mit dem gesamten Körper die Stange, um möglichst viel Reibung zu erzeugen. Vergewissere dich, dass alle Fixpunkte und Gegenstände dein Körpergewicht halten können! Falls unterhalb der Felswand ein Baum wächst, kannst du natürlich auch über diesen hoch- oder runterklettern.

Unten links: Für die effektive Technik ist nur ein kurzes Stück Schnur notwendig, vielleicht vom Survival-Armband oder dem Rucksack.

Angel Wings

Steht ein Seil zur Verfügung, kann dieses benutzt werden, um ein Hindernis sicher und kontrolliert zu überwinden. Eine Methode ist, das Seil hinter dem Rücken zu führen und seitlich einen Hang oder eine Böschung abzusteigen, während man mit den Händen die Geschwindigkeit reguliert. Da hier die

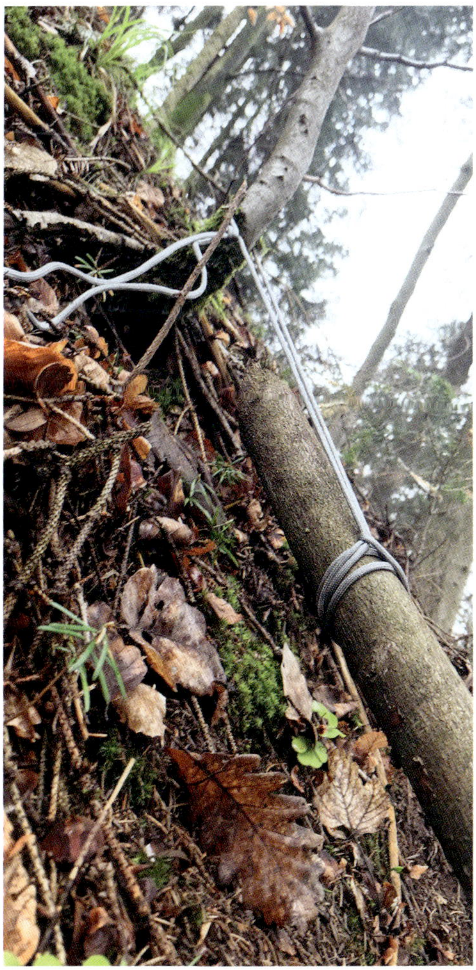

Sichern mit Schnur

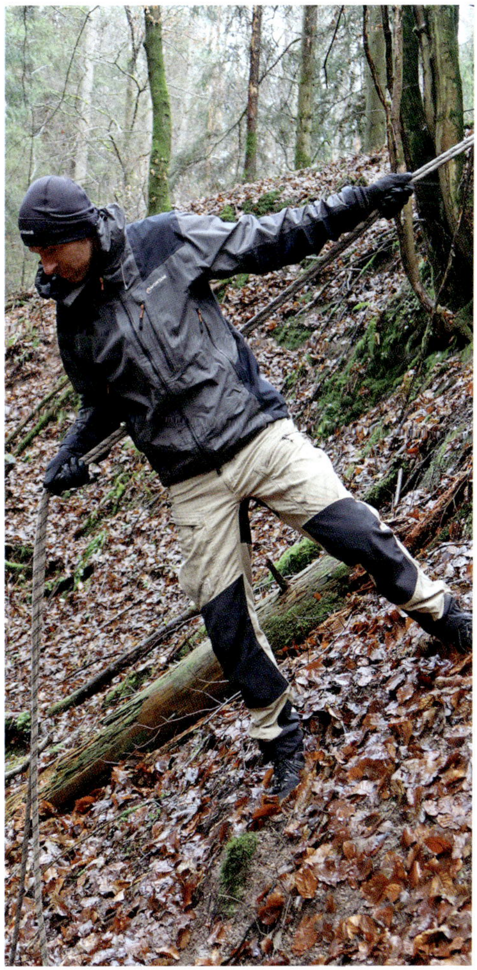

Angel Wings

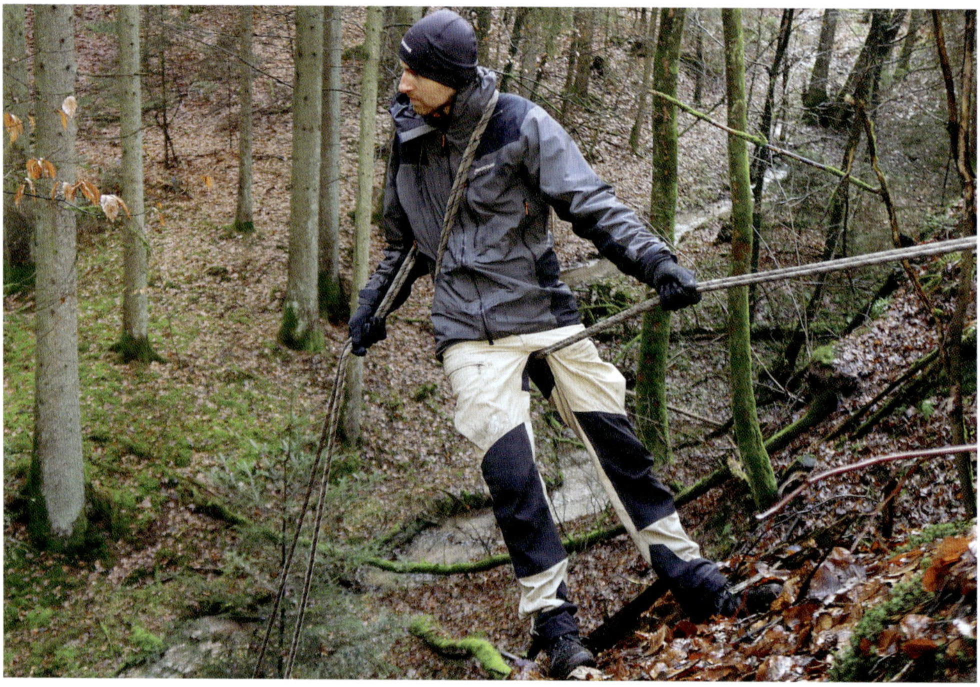

Dülfersitz

Reibung zwischen Seil und Körper nur gering ist, kann diese Methode nicht für Abstiege im vertikalen Gelände angewendet werden. Lege das Seil doppelt um einen stabilen Fixpunkt wie einen etwa 20 cm dicken Baum. Unten angekommen, kann es so durch Ziehen an einem Strang wieder eingeholt werden.

S. 221 unten rechts: Die Angel-Wings-Technik ist nur für Böschungen geeignet.

Dülfersitz

Beim Dülfersitz wird das Seil um den Körper geschlungen, um möglichst viel Reibung zu erzeugen. Hierzu verläuft es von vorne zwischen den Beinen über die rechte Pobacke, nach rechts auf die Vorderseite. Von da aus geht es weiter über die linke Schulter, wo es dann nach unten hängt. Greife dieses lose Ende von unten mit der rechten Hand, die andere Hand hält den belasteten Strang vor dir. Setze dich mit dem vollen Gewicht in das Seil und lasse es nun langsam durch deine Hände gleiten, um sicher abzusteigen. Die rechte Hand ist die bremsende Hand, die linke ist zur Stabilisierung am belasteten Strang da. Diese Technik ist sehr sicher und kann auch bei vertikalen Abstiegen angewendet werden. Beim Abseilen ist darauf zu achten, dass das Seil nicht über blanke Haut läuft. Dies kann sehr schnell zu Verbrennungen führen. Lege das Seil wieder doppelt um einen Fixpunkt, um es später wieder einholen zu können.

Oben: Nicht sicher in senkrechten Wänden, aber perfekt für Steilhänge

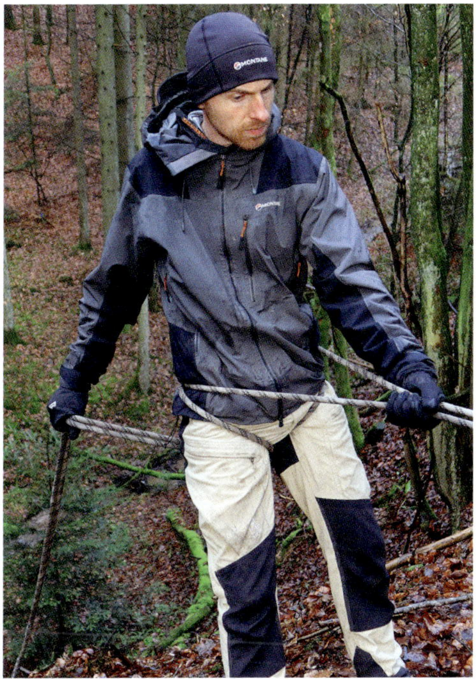

Südafrikanische Technik

Südafrikanische Abseiltechnik

Sehr improvisiert, aber dennoch bequem und sicher – auch in sehr steilem Gelände. Die Südafrikanische Abseiltechnik ist auch für vertikale Wände geeignet. Das Seil wird mehrfach symmetrisch um den Hüft- und Gesäßbereich geführt und bietet dadurch viel Reibung, was den Einsatz sehr sicher und relativ angenehm macht.

Hierfür sind zwei Stränge nötig. Lege das Seil also doppelt um einen Fixpunkt, sodass auf beiden Seiten jeweils die Enden gleich lang herunterhängen. Der Abseilende steht zwischen den beiden Strängen. Sie verlaufen über den Beckenbereich nach hinten, überkreuzen sich dort und werden dann jeweils um die Beine nach vorne und zwischen den Beinen hindurchgeführt.

Die rechte Hand greift nach hinten und hält dort das Restseil fest, während die linke Hand vorne am belasteten Seil für Stabilität sorgt. Durch leichtes Öffnen der rechten Hand kann das Seil hindurchrutschen, womit der Abstieg reguliert werden kann.

Links: Eine sehr sichere Methode zum Abseilen an Steilhängen. Im Vertikalen ist sie jedoch grenzwertig.

Behelfsklettergurt

Die sicherste Variante, sich abzuseilen, ist mit einem improvisierten Gurt. Dazu werden ein Seil und ein Karabiner benötigt. Am sichersten ist ein HMS-Schraub- oder -Triple-Lock-Karabiner, aber alles ist besser als nichts. Für den Gurt muss vom Seil zunächst ein drei Meter langes Stück abgeschnitten werden. Beide Enden werden nun miteinander durch einen Sackstich verknotet, damit eine Schlinge entsteht. Diese Schlinge wird von hinten über den Hüftbereich gelegt, sodass sich der Knoten oberhalb vom Gesäß befindet und die Schlinge praktisch einmal drumherumläuft. Hole dir nun von links und rechts der Hüfte sowie zwischen den Beinen das Seil nach vorne und verbinde die drei Stränge mit dem Karabiner. Der Knoten bleibt über dem Gesäß. Dein Gurt ist nun fertig und er ist sogar relativ bequem. Zumindest so bequem wie ein improvisierter Gurt sein kann. Alternativ kann hierfür auch eine Bandschlinge mit 120 cm verwendet werden.

Das Seil wird nun um einen Fixpunkt wie einen Baum gelegt und der Doppelstrang mit einem Halbmastwurf in den Karabiner eingehängt. Für eine Höhe von zehn Metern wird also ein Seil mit einer Länge von mindestens 22 Metern benötigt, wenn der Fixpunkt einen Meter von der Felswand entfernt steht. Unten angelangt, kann es wieder eingeholt werden.

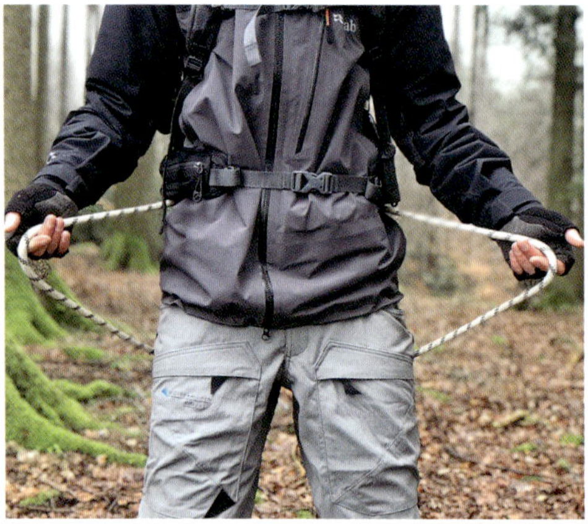

Behelfsklettergurt 1

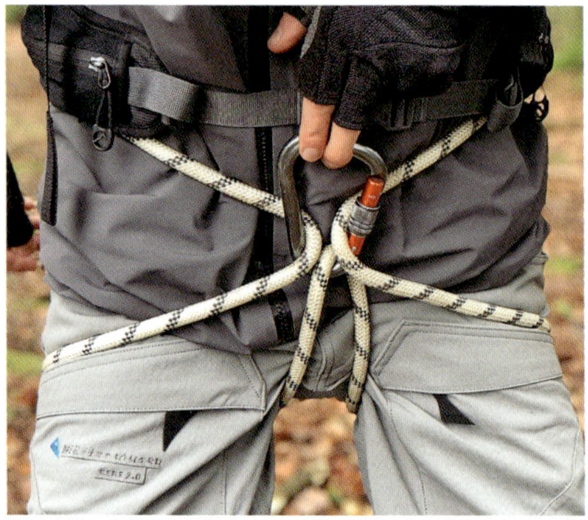

Behelfsklettergurt 2

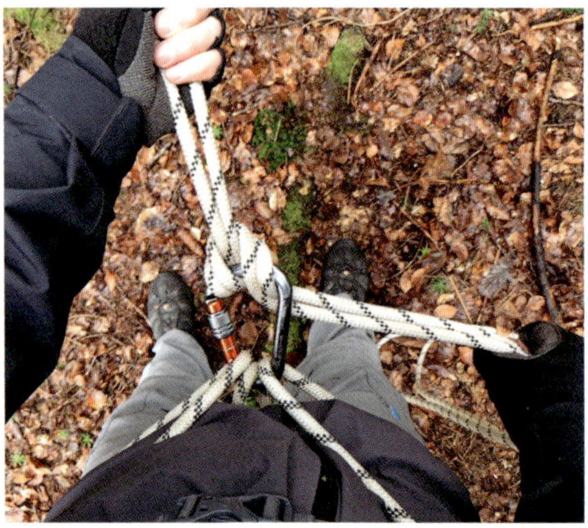

Behelfsklettergurt 3

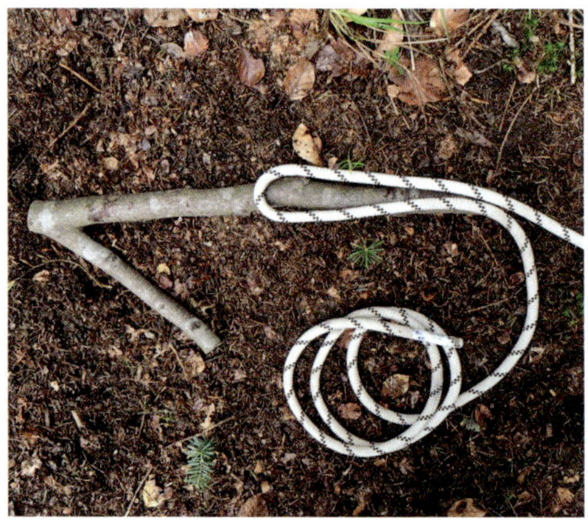

Enterhaken 1

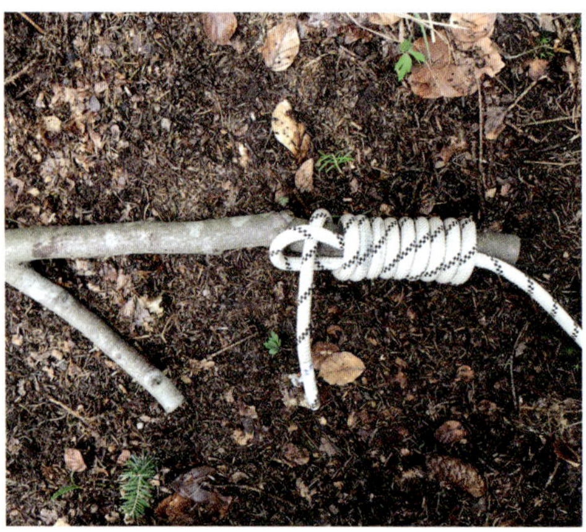

Enterhaken 2

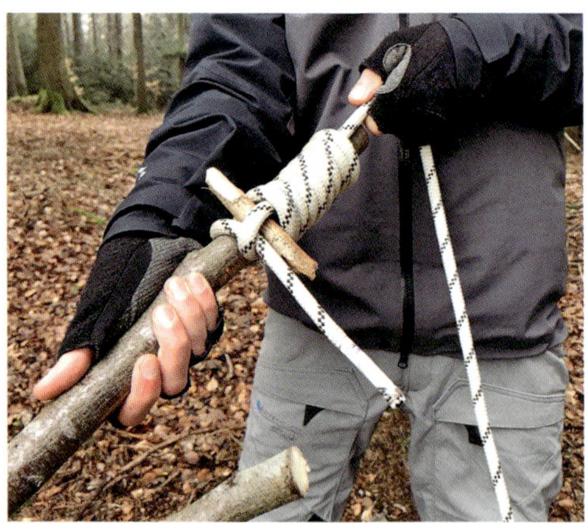

Enterhaken 3

Ist das Seil zu kurz, muss es im Einzelstrang verwendet werden. Dazu wird es mit einem gesteckten doppelten Palstek am Fixpunkt befestigt. Lege dazu den Palstek um den Fixpunkt und verfolge mit dem Seilende das Seil durch den gelegten Knoten wieder zurück. Egal ob Einzel- oder Doppelstrang, in beiden Fällen muss am Seilende ein halber Schlag angebracht werden, um einen Sturz zu vermeiden, sollte das Seil nicht bis zum Boden reichen.

Behelfsklettergurt 1 bis 3 links: Diese Methode benötigt zwar einen Karabiner, kommt in puncto Sicherheit und Komfort jedoch einem normalen Klettergurt gleich.

SURVIVAL-TIPP

Bei jeder Abseilvariante sollte an jedem Seilende jeweils ein halber Schlag zur Sicherheit angebracht werden. So spürt man, wenn man das Seilende erreicht hat. Ein unkontrollierter Absturz kann so ganz leicht vermieden werden.

Seilbrücke

In manchen Wildnisgebieten der Erde werden feste Seilbrücken, auch Tyrolean Traverse oder Tiroler Seilbrücke, über Flüsse und Schluchten gespannt, um die Versorgung von Jagd- und anderen Hütten sicherstellen zu können. Bei dieser Brückenart wird Material in einem an einem Seil hängenden Lastenkorb transportiert. Es lohnt sich also, einen breiten Fluss, der nicht durchwatet oder durchschwommen werden kann, oder eine tiefe Schlucht auf eine längere Strecke nach einer solchen Brücke abzusuchen. Wird eine Brücke gefunden, muss sie vorher unbedingt auf ihre Stabilität geprüft werden. Gehe im Zweifelsfall kein Risiko ein!

Enterhaken

Ist keine Möglichkeit für eine sichere Überquerung auffindbar, muss wieder einmal improvisiert werden. Dazu wird ein Statikseil (ein Seil mit keiner bis sehr geringer Dehnung) benötigt, das etwa fünf Meter länger ist als der Abstand der beiden verwendeten Fixpunkte.

Das Seil kann über eine kurze Distanz über ein Hindernis mit einem improvisierten Enterhaken auf der anderen Seite befestigt werden. Dazu wird eine stabile Astgabel benötigt, die zwei bis drei Finger dick ist und das Mehrfache des eigenen Körpergewichts tragen kann. Befestige das Seil, wie nachfolgend beschrieben, an diesem Haken.

1. Das Seil wird, wie gezeigt, doppelt auf den Hauptschenkel des Holzhakens gelegt (S. 224 Mitte rechts).
2. Haken und Seil werden mehrmals mit dem kurzen offenen Ende umwickelt (S. 224 unten links).
3. Das Ende wird zusammen mit einem Stück Holz in die Schlaufe gesteckt. Durch Ziehen am Seil zieht sich der Knoten fest. Durch Entfernen des Holzstücks lässt sich der Knoten wieder lösen (S. 224 unten rechts).

Der fertige Enterhaken wird nun zusammen mit der für das Hindernis benötigten Länge des Seils auf die andere Seite geworfen, wo er sich in den Ästen oder Wurzeln eines Baumes verhaken soll. Die Festigkeit des Fixpunktes muss auch hier unbedingt durch kräftiges Ziehen geprüft werden!

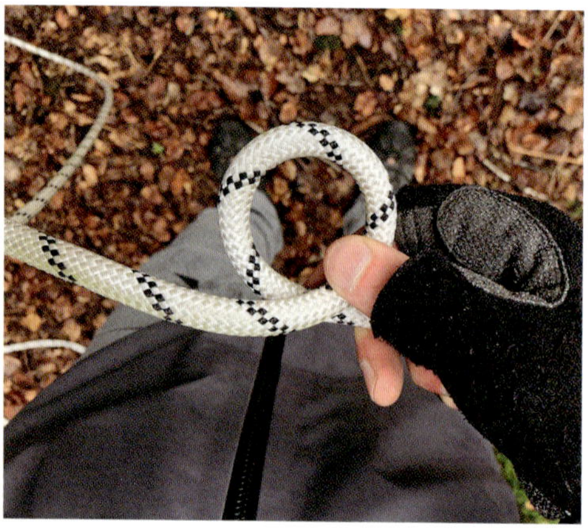

Seil spannen 1

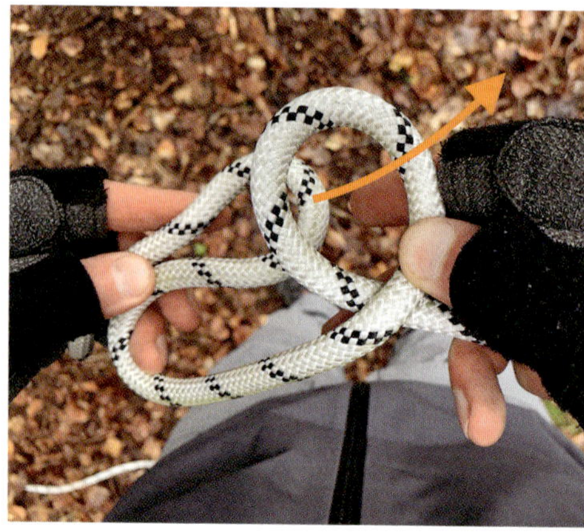

Seil spannen 2

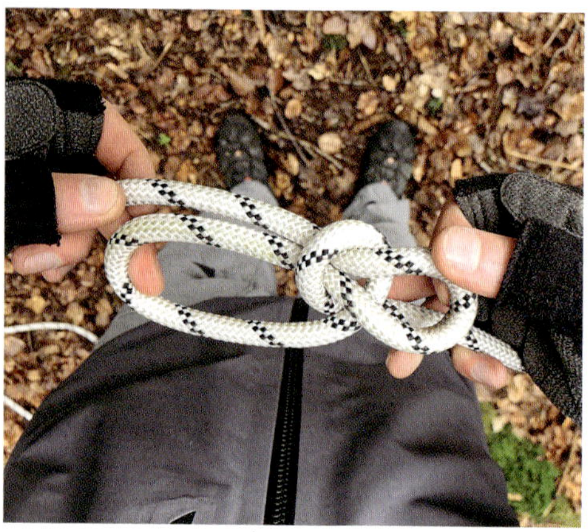

Seil spannen 3

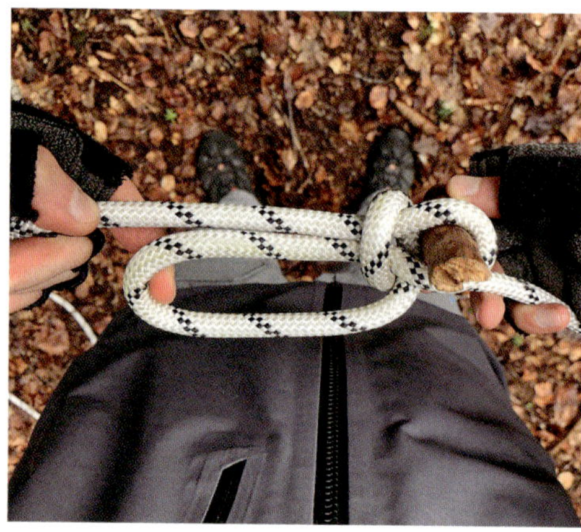

Seil spannen 4

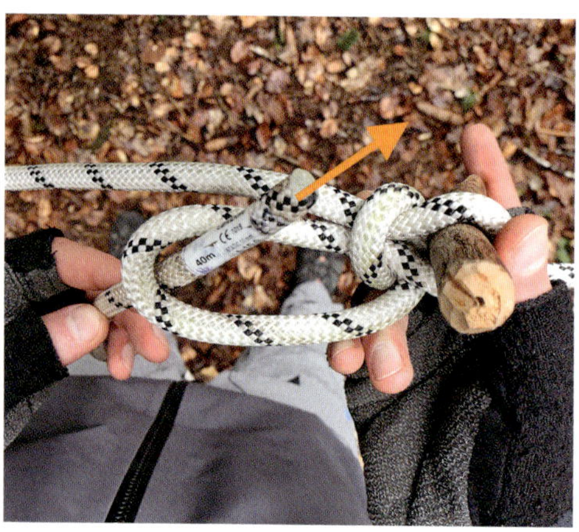

Seil spannen 5

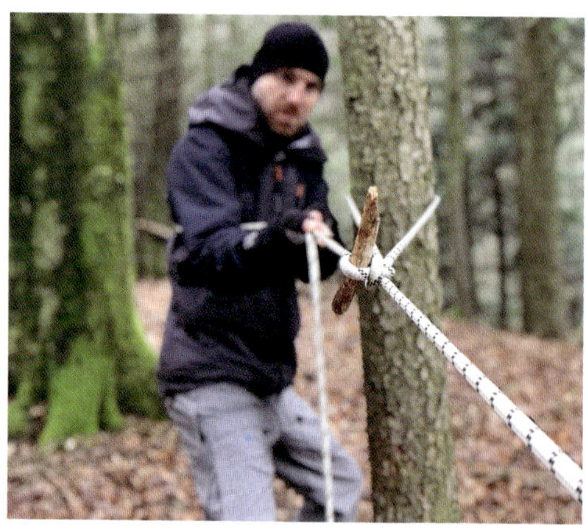

Seil spannen 6

Seil spannen

Das andere Ende wird nun ebenfalls an einem stabilen Fixpunkt befestigt und über einen improvisierten Flaschenzug und den Seilspanner (Fuhrmannsknoten) gespannt. Durch die Umlenkung des Flaschenzugs erreicht man beim Spannen eine wesentlich höhere Zugkraft.

1. Beginne mit einem Auge im Seil der Seilbrücke mindestens einen Meter vor dem Fixpunkt auf deiner Seite.
2. Lege eine Bucht. Sie sollte nach dem Auge kommen.
3. Stecke die Bucht von unten durch das Auge und halte die entstandene Schlaufe (links) fest.
4. Stecke nun ein stabiles Stück Holz in die Bucht (rechts).
5. Führe den Rest des Seils um den Fixpunkt und ziehe das Ende durch die bei Punkt 3 entstandene Schlaufe.
6. Spanne das Seil, indem du es Richtung Fixpunkt ziehst (S. 226 1–6).

Seilspanner fixieren und lösen

Ist das Seil gespannt, wird die Umlenkung mit einem Schleifknoten abgeschlossen und fixiert. Der Rest des Seils wird mitgenommen auf die andere Seite, um den Knoten lösen und es wieder einholen zu können. Sollte die Länge des Restseils dazu nicht ausreichen, kann eine Reepschnur, Paracord oder aber auch eine Liane daran befestigt werden. Wichtig ist, dass sie bis zur anderen Seite reicht. Überquere jetzt die Seilbrücke mit dem *Commando Crawl*, wie weiter unten beschrieben. Auf der anderen Seite angekommen genügt ein Zug an dem Restseil, um den Schleifknoten des Flaschenzugs zu lösen und das Seil wieder einholen zu können.

Ist die Distanz zu weit, um einen Enterhaken werfen zu können, muss das Hindernis zusammen mit einem Seilende überwunden werden, um es auf der anderen Seite sicher befestigen zu können. Der Fluss muss also von einer Person durchwatet oder durchschwommen werden, um den Rest einer Gruppe sicher und trocken über das Hindernis zu bringen. Die Befestigung an einem Fixpunkt geschieht dann allerdings mit einem doppelten Palstek, wie er auch für die Abseilstelle verwendet wird.

Schleifknoten

Mit diesem Knoten kann ein gespanntes Seil fixiert und abgeschlossen werden. Er lässt sich sehr leicht wieder lösen, indem einfach an dem offenen Ende gezogen wird. Um ihn nochmals gegen unbeabsichtigtes Öffnen zu sichern, kann am Ende ein Sicherungsschlag angebracht werden.

1. Lege mit dem Seilende ein Auge auf das gespannte Seil, sodass das Ende oben liegt (S. 228 oben).
2. Forme am Seilende eine Bucht und stecke sie von unten um das gespannte Seil in das Auge (S. 228 Mitte).
3. Ziehe an der Schlaufe und schiebe den Knoten zum Fixpunkt hin, um die Spannung zu erhalten (S. 228 unten).

SURVIVAL-TIPP

Wird in die Umlenkung des Knotens ein Karabiner eingelegt, kann zusätzlich noch ein Halbmastwurf-Knoten verwendet werden. Durch den Karabiner entsteht weniger Reibung und durch den Halbmastwurf kann die Spannung leichter gehalten werden.

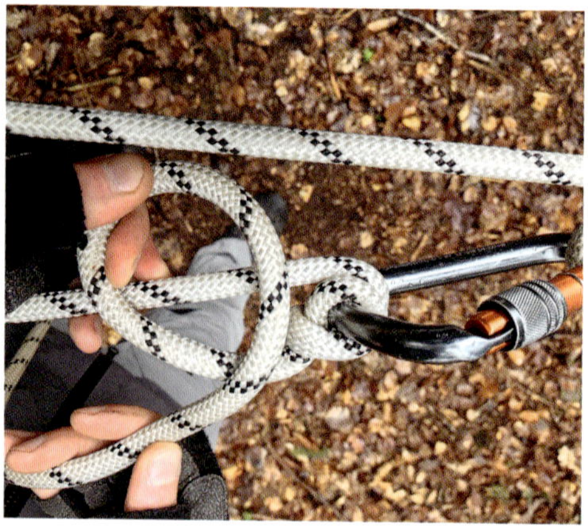

Schleifknoten 1

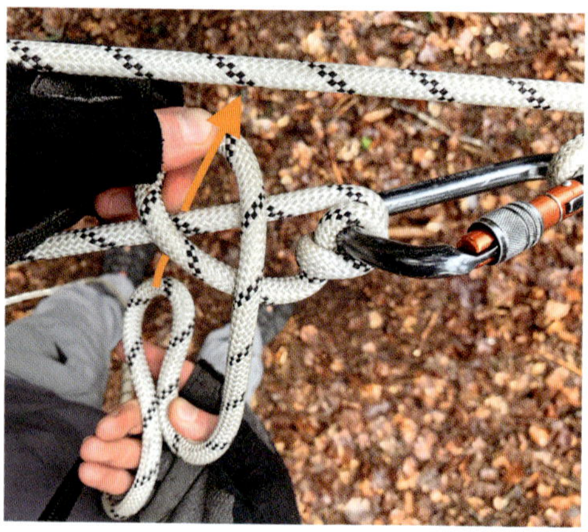

Schleifknoten 2

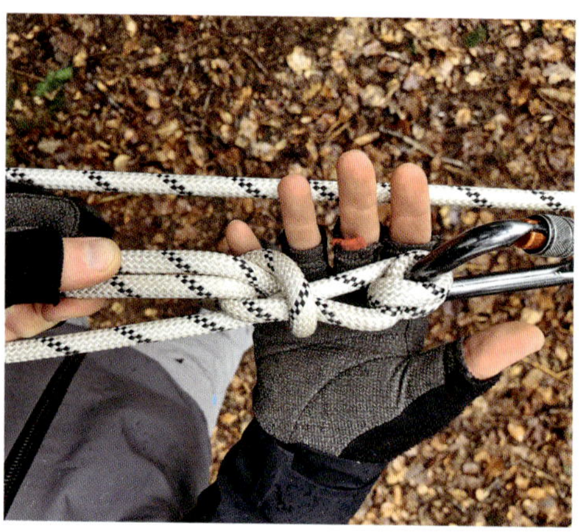

Schleifknoten 3

Commando Crawl

Vertikal zu überwindende Hindernisse wie Flüsse oder Schluchten können über eine Tyrolean Traverse sicher bewältigt werden. Eine Möglichkeit, das Hindernis zu überqueren, ist am Seil hängend, was sehr viel Kraft kostet und wahrscheinlich nur wenige Menschen über eine größere Distanz schaffen würden. Doch beim Militär wird für solche Situationen eine Technik gelehrt, die wesentlich effizienter ist – der Commando Crawl. Dabei liegt man auf dem Seil und zieht sich mit den Händen voran, während man sich mit einem Bein ebenfalls nach vorne schiebt. Das andere Bein hängt für die Balance möglichst senkrecht nach unten. Diese Technik spart Kraft und man kann sich bei längeren Distanzen ausruhen und regenerieren, da die liegende Position auf dem Seil relativ stabil ist. Doch je näher man der Mitte des Seils kommt, desto wackliger und instabiler wird es. Es kann an dieser Stelle vorkommen, dass man das Gleichgewicht verliert und sich plötzlich hängend am Seil wiederfindet. Doch die Distanz in beide Richtungen ist zu lange, um sie so zurückzulegen. Mit einer speziellen Technik gelangt man wieder auf das Seil zurück. Die Ausgangsposition ist am Seil hängend.

1. Um auf das Seil zu gelangen, hänge dich mit der linken Wade in das Seil, damit es weniger einschneidet. Halte den ganzen Körper möglichst gestreckt und nah am Seil.
2. Ziehe Oberkörper und Becken an das Seil heran und strecke deinen rechten Arm von links über das Seil, sodass es unter der Achsel verläuft.
3. Strecke das rechte Bein vertikal in die Luft und lasse es anschließend nach links in eine horizontale Position kippen.

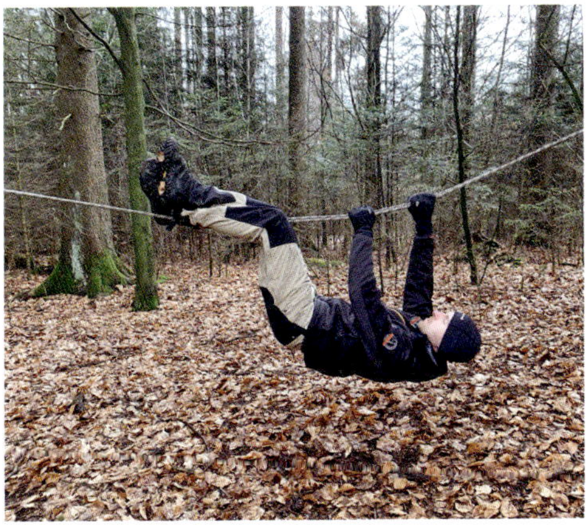

Commando Crawl 1

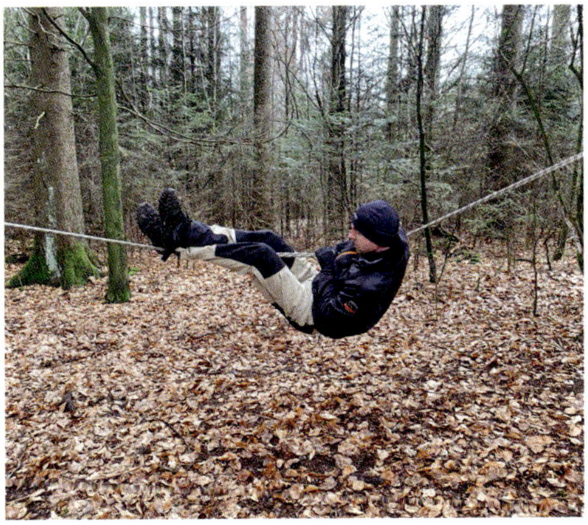

Commando Crawl 2

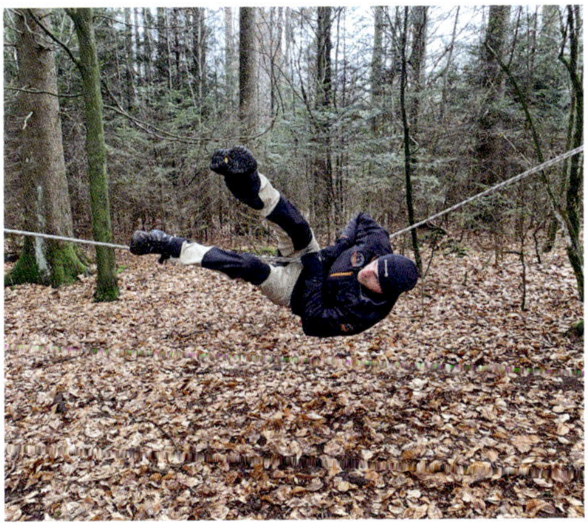

Commando Crawl 3

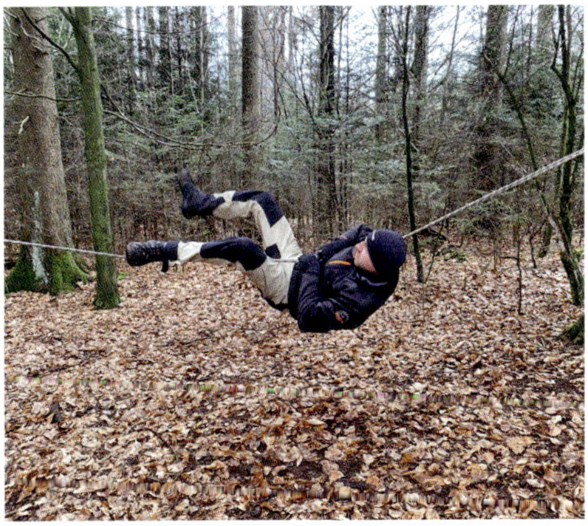

Commando Crawl 4

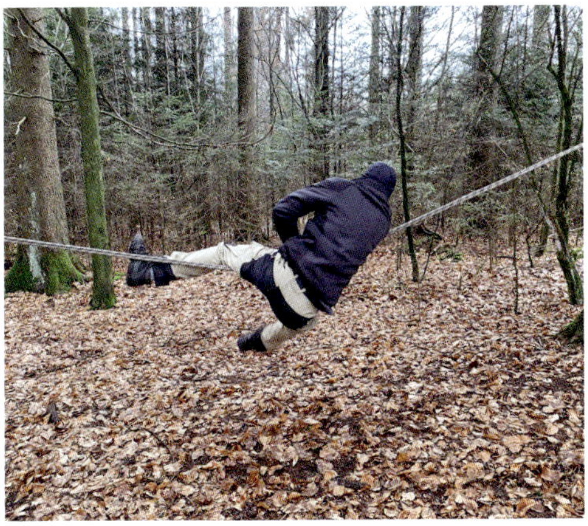

Commando Crawl 5

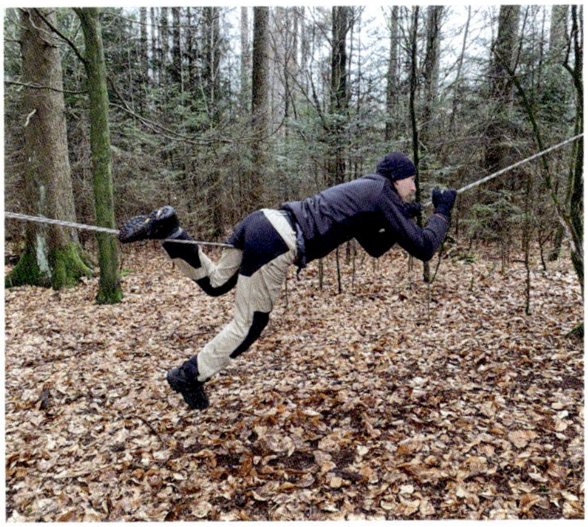

Commando Crawl 6

4. Aus dieser Position bewegst du es mit viel Schwung nach rechts.
5. Dadurch wird sich dein Oberkörper automatisch mitdrehen, womit du ohne viel Kraft auf das Seil gelangst.
6. Sobald du auf dem Seil liegst, hake deinen linken Fuß in das Seil ein und lasse das andere Bein für die Balance möglichst tief nach unten hängen.

PRAXIS-TIPP

Bei der Drehung ist etwas Körperspannung gefordert. Lasse deinen Hintern nicht zu tief hängen, sondern bringe dein Becken möglichst nah an das Seil heran, dann fällt es leichter, den Ellbogen über das Seil zu bekommen. Bist du auf dem Seil, verteile dein Gewicht zum Großteil auf die Hände und das Bein, damit nicht alles auf deinem Brustkorb lastet. Dadurch fällt das Atmen leichter und du bist länger leistungsfähig!

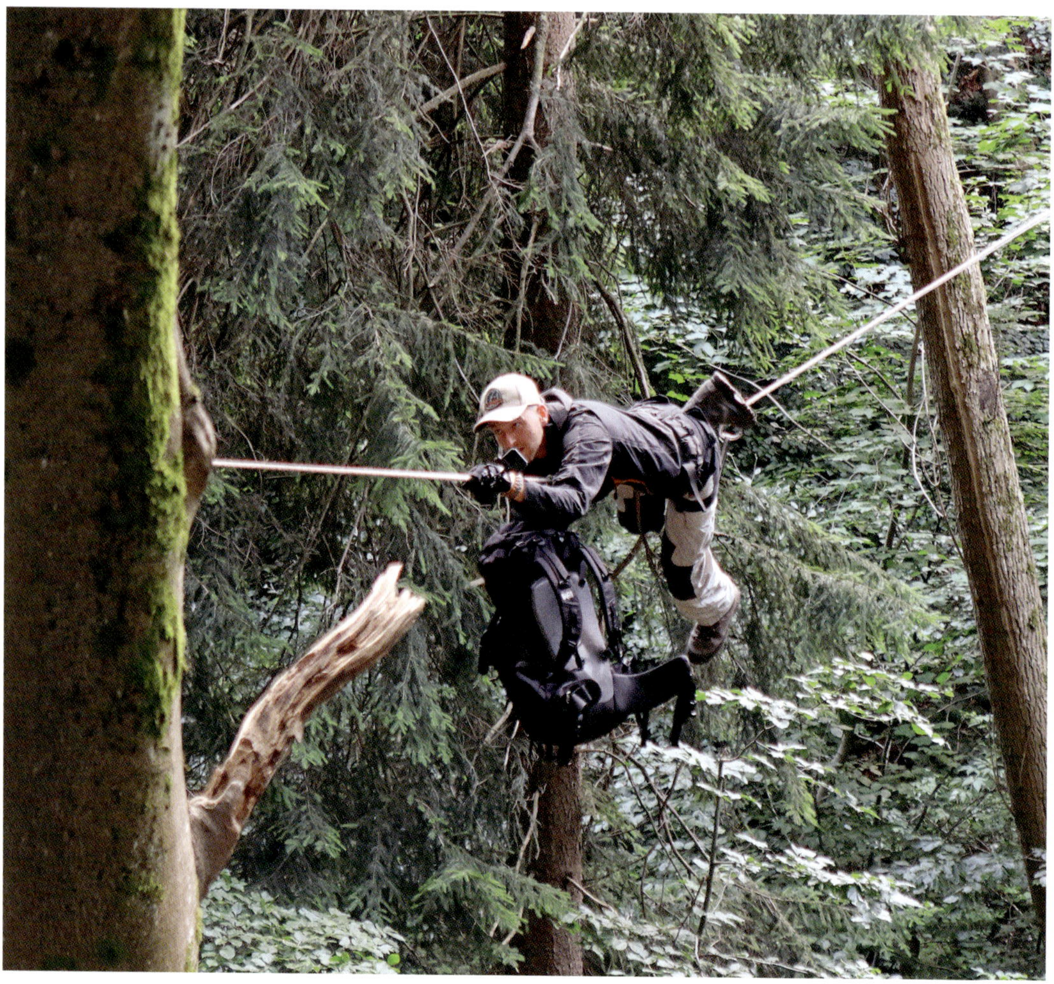

Commando Crawl mit Rucksack

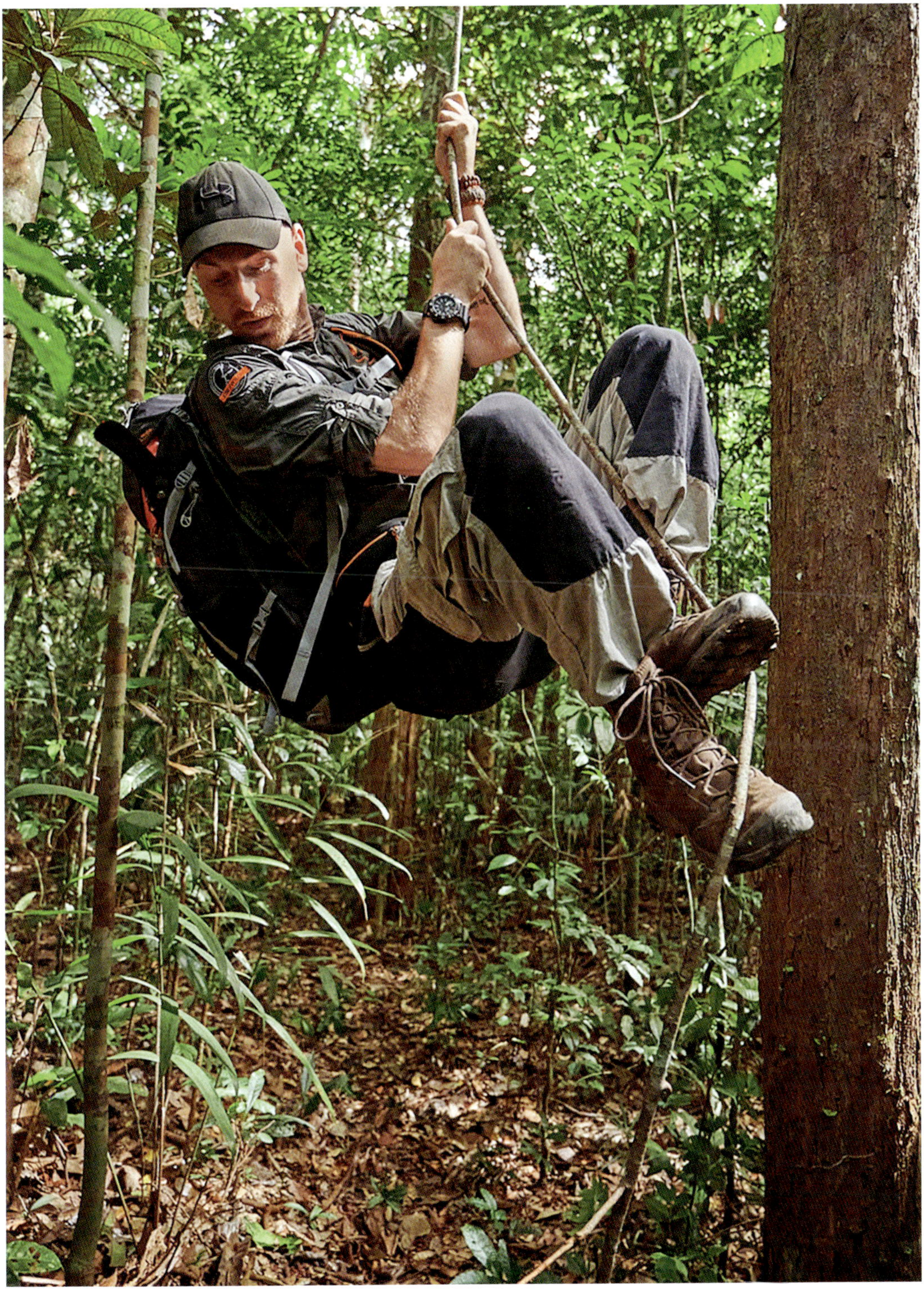

Liane als Kletterseil

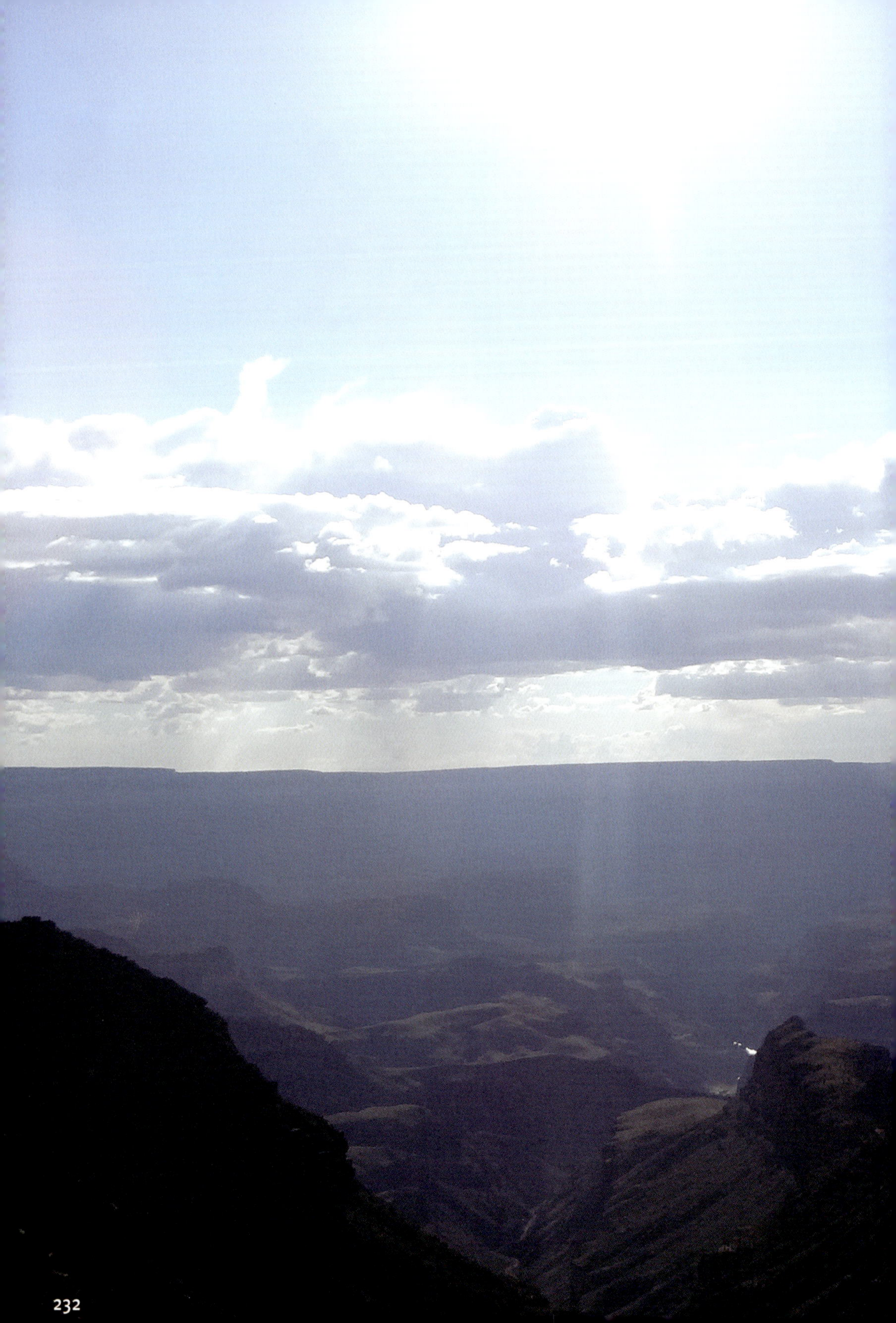

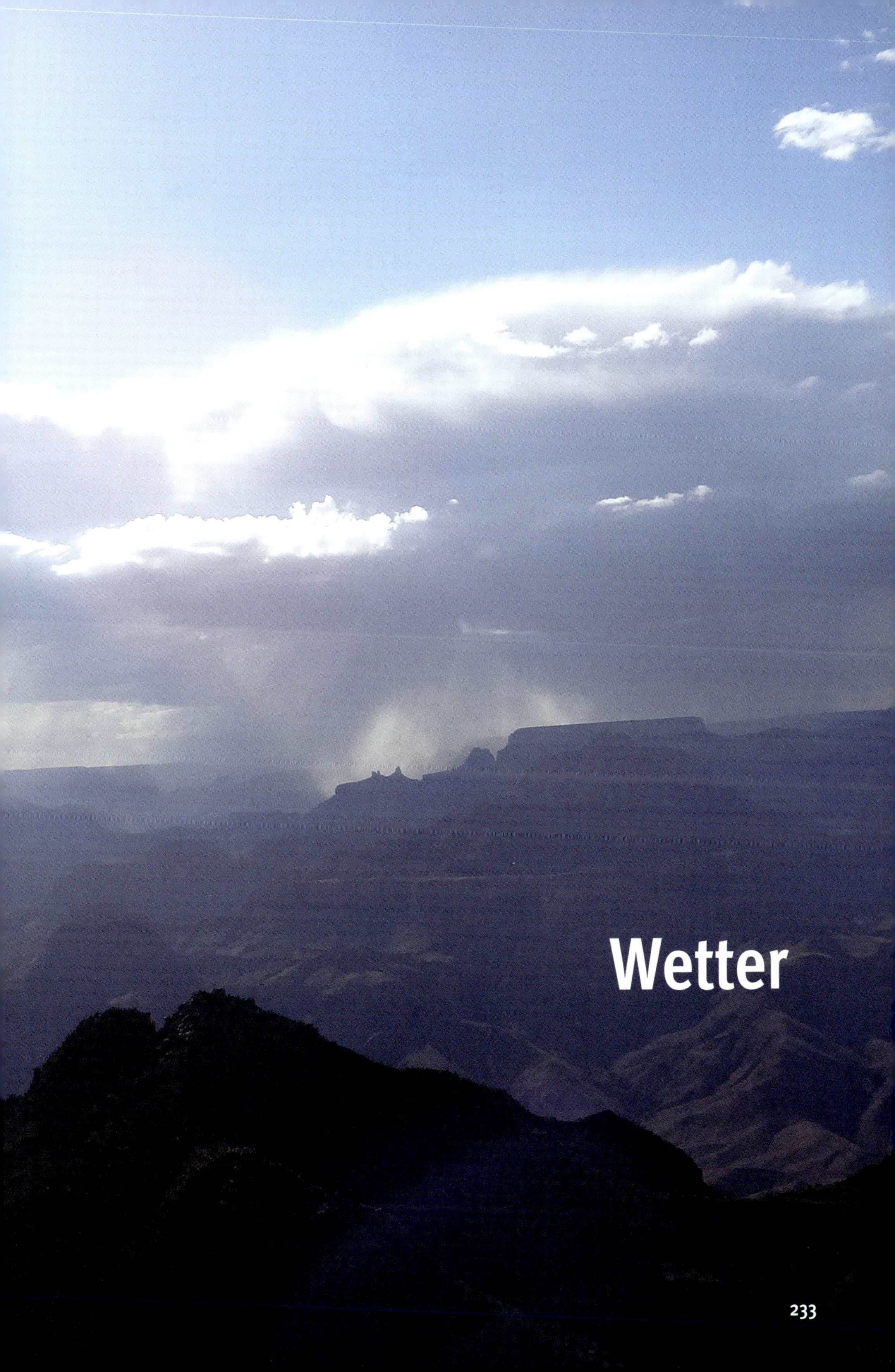

Wetter

Das Wetter kann sowohl eine objektive als auch eine subjektive Gefahr darstellen. Blitze und Hagel sind ganz klar objektiv und können sehr gefährlich werden. Die Kälte ist eher subjektiv. Zunächst macht sie einem nichts aus, doch in der Nacht fällt die Temperatur weiter und man kühlt zu stark aus. Das Wetter sollte deshalb nie unterschätzt und die Gefahren, die es bringen kann, müssen immer ernst genommen werden. Deshalb ist es wichtig, vorhersagen zu können, wie sich das Wetter verändert. Ein Blick auf das Smartphone genügt in der Regel und ist zudem in vielen Teilen der Erde durch ein ausgebautes Empfangsnetz möglich, selbst in wilden Gebieten. Doch was ist in einer Notsituation, wenn das Handy nicht mehr funktioniert oder verloren gegangen ist? Wie bei allen elektronischen Geräten sollte man sich nicht gänzlich allein darauf verlassen oder sich gar abhängig davon machen.
Durch die aufmerksame Beobachtung des Wetters lassen sich Rückschlüsse auf die Entwicklung ziehen. Somit hat man die Möglichkeit, Vorhersagen zu treffen, ob es bald regnet oder man sich die Arbeit für einen Unterschlupf auch sparen kann für die kommende Nacht. Doch um genaue Aussagen treffen zu können, ist eine tägliche Dokumentation nötig, um die Entwicklung verstehen und richtig interpretieren zu können. Viele Daten wie Windrichtung und -geschwindigkeit, Luftdruck, Luftfeuchtigkeit, Wolkenform und -bedeckung müssen dazu mehrmals täglich notiert werden, um einen Trend zu erkennen. Dies erfordert sehr viel Wissen und Erfahrung, um daraus eine Vorhersage treffen zu können, zumal für manche Daten auch spezielle Geräte nötig sind, die man in der Regel nicht immer dabei hat. Somit ist es also relativ unrealistisch, als normaler Wanderer eine genaue Wetterentwicklung bestimmen zu können. Doch mit etwas Wissen können wir am Aussehen der Wolken und daran wie sie sich entwickeln, eine Wetterveränderung wahrnehmen. Manche Wolkenarten zeigen sogar ziemlich deutlich, womit bei ihrem Eintreffen zu rechnen ist. Dazu müssen sie lediglich optisch bewertet und gedeutet werden.

Wolkenbezeichnungen

Für die Bezeichnung der Wolkenformen und Höhenlagen werden fünf verschiedene Wortelemente verwendet, die entsprechend zusammengesetzt werden. Die unterschiedlichen Wolken erhalten ihren Namen also abhängig von ihrer Form und Höhenlage.

› **Cirro** für Wolken in sehr großen Höhen (hohe Wolken)
› **Alto** für Wolken in mittleren Höhen (mittelhohe Wolken)
› **Cumulus** für Haufenwolken
› **Stratus** für Schichtwolken
› **Nimbo** für Regenwolken

Durch Höhe und Art der Wolken lassen sich ihr Verhalten beziehungsweise ihre Veränderung besser vorhersagen. Über die nachfolgende Tabelle mit der Vorstellung der wichtigsten und häufigsten Wolkenarten können die Wolken leichter prognostiziert werden. Eine Interpretation ist somit relativ leicht möglich und die Vorhersage ist für die meisten Outdoor-Situationen vollkommen ausreichend. Hat man erst mal deren Entwicklung verstanden, ist es auch gar nicht so schwer zu sagen, ob man mit Regen binnen der nächsten 12 bis 24 Stunden rechnen muss oder nicht. Und mehr Informationen oder eine längere Prognose sind sowieso nicht nötig.

Wolkenarten

Hohe Wolken 5–13 km Höhe (Cirro)
Name: Cirro – Eiswolken, Federwolken
Form: vom Wind verwehtes, haarähnliches oder schleierartiges Aussehen
Dicke: sehr dünn. Die Sonne scheint durch.
Farbe: weiß
Info: Sie bestehen aus Eiskristallen.
Prognose: Behalten sie ihre Form, gibt es keine Änderung. Treten sie bei schönem Wetter auf, lösen sie sich im Laufe des Tages meist wieder auf. Sie können sich aber auch zu Cirrostratus verdichten.

Name: Cirrocumulus – Eiswolken, kleine Quellwolken (Schäfchenwolken)
Form: feine Wolkenbällchen, oft in Feldern angeordnet
Dicke: sehr dünn. Die Sonne scheint durch.
Farbe: weiß
Info: Sie bestehen aus Eiskristallen.
Prognose: Ihr Vorkommen ist unterschiedlich für die Wetterentwicklung. Sie können sich aber auch zu Cirrostratus verdichten.

Name: Cirrostratus – Eiswolken, schleierartige Schichtwolken
Form: Wolkenschleier, der große Teile des Himmels überzieht
Dicke: dünn. Die Sonne scheint immer durch.
Farbe: weiß bis hellgrau
Info: Oft bildet sich ein Halo (Lichtring) um die Sonne.
Prognose: Durch sie kündigt sich meist die Warmfront eines Tiefs an. Es kommt zur Niederschlagsbildung.

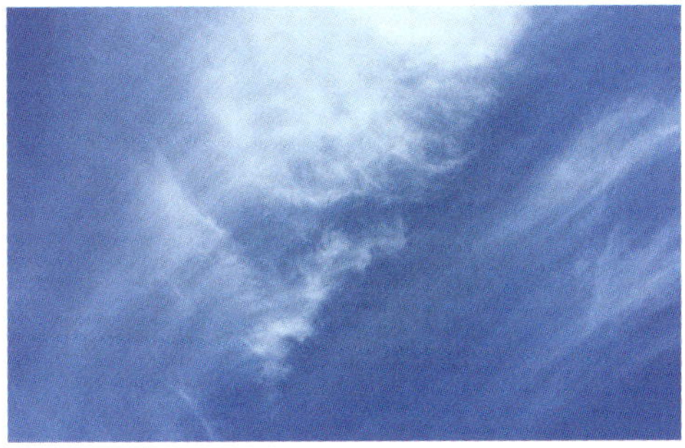
Cirro

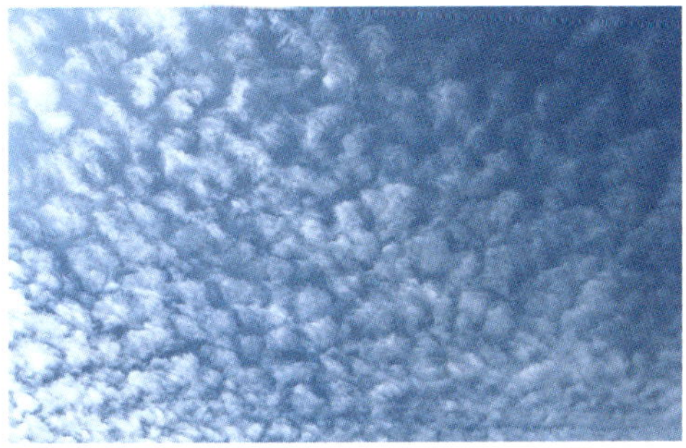
Cirrocumulus

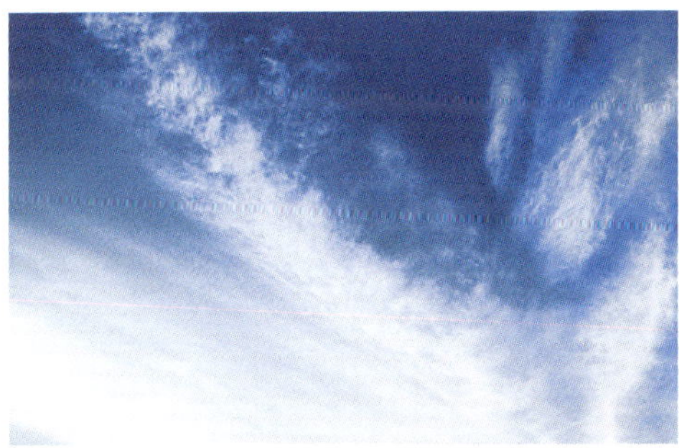
Cirrostratus

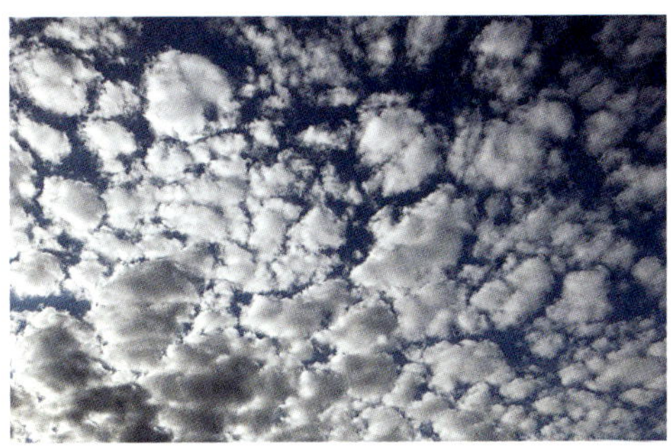
Altocumulus

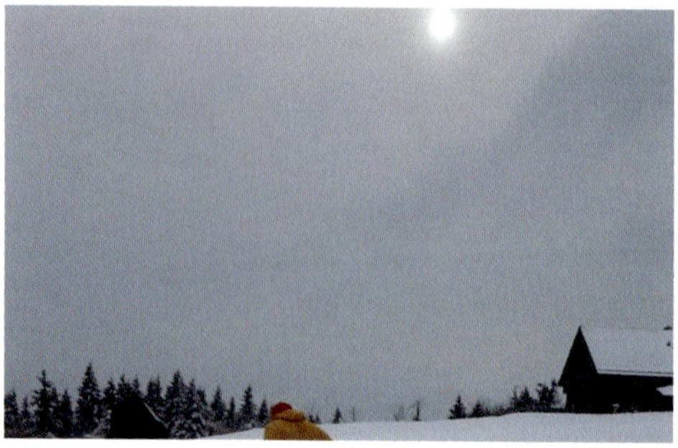

Altostratus

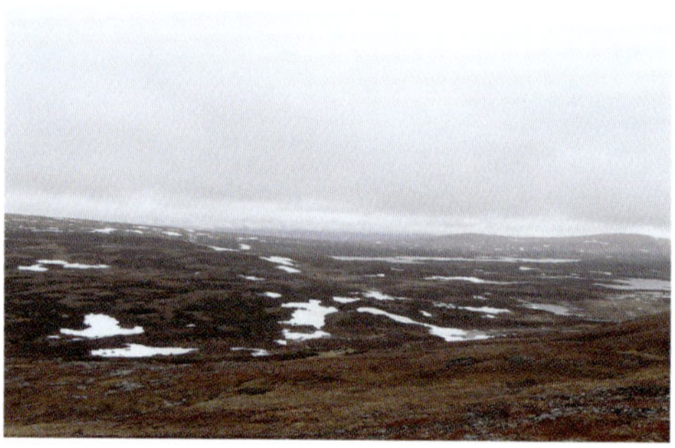

Nimbostratus

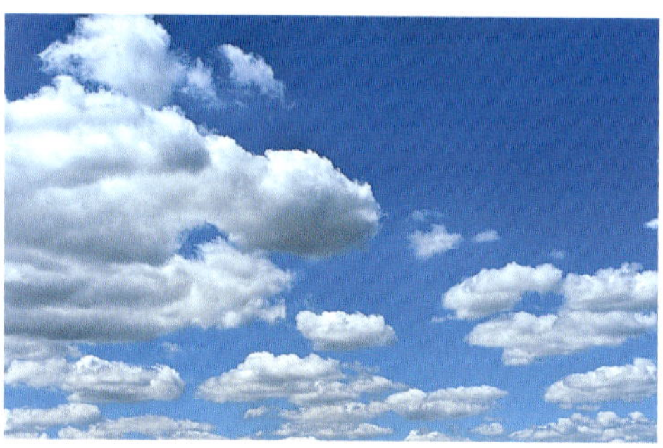

Cumulus

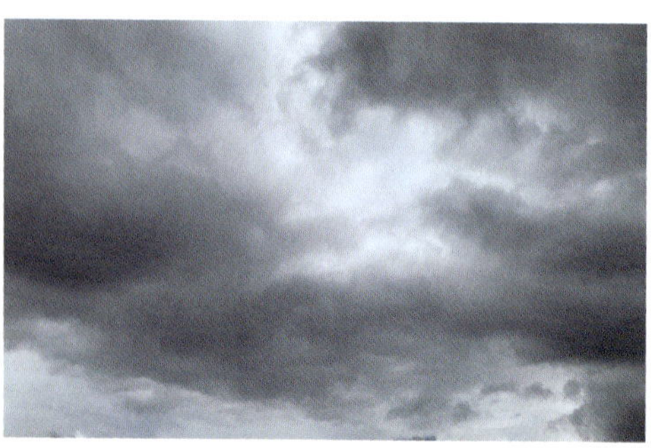

Stratocumulus

Mittelhohe Wolken 2,5-7 km Höhe (Alto)

Name: Altocumulus – Haufenwolken, grobe Schäfchenwolken
Form: Felder, Schichten oder Bänder
Dicke: mäßig dick bis dick
Farbe: weiß bis grau
Info: überwiegend aus Wasser bestehend
Prognose: Sie sind ein Anzeichen für veränderliches Wetter.

Name: Altostratus – mittelhohe Schichtwolken
Form: strukturlose Wolkenschicht, die den Himmel teilweise oder ganz bedeckt
Dicke: mäßig dick bis dick
Farbe: grau bis graublau
Info: bestehend aus Eis und Wasser. Wenn die Sonne da ist, ist sie nur leicht zu sehen.
Prognose: unterschiedliche Bedeutung für Wetterentwicklung. Wenn die Schicht dick und dicht genug ist, entwickelt sie sich zu Nimbostratus.

Name: Nimbostratus – dichte Schichtwolken, Regenwolken
Form: grauer, dichter Schleier, der den gesamten Himmel bedeckt, unscharfer Rand an der Unterseite
Dicke: dick
Farbe: mittel- bis dunkelgrau
Info: oft mit Quellwolken durchsetzt, bestehen aus unterkühltem Wasser und größeren Regentropfen, teilweise auch aus Schneekristallen
Prognose: bringt anhaltenden Niederschlag

Tiefe Wolken 0–2,5 km Höhe

Name: Cumulus – Haufenwolken, Quellwolken
Form: allein stehende, scharf umrandete Haufenwolken, Unterseite flach, teilweise leicht aufgetürmt
Dicke: mäßig dick bis dick
Farbe: weiß
Info: besteht aus Wasser und Schneekristallen
Prognose: Locker verteilt sind sie Indikatoren für schönes Wetter. Bei hoher Auftürmung in große Höhen kann sich Cumulonimbus bilden.

Name: Stratocumulus – Haufenschichtwolken, Wolkenbänke
Form: schollenartige Anordnung, scharfer oder ausgefranster Rand
Dicke: mäßig dick
Farbe: weiß, grau an der Unterseite
Info: besteht aus Wasser und Schneekristallen. Sie sind zum Teil Reste aus aufgelösten Stratus- oder Cumuluswolken.
Prognose: Auch bei weiterer Ausbreitung bringen sie meist keinen Niederschlag.

Name: Stratus – tiefe Schichtwolken
Form: kaum Strukturen sichtbar, konturlose Wolkenschicht, Hochnebel
Dicke: dünn bis mäßig dick
Farbe: hell- bis dunkelgrau
Info: besteht aus Wasser, oft mit Wolkenfetzen in Berg- und Bodennähe
Prognose: Optisch wirkt sie wie eine typische Regenwolke, bringt aber nur selten Niederschlag.

Name: Cumulonimbus – große Haufenwolke, Schauer- und Gewitterwolke
Form: massig und dicht aufgetürmte hohe Wolke, häufig mit ambossartiger Oberseite
Dicke: dick, auftürmend
Farbe: Unterseite dunkelgrau, Rest weiß bis graubläulich
Info: besteht aus Wasser, kann sich bis in eine Höhe von 10 km und mehr auftürmen, dann mit Eiskappe
Prognose: bringt Schauer und Regen. Bei sehr hoher Auftürmung ist mit Gewitter und Hagel in kurzer Zeit zu rechnen.

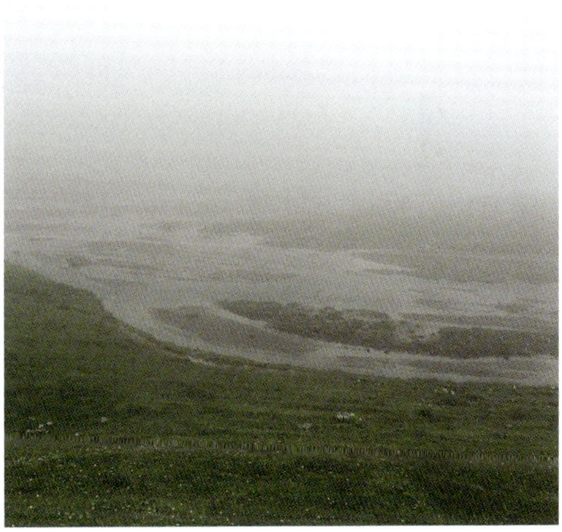

Stratus

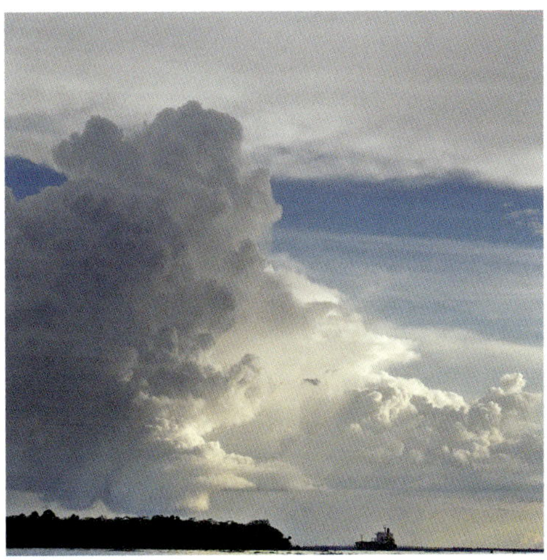

Cumulonimbus

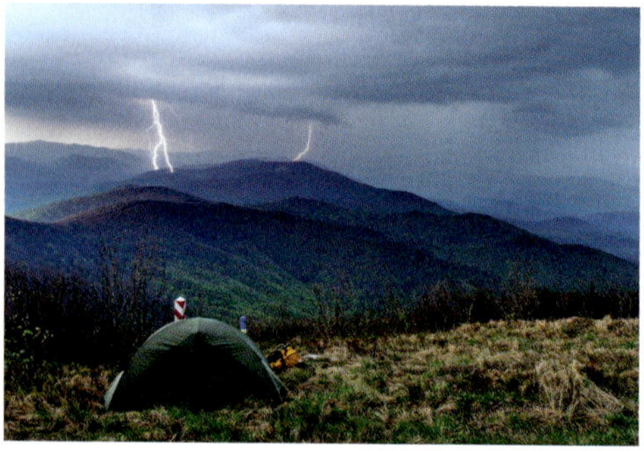

Gewitter

Verhalten bei Gewitter

Halte das Wetter immer gut im Blick und achte auf dessen Entwicklung. In wenig bewachsenem Gelände kann das herannahende Wetter schon von Weitem am Horizont gesichtet werden. So hat man genügend Zeit, um Schutz zu suchen. Auf die sehr hoch aufgetürmten ambossartigen Cumulonimbus-Wolken ist besonders gut achtzugeben. Sie können nicht nur sehr starken Regen bringen, sondern auch Hagel und Gewitter. Letzteres ist in freier Wildbahn besonders gefährlich, weshalb du dich unbedingt davor schützen solltest (oben)!

- Exponierte Stellen, Berggipfel und -grate meiden und ins Tal absteigen
- Einzelne Bäume und Baumgruppen sowie frei stehende Zelte oder andere Objekte meiden
- Metallische Gegenstände wie Eispickel, Lawinenschaufel, Zeltstangen beiseitelegen
- Aus nassen Seilen aushängen und diese zusammenlegen
- Schutz findet man in Tälern, Mulden, tieferen Höhlen und Wäldern. Dort trotzdem entfernt von hohen Bäumen. Dichtere Büsche und Flächen mit kleineren Bäumen sind sicherer.
- Auf freiem Feld kauert oder setzt man sich möglichst weit von einzelnen Objekten entfernt auf den Rucksack. Bei mehreren Personen sollte genügend Abstand eingehalten werden.

Weitere Wetterzeichen

Kondensstreifen

Die Kondensstreifen von Flugzeugen bestehen zu einem großen Teil aus Wasserdampf, aber auch aus Abgasen. Ist die Luft auf Höhe der Flugbahn trocken, lösen sich die Streifen sehr schnell auf. Es sind also auch entsprechend wenige am Himmel zu sehen. Je höher die Luftfeuchtigkeit ist, desto länger halten sich die Streifen am Himmel. Das bedeutet, dass sich das Wetter verschlechtern wird (S. 239 oben links).

Halo

Eine Warmfront kann länger andauernden Regen mit sich bringen. Die Windrichtung ändert sich, Cirruswolken werden zu Cirrostratus. Durch die Eiswolken wird das Licht um den Mond oder die Sonne ringförmig reflektiert, was als Halo bezeichnet wird. Hat der Mond in der Nacht also einen Halo, ist am darauffolgenden Tag ziemlich sicher mit Regen zu rechnen (S. 239 oben rechts).

Abend- und Morgenröte

Die Abendröte entsteht immer dann, wenn der Himmel im Westen, wo die Sonne untergeht, wolkenfrei ist, denn dann wird der Rotanteil im Licht der untergehenden Sonne nicht verdeckt und kann so zu uns gelangen. Da Tiefdruckgebiete mit tiefen Wolken und Regen in Deutschland zumeist aus Westen heranziehen, deutet dies also auf einen wolkenfreien Himmel und somit schönes Wetter

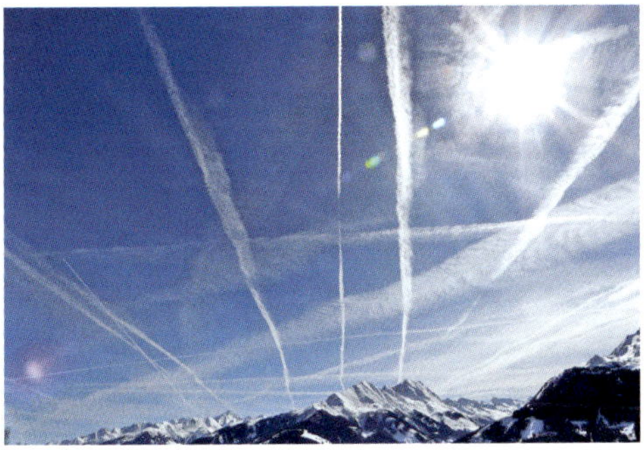

Kondensstreifen

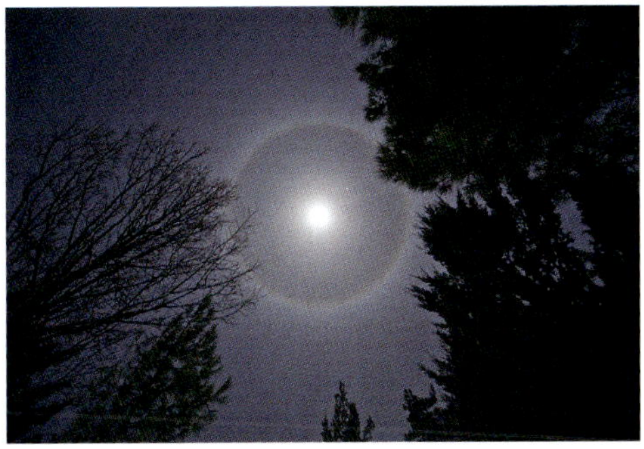

Halo

hin. Das trifft aber nur bei rotem Licht zu. Sind weitere Verfärbungen wie Gelb oder vereinzelte Wolken zu erkennen, kann dies eine Wetteränderung bedeuten. Ein hoher Wasseranteil in der Luft reflektiert das Sonnenlicht und lässt den Himmel in unterschiedlichen Farben erstrahlen. So entsteht auch die Morgenröte. Das Licht der aufgehenden Sonne im Osten wird von heranziehenden Wolken aus Westen reflektiert. Es kommt zu einer Wetteränderung, vielleicht sogar zu Regen. In anderen Teilen der Erde trifft das nicht zwangsläufig zu.

Schmetterlinge

Sie sind sehr feinfühlig für Temperaturen und fliegen äußerst selten bei Regen. Schmetterlinge bevorzugen zudem bestimmte Lagen wie warme Südhänge. Fliegen an einem Hang besonders viele Schmetterlinge, gibt uns das nicht nur Aufschluss darüber, dass das Wetter schön bleibt, es zeigt auch noch an, dass der Hang nach Süden ausgerichtet ist.

Windrichtung

In Mitteleuropa wird das Wetter ganzjährig durch die Luftmassen unterschiedlicher Herkunft beeinflusst. Je nach Herkunft bringen sie kühle, kalte oder warme Luft. Wechselt der Wind beispielsweise von Nordost auf Südwest, ist mit einer Wetterverschlechterung zu rechnen (unten rechts).

Norden bis Osten – kühle trockene Luft
Osten bis Süden – warme trockene bis dunstige Luft, auch mit Gewitter
Süd- bis Nordwesten – warme bis kühle feuchte Luft und unbeständiges bis regnerisches Wetter

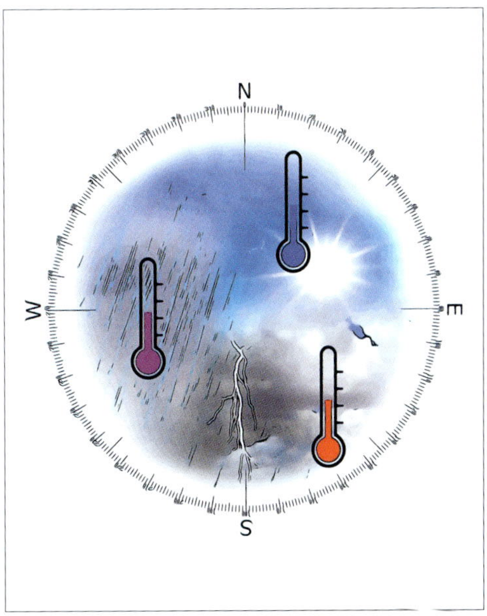

Windrichtung

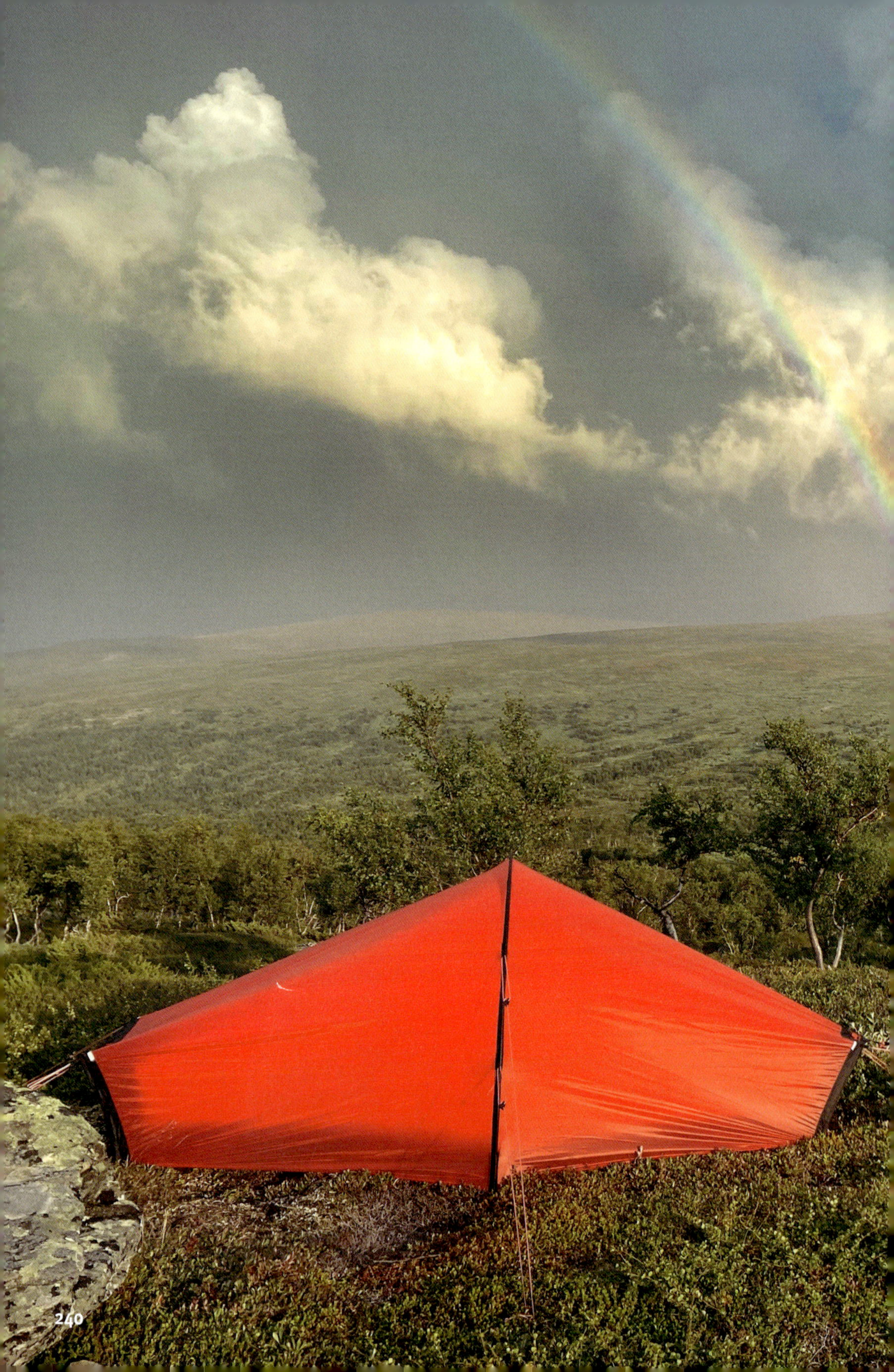

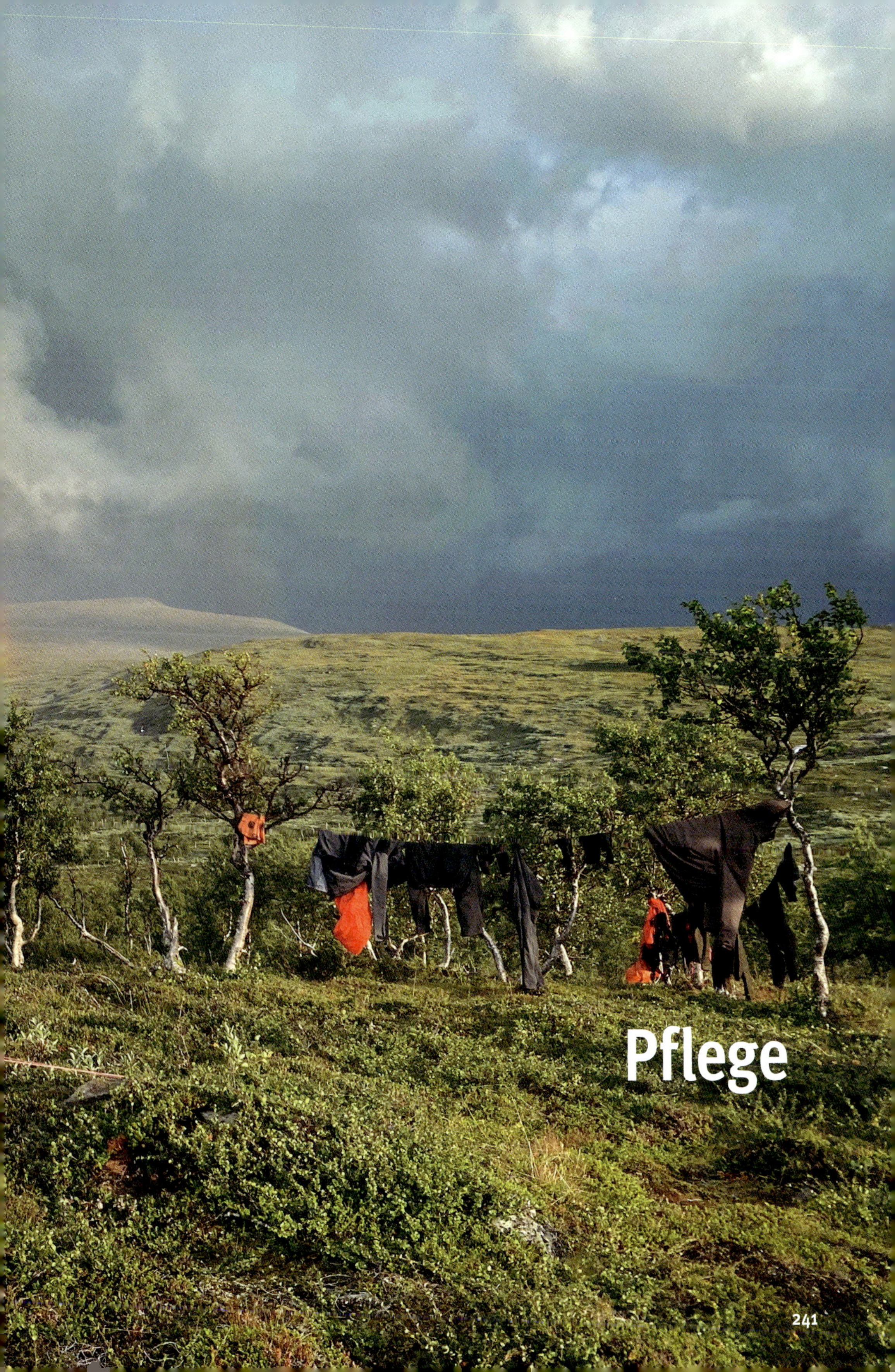

Pflege

Ausrüstung

Werkzeuge und Geschirr

Ausrüstung funktioniert nur lange und zuverlässig, wenn sie ausreichend gepflegt wird. Es ist also notwendig, sich immer wieder mal etwas Zeit einzuräumen, um die wenigen Ausrüstungsgegenstände, die man mit sich führt, zu pflegen und Ordnung zu bewahren. Grabe mit dem Messer nicht in der Erde und säubere es, bevor du es zurücksteckst. Sollte dein Messer aus einem nicht rostfreien Stahl sein, kann es mit körpereigenem Fett, zum Beispiel von der Kopfhaut, gegen Korrosion geschützt werden. Auch Sägen, Seile, Karabiner, Feuerstähle genauso wie Löffel und Kochtopf sollten nach der Benutzung gereinigt werden. Spüle dein Kochgeschirr immer ab und befreie es restlos von allen Essensresten und Fett. Erhitze dazu nochmals etwas Wasser, um Fettrückstände und hartnäckigen Schmutz zu lösen. Ein frischer Fichtenzweig oder der trockene Bast einer Palme dienen als Spülbürste für den groben Schmutz. In jeder Region der Erde findet sich passendes Material. Moos mit Sand hilft bei festgebrannten Rückständen, reines Moos reicht zum Spülen. Im Winter können leichte Essensreste auch mit Schnee entfernt werden.

Unten links: Fichtenzweige oder andere grobe Pflanzenfasern dienen als Behelfsspülbürste.

Unten Mitte: Mit Moos kann leichter Schmutz beseitigt werden. Mit Sand vermischt, eignet es sich sogar, um Ruß vom Kochtopf zu entfernen.

Unten rechts: Wäsche waschen im Fluss. Im Amazonas ein fast tägliches Ritual. Danach wird die Kleidung in die Sonne gehängt.

Kleidung

Auch der Kleidung bedarf es an Pflege. Schmutzige, stinkende Kleidung lockt Insekten an und führt schnell zu Unwohlsein, was wiederum die Psyche negativ beeinflusst. Zudem wird die Kleidung zwangsläufig durch das Zubereiten von Nahrung egal welcher Art verschmutzt. Der Geruch kann unter Umständen und je nach Region Wildtiere wie Bären anlocken. Stark verschmutzte Unterwäsche und verdreckte Socken können Krankheiten auslösen, die das Weitergehen erschweren. Also auch die Kleidung muss regelmäßig gewaschen werden. In heißem Wasser eingeweicht, lösen sich Schmutz-, Fett- und Schweißreste am besten. Reibe die Wäsche anschließend fest zwischen beiden Händen aneinander, um sie zu waschen. Danach wird das Kleidungsstück nochmals mit kaltem Wasser ausgespült und nach dem

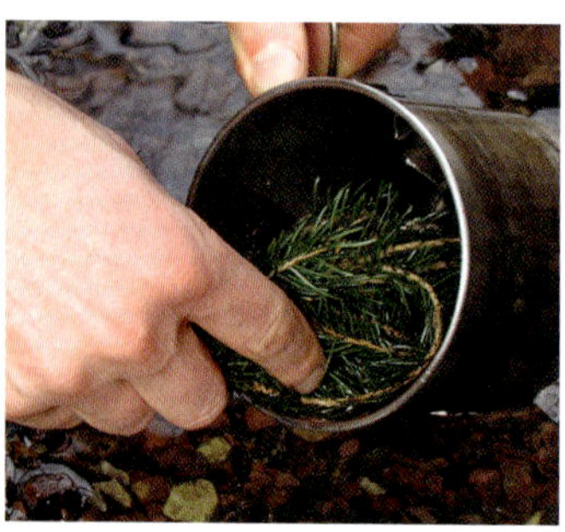

Fichtenzweige

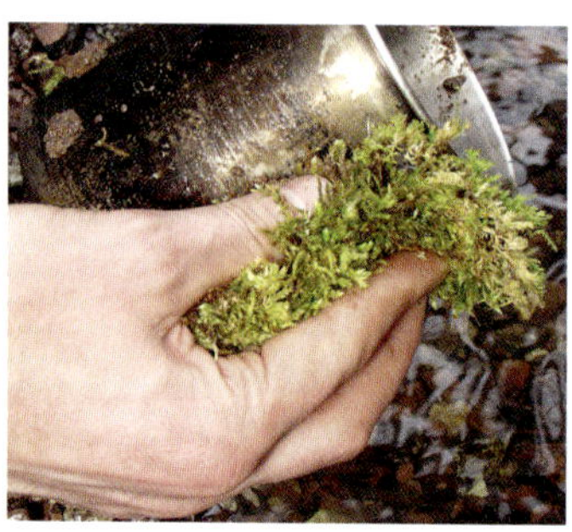

Moos

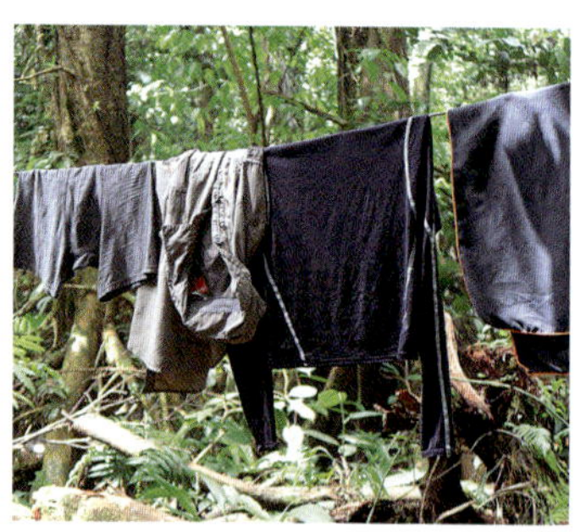

Wäsche trocknen

Auswringen in der Sonne oder am Feuer zum Trocknen aufgehängt. Besteht keine Zeit zum Trocknen, kannst du das gewaschene Kleidungsstück auch auf einer trockenen Schicht trockentragen.

Körperhygiene

Körperpflege

Je länger man in der Wildnis ist, desto wichtiger wird auch die Hygiene des eigenen Körpers. Generell gilt es, sich nicht vor dem Dreck zu scheuen, sonst tut man sich draußen bei vielen Dingen sehr viel schwerer. Doch man sollte sich nur dreckig machen, wenn es wirklich sein muss, und ist man dreckig, sollte man sich möglichst zeitnah wieder säubern. Am Morgen tut es gut, den Schlaf mit frischem Wasser abzuspülen, und am Abend sollte man seinen ganzen Körper vor dem Schlafengehen waschen und auf Verletzungen untersuchen. Wunden können mit warmem Wasser ausgewaschen werden. Ein Auszug aus echter Kamille und Schafgarbe oder Spitzwegerich äußerlich angewendet wirkt antiseptisch und fördert zudem die Heilung. Für schmutzige Hände durch das Zubereiten von Nahrung wie Fleisch oder Fisch kann eine Handwaschpaste improvisiert werden. Dazu werden zerstoßene Kohle und Wasser zu einer pastösen Masse vermengt und damit die Hände komplett eingerieben. Dabei darf der Bereich unter den Fingernägeln nicht ausgelassen werden, da sich dort viele Bakterien ansammeln können. Nach einer Einwirkzeit von ein paar Minuten kann es wieder abgewaschen werden. Die Kohle bindet durch ihre große Oberfläche Giftstoffe und neutralisiert Gerüche, während ihre körnige Struktur gleichzeitig gröberen Schmutz entfernt.

Fußpflege

Besonderes Augenmerk und eine regelmäßige Pflege sowie genauere Beobachtung solltest du deinen Füßen schenken. Sie tragen dich durch die Wildnis und deren Ausfall könnte unter Umständen lebensbedrohlich sein. Achte daher immer gut auf dein Schuhwerk! Bei längeren Tagestouren von 20 Kilometern und mehr solltest du mehrere Pausen einlegen und deine Stiefel und Füße auslüften und trocknen. Wechsel nach der Hälfte der Strecke wenn möglich die Socken und wasche sie und deine Füße regelmäßig. Kaltes Wasser fördert die Durchblutung. Ein Auszug aus frischer Minze lässt geschwollene Füße abschwellen und hat zudem durch die ätherischen Öle einen kühlenden Effekt. Blasen kündigen sich durch gerötete Stellen an. Diese können großflächig mit Tape abgeklebt werden, wodurch die Reibung auf der Haut vermieden wird.

Es ist sehr wichtig, seine Füße immer trocken zu halten! Füße, Socken und Stiefel müssen jeden Abend am Feuer getrocknet werden, doch halte genügend Abstand, damit nichts anbrennt. Um die Stiefel effektiver zu trocknen, können erhitzte Steine in die Stiefel gesteckt werden, damit sie von innen trocknen. Trocknet man sie nicht regelmäßig, kann es zum sogenannten Immersionsfuß kommen, ein Syndrom, das durch längere Einwirkung von Feuchtigkeit auf die Haut bei geschlossenem Schuhwerk ausgelöst wird. Auch als Grabenfuß bekannt, tritt dieses Syndrom hauptsächlich mit externer Wassereinwirkung auf, kann aber auch durch schlecht belüftetes Schuhwerk ausgelöst werden. Dies äußert sich zunächst mit blasser, aufgequollener Haut, dem nur durch intensives Trocknen entgegengewirkt werden kann. Es kann bis zu irreparablen Schäden reichen, indem sich Geschwüre und

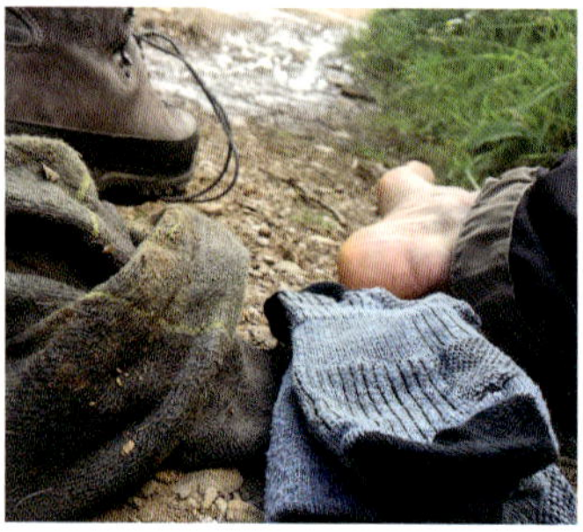
Sockenwechsel

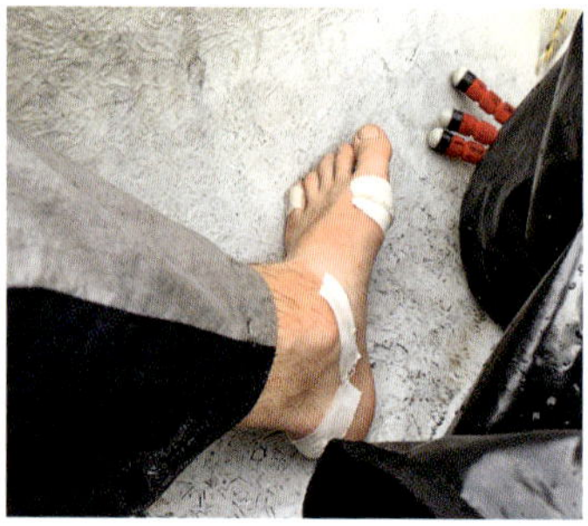
Tape

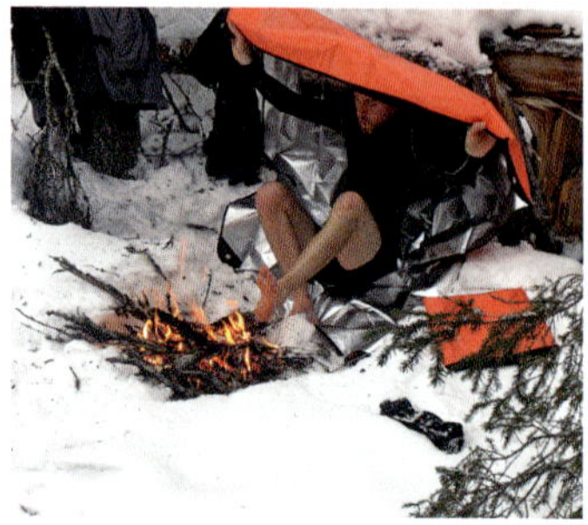
Füße trocknen

Tumore bilden (https://de.wikipedia.org/wiki/Kälte-Nässe-Schaden_der_Hände_oder_Füße).

Oben links: Füße lüften und Sockenwechsel nach der Hälfte einer 35-km-Etappe in Irland. Links sind die gebrauchten und rechts die frischen Socken.
Oben Mitte: Im Dschungel ist es schwierig, die Füße trocken zu halten. Die ersten Rötungen zeigen sich schnell und werden mit Tape abgeklebt.

PRAXIS-TIPP

Oft vernachlässigt man die Körperpflege draußen. Man sagt sich, dass man zu müde sei und es am nächsten Tag auch noch reicht. Doch ich habe es schon oft erlebt, dass die Kälte des nächsten Morgens viele daran hindert, ihre Kleidung auszuziehen, um sich gründlich zu waschen und abzusuchen. Übersäht von Zecken, gestehen sie sich nach einigen Tagen ein, dass etwas Pflege wohl besser gewesen wäre und ihnen einiges erspart hätte. Vor allem auch bei den Füßen ist das sehr wichtig. Nicht denken, dass es später immer noch reicht, die Socken zu wechseln, denn dann kann es bereits zu spät sein und Probleme durch Blasen sind dann nicht mehr zu vermeiden. Routine und Selbstdisziplin sind hier sehr wichtig!

Oben rechts: Trockene Füße sind mit das Wichtigste. Hier beim Trocknen der Füße nach einem Sturz in Eiswasser in Lappland.

Zahnpflege

Um die Zähne regelmäßig pflegen zu können, kann eine Zahncreme angerührt werden. Dabei werden Kohle und Asche zu gleichen Teilen mit etwas Wasser vermengt, bis man die gewünschte Konsistenz erhält. Ein frischer bleistiftdicker Ast wird flach angespitzt und zwischen den Zähnen zerfasert. So entsteht eine Bürste, worauf die Zahncreme aufgetragen wird. Damit wird nun der Schmutz von den Zähnen gebürstet. Die Bewegung sollte dabei immer weg vom Zahnfleisch gehen. Die Kohle bindet, wie bereits erwähnt, die Giftstoffe im Mund und die Asche führt den Zähnen Mineralien zu. Nach dem Ausspülen sind die Zähne wieder spürbar sauberer.

S. 245 unten links: Improvisierte Zahnbürste und Zahncreme. Die Bürste sollte täglich neu angeschnitzt werden.
S. 245 unten Mitte: Zunächst sieht es komisch aus, nach dem Spülen sind die Zähne jedoch spürbar sauber.

Toilettengang

Auch für den Toilettengang gibt es eine Lösung. Ohne eine Latrine wird das Geschäft am einfachsten verrichtet, indem man sich mit dem Rücken an einen Baum lehnt oder in die tiefe Hocke geht, was weniger anstrengend ist. Grabe dir dafür ein flaches Loch, mit dessen Aushub die Fäkalien wieder bedeckt werden. Nahe an der Oberfläche und getrennt vom Urin verrotten sie ziemlich schnell. Solltest du Toilettenpapier dabei haben, verbrenne es unter Beachtung der Waldbrandgefahr oder vergrabe es oberflächlich. Als behelfsmäßiges Toilettenpapier können Flechten oder feuchtes Moos verwendet werden. Achte bei Letzterem darauf, dass sich keine Baumnadeln darin befinden. In unseren Breitengraden können auch die Blätter des Huflattichs genutzt werden. Durch ihre Größe und weiche filzige Unterseite sind sie hervorragend dafür geeignet. Im Dschungel verwendet man Palmenblätter zum Abstreifen von Fäkalienresten und Wasser zum Nachspülen. Dies ist nicht ganz so einfach und erfordert eventuell etwas Übung, erfüllt jedoch seinen Zweck. Vor allem innerhalb einer Gruppe ist es sehr wichtig, zu vermeiden, Krankheitserreger im Falle einer Darminfektion durch mangelnde Hygiene an andere weiterzugeben und so die gesamte Gruppe außer Gefecht zu setzen. Um dieser Gefahr vorzubeugen, müssen die Hände gründlich mit einer improvisierten Handwaschpaste und warmem Wasser gewaschen werden. Bei der Nahrung geht man auf Nummer sicher, indem man sie gut durchkocht.

Unten rechts: Die Blätter des Huflattichs sind hervorragend geeignet. Angenehm weich und zu 100 % biologisch abbaubar.

PRAXIS-TIPP

Verwende keine Taschentücher als Toilettenpapier. Taschentücher haben die Eigenschaft, auch im nassen Zustand reißfest zu bleiben. In der Natur benötigt ein Taschentuch bis zu vier Jahre, um vollständig zersetzt zu werden. Toilettenpapier hingegen löst sich auf, sobald es nass wird. Es wird bereits nach kurzer Zeit nicht mehr zu finden sein. Trage daher bei deinen Wandertouren egal welcher Dauer immer Toilettenpapier, verpackt in einem wasserdichten Zip-Beutel mit. So kannst du mithelfen, die Umwelt und die Natur, die wir genießen wollen, etwas sauberer zu halten!

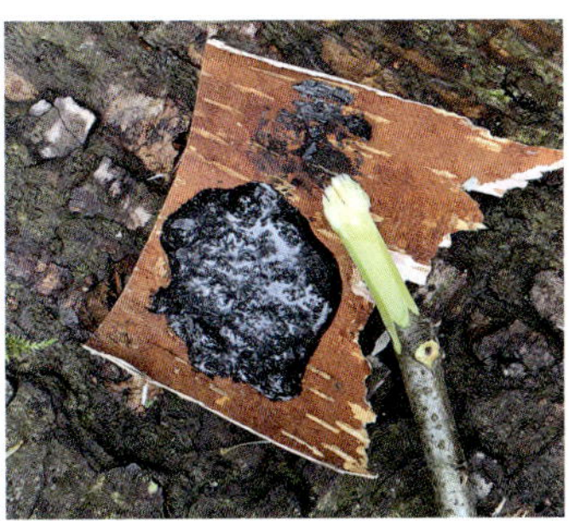

Zahnbürste und Zahncreme

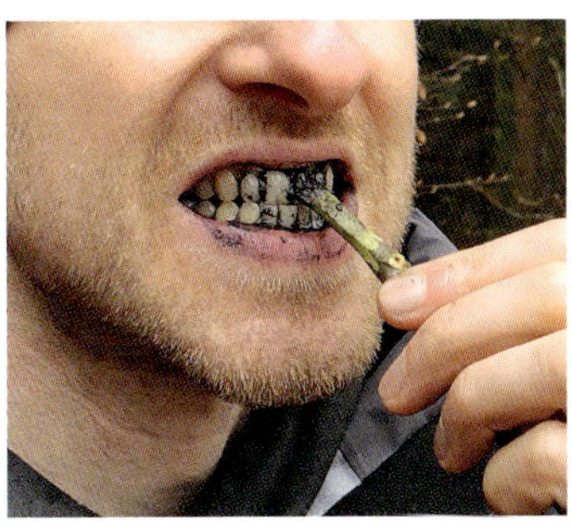

Zähneputzen

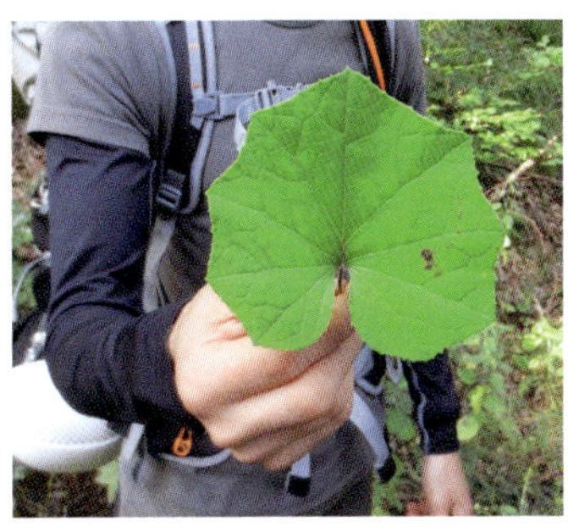

Toilettengang mit Huflattich

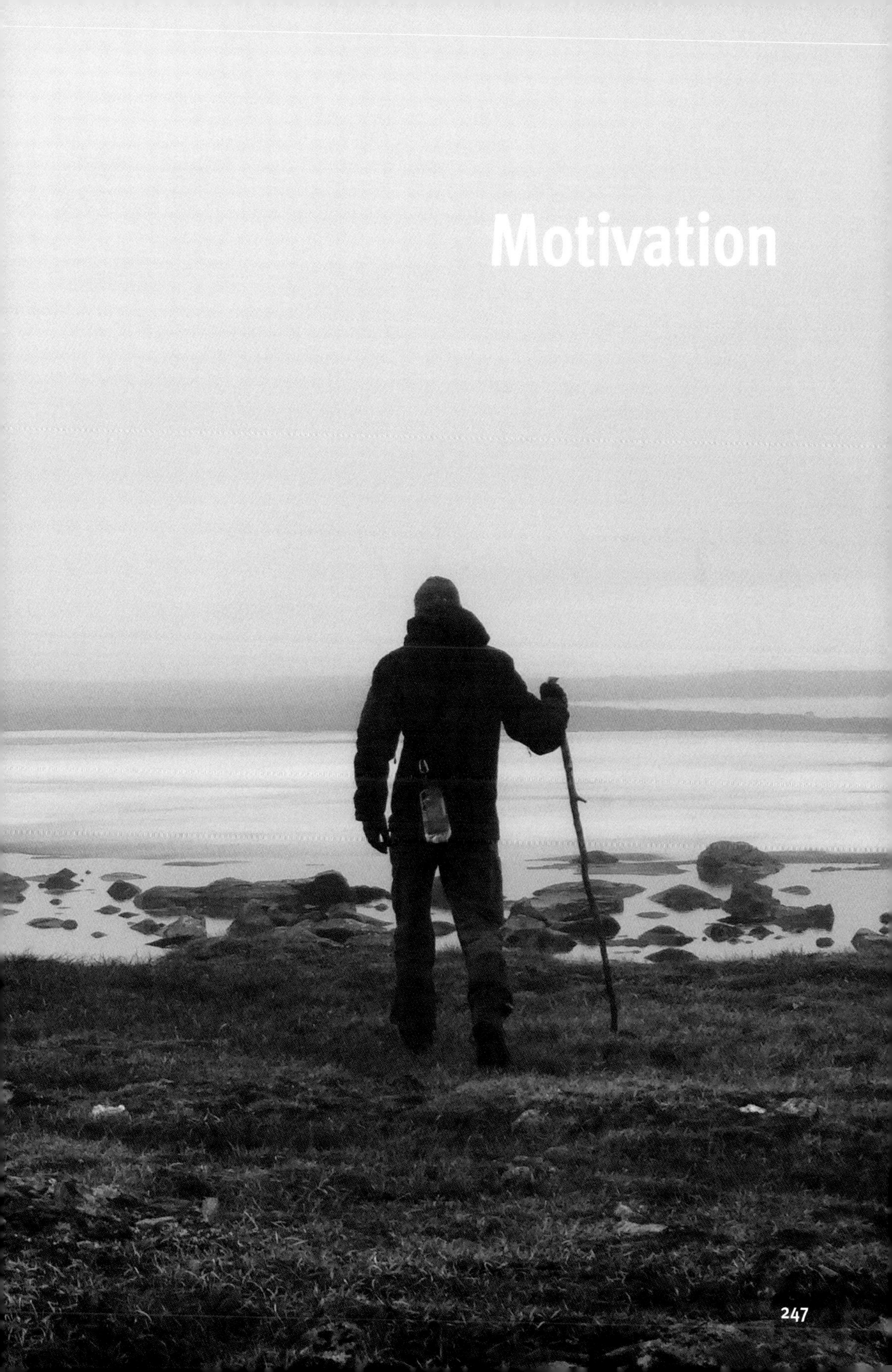

Motivation

Egal welche Ausrüstung du besitzt, wie gut dein Wissensstand ist oder wie gut du glaubst, vorbereitet zu sein, Survival ist Kopfsache! Der wahre Kampf ums Überleben wird nämlich auf psychischer Ebene ausgetragen. Das größte Messer bringt einem nichts, wenn man nicht den Willen und die Stärke besitzt, den Herausforderungen der Wildnis zu trotzen und es mit ihnen aufzunehmen. Die richtige Sichtweise auf die Dinge ist hier besonders wichtig. Versuche nicht, gegen die Natur anzukämpfen. Betrachte sie eher als deinen Verbündeten, als Lebensraum, der dir Schutz und Nahrung bieten kann. Passe deine Geschwindigkeit an die Natur an. Hier geschieht nichts schnell, nichts bekommt man sofort. Alles erfordert viel Engagement, Schweiß und vielleicht sogar Blut und Tränen. Es ist schwierig, sich alleine durch die Wildnis schlagen zu müssen, nicht wissend, was als Nächstes kommt, was man essen oder wo man am Abend schlafen wird. Diese Ungewissheit kann einen innerlich zerreißen. Nur wer über einen starken Willen verfügt, kann es schaffen, eine solche Tortur zu bestehen (das Folgende bezieht sich im Übrigen auch auf das ganze Leben).

Der Weg zum Ziel

Damit man es schafft, braucht man ein Ziel. Die eine Sache, um die sich alles dreht. Die eine Sache, die einem den Ansporn gibt, immer und immer wieder aufzustehen und weiterzumachen, egal was auch passiert ist und passieren wird. Doch manchmal kann es sein, dass dieses Ziel, so stark seine Anziehungskraft und deine Sehnsucht danach auch sein mag, einfach zu weit entfernt ist, sodass es vom momentanen Standpunkt aus nahezu unerreichbar zu sein scheint. In diesem Fall hilft es, das Hauptziel in kleine Zwischenziele einzuteilen. Kleine Etappen, die näher und greifbarer sind. Diese können leichter und vor allem schneller erreicht werden und sind Erfolgserlebnisse auf dem Weg zum Hauptziel.

Für manche klingt es unmöglich, zehn Kilometer am Stück zu laufen. Aber nur einen Kilometer zu laufen und das einfach fünfmal hintereinander und das Ganze zu wiederholen, ist viel einfacher. So beißt man sich durch und legt eine Etappe nach der anderen zurück. Denke bei schwierigen Aufgaben also immer in Etappen!

Um die gesetzten Zwischenziele einfacher zu erreichen, sollte das Ziel ausgiebig visualisiert werden. Stelle dir also gedanklich vor, wie du eine bestimmte Sache bereits geschafft hast. Male dir im Kopf ein Bild davon, wie es aussieht, und stelle dir auch vor, wie es sich anfühlt. Tue also so, als hättest du deinen Shelter bereits errichtet oder eine Wegstrecke bereits geschafft. Denn wenn du es dir vorstellen kannst, kannst du es auch erreichen! Das hat Walt Disney schon gesagt. Dies gilt natürlich auch fürs Leben. Das bedeutet jedoch nicht, dass allein die Vorstellung von etwas Dinge wahr werden lässt. Man muss hart für seine Ziele und Träume arbeiten, ja manchmal sogar kämpfen! Denn nichts im Leben bekommt man einfach geschenkt und Erfolg erst recht nicht. Doch wenn man etwas wirklich möchte, muss man immer mit Leib und Seele dafür arbeiten. Wichtig ist dabei, sich durch keine Niederlage unterkriegen zu lassen. Nichts geschieht ohne Grund, und wenn etwas nicht klappt, dann war es eben nicht der richtige Weg zum Ziel. Doch sieh es positiv, denn somit hast du schon mal herausgefunden, wie es nicht geht. Du bist deinem Ziel also doch ein Stückchen näher gekommen. Nutze diese Erkenntnis und stehe immer wieder auf, um weiterzumachen. Widme dich dieser Sache mit deiner ganzen Aufmerksamkeit. Gib immer alles, was du kannst, denn nur dann wirst du Erfolg haben!

Mitte links: Lappland am Polarkreis. Temperatur -25 °C fallend. Die Hände und Zehen sind kalt. Durchhalten, der Unterschlupf steht bald und wenn ein Feuer brennt, wird alles gut!

Mitte rechts: Hochtour in den Alpen. Lange Wege, Gletscherspalten, große Höhe mit dünner Luft. Durchhalten, der Gipfel ist bald erreicht!

Unten links: Amazonas, mehrere Tage allein im Dschungel. Die komplette Kleidung ist nass, kein Essen. Durchhalten, Dach abdichten und die Fallen neu beködern.

Unten rechts: Zion-Nationalpark in Utah, USA. In die bis zu mehrere 100 Meter tiefen Canyons gelangt kaum ein Sonnenstrahl. Es ist kühl, das Wasser ist sehr kalt und ein Ende ist nicht in Sicht. Durchhalten und das Leben spüren!

Und nie vergessen: »Um alles zu bekommen, musst du alles geben!«

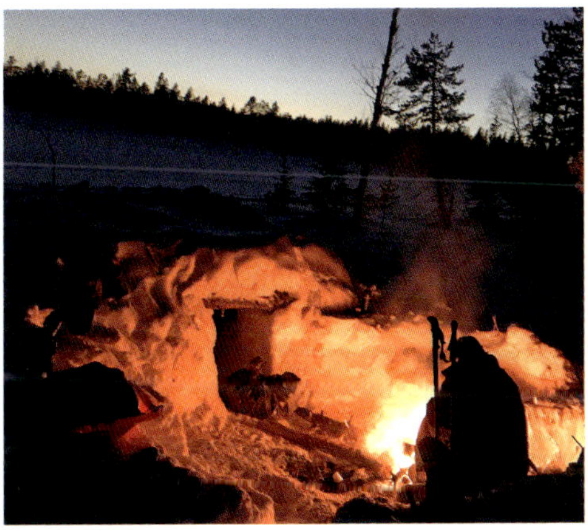

Durchhalten 1

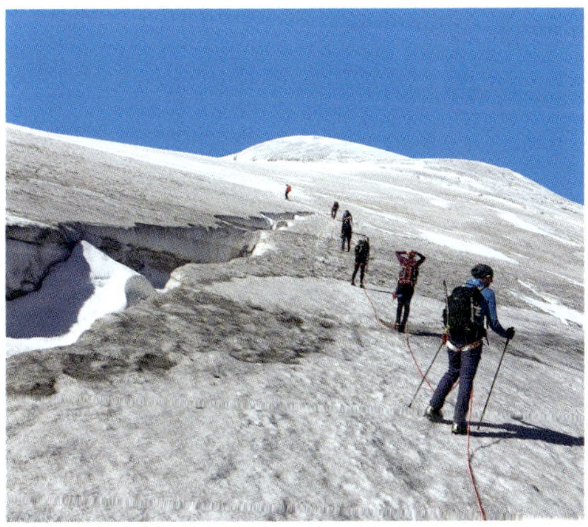

Durchhalten 2

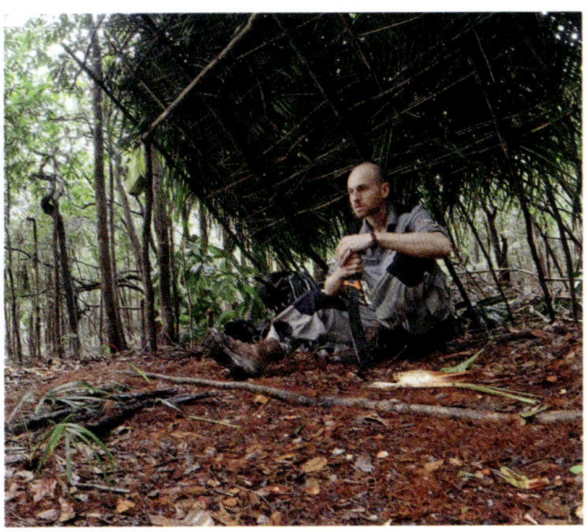

Durchhalten 3

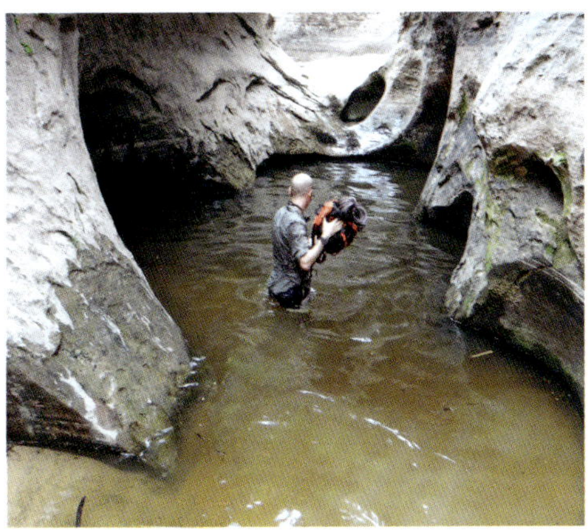

Durchhalten 4

Schlusswort

Dieses Buch ist eine Sammlung meiner am häufigsten verwendeten Skills, Techniken und Erfahrungen, die ich selbst bei meinen Reisen, Abenteuern und Kursen gelernt und angewendet habe. Um das Wissen darin richtig nutzen zu können, rate ich, das Buch mehrmals durchzulesen und alles Wichtige und Essenzielle auszuprobieren. Auch wenn ich alles sehr praxisnah beschrieben habe, gibt es dennoch einen riesigen Unterschied zwischen etwas **kennen**, weil man es einmal gelesen, gehört oder gesehen hat, und etwas **können**, weil man es schon mal gemacht hat. Nur dann ist man in der Lage, die Fertigkeiten anzuwenden und sich darauf verlassen zu können, wenn es darauf ankommt. Daher ist mein letzter Praxistipp:

PRAXIS-TIPP

Nimm dieses Buch und gehe hinaus, um alles auszuprobieren! Denn nur so wird aus Kennen Können.

Ich selbst habe viele Bücher gelesen und alles, was mir wichtig erschien, mehrfach ausprobiert. Immer wieder lese ich dieselben Bücher. Um schnell etwas nachschlagen zu können, klebe ich Notizzettel auf die jeweiligen Seiten und markiere wichtige Stellen mit Textmarker. Die Bücher sind bemalt, markiert, verlieren die Seiten und haben Flecken durch Erde, Wasser, Pflanzen oder Pilzsporen. Ich würde mich sehr freuen, wenn du dieses Buch genauso verwendest. Es ist nicht für das Bücherregal gemacht. Nimm es also mit hinaus, mache es dreckig und nutze es, um deine Wildnis- und Survival-Skills in die Praxis umzusetzen und dein Abenteuer zu finden.

Dank

Zunächst möchte ich allen Menschen danken, die dieses Buch gekauft und gelesen haben. Danke auch an meine Ausbilder; damit meine ich nicht nur die, die im Rahmen einer Ausbildung dafür bezahlt wurden, sondern auch diejenigen, die mit mir zusammen durch die Wildnis gestreift sind und ihre Erfahrungen und Skills mit mir geteilt haben. So möchte ich an dieser Stelle meinem Freund Sven Rombach danken, der mich als erfahrener Wildnispädagoge bei sehr vielen Kurztrips in Süddeutschland mit seinen speziellen Ideen immer wieder herausgefordert und somit stetig motiviert hat.

Sehr dankbar bin ich meinen britischen Ausbildern von Gapforce und MountainTraining sowie des Internationalen Wildnisführer Verbandes e. V. Sie möchte ich von all meinen Ausbildungen besonders hervorheben, da sie für mich, meine Erfahrungen und Skills eine ganz besondere Rolle gespielt haben.

Ebenfalls hervorheben möchte ich mein gesamtes Team von »Lebe die Wildnis«. Vielen Dank für sehr viele tolle Erfahrungen, Erlebnisse und Momente. Dies gilt besonders für Steffen Altinger und David Leichtle. Egal ob Wald, Dschungel oder Schnee, ob zu zweit oder mit Gruppen – mit ihnen macht Outdoor Spaß und ich bin sehr dankbar für unzählige verrückte Momente und dafür, sie als zuverlässige Begleiter, Kollegen und Freunde zu haben.

Ebenso danke ich meinem Freund Ney aus Brasilien sowie seiner Familie und seinen Freunden. Sie haben mich sehr viele ihrer Skills gelehrt und mir viele Möglichkeiten zum Testen und Steigern der eigenen Erfahrungen verschafft. Zudem besteht seit vielen Jahren eine sehr wertvolle Zusammenarbeit.

Philipp Sauer bin ich ebenfalls zu sehr großem Dank verpflichtet. Ohne ihn würde es dieses Buch nicht geben. Als erfahrener Autor stand er mir mit Tipps und Infos und wertvollen Kontakten zur Seite. Danke auch an meine Familie für das große Interesse an diesem Projekt.

Am meisten Dank gilt jedoch meiner Lebensgefährtin Mareike Waldmann. Sie hat mir nicht nur sehr viel geholfen, sondern sich auch um die alltäglichen Dinge des Lebens gekümmert, während ich dieses Buch geschrieben habe. Zudem hat sie mich all die Jahre bei allen Vorhaben unterstützt, motiviert und mir Mut zugesprochen, auch wenn es noch so verrückt und gefährlich gewesen ist.

Natürlich danke ich auch allen, die ich nicht namentlich erwähnt oder vergessen habe. So vielen Menschen bin ich auf dem langen Weg hierher begegnet, die ebenfalls entscheidend beteiligt waren. Ohne sie wäre dieses Buch wahrscheinlich nie entstanden.

Über den Autor

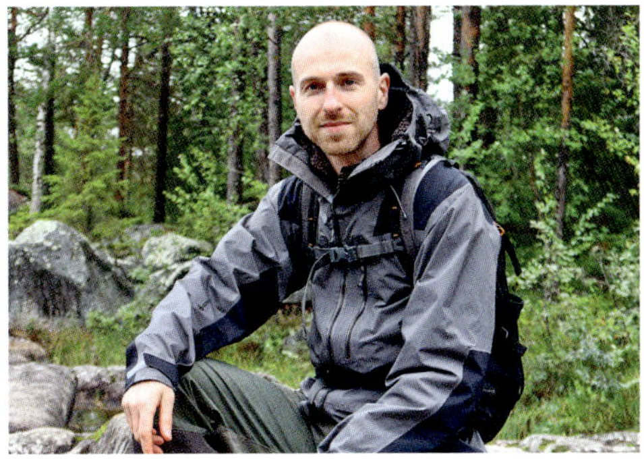

Der Autor Dominik Knausenberger

Dominik »Dom« Knausenberger ist Abenteurer mit großer Leidenschaft für die Natur. Der zertifizierte Wildnisführer und Survival-Experte hat sich schon zahlreichen Selbstversuchen im In- und Ausland gestellt und fordert sich somit immer wieder aufs Neue heraus. Die Neugier, neue Outdoor- und Survival-Skills zu erlernen und die Natur zu entdecken, haben ihn unter anderem in den Dschungel des Amazonas, Costa Ricas und Panamas oder in die eisige Winterlandschaft Schwedisch Lapplands am Polarkreis geführt. Aber auch in den heimischen Gebirgsregionen ist er beim Bergsteigen, Klettern oder auf Hochtouren unterwegs. Seine Skills und sein Wissen lernte er von erfahrenen Berg- und Wildnisführern, Heeresbergführern und Expeditionsleitern aus Deutschland und Großbritannien in diversen Ausbildungen sowie von Einheimischen in den jeweiligen Reiseländern wie zum Beispiel der indigenen Stammesgesellschaft der Bribri in Costa Rica. Das Erlernte setzt er bei eigenen Touren und Abenteuern um und optimiert es für sich und seine Survival-Kurse. Zudem referiert er in öffentlichen Vorträgen über seine Abenteuer, testet, entwickelt und verkauft Outdoor-Produkte, dient mit Expertenaussagen für Radiosender und ist als Survival- und Safety-Consultant an Produktionen wie “ALONE” und “7vs.Wild” beteiligt. Sein Motto ist “Lebe die Wildnis”, wonach er auch sein Unternehmen benannt hat. Seit 2014 gibt er mit seinem Team sein Wissen weiter und führt andere Abenteuerlustige bei Auslands-Expeditionen durch die Natur und bringt ihnen Outdoor-Skills und die Kunst des Überlebens bei.

Mehr Informationen zu seinem Unternehmen unter https://lebe-die-wildnis.de/

Mehr unter
Instagram: @doms_wild, @lebediewildnis
Facebook: @DominikKnausenberger
YouTube: @dom-wild

Register

Rohrkolben 112, 116, 132, 144, 154, 157, 177

Schneewechten 100, 209
Zundernest 116, 124, 127 ff., 132, 135

Impressum

Produktmanagement: Julia Vogl
Lektorat: Gesa Wendhack
Layout: Eva-Maria Klaffenböck
Repro: LUDWIG:media
Herstellung: Alexander Knoll
Printed in Europe by GPS Group

Unser komplettes Programm finden Sie unter www.bruckmann.de

Bildnachweis:
Alle Aufnahmen stammen vom Autor mit folgenden Ausnahmen:
S. 55 links oben, S. 58, S. 63, S. 65 rechts, S. 90, S. 76/77: Kay-Fotokunst/Kay Adswayong, S. 106: Kay-Fotokunst/Kay Adswayong, S. 186 oben, S. 188 unten: Julian Mährlein; S. 82 oben rechts: shutterstock/Elizaveta Galitckaia; S. 83: shutterstock/Kirill Skorobogatko; S. 132 links: Pixabay/Manfred Richter; S. 144 oben rechts: shutterstock/Martina Unbehauen; S. 144 unten rechts: shutterstock/Bocskai Istvan; S. 152 oben links: shutterstock/zombiu26; S. 173 unten recht: shutterstock/M. Schuppich; S. 175 unten links: Pixabay/Ralphs_Fotos; S. 178: mitte links: Pixabay/Ayline_; S. 178 mitte rechts: Pixabay/beatrix3; S. 181: shutterstock/Rudmer Zwerver; S. 182 links: Pixabay/mika mamy; S. 182 rechts: shutterstock/Bildagentur Zoonar GmbH; S. 183 links: Pixabay/Sponchia; S. 183 rechts: Pixabay/Coernl; S. 184 links: shutterstock/ch123; S. 184 rechts: Pixabay/MabelAmber; S. 193 unten links: shutterstock/Peter Hermes Furian; S. 208 unten: shutterstock/Tamara Ray; S. 235 oben: Pixabay/mlipsky2013; S. 235 drittes Bild von oben: shutterstock/Vera NewSib; S. 236 unten: shutterstock/kajeab_pongsiri; S. 238: shutterstock/David Varga; S. 239 links: Pixabay/Alois Grundner; S. 239 rechts: shutterstock/cihanyuce

Umschlagvorderseite: Shelter im schwäbisch-fränkischen Wald
Umschlagrückseite: Schlucht im Zion-Nationalpark, USA

Die Deutsche Nationalbibliothek verzeichnet diese Publikation in der Deutschen Nationalbibliografie; detaillierte bibliografische Daten sind im Internet über http://dnb.d-nb.de abrufbar.

4. Auflage

ISBN 978-3-7343-2857-2